临床护士实践能力训练

——肿瘤科 PBL 教案

陈翠萍　李　莉　胡振娟　主编

同濟大學出版社
TONGJI UNIVERSITY PRESS
·上海·

内 容 提 要

本书收集了各系统肿瘤常见病例，以案例为线索带入临床情境，激发读者学习探索的兴趣。每个案例由教案摘要、多幕情境、参考资料等组成，每一幕场景由问题导引、教师注意事项、学习目标、提示用问题构成，教案整体内容涉及疾病的临床表现、诊断、手术方式、围手术期护理、化学治疗、放射治疗、健康宣教等。本书可供从事临床护理工作及其研究者、护理院校的师生阅读使用。

图书在版编目(CIP)数据

临床护士实践能力训练. 肿瘤科PBL教案/陈翠萍，李莉，胡振娟主编. --上海：同济大学出版社，2022.10

ISBN 978-7-5765-0399-9

Ⅰ.①临… Ⅱ.①陈…②李…③胡… Ⅲ.①肿瘤学—护理学—医学院校—教材 Ⅳ.①R47

中国版本图书馆CIP数据核字(2022)第182143号

临床护士实践能力训练——肿瘤科PBL教案

陈翠萍 李 莉 胡振娟 **主编**

责任编辑 罗 琳 **助理编辑** 朱涧超 **责任校对** 徐逢乔 **封面设计** 陈益平

出版发行 同济大学出版社 www.tongjipress.com.cn

(地址：上海市四平路1239号 邮编：200092 电话：021-65985622)

经 销 全国各地新华书店

排 版 南京月叶图文制作有限公司

印 刷 苏州市古得堡数码印刷有限公司

开 本 787 mm×1092 mm 1/16

印 张 25.75

字 数 643 000

版 次 2022年10月第1版

印 次 2022年10月第1次印刷

书 号 ISBN 978-7-5765-0399-9

定 价 99.00元

系列教材编写委员会

本书编委会

主　编　陈翠萍　李　莉　胡振娟

副主编　刘永珍　金晓红　吴　茜　陈茜茜

编　者　王一龙　王　刚　王　怡　王　珏　王玲敏　王逸文　叶新芳
冯亚婷　冯桃桃　刘　洋　闫　妍　孙　晓　牟旭红　杜康泰
李亚炜　李艳艳　杨巾夏　杨　帆　杨佳敏　杨佳敏　吴慧群
钊轶男　邱　菊　邹男男　沈燕敏　宋瑞梅　迟春尉　张　旋
张　瑾　陈文彧　陈　悦　陈静娟　陈淑娟　陈　琳　陈　曦
范春燕　罗　佳　罗颀枫　周　杰　周胜杰　周静杰　荀林娟
胡梦燕　俞武贵　俞海萍　施伟慧　施培霞　闻　静　姜金霞
贺学敏　秦　菲　夏　鑫　倪叶彬　倪佳玲　徐丽娟　徐启慧
唐　林　黄向东　黄　艳　黄婷霞　黄嘉诚　梅爱红　曹嫘珺
曹慧敏　崔宇航　康　黎　屠奕超　葛莉丽　董晗琼　蒋　媛
程　琳　温　静　谢桑桑　楼陈悦　鲍园园

序一

随着医疗行业不断专业化、人性化的发展以及整体护理的开展，我们需要培养具备扎实护理专业知识和临床实践能力的护理人才，以满足患者恢复健康、保护健康、促进健康和维持健康的护理需求。这对护理教育教学提出了更高的要求。

本书重点收集了肿瘤科护理的典型案例。通过案例中的临床情景，以问题为导向，引导学习者整合基础医学、临床医学、护理学等多学科相关理论知识，对肿瘤患者身心健康问题进行深入探讨和思考，并将相关学科的知识融会贯通，应用于临床实践。本书采用理论与临床实践结合的教学方法，让学习者主动参与学习过程，发现问题、解决问题，培养护理人员的临床思维和临床应用的能力，促进其临床实践技能的提高。

本书适应中国护理教育改革及护理实践发展的需要，是一本培养专业护理人才的参考用书，值得在医疗卫生行业及高等护理院校推广应用。

翁素贞

上海市护理学会名誉理事长

2022 年 8 月

序二

肿瘤护理学是在社会科学、自然科学理论指导下的一门综合应用科学，是研究如何对肿瘤患者进行整体护理的临床护理学科，它包含医学、肿瘤学和护理学的基础理论与技术。在现代医学模式指导下，护理人员要适应社会经济与科学技术的发展、人对健康的需求与医学模式的变化发展，以人的健康为中心，以护理学理论为指导，以临床应用为实践，提供优质的个体化整体护理。

本书系“临床护士能力训练——PBL教案”丛书之一。本书中的教案源于各科室典型案例，再现了患者入院—治疗—出院的全过程，启发读者透过现象看本质。将临床症状、病因、病理、治疗、护理、营养等知识有机地结合在一起，激发读者的学习兴趣与积极性，拓宽思路，构建临床思维，系统地学习与肿瘤相关的护理知识，训练临床护理能力。通过这种启发式、探索式、情景式的教学方法达到教学目标，提高护理人员的临床实践能力，更好地为患者提供优质服务，促进护理专业不断进步发展。

本书聚集了近百名临床一线护理人员、医生、护理管理者的智慧和力量，是一本生动的临床实践能力培训的参考用书，值得推荐给临床护理工作者。

秦环龙

上海市第十人民医院院长

2022年8月

前　言

近年来，中国的临床护理有了可喜的发展，健康照护的重心开始转变为以患者为中心的护理，新出现的互联网医疗正在改变传统的护理模式。这些变化提示，护理教育应改革传统的教学规划设计，帮助护理人员为适应重心转变的新模式——健康照护扎实打好理论实践基础。未来的护理人员必须有获取、评估和综合分析信息的能力，能与患者进行有效的沟通，并有能力作出临床决策。

本书以激发学生的学习兴趣、提高自学能力、培养思维模式为教学指导。学习过程中要求学生积极主动学习新的知识体系，切实提高有效解决实际问题的能力。书中的教学案例来源于临床。通过展示多幕情境，包括不同肿瘤疾病的诊疗、护理内容，将知识点以问题提出和问题解决的方式进行总结。每个案例都制定了教学目标、教师注意事项和参考资料等，以提高教学效果。本书注重学科整合，把相关学科的知识整合到临床实践之中，以有效帮助护理人员进一步加强理论素养、丰富知识结构、提高应用技能。

本书在理论和实践之间寻找到了关联，希望能够为以能力为导向的教育者提供参考。

此书在编写、审定过程中，全体编写者精诚合作，不辞辛苦，对内容反复斟酌与修改，并获同济大学研究生教材建设项目资助、同济大学附属第十人民医院的大力支持，多名临床护理专家和专科医生参与审阅、整理及校对等工作，在此深表感谢和敬意！

由于编者水平有限，难免有疏漏和不妥之处，恳请广大读者和同仁指正。

陈翠萍

2022年4月

目　　录

第一章　头颈部恶性肿瘤

第一节　睑板腺癌

教案摘要

张阿姨，女，69岁，3个月前出现左眼上睑肿物，肿物生长迅速，形似菜花样，近两日表面黄色结节破溃，有溃疡形成。2020年7月5日18:00来我院眼科急诊就诊，眼科医生查体：右眼视力0.6，左眼视力0.4，左眼上睑缘可见黄白色隆起肿物，质韧，无压痛，与周围组织分界欠清，睑结膜面可见黄白色结节、溃疡。右眼未见明显异常。急诊拟“左眼眼睑肿物”收住入院。入院后完善各项检查，心电图、血常规、血糖、凝血、电解质等均未见明显异常，头面部MRI结果显示：“左眼眼睑恶性肿瘤?”。患者于7月7日在局麻下行左眼上睑肿物切除手术，术后送病理切片检查，给予止血及抗感染治疗。1周后病理结果显示为睑板腺癌，请肿瘤科会诊。7月11日手术伤口Ⅰ期愈合，7月12日转入肿瘤科进行4周放射治疗，8月7日办理出院。

通过本教案，学生可以学习睑板腺癌的临床表现、鉴别诊断、治疗方法，了解睑板腺癌手术期间出现的并发症以及相应的护理措施。通过对睑板腺癌患者不同情境下出现的临床问题，给予相应的照护，从而构建以患者为中心的优质护理。

关键词

睑板腺癌(Meibomian gland carcinoma)；手术(Surgery)；放疗(Radiotherapy)；以患者为中心(Patient-centered)；健康指导(Health guidance)；优质护理(Quality care)

主要学习目标

1. 掌握睑板腺癌的定义及临床表现。
2. 掌握睑板腺癌手术的围手术期护理要点。

3. 掌握放疗并发症的预防及护理措施。
4. 掌握睑板腺癌的健康指导。
5. 熟悉睑板腺癌的治疗方法。

次要学习目标

1. 了解睑板腺癌的辅助检查。
2. 了解睑板腺癌的病因。
3. 了解睑板腺癌的鉴别诊断。

第一幕

张阿姨，女，69 岁。3 个月前出现左眼上睑肿物，肿物生长迅速，形似菜花样，近两日表面黄色结节破溃，有溃疡形成。2020 年 7 月 5 日 18:00 因左眼上睑部溃疡出血来院就诊。张阿姨向预检台护士简单描述了病情，护士将其分诊至眼科急诊。患者主诉左眼上眼睑肿胀、睁眼困难，眼科医生通过翻看张阿姨病历，发现其之前有反复发作的左眼霰粒肿病史。查体：右眼视力 0.6，左眼视力 0.4，左眼上睑缘可见黄白色隆起肿物，质韧，无压痛，与周围组织分界欠清，睑结膜面可见黄白色结节、溃疡。右眼未见明显异常。急诊拟诊断“左眼眼睑肿物”收治入院。

问题导引

1. 根据这些信息，你认为患者最可能的诊断是什么？
2. 需与哪些疾病进行鉴别诊断？
3. 为确诊该疾病，最需要做哪项检查？

教师注意事项

本幕描述患者发病就诊时情形，引导学生思考作为眼科护士，如何做好迎接患者入院的准备，在与患者沟通的过程中，注意询问患者的生活习惯，既往史。同时注意引导学生学习睑板腺癌的诱因及临床表现。

学习目标

1. 掌握睑板腺癌的临床表现。
2. 熟悉睑板腺癌的鉴别诊断。
3. 了解睑板腺癌的辅助检查。
4. 了解睑板腺癌的病因。

提示用问题

1. 结合患者的病史及临床症状，你认为患者的疾病诊断是什么？
2. 该疾病容易与哪些疾病混淆？如何鉴别？
3. 还需要哪些辅助检查来帮助确诊？

教师参考资料

1. 睑板腺癌的临床表现

睑板腺癌又称麦氏腺癌，是眼睑较常见的恶性肿瘤，发病年龄以50～70岁居多，女性多于男性，且好发于上睑。恶性程度低的肿瘤增大缓慢，恶性程度高的肿瘤增大较快，容易发生早期转移，其常见症状如下。

（1）眼部症状：初期时为眼睑内质地坚韧的黄白色小结节，边界清楚，与霰粒肿相似，之后逐渐增大，睑板呈弥散性斑块状增厚，结膜面上隐约出现黄色、菜花样肿块，继而形成溃疡，触之易出血。

（2）淋巴转移：耳前淋巴结、颌下淋巴结。

2. 睑板腺癌的病因

原因不明，多考虑为环境因素，比如眼睛长期接触有害物质，或者生活中接触到有害射线，常年接触刺激性眼部化妆品亦可导致。

3. 睑板腺癌的鉴别诊断

（1）睑板腺囊肿：又称霰粒肿，因睑板腺排出管道阻塞和分泌物潴留而引起，表面光滑、离睑缘较远，睑结膜呈暗红色，内容物呈胶冻状。

（2）眼睑基底细胞瘤：多见于老年人，病变由眼睑表皮基底层细胞分化而来，常发生于下睑内眦部，表现为下睑结节样的隆起，伴灰蓝或灰黑色的色素沉着。随着病情的发展，病变部位出现溃疡，可向眶骨膜、眼眶、鼻旁窦及深层的真皮侵袭。

（3）鳞状上皮癌：多见于50岁以上的老年男性，好发于眼睑皮肤结膜交界处的皮肤棘细胞层。开始呈结节状，角质丰富，随肿瘤发展可出现疼痛，恶性程度较高。溃疡型鳞状上皮癌基底部坚硬、充血、高低不平，呈火山口状，或者呈菜花样改变。

4. 睑板腺癌的辅助检查

（1）MRI：是睑板腺癌首选的检查方法。MRI主要表现为眼睑结节状、菜花状、环条状或不规则形软组织肿块影。早期阶段病灶较小不易发现，MRI检查仅表现为睑板局限性增厚，可见质硬小结节或米粒形肿块，信号均匀，与周围结构分界清楚。随着病程进展可见基底宽广的菜花状、环条状软组织肿块，密度或信号不均匀，在生长过程中由于后方眼环阻挡，影像学表现为病灶后方“弧形征”，该弧形结构可被破坏中断，具有特征性表现。较大病灶易继发坏死液化，呈不规则低密度影，局部溃疡及气体形成。部分病灶见小点片状稍高密度影，提示病灶有出血征象。晚期可侵犯眶内及眶周组织，并互相融合，分界不清。

（2）CT：早期阶段病灶较小不易发现，此时常规CT检查多不能发现病灶。疾病中后期CT表现为睑结膜局限性或弥漫性增厚，呈典型“菜花样”或环条状软组织密度肿块。

（3）病理学检查：①大体标本。肿瘤组织多呈结节状及分叶状，切面呈黄白色，质地较硬、界限欠清，无包膜。②组织形态。光镜下见肿瘤细胞呈小叶状分布，中心可见不同程度分化的皮质腺，间质内有炎症细胞浸润，小叶中心可见坏死癌细胞，核大深染异型性明显，癌细胞的上皮内浸润呈派杰样改变。组织病理学分为高分化型、中分化型及低分化型。

第二幕

患者入院，责任护士向患者介绍病房环境，并遵医嘱给予二级护理、普食。血常规、电解质、凝血功能、心功能指标均在正常范围；胸片、心电图未见明显异常；MRI 显示：眼睑部恶性肿瘤，未见淋巴结转移。2021 年 7 月 6 日完善术前准备：剪眼毛，泪道冲洗，结膜囊冲洗，眼部抗炎治疗。7 月 7 日在局麻下行“左眼眼睑肿物切除联合眼睑重建手术”，肿物前后径为 9 mm、上下径为 6 mm、左右径为 5 mm，送病理切片检查。术后绷带加压包扎 48 h，给予一级护理，软食，止血抗炎治疗，术后第三天拆除绷带，开始滴用消炎眼药水，术后无明显出血感染症状。1 周后病理显示：睑板腺癌。

问题导引

1. 该疾病确诊后，你认为有哪些治疗手段？
2. 行眼睑肿物切除手术前，需要完善哪些术前准备？
3. 作为责任护士，在患者术后需要重点观察什么？
4. 患者手术后，健康指导的内容有哪些？

教师注意事项

在本幕，为明确患者眼睑病变性质，在局麻下行眼睑肿物切除术，术前完善各项准备。本幕主要引导学生掌握眼睑肿物切除术前的护理工作，同时引导学生掌握术后的病情观察要点，同时了解眼睑腺癌的治疗方法。

学习目标

1. 掌握眼睑肿物切除术的术前护理要点。
2. 掌握眼睑肿物切除术的术后护理要点。
3. 掌握眼睑肿物切除术的术后健康指导。
4. 了解睑板腺癌的治疗方法。

提示用问题

1. 患者行眼睑肿物切除术前，护士需要为他做好哪些术前准备？
2. 作为眼科护士，患者术后的病情观察有哪些内容？
3. 患者术后需要注意什么？
4. 患者所得疾病的治疗方法有哪些？

教师参考资料

1. 眼睑肿物切除术前准备

手术前一天剪眼毛，冲洗泪道和结膜囊，指导患者练习睁眼动作，以适应术中需要睁眼的情况（避免转动眼球）。预防感冒，以免术中咳嗽、打喷嚏，防止发生手术感染。戒烟酒、保证充足睡眠，必要时给予镇静剂，手术当天冲洗结膜囊。

(1) 剪眼毛

关键点：①备齐物品；②注意患者体位；③剪眼毛动作轻柔。

风险点：①若患者太过紧张不配合，等患者情绪稳定再操作；②剪眼毛的剪刀提前涂好金霉素眼膏，防止碎眼毛掉入眼内。

(2) 泪道冲洗

关键点：①备齐物品；②注意患者体位；③泪道冲洗水流力度适宜。

风险点：①泪小点太小者，不可将针头强硬插入，防止损伤泪小点；②若冲洗时阻力过大，不可强硬推注生理盐水，以防损伤泪道或导致炎症扩散。

(3) 结膜囊冲洗

关键点：①备齐物品；②注意患者体位；③结膜囊冲洗液浓度适宜。

风险点：①对碘过敏者禁用，以免发生过敏反应；②冲洗液应浓度适宜(为0.025%聚维酮碘)，浓度太低达不到消毒效果，浓度太高会造成结膜损伤。

2. 眼睑肿物切除术后护理

(1) 体位：手术结束回病房后取半坐卧位，有利于减轻眼部的出血和肿胀，缓解疼痛，减少不适感。

(2) 安全护理：由于患者术后左眼加压包扎，只有右眼可以视物，可能出现视物紊乱。拉起一侧床栏，嘱患者将床头柜上东西放置整齐，不可放置热水瓶和尖锐器具。起床上厕所或者活动时，先在床边坐15 s，再缓慢下床，由家属陪同，缓慢行走。

(3) 疼痛护理：术后安抚患者紧张情绪，可以鼓励患者用手机外放轻柔音乐，转移注意力和舒缓情绪。重视患者主诉，准确评估患者疼痛级别，必要时遵医嘱给予止疼药物。

(4) 并发症的观察

① 出血的风险：术后观察伤口敷料是否有渗血。嘱患者勿将加压包扎绷带私自拆除。患者卧床休息，勿剧烈运动，忌辛辣刺激性食物，保持大便通畅。为患者点眼药时动作轻柔。

② 感染的风险：术后观察伤口敷料是否有渗液。遵医嘱给患者定时点消炎眼药。点眼药时注意观察患者眼部是否有分泌物增多、眼睑脓肿等现象，有异常及时报告医生。点眼药前洗净双手，防止交叉感染。严格执行查对制度，眼药瓶口勿接触手指、眼睑、睫毛。

3. 眼睑肿物切除术后健康指导

(1) 饮食指导：术后即可食软食，避免辛辣、过热、过硬及刺激性的食物，以免发生便秘；多进食虾、鸡蛋、牛奶等高蛋白食物和新鲜的蔬菜水果；如果进食鱼类食物，家属必须协助将鱼刺剔除干净。嘱餐后用漱口水漱口，保持口腔清洁。

(2) 休息指导：卧床休息为主，防止出血，适当活动，注意保暖，预防感冒。

(3) 手卫生指导：嘱患者注意眼部卫生，勿用力揉眼。有分泌物时不可自行使用纸巾或毛巾擦拭眼部，可由医护人员使用医用棉签蘸取生理盐水轻轻擦拭。自行点眼药水前要修剪指甲和洗净双手。

(4) 用眼指导：手术以后不可过度用眼，减少看电子产品的时间，可以改为听收音机。也不可在黑暗或者强光的环境下视物。

4. 睑板腺癌主要的治疗手段

(1) 手术治疗：①肿瘤切除：是睑板腺癌首选的治疗方法。②眼睑重建：肿瘤切除术后眼睑的重建直接关系到手术的成效，常用的睑板修复材料可分为自体组织、异体组织及生物材料。

(2) 放射治疗：主要作为肿瘤切除术后的辅助疗法。

(3) 化学治疗：作为肿瘤切除术后的辅助疗法，适用于病理证实有淋巴结转移或远处转移的患者。

(4) 光动力疗法：是近年新兴的一种治疗多种疾病的有效方法。其治疗原理主要是利用癌细胞能特异性摄取一种叫光敏剂的物质。光敏剂被癌细胞摄取后，转化为卟啉蓄积在细胞内。卟啉本身无毒性，但经一种特殊波长的光(常用 630 nm)的激光照射后，能够产生一种具有毒性作用的活性态氧离子，从而破坏癌细胞。

第 三 幕

7 月 12 日患者入住放射治疗科，血常规、凝血功能、肝肾功能、电解质未见明显异常。在放疗第一天患者就出现轻度眼睑水肿、结膜充血、畏光、流泪，故每次放疗结束均用妥布霉素地塞米松滴眼，嘱患者多闭眼休息。放疗时间一周 5 次，一共 4 周，每次照射剂量为 2 Gy，8 月 6 日患者复查血常规显示正常，给予出院。

问题导引

1. 本幕中放疗开始时患者出现了什么情况？应该如何应对？
2. 放疗会对患者造成哪些不适？如何处理？
3. 作为肿瘤科护士，放疗期间应对患者进行哪些健康指导？

教师注意事项

本幕主要讲的是患者放疗的情况，引导学生关注患者心理情况及放疗期间并发症的发生，讨论出现并发症的原因，积极寻找解决问题方法，同时学会对这一期患者的心理疏导。

学习目标

1. 掌握放疗并发症的预防及护理措施。
2. 掌握放疗期间对患者的健康指导内容。

提示用问题

1. 如果你是患者的责任护士，你如何观察患者放疗后的不适感？如何对患者进行疏导？
2. 如何对放疗期间的患者进行心理指导？

教师参考资料

1. 睑板腺癌放疗并发症及处理

(1) 放射性皮炎：放射治疗引起的放射性皮炎表现为眼周皮肤瘙痒、脱屑、红肿、破溃、出血等。

处理：放疗时保持照射部位皮肤清洁、干燥，不要用手摩擦、搔抓照射区皮肤，忌用肥皂、酒精、油膏等刺激性物质。局部皮肤只可用柔软毛巾蘸温水轻轻擦洗并保持干燥。

（2）眼睑水肿、结膜充血：表现为畏光、流泪、眼部胀痛和不适感。

处理：放疗前后使用 20 mL 生理盐水冲洗眼睛。

（3）眼干、眼涩：眼部受射线的照射，泪腺受到影响，泪腺分泌减少或消失，泪小管狭窄，患者感到眼内有异物感。

处理：放疗前后使用 20 mL 生理盐水冲洗眼睛，遵医嘱使用人工泪液滴眼。每天冲洗泪道 2 次，以防泪道粘连阻塞。

（4）骨髓抑制：放疗过程中患者可能出现不同程度的白细胞减少。

处理：告知患者多食新鲜的蔬菜水果，补充维生素和优质蛋白，饮食清淡易消化，作息规律，预防感染，定期检测血常规。出现白细胞或血小板降低的情况及时治疗。

2. 睑板腺癌患者放疗期间的健康指导

（1）加强心理护理：患者在接受放疗前，一般存在焦虑、恐惧的情绪，一是对疾病是否能够治愈的担心，二是担心放疗是否会损伤眼睛，影响视力，所以在放疗过程中对患者的心理护理尤为重要。首先，护士需要详细告知放疗对治疗疾病的作用，帮助患者树立战胜疾病的信心，告知患者积极的心态在疾病治疗过程中发挥着重要作用，并且可以请老患者为新患者讲述亲身感受，消除其恐惧，鼓励患者以积极、平和的心态对待放疗。其次，告知患者在放疗时会为其准备特制的眼罩，用于阻挡射线对眼睛的损伤。

（2）进放疗室不能带入金属物品：照射前按要求摆好体位后，不能移动，一直保持到照射结束。照射野画线十分重要，治疗期间切勿擦去，如发现有褪色，应告诉医生重新描画。

（3）饮食和活动：鼓励患者多饮水，每日尽量超过 2 000 mL，以利于毒素排出。告知患者戒烟、戒酒，忌辛辣、刺激性食物，多食新鲜的蔬菜水果、牛奶、鸡蛋、虾类等，补充维生素和优质蛋白，并于每次进食以后漱口，保持口腔清洁。规律作息，适当活动，以提高自身免疫力。禁止进行剧烈运动，以免受伤。

参考文献

[1] 何杰，吴海涛，贾志东. 睑板腺癌的 MRI 及 CT 表现[J]. 中国中西医结合影像学杂志，2013，11(6)：660-661.

[2] 张怡，蔡明铭. 1 例睑板腺癌患者的护理[J]. 护理实践与研究，2015，12(2)：158-159.

[3] 郭素丽. 睑板腺癌放疗的护理[J]. 山西医药杂志，2011，40(7)：732-733.

第二节　眼眶横纹肌肉瘤

教案摘要

王小宝，男，5岁，2020年5月起右眼出现无痛性眼球突出，眼眶上部水肿，有上睑下垂、睁眼困难等症状，于5月11日来我院门诊就诊，眼科检查眶内触及包块，活动度差，无压痛，眼科B超显示右眼眼眶内上方有不规则形或类圆形，边界尚清，内为不规则的低回声区或无回声区，回声稀疏而散在，拟"右眼眼眶内肿物"收治入院。5月14日在全麻下行"右眼眼眶内肿物切除术"，1周后病例切片结果为眼眶横纹肌肉瘤，后转入肿瘤科接受化疗。化疗的过程中，出现白细胞降低、呕吐等不适症状。病情稳定后行放疗，患者出现照射部位皮肤破溃、口腔黏膜受损等一系列并发症，通过对症治疗，患者病情逐渐稳定，好转出院。

通过本教案，学生可以学习横纹肌肉瘤的临床表现、诊断、治疗，掌握眼科小儿全麻手术的围手术期护理，了解横纹肌肉瘤化疗以及放疗期间出现的并发症以及护理措施。通过对横纹肌肉瘤患者全程、动态的健康照护问题的评估和分析，进行连续性照护，从而实现以患者为中心的整体护理。

关键词

横纹肌肉瘤(Nasopharyngeal carcinoma)；小儿全麻护理(Pediatric general anesthesia nursing)；化疗(Chemotherapy)

主要学习目标

1. 掌握横纹肌肉瘤的临床表现。
2. 掌握小儿眼科全麻手术的围手术期护理要点。
3. 掌握化疗并发症的预防及护理措施。
4. 熟悉横纹肌肉瘤的鉴别诊断。
5. 掌握横纹肌肉瘤的健康指导。

次要学习目标

1. 了解横纹肌肉瘤的辅助检查。
2. 了解横纹肌肉瘤的病因。
3. 了解横纹肌肉瘤的治疗方法。

第 一 幕

王小宝，男，5 岁，2020 年 5 月起右眼出现无痛性眼球突出，上眼眶逐渐肿大，有上睑下垂、睁眼困难等症状。5 月 11 日家属带着患者来我院眼科门诊就诊，眼科医生为患者进行查体，在右眼眶内触及包块，活动度差，无压痛，观察患者的结膜有轻微水肿。家属告知医生，患者的叔叔以前眼眶就长过肿瘤，开过刀，化疗过，对于儿子的发病很是焦急。眼科 B 超显示右眼眼眶内上方有不规则形或类圆形肿块，边界尚清，内回声较少，拟“右眼眼眶内肿物”收治入院。

问题导引

1. 根据这些信息，你认为患者最可能的诊断是什么？
2. 需与哪些疾病进行鉴别诊断？
3. 为确诊该疾病，最需要做哪项检查？

教师注意事项

本幕描述患者发病就诊时情形，引导学生思考作为眼科护士，如何做好迎接患者入院的准备，在与患者沟通的过程中，注意询问患者的生活习惯、既往史、家族史。同时注意引导学生学习眼眶横纹肌肉瘤的诱因及临床表现。

学习目标

1. 掌握眼眶横纹肌肉瘤的临床表现。
2. 熟悉眼眶横纹肌肉瘤的鉴别诊断。
3. 了解眼眶横纹肌肉瘤的辅助检查。
4. 了解眼眶横纹肌肉瘤的诱因。

提示用问题

1. 结合患者的病史及临床症状，你认为患者的疾病诊断是什么？
2. 该疾病容易与哪些疾病混淆？如何鉴别？
3. 还需要哪些辅助检查来帮助确诊？

教师参考资料

1. 眼眶横纹肌肉瘤的临床表现

(1) 本病多见于 10 岁以下儿童。

(2) 发展迅速的眼球突出和眶部肿物是该病最显著的特征，眼球突出常伴有眼睑肿胀、结膜充血水肿，眶缘可触及坚韧的肿物，不可推动，轻度压痛。

(3) 肿瘤迅速生长引起的继发改变，包括视力下降或丧失，眼球运动障碍，疼痛加剧，眼睑、结膜坏死感染及肿瘤压迫造成的眼底改变等。

2. 眼眶横纹肌肉瘤的病因

(1) 遗传因素；

(2) 染色体异常;

(3) 基因融合。

3. 眼眶肿块的种类辨别

(1) 眼眶蜂窝织炎:儿童鼻旁窦发育不完善,屏障作用弱,易引起眶蜂窝织炎。表现为发热、外周血白细胞计数明显升高;眼睑、结膜、眶部严重充血水肿,但不能扪及肿物;影像学检查见眶内及眶周弥漫高密度影,斑驳状,边界不清。

(2) 绿色瘤:为急性白血病时白血病细胞浸润眶骨和眶内软组织。患者有贫血貌,可双眼发病。外周血和骨髓穿刺检查均可见异常增多的幼稚造血细胞。

(3) 视神经胶质瘤:疾病发生、发展较慢,眼睑一般无充血、水肿,视盘出现水肿或萎缩、B 超和 CT 显示视神经梭形肿大,视神经管扩大。

4. 眼眶横纹肌肉瘤的辅助检查

(1) B 超检查:显示肿瘤呈不规则形或类圆形,边界尚清,内为不规则的低回声区或无回声区,彩色多普勒超声显示肿瘤内有丰富的动脉血流信号。

(2) CT 扫描:肿瘤多位于眶上部,形状不规则,或呈锥形、类圆形等,边界清晰或不清晰,密度均一,肿瘤内如有出血则密度不均。

(3) MRI 扫描:肿瘤在 T1WI 呈中等信号,在 T2WI 呈中高信号。肿瘤内如有坏死腔或出血腔时则可见与肿瘤实质信号不一的片状区。

(4) 病理学检查:横纹肌肉瘤组织病理学类型分为胚胎型、腺泡型和多形型。胚胎型最常见,低分化的瘤细胞由小的梭形、圆形或卵圆形细胞组成,高分化的瘤细胞可由大的圆形或椭圆形细胞组成。腺泡型肿瘤细胞分化较差,沿着结缔组织间隔排列。可见丰富的嗜酸性细胞质、疏松排列的不同形态的细胞。

第二幕

患者 5 月 11 日入住眼科病房,护士接收患者,为患者和家属做了详细的入院介绍,遵医嘱给予二级护理、普食。完善各项检查,血常规示:WBC、PLT、HGB 均在正常范围;胸片、心电图未见明显异常;MRI 显示:右眼眼眶恶性肿瘤,无转移。5 月 12 日完善术前准备:冲洗泪道、冲洗结膜囊。5 月 14 日在全麻下行"眼眶肿物切除术",告知家属和患者需术前禁食 8 h、禁水 4 h。术中切除眼眶肿物,送切片病理检查,术后给予一级护理、禁食禁水 6 h,止血抗炎治疗,术后无明显出血感染症状,1 周后病理示:胚胎型横纹肌肉瘤。

问题导引

1. 该疾病确诊后,你认为有哪些治疗方式?
2. 眼科小儿全麻手术术前护理措施有哪些?
3. 眼科小儿全麻手术术后护理措施有哪些?

教师注意事项

在本幕,患者在全麻下行眼眶肿物切除手术,术前完善各项准备工作:剪眼毛、冲洗泪道和结膜囊。本幕主要引导学生掌握眼眶肿物切除术前的护理工作，熟悉全麻术后病情观察及护理要点，同时了解眼眶横纹肌肉瘤的治疗方法。

学习目标

1. 掌握眼科小儿全麻手术术前护理要点。
2. 掌握眼科小儿全麻手术术后护理要点。
3. 了解眼眶横纹肌肉瘤的治疗方法。

提示用问题

1. 患者行眼科全麻手术前，护士需要采取哪些护理措施？
2. 患者行眼科全麻手术后，护士需要采取哪些护理措施？
3. 患者所得疾病的治疗方法有哪些？

教师参考资料

1. 眼科小儿全麻手术术前护理措施

（1）患者和家属的心理护理：护士可以通过微笑、拥抱、握手与患者交流，鼓励患者，给患者及家属信心，告知家属手术的目的及注意事项，努力消除家属的顾虑。

（2）术前准备：左氧氟沙星滴眼液 qid，连点 3 天，消炎抗感染，术前 1 天为患者冲洗泪道，动作轻柔，告知家属和患者术前需禁食 8 h、禁水 4 h。手术当天为患者用 0.025%聚维酮碘冲洗结膜囊，用纱布遮盖术眼，并在同侧脸颊做好标记。

2. 眼科小儿全麻手术术后护理措施

（1）病情观察：与麻醉师和手术室护士做好交接，查看补液，检查静脉通路是否通畅。观察患者神志、面色、瞳孔，遵医嘱使用心电监护仪监测患者生命体征并记录，给予低流量吸氧。

（2）体位：手术后 6 h 去枕平卧，头偏向一侧，保持呼吸道通畅，专人看护。

（3）饮食护理：术后 6 h 禁食禁水，之后酌情进温凉、清淡半流质或软质饮食，避免辛辣、过热、过硬及刺激性食物，减少出血因素。嘱餐后用漱口水漱口，保持口腔清洁。

（4）并发症的观察：①出血的观察。术后术眼加压包扎 5 天，加强巡视，查看患者包扎绷带是否有渗血、渗液，当发现有血液渗出时，立即通知医生进行相关处理，叮嘱家属勿让患者用手抓绷带。②疼痛的护理。及时巡视病房，加强与患者和家属的沟通，听取患者的主诉，可以使用抚摸、听儿歌、讲笑话的方式安抚患者，如疼痛难忍，告知医生进行处理。

3. 眼眶横纹肌肉瘤主要的治疗方法

（1）手术：手术治疗方法有肿瘤切除术、活检术及针吸术 3 种。眼部横纹肌肉瘤的治疗方法是尽可能完全切除肿瘤组织，如术后仍有肿瘤组织残留，可以辅以放疗和化疗。全眶大部分被侵占患者先放疗和化疗，再进行手术治疗。但是当肿瘤范围较大已经占据整个眼眶并侵及眶周时，考虑将眶内容物剜除。

（2）化学药物治疗：包括术前化疗和术后辅助化疗。术前化疗可缩小肿瘤体积，有利于手术治疗和放射治疗，并可有效减少术后复发率。术后辅助化疗可进一步消灭体内可能存在的微小转移病灶。

（3）放射治疗：能有效提高眼眶横纹肌肉瘤患者的生存率，但同时也容易引起并发症且对眼部局部进行放射治疗有继发恶性肿瘤的可能。

(4) 生物治疗：这种治疗方法和化疗相结合可起协同作用，可以消除化疗药物消灭不了的肿瘤细胞，常用的生物制剂有免疫调节剂、细胞因子及血管生长抑制因子等。

第 三 幕

患者病理结果确诊后，请本院肿瘤科会诊。术后第 8 天转入肿瘤科准备化疗，血常规、凝血功能、肝肾功能、电解质、心电图未见明显异常。护士为患者化疗前行外周中心静脉导管（Peripherally inserted central venous catheter, PICC）置管术，予以两周期的化疗方案（长春新碱 15 mg/m^2＋环磷酰胺 20 mg/kg＋阿霉素 30 mg/m^2），在化疗第 2 天患者出现恶心、呕吐等不适，遵医嘱给予甲氧氯普胺（胃复安）肌注、奥美拉唑（奥克）静推，患者的不适症状稍缓解。第一周期 8 天结束后复查血常规，显示正常。2020 年 6 月 1 日患者入院行第二周期化疗，化疗第 8 天后进行血常规检测，白细胞低于正常值，遵医嘱使用升白细胞药物，2 天后白细胞恢复正常，给予出院。

问题导引

1. 本幕中化疗第 2 天患者出现了什么情况？你如何应对？
2. 化疗会对患者造成哪些不适？如何处理？
3. 眼眶横纹肌肉瘤患者的出院宣教有哪些？

教师注意事项

本幕主要讲的是患者化疗的情况，引导学生关注患者心理情况及化疗期间并发症的发生，讨论出现并发症的原因，积极寻找解决问题方法，同时学会对患者及家属进行出院宣教。

学习目标

1. 掌握化疗并发症的预防及护理措施。
2. 掌握眼眶恶性肿瘤患者的出院宣教。

提示用问题

1. 如果你是患者的责任护士，你如何观察患者化疗后的不适感？如何对患者进行疏导？
2. 眼眶恶性肿瘤患者化疗后出院，你应该如何宣教？

教师参考资料

1. 眼眶横纹肌肉瘤化疗并发症及处理

(1) 局部反应：因小儿好动不配合，且静脉较细，血管壁薄，较成人更易发生化疗性静脉炎或抗肿瘤药物外渗。

预防及处理：①通过中心静脉给药并按标准规程输注化疗药物。②输注过程中加强巡视，严密观察局部反应并重视患者主诉。③一旦发现化疗药物外渗，应立即停止化疗并评估外渗程度、范围，根据化疗药物种类采取相应处理：一般刺激性药物使用25%硫酸镁湿敷，发疱性化疗药物（如阿霉素、丝裂霉素等）先尽量抽出外渗药物，再采用利多卡因加地塞米松行局部皮下封闭注射。④静脉炎患处可用硫酸镁或中药湿敷。⑤每日观察局部情况并做好静脉炎或化疗药物外渗的记录。⑥根据要求对化疗药物外渗进行不良事件报告。

（2）胃肠道反应：恶心、呕吐、食欲减退、便秘。

预防及处理：①化疗最初阶段应选用有效的抗呕吐药物，预防恶心、呕吐的发生。②少食多餐，根据个人口味合理安排饮食，避免油腻和刺激性味道的食物。③观察呕吐情况，注意有无脱水及电解质紊乱。④鼓励患者适当活动，进食新鲜蔬菜水果等富含纤维素食物。

（3）骨髓抑制：化疗后通常先出现白细胞减少，然后出现血小板减少。

预防及处理：①化疗前及化疗期间观察血象变化，常规使用升白细胞药物。②给予饮食指导，鼓励多吃高蛋白食物，适当服用党参、黄芪、阿胶等中药。③白细胞过低时预防感染，血小板过低时预防出血，血红蛋白过低时可予以吸氧并减少活动。④按医嘱及时使用升白细胞药物或成分输血。

2. 眼眶横纹肌肉瘤患者的出院宣教

（1）用药：告知家属遵医嘱为患者滴用眼药水或服用药物，不可私自加量、减量或停药。

（2）随访：坚持治疗，密切随访，如果出现眼部再次长出肿块或者视力下降等情况立即就医，出现放射治疗的一些不良反应时勿紧张，接受医护人员的正确指导。

（3）饮食：多食新鲜蔬菜、水果，忌辛辣、刺激性的食物，少食腌制食品，禁浓茶、咖啡。

（4）活动：增强机体免疫力，保持心情愉悦，平时适当锻炼，多散步、走路，避免剧烈运动，避免眼部的碰撞。

（5）保持卫生：注意个人卫生，穿宽松的衣裤，床铺、衣物保持整洁干净。嘱患者勿用力揉眼，多洗手，勤剪指甲，防止受伤。

参考文献

[1] 于潇菡，侯世科. 眼眶横纹肌肉瘤诊断的研究进展[J]. 医学研究杂志，2008(1)：91-93.

[2] 赵水喜，肖利华，宁健，等. 儿童眼眶横纹肌肉瘤的治疗（附21例报告）[J]. 解放军医学杂志，2011，36(7)：779-780.

[3] 郑丽娜，朱秀丽. 1例小儿眼眶横纹肌肉瘤患儿围手术期护理报告[J]. 国外医学（医学地理分册），2017，38(1)：83-84，91.

第三节 鼻 咽 癌

教案摘要

韩先生，46 岁，广东人。从小喜欢吃咸鱼、腊肉等腌制品。最近一年来，擤鼻涕过程中常出现血丝，近半年，总是感觉鼻子被什么东西堵住了，透气不畅。近两个月发现脖子上不知什么时候长出一个肿物，既不痛也不痒，也就没有在意，在家里人反复督促下才来医院检查。经耳鼻咽喉科鼻内镜检查示：咽隐窝处菜花样改变，拟“鼻咽部占位”收治入院。经全麻鼻内镜下活组织检查，诊断为“鼻咽癌”，予放、化疗。患者在接受化疗的过程中，出现白细胞降低、呕吐等不适，予对症处理后恢复正常。放疗期间，出现照射部位皮肤破溃、口腔黏膜受损等一系列并发症，通过对症治疗，患者并发症得到控制，病情逐渐稳定后出院。

通过本教案，学生可以学习鼻咽癌的临床表现、诊断、治疗，了解鼻咽癌化疗以及放疗期间可能出现的并发症及其处置与护理。通过全程、动态地对鼻咽癌患者进行健康问题的评估，提供连续性照护，从而实现以患者为中心的整体护理。

关 键 词

鼻咽癌(Nasopharyngeal carcinoma)；化疗(Chemotherapy)；放疗(Radiation therapy)；以患者为中心(Patient-centered)；健康指导(Health guidance)

主要学习目标

1. 掌握鼻咽癌的定义及临床表现。
2. 掌握鼻咽癌活检手术的围术期护理要点。
3. 熟悉化疗并发症的预防及护理措施。
4. 掌握放疗并发症的预防及护理措施。
5. 掌握鼻咽癌的健康指导。
6. 熟悉鼻咽癌的鉴别诊断。

次要学习目标

1. 了解鼻咽癌的辅助检查。
2. 了解鼻咽癌的诱因。
3. 了解鼻咽癌的治疗方法。

第 一 幕

韩先生，46岁，广东人。从小喜欢吃咸鱼、腊肉等腌制品。最近一年来，韩先生擤鼻涕过程中常出现血丝，近半年，总是感觉鼻子被什么东西堵住了，透气不畅。近两个月发现脖子上不知什么时候长出一个肿物，既不痛也不痒，也没有在意，在家里人反复督促下才来医院就诊。在门诊，韩先生向预检台护士讲述了病情，护士建议他挂耳鼻咽喉科，韩先生很是不解，问："我不是应该看内科吗?"护士向韩先生做了解释后，将其引导至耳鼻咽喉科诊室就诊。在诊室中，医生给韩先生做了鼻内镜检查，发现"咽隐窝处菜花样改变"。于是医生建议韩先生尽快住院治疗。

问题导引

1. 根据这些信息，你认为患者最可能的诊断是什么?
2. 需与哪些疾病进行鉴别诊断?
3. 为确诊该疾病，最需要做哪项检查?

教师注意事项

本幕描述患者发病就诊时情形，引导学生思考作为耳鼻喉科护士，如何做好迎接患者入院的准备；在与患者沟通的过程中，注意询问患者的生活习惯，既往史；同时注意引导学生学习鼻咽癌的诱因及临床表现。

学习目标

1. 掌握鼻咽癌的临床表现。
2. 熟悉鼻咽癌的鉴别诊断。
3. 了解鼻咽癌的辅助检查。
4. 了解鼻咽癌的诱因。

提示用问题

1. 结合患者的病史及临床症状，你认为患者的疾病诊断是什么?
2. 还有哪些疾病也会出现颈部肿大? 如何鉴别?
3. 还需要哪些辅助检查来帮助确诊?

教师参考资料

1. 鼻咽癌的主要症状

鼻咽癌是源于鼻咽部黏膜的恶性肿瘤，好发于咽隐窝。好发年龄30～50岁，男性多见，男女比例为2∶1。由于鼻咽部解剖位置隐蔽，鼻咽癌早期症状不典型，临床上容易延误诊断，应特别提高警惕。其常见症状如下。

(1) 鼻部症状：早期可出现回吸性涕中带血或擤出涕中带血，时有时无，多不引起患者重视，瘤体的不断增大可阻塞鼻孔，引起鼻塞，始为单侧，继而双侧。

(2) 耳部症状：肿瘤发生于咽隐窝者，早期可压迫或阻塞咽鼓管咽口，引起该侧耳鸣、耳闷及听力下降、鼓室积液，临床易误诊为分泌性中耳炎。

(3) 颈部淋巴结肿大：颈淋巴结转移者较常见，以颈淋巴结肿大为首发症状者占 60%，转移肿大的淋巴结为颈深部上群淋巴结，呈进行性增大，质硬不活动，无压痛，始为单侧，继之发展为双侧。

(4) 脑神经症状：瘤体经患侧咽隐窝由破裂孔侵入颅内，常先侵犯Ⅴ、Ⅵ脑神经，继而累及Ⅱ、Ⅲ、Ⅳ脑神经而发生头痛、面部麻木、眼球外展受限、上睑下垂等脑神经受累症状；由于瘤体的直接侵犯或转移淋巴结压迫均可引起Ⅸ、Ⅹ、Ⅺ、Ⅻ脑神经受损而出现软腭瘫痪、呛咳、声嘶、伸舌偏斜等症状。

(5) 远处转移：晚期鼻咽癌可出现远处转移，常见者有骨、肺、肝等。

2. 鼻咽癌的病因

鼻咽癌的确切病因尚不清楚，一般认为有以下几个因素。

(1) 遗传因素：鼻咽癌具有种族易感性和家族聚集现象，好发于黄种人，并与免疫遗传标记有关。

(2) 病毒因素：EB 病毒主要通过感染人类口腔上皮细胞和 B 细胞，整合到人体细胞的 DNA 中，阻止受感染细胞的凋亡，同时激活其生长，引起鼻咽癌。

(3) 化学物质因素：动物实验证实微量元素镍可以促进亚硝胺诱发鼻咽癌。

(4) 地域环境因素：鼻咽癌发病具有显著的地理聚集性，高发区的大米和水中镍含量较高，如：中国南方、美国的阿拉斯加州、亚洲西部等。

3. 颈部肿块种类的辨别

颈部肿块为一临床体征，其原因较复杂，涉及内、外、口腔、耳鼻咽喉等科，应注意鉴别，以免误诊。根据发病原因，一般将颈部肿块分为先天性、炎症性和肿瘤性 3 类。

(1) 甲状舌管囊肿或鳃裂囊肿：多见于少年儿童，属先天性发育异常。

(2) 急、慢性颈淋巴结炎：急性淋巴结炎时，有红、肿、痛、热等急性炎症特点，起病快，常伴发热、局部压痛，抗炎治疗后肿块消退。颈淋巴结慢性炎症时，病程长，症状轻，常位于下颌下区，淋巴结较小，可活动，压痛不明显。

(3) 艾滋病性颈淋巴结肿大：为艾滋病前期临床表现之一。由人类免疫缺陷病毒侵犯颈淋巴结所致。病程较长，淋巴结逐渐增大，常伴有腹股沟等多处淋巴结肿大、发热、消瘦、乏力、白细胞减少等症状。细针穿刺活检可协助诊断。

(4) 甲状腺腺瘤：女性多见。位于颈前部，生长缓慢，症状不明显，常在无意中发现。肿块质中等，随吞咽动作上下移动。巨大甲状腺腺瘤可因气管移位或压迫气管而影响呼吸。如肿块增大迅速，呈结节状，质硬，累及喉返神经或向气管内浸润，引起呼吸困难、声带运动障碍、声音嘶哑等症状时，应考虑甲状腺癌可能。

(5) 涎腺混合瘤：多见于腮腺。表现为耳垂下出现肿块，生长缓慢，无明显症状，常于偶然间发现。肿块位置多较深，表面光滑，质中等，推之可动。

(6) 转移性恶性肿瘤：恶性肿瘤的颈部淋巴结转移是颈部肿块的原因之一，其原发病灶多位于头颈部，多侵犯颈外侧上深淋巴结。鼻咽癌较早发生颈淋巴结转移，有时为鼻咽癌的首发症状。肿大的淋巴结位于下颌角后方，逐渐增大，有时融合成团，质硬，活动度差，无压痛，常为单侧，也可出现双侧颈淋巴结同时受累。扁桃体癌发生颈淋巴结转移时，部位与鼻咽癌相仿。喉癌也常有颈淋巴结转移，声门上型者尤易发生，早期多为颈深淋巴结上群，然后再沿颈内静脉转移至颈深淋巴结下群。

(7) 恶性淋巴瘤：是一种发生于淋巴网状组织的恶性肿瘤，主要表现为淋巴结肿大。根据细胞形态和分化程度，可分为霍奇金和非霍奇金淋巴瘤两大类。颈部淋巴结肿大是非霍奇金淋巴瘤的常见症状，肿块为无痛性，进行性增大，质硬，早期可活动，后期各淋巴结相互粘连成团，不易推动。

4. 鼻咽癌的辅助检查

(1) 前鼻镜检查：少数病例可发现新生物侵入后鼻孔，多呈肉芽组织状。

(2) 鼻咽镜检查：对诊断极为重要。包括：①间接鼻咽镜检查；②鼻咽纤维镜或电子鼻咽纤维镜检查。

(3) 病理检查：①活检：可采取经鼻腔径路或经口腔径路，取鼻咽部新生物进行病理检查。②颈淋巴结摘除活检或颈淋巴结细胞学穿刺涂片检查：若颈侧淋巴结肿大，且质硬者，应做颈淋巴结穿刺涂片检查。若鼻咽部无明显可疑病变，须考虑淋巴结摘除活检。③细针抽吸细胞学(Fine needle aspiration cytology，FNAC)检查：FNAC 对转移性鼻咽癌的诊断非常有价值，如颈部淋巴结受累，用此方法可以对原发肿瘤进行评估。它具有安全、简便、结果快速、可靠等优点。

(4) CT：CT 扫描有较高的分辨率，不仅能显示鼻咽部表层结构的改变，还能显示鼻咽癌向周围结构及咽旁间隙浸润的情况，对颅底骨质及向颅内侵犯情况显示较清晰、准确。

(5) MRI：MRI 对软组织的分辨率比 CT 高。MRI 检查可以确定肿瘤的部位、范围及对邻近结构的侵犯情况。对放疗后复发的鼻咽癌，MRI 有独到的作用，它可以鉴别放疗后组织纤维化和复发的肿瘤。

第　二　幕

患者入院，责任护士接待患者熟悉病房环境，并遵医嘱给予二级护理、普食。血常规示：WBC、PLT、HGB 均正常；EB 病毒(+)；胸片、心电图未见明显异常；MRI 显示：鼻咽癌伴颅底骨侵犯，双颈部淋巴结转移。2021 年 1 月 6 日完善术前准备：鼻腔冲洗、剪鼻毛。1 月 7 日在全麻下行鼻咽部活检术，术后给予一级护理、软食，止血抗炎治疗，术后无明显出血感染症状，1 周后病理示：鼻咽非角化性未分化癌。

问题导引

1. 行鼻咽活检术前，需要完善哪些术前准备？
2. 作为护士，患者术后观察要点有哪些？
3. 作为护士，患者术后该做怎样的健康指导？
4. 该疾病确诊后，你认为有哪些治疗方式？

教师注意事项

在本幕，为确诊患者鼻咽病变性质，在全麻下行鼻咽活检术，术前完善各项准备工作。本幕主要引导学生掌握鼻咽活检术前的护理工作，同时引导学生如何做好病情观察及术后的护理要点，并了解鼻咽癌的治疗方法。

学习目标

1. 掌握鼻咽活检术的术前护理要点。
2. 掌握鼻咽活检术的术后护理要点。
3. 掌握鼻咽活检术的术后健康指导。
4. 了解鼻咽癌的治疗方法。

提示用问题

1. 鼻咽癌的主要治疗方法有哪些?
2. 患者行鼻咽活检术前,护士需要为他做好哪些术前准备?
3. 作为耳鼻咽喉科护士,该如何做好患者术后的病情观察?
4. 患者术后4 h开始饮食,在这方面需要注意什么?

教师参考资料

1. 鼻咽活检术前准备

(1) 做好心理护理,告知患者术后鼻腔有少量渗血为正常情况;为防止出血,术后会进行鼻腔填塞,这会导致患者无法用鼻呼吸,且会感觉头面部肿胀,教会患者经口呼吸,以适应术后鼻腔填塞引起的呼吸不畅。

(2) 预防感冒。戒烟酒、保证充足睡眠,必要时给予安眠药。教会患者抑制打喷嚏的3种方法:按压人中、深呼吸、舌尖顶住上腭。

(3) 术前一天开始冲洗鼻腔,术晨剪鼻毛。并告知患者术前晚10点后禁食、禁水,防止术中因呕吐引起窒息。

2. 鼻腔冲洗

(1) 关键点:①备齐物品:鼻腔冲洗液,鼻腔冲洗器1个,小毛巾1条,脸盆1个(每次冲洗前先将鼻腔冲洗器用清水冲洗干净)。②患者体位:坐位或立位,头和上身前倾,与地面呈30°角。将鼻腔冲洗器橄榄头塞入鼻孔稍微偏外上,张口让冲洗液自口腔和另一鼻孔自然流出,勿做吞咽动作。③鼻腔冲洗水流力度适宜。

(2) 风险点:①鼻腔有急性炎症时禁用,以免炎症扩散;②冲洗应先从阻塞较重侧鼻腔开始,以免引起鼻咽部液压增高,导致中耳炎。

3. 鼻咽活检术后护理

(1) 体位护理:由于术后鼻腔有少量渗血,加之鼻腔填塞后,患者头面部肿胀,常有紧张和烦躁情绪。护士应向患者解释,由于手术及填塞物的刺激,鼻腔有分泌物及少许渗血属正常现象。全麻清醒后或局麻手术后取半卧位,有利于呼吸、鼻腔分泌物引流及减轻头面部的充血、肿胀,减少不适。

(2) 饮食护理:术后4 h可酌情进温凉、清淡半流质、软质饮食,避免过热、过硬及刺激性强的食物,减少出血诱因。嘱餐后用漱口水漱口,保持口腔清洁。

(3) 并发症的观察:主要是出血的观察。术后给予鼻部冷敷,减轻疼痛及出血。鼻腔术后渗血若向后流入口腔,应嘱患者轻轻吐出,勿咽入胃中,以免引起呕吐,勿用力咳嗽或打喷嚏,防止纱条松动引起出血,并保持大便通畅。

4. 鼻咽活检健康指导

(1) 嘱患者注意鼻腔卫生,勿进辛辣、过热、过硬等刺激性食物,劳逸结合,增强体质,预防感冒。

(2) 按时正确使用滴鼻剂，并指导患者用鼻腔冲洗液按时冲洗，防止粘连，以帮助鼻腔鼻窦黏膜功能恢复。

5. 鼻咽癌主要的治疗手段

(1) 放射治疗：鼻咽癌大多属低分化鳞癌，对放射治疗敏感，因此放射治疗为鼻咽癌首选治疗方案。

(2) 化学药物治疗：主要用于中、晚期病例，放疗后未能控制及复发者，是一种辅助性或姑息性的治疗。

(3) 放疗与化疗联合治疗：对于晚期鼻咽癌可用放疗与化疗联合治疗。有文献报道，联合治疗的效果明显优于单项治疗。

(4) 手术治疗：非主要治疗方法，仅在少数情况下进行。其适应证为鼻咽部局限性病变经放疗后不消退或复发者。颈部转移性淋巴结放疗后不消退，呈活动的孤立性包块，鼻咽部原发灶已控制者，可行颈淋巴结清扫术。

第 三 幕

1 月 14 日患者准备化疗，血常规、凝血功能、肝肾功能、电解质、心电图未见明显异常，静疗中心护士予行 PICC 置管术。1 月 15 日予以两周期的 PF 化疗方案(顺铂 40 mg 第 1 天至第 3 天＋吉西他滨 120 mg 第 1 天和第 8 天)，在化疗第 3 天患者出现恶心、呕吐等不适，遵医嘱给予胃复安肌注、盐酸昂丹司琼(欧贝)静推，患者的不适症状稍缓解。第一周期化疗结束后复查血常规，显示正常。遂予患者出院。2021 年 2 月 12 日患者入院行第二周期化疗，第 8 天血常规检测示白细胞计数 2.5×10^9/L，遵医嘱给予皮下注射重组人粒细胞刺激因子(瑞白)100 μg，2 天后白细胞计数 4.7×10^9/L，给予出院。

问题导引

1. 本幕中化疗第 3 天患者出现了什么情况？你如何应对？
2. 化疗会对患者造成哪些不适？如何处理？
3. 作为放疗科护士，如何在术后保证患者心理状态良好，配合治疗？

教师注意事项

本幕主要讲的是患者化疗的情况，引导学生关注患者心理情况及化疗期间并发症的发生，讨论出现并发症的原因，积极寻找解决问题方法，同时学会对这一时期患者的心理疏导。

学习目标

1. 掌握化疗并发症的预防及护理措施。
2. 掌握化疗期间患者的心理护理。

提示用问题

1. 患者化疗后常有哪些不适感？如何预防及减轻患者的不良反应？

2. 如何为化疗期间的患者进行心理指导？

教师参考资料

1. 鼻咽癌化疗并发症及处理

1）胃肠道毒性

（1）恶心、呕吐：是最常见的化疗反应，严重的呕吐可导致脱水、电解质紊乱。

处理：①化疗前做好解释工作，消除患者紧张情绪；为患者创造良好的就餐环境。②指导患者在胃肠道症状最轻时进食，避免在化疗前后进食过多；饮食宜清淡易消化，少量多餐。③化疗前按医嘱使用止吐药物及胃黏膜保护剂。④呕吐严重的患者需监测血电解质指标，需要时予静脉补液。

（2）黏膜炎：化疗药物容易引起口腔炎、食管炎和肠炎，导致疼痛、进食减少、腹泻或便秘。

处理：①指导患者进食高热量、高维生素的流质或半流质饮食，避免坚硬粗糙或刺激性食物。②口腔黏膜炎患者可予局部涂锡类散或重组人表皮生长因子，含服康复新液等，注意口腔卫生。

2）骨髓抑制

大多数化疗药物可引起不同程度的骨髓抑制，故需定期复查血常规。

处理：①严格掌握化疗适应证，化疗前检查血象及骨髓情况，化疗期间观察血象变化。②化疗中给予支持治疗和升血药物。③白细胞过低时需预防感染，有条件者住单间病房，减少探视，严密监测体温；白细胞低于 1×10^9 时需采取保护性隔离措施，置层流床。④血小板降低时预防出血，减少磕碰，拔针后延长按压时间，避免使用阿司匹林等抗凝药物。观察皮肤黏膜有无出血点，有无消化道出血或颅内出血症状。必要时给予促血小板生成素皮下注射或输入血小板。⑤血红蛋白降低可引起头晕乏力，需做好防跌倒宣教。可予促红细胞生成素皮下注射；血红蛋白低于 8 g/L 时可给予输注红细胞悬液。必要时吸氧。

3）周围神经病变

顺铂等铂类药物易造成神经系统损害，最常见的是末梢神经损害，引起手足麻木，感觉异常等症状。

处理：①及时评估，定期观察患者是否出现神经功能的异常。②指导患者避免冷刺激及直接接触金属。③鼓励患者进食富含B族维生素饮食。④做好安全教育，防止受伤。

2. 鼻咽癌患者的心理护理

（1）评估患者：对患者的社会关系及家庭情况进行全面的动态评估，评价患者目前的心理状况，分析患者不良情绪的来源，针对性地给予心理疏导。

（2）病情告知：根据评估结果，分析患者病情是否需要适度保密。对于已知晓病情的患者给予科学的解释与鼓励，使患者正确对待疾病；若需要隐瞒病情，做好交接班，以免加重患者恐惧而丧失治疗的信心。

（3）同伴教育：定期开展医患、护患、患患座谈会，以治愈的病例为典型，从精神层面给予鼓励，促使他们以良好的心态对待疾病。

（4）建立和谐的医患、护患关系：在日常的交流过程中，明确回答患者提出的疑问，在回答过程中可适度增加肢体语言，使患者从内心上感受并不是一个人在战斗，从而提高患者治疗的依从性。

第四幕

2021年3月3日，患者入住肿瘤放射治疗科，准备行放疗。放疗前查血常规、电解质、肝肾功能、心电图均正常，放疗医生勾画好靶区，做好放疗方案，3月7日起予周一至周五每日一次放射治疗，期间每周一、三、五放疗前半小时静脉注射增敏剂希美纳。现放疗第17天，放疗剂量达34 Gy，患者出现照射部位皮肤明显变深，口腔黏膜烧灼样疼痛并伴有吞咽痛，因而进食量大为减少，短短一周，体重下降了5斤。责任护士及时发现了患者的放疗反应，对患者颈部皮肤给予了保护，对于进食不足和口咽部疼痛积极采取了对症措施，并对患者及时采取了心理疏导，使得患者顺利完成放射治疗，随后出院。

问题导引

1. 患者照射部位皮肤颜色变深，应该采取什么措施？
2. 患者一周体重下降5斤是什么原因造成的？该怎么做？
3. 患者好转出院，护士如何对其进行宣教？

教师注意事项

患者出现皮肤颜色变深、因痛拒食，若不及时采取对症处理，直接影响放射治疗能否完成。本幕需引导学生掌握放射治疗的并发症，患者出现严重并发症时的护理措施，同时关注该患者的心理护理以及患者康复出院时如何进行出院宣教。

学习目标

1. 掌握鼻咽癌围放疗期护理要点。
2. 掌握放射治疗的并发症及其相对应的护理措施。
3. 熟悉放疗患者的出院指导。

提示用问题

1. 患者照射部位皮肤颜色变深，作为护士，该怎么做？
2. 如何帮助患者减轻口腔黏膜的疼痛，并增加食欲？
3. 患者放疗结束后，作为责任护士，怎样做好出院宣教？

教师参考资料

1. 鼻咽癌围放疗期的护理要点

1）饮食护理

加强营养，以高蛋白、高维生素、低脂肪易消化的食物为主；多饮水，水分摄入≥2 500 mL/天；禁食刺激性及粗糙食物，以免加重口腔黏膜损伤。

2）皮肤护理

（1）保持照射野皮肤清洁干燥；男性患者剃胡须宜选用电动剃须刀。

（2）照射野皮肤禁忌阳光直射，杜绝一切理化因素刺激。

(3) 选择宽大全棉衣裤，减少对照射部位皮肤的摩擦。

3) 口腔护理

(1) 放疗前洁牙、修补龋齿，对不能修补的龋齿或残根要拔除。

(2) 保持口腔清洁卫生，餐前餐后用生理盐水含漱，用软毛牙刷刷牙。

(3) 有口腔黏膜反应者选用 3%～5%的碳酸氢钠溶液、康复新液或含庆大霉素和地塞米松的溶液漱口，重组牛碱性成纤维细胞生长因子外用溶液(贝复济)局部喷涂。口腔黏膜严重疼痛时，可用含有利多卡因的漱口水漱口。

(4) 做好雾化吸入护理。

4) 功能锻炼

因放射治疗容易引起颞颌关节的损伤，从而导致张口困难，故需指导患者每天进行张口训练。

2. 鼻咽癌放疗后常见并发症的护理

1) 早期并发症的预防及护理

早期并发症应以预防为主，控制病程进展。

(1) 全身放疗反应：①疲乏及骨髓抑制：包括乏力、头晕、食欲缺乏、恶心、呕吐、口中无味或变味、失眠或嗜睡等。个别患者可能发生血常规改变，虽然程度不同，但经过对症治疗，一般都能完成放射治疗。②胃肠道放射反应：随着放疗的进程，患者口腔黏膜、唾液腺等都会损伤，味觉也会减退。为了保证放疗的顺利进行，在放疗前，鼓励患者行胃造瘘术，协助患者从造瘘管进行营养的供给。必要时请营养科配置营养液来保证患者整个治疗期间的能量供给。

(2) 局部放疗反应：包括口腔、鼻咽、耳部、腮腺、放射野皮肤及黏膜反应，其中放射性口腔炎、放射性皮炎是放疗中常见的并发症。①口腔、鼻咽黏膜反应：随着放射剂量的递增，患者会出现黏膜急性放射反应。故在每次放疗前后进行鼻腔冲洗，放疗结束后仍需继续冲洗至少半年。放疗期间保持良好的口腔卫生习惯，饭后漱口刷牙，使用含氟牙膏。②耳道反应：早期表现为耳痛、耳闷、平衡失调、对噪声异常敏感，晚期表现为感音性、传导性或混合性耳聋。放疗期间可使用降低咽鼓管表面张力的药物，以保护血管内皮。放疗后患者应加强局部清洁，必要时给予活血化瘀、改善局部血液循环的中药治疗。③腮腺、唾液腺反应：当照射剂量达 40 Gy 时唾液分泌明显减少，患者口干，进干食困难。因此，腮腺应避免过量照射，注意腮腺急性反应的发生。有口干、咽部疼痛、口腔溃疡等症状时，给予具有清热解毒等作用的中药治疗，如使用金银花、麦冬泡水喝，使口腔黏膜湿润，同时经常湿润口腔，饮水量在 2 500 mL/天以上。④放射野皮肤损伤：从放疗开始即教育患者保持放射野皮肤清洁、干燥，防止外伤，勿用碱性皂液擦洗或搓洗，勿随意涂抹药膏或润肤霜，避免阳光暴晒放射野皮肤，勿受过冷过热刺激。

2) 远期并发症的预防及护理

鼻咽癌远期放疗反应常可持续至放疗后 1 年以上，做好远期并发症的预防和护理，可防止疾病恶化。

(1) 鼻出血：放疗可导致鼻塞、鼻咽分泌物增多，加之黏膜组织损伤，触之易出血，嘱患者不要挖鼻，少量出血可局部冷敷或用 1%麻黄碱滴鼻。出血量大者务必保持呼吸道通畅，让患者平卧，头偏向一侧，嘱患者将血吐出。同时，可暂时压迫一侧颈外动脉，紧急建立静脉双通道，补充血容量并备血，同时监测患者生命体征变化。配合医生做好后鼻孔填塞及 DSA 血管造影栓塞术的准备。

(2) 龋齿：放疗前拔除不能修补的牙齿或残根，放疗中保持口腔卫生，用含氟牙膏刷牙。放疗后3年内禁止拔牙。

(3) 张口困难：指导患者每天进行张口锻炼，从放疗开始至出院后持续1年。

(4) 放射性颌骨炎：放射性颌骨炎发生率约为6%。应在放疗前清除或拔除坏牙，放疗期间保持口腔卫生，并在放疗后3年内避免拔牙，降低其发生率。

(5) 放射性食管炎：常发生在放疗3～4周，总剂量30～40 Gy期间，随着放疗剂量增大，症状加重，主要表现为吞咽困难、进食困难、下咽痛及胸骨后疼痛，并逐渐发生慢性炎症及上皮再生，黏膜下及部分肌层纤维化导致食管狭窄，多与同步化疗、放疗分割方式、剂量及年龄呈正相关。临床可使用黏膜保护剂、修复剂、抗生素、麻醉剂、维生素和激素，达到减轻水肿、止痛、消炎的作用。

(6) 其他：窒息、放射性脑脊髓病、颞颌关节功能障碍及软组织萎缩纤维化。鼻咽癌放疗时，两侧颞叶底部及颈髓受到照射，是发生放射性脑脊髓病的主要原因，其主要表现为头痛、意识障碍、低头触电感及截瘫等，CT及MRI可帮助诊断。其防治主要是避免重复放射治疗，一旦发生，可用大剂量维生素、激素及辅酶A、细胞色素C等神经营养药物治疗，但效果不理想。目前尚无逆转的有效办法，对症处理和支持方法有一定帮助，因此要严格避免重要组织器官的超强照射。

3. 鼻咽癌放疗后的出院健康宣教

(1) 休息与活动：劳逸结合，以不感到疲劳为宜。

(2) 饮食：以高蛋白、高维生素食物为宜，忌刺激性、粗糙食物，少量多餐。强调3～6个月内严禁粗糙食物，防止出血。

(3) 照射野皮肤的保护：放疗结束后1个月左右开始出现面颊、颊下、上颈部软组织水肿，水肿可随体位变化。早晨起床时较重，活动后水肿减轻，一般水肿发生后10个月左右开始缓解，1～2年症状可消失。这是颈部淋巴回流不畅造成的，与肿瘤复发没有关系，出院时向患者做好解释，避免引起恐慌和背负无谓的思想负担。由于放疗后受照射区域软组织纤维化，皮肤丧失了正常的弹性，出现皮肤干燥、变薄，应特别注意保持放疗区域皮肤清洁、避免化学(局部涂抹或敷贴刺激性化学药物、清洁剂、化妆品等)及物理(冷风刺激和烈日暴晒、热敷、衣领摩擦、搔抓等)的不良因素刺激。

(4) 注意口腔卫生：鼻咽癌根治性放疗后，涎腺受到不同程度的损伤，唾液分泌量减少，原有的冲洗杀菌作用随之减弱。应指导患者餐后及时漱口或刷牙，保持良好的口腔卫生，使用含氟牙膏，有条件者可每年洁齿一次。放疗后3年内尽量避免拔牙，迫不得已需考虑拔牙时，须告知医生接受头面部放射治疗病史。

(5) 功能锻炼：出院后仍需进行张口训练。

(6) 复诊：根据医嘱告知复诊时间、地点。告知患者如果出现颈部肿块、鼻腔出血、头痛等症状应及时就诊。

参考文献

[1] 项冬仙，张美英. 晚期鼻咽癌放疗后并发鼻咽腔巨大溃疡的护理[J]. 护士进修杂志，2013，28(15)：1374-1375.

[2] 苗青，杜文静. 鼻咽癌放疗后并发症的预防与护理进展[J]. 护理研究，2010，24(4)：285-287.

[3] 刘萼莲.综合护理干预对鼻咽癌放疗患者康复和生活质量的影响研究[J].实用预防医学,2011,18(8):1586-1587.

[4] 陈燕燕,赵佛容.眼耳鼻咽喉口腔科护理学[M].北京:人民卫生出版社,2018.

[5] 吴开良.临床肿瘤放射治疗学[M].上海:复旦大学出版社,2018.

第四节 口 腔 癌

教案摘要

林某,男,50 岁,患者 4 个月前自觉舌头疼痛,自行用药后略有缓解,近 2 个月来舌体左缘溃疡反复发作,因溃疡面加深、增大数倍伴剧烈疼痛来我院就诊。查体示:舌体弥漫性破溃、增生,触痛明显,表面见肉芽组织,充血明显,舌体活动受限、较固定。活检病理报告:“左舌缘低分化鳞状细胞癌伴坏死”。完善各项检查后在全麻下行“舌癌切除+游离股前外侧皮瓣移植舌重建术+气管切开术”。经过手术治疗及术后护理,患者顺利出院。通过本教案,学习舌癌疾病的分类分期、临床表现、治疗方法、围手术期护理,从而思考该疾病的预防及健康促进策略;通过对舌癌手术患者全程、动态的健康照护问题的评估和分析,进行连续性照护,从而实现以患者为中心的整体护理。

关键词

口腔癌(Carcinoma of mouth);舌癌(Tongue cancer);围手术期护理(Perioperative nursing);皮瓣观察(Flap observation);以患者为中心(Patient-centered);健康指导(Health guidance)

主要学习目标

1. 掌握口腔癌的常见临床表现。
2. 掌握皮瓣移植术后患者观察要点。
3. 掌握舌癌患者围手术期的营养治疗原则。

次要学习目标

1. 了解口腔癌的病因。
2. 了解口腔癌的病理分期。
3. 熟悉口腔癌常见的治疗方法。
4. 熟悉舌癌术前护理要点。
5. 熟悉舌癌患者术后的康复指导。

主要学习目标

1. 掌握口腔癌的临床表现。
2. 熟悉口腔癌的病因及病理生理。
3. 了解口腔癌的病理分期。
4. 了解口腔癌的治疗方法。

第　一　幕

患者林某，男，50 岁，司机，平时有抽烟喝酒的习惯，吸烟 25 年，约 20 支/天，饮酒约 25 年，每天约半斤白酒。4 个月前患者无明显诱因下出现舌头疼痛，自行前往药房购买芬必得等药物口服，有缓解后未予重视。近 2 个月来舌缘左侧溃疡反复发作，因溃疡面加深、增大数倍伴剧烈疼痛来我院就诊，门诊医生已取病理送检，报告示："左舌缘低分化鳞状细胞癌伴坏死"。遂将患者收入口腔科完善相关检查，继续治疗。

提示用问题

1. 根据以上描述，患者的初步诊断是什么？
2. 患者的生活习惯与疾病有什么关系？后期还会出现哪些症状？

教师参考资料

口腔是消化道的开始部分，参与消化、语言等功能。口腔癌可能会侵袭口腔各个位置，包括唇、上下齿龈、硬腭、口底、颊黏膜及舌前 2/3 部分。在我国口腔癌多见于 40～60 岁的中年人，男多于女，主要与患者的饮食习惯、卫生习惯、营养状况有关。

舌分两部分，以舌背后部呈"V"形分布的轮廓乳头为界。舌前部占舌 2/3 的部分称为舌活动部，又可分为舌尖、舌背、舌缘和舌腹面 4 个区；后 1/3 为舌根，属口咽部。舌前 2/3 部分发生的恶性肿瘤称为口腔癌，舌癌在口腔癌中发病率占首位，可占口腔癌的 32.3%～50.6%，女性和年轻人群发病率呈上升趋势，国内报道男女比例已降至 1.17∶1。

1. 病因

1) 饮食因素

(1) 嗜烟酒：吸烟是口腔癌头号危险因素。烟草可诱发口腔上皮不典型增生，并促进其癌变。

(2) 咀嚼槟榔：食用槟榔的年限和数量与口腔癌的发病风险呈正相关。槟榔会引起口腔黏膜上皮基底细胞分裂活动增加，导致口腔癌发病率上升。

(3) 营养状况：有研究表明高水果蔬菜摄入可降低头颈部鳞状细胞癌发病率。维生素 A 缺乏可引起口腔黏膜上皮增厚、角化过度，与口腔癌的发生有关。

2) 生物因素

(1) 口腔感染：口腔癌患者通常有慢性口腔炎病史。研究显示，人乳头状瘤病毒(特别是 HPV16)可诱发口腔黏膜鳞癌。

(2) 遗传与免疫：随着分子水平研究的发展，近年来认为人类染色体中存在着癌基因。现已证实，在口腔颌面癌中有 H-RAS、K-RAS、c-myc 以及 C-ERBB 等癌基因的表达。机体的抗癌免疫反应是通过免疫监视作用来实现的，如果机体出现了免疫缺陷，则癌细胞可逃避免疫监视，从而导致肿瘤的发生。

3) 其他因素

(1) 局部刺激：不良修复体的长期刺激、多牙的缺失，均是口腔癌的诱因。

(2) 职业暴露、紫外线与电离辐射：也与口腔癌发生有关。

2. 病理与分期

(1) 病理：口腔癌病理类型中 90%～95%为鳞状细胞癌，其中高分化鳞癌占 60%以上；腺癌比较少见，极少见恶性淋巴瘤、恶性黑色素瘤和肉瘤等。根据肿瘤的生长部位、形状、体积分为四型，即乳头状型、浸润型、外生型与溃疡型。

(2) 临床分期：根据肿瘤的生长范围和扩散的程度，按美国癌症联合会（American Joint Committee on Cancer，AJCC）2017 年公布的第 8 版 TNM 分类分期如表 1-4-1 所示（适用于唇和口腔的上皮和小唾液腺癌，不包括淋巴/软组织/骨及软骨肿瘤、恶性黑色素瘤）。

表 1-4-1　唇和口腔癌 TNM 分期

分期	标准
原发肿瘤(T)	
Tx	原发肿瘤无法评估
T0	无原发肿瘤证据
Tis	原位癌
T1	肿瘤最大径≤2 cm，浸润深度≤0.5 cm
T2	肿瘤最大径≤2 cm，0.5 cm<浸润深度≤1 cm；或 2 cm<肿瘤最大径≤4 cm，浸润深度≤1 cm
T3	肿瘤最大径>4 cm，或者任何大小的肿瘤浸润深度>1 cm
T4	(唇癌)：肿瘤侵犯穿破骨皮质、下牙槽神经、口底或面部即须或鼻的皮肤
T4a	(口腔癌)：肿瘤侵犯邻近结构，例如：穿破骨皮质、侵入深部舌外肌、舌骨舌肌、腭舌肌和颈突舌骨肌、上颌窦、面部皮肤
T4b	肿瘤侵犯咀嚼肌间隙、翼板或颅底和(或)包绕颈内动脉
区域淋巴结(N)	
Nx	不能评估有无区域性淋巴结转移
N0	无区域性淋巴结转移
N1	同侧单个淋巴结转移，最大径≤3 cm，ENE(−)
N2a	同侧或对侧单个淋巴结转移，最大径≤3 cm，ENE(+)；同侧单个淋巴结转移，3 cm<最大径≤6 cm，ENE(−)
N2b	同侧多个淋巴结转移，最大径≤6 cm，ENE(−)
N3a	转移淋巴结中最大径>6 cm，ENE(−)
N3b	同侧单个淋巴结转移，最大径>3 cm，ENE(+)；同侧多个淋巴结，对侧，或者双侧淋巴结转移，ENE(+)
远处转移(M)	
Mx	无法评估有无远处转移
M0	无远处转移
M1	有远处转移

附：ENE 指局限于淋巴结内的肿瘤，穿透淋巴结包膜浸润周围结缔组织，伴或不伴间质反应。

3. 临床表现

口腔癌共同的症状和体征是疼痛、溃疡、白斑和肿块。不同部位的口腔癌临床表现各有不同。

1）共同症状

主要是口腔溃疡和肿块，也可出现白斑、红斑等症状。当溃疡长大后中央出现坏死形成凹陷后，则出现出血、感染；肿瘤侵犯周围软组织或骨组织时，引起疼痛、口臭、牙齿松动、言语不清、吞咽困难、张口困难等；肿瘤侵犯周围神经时，会引起面部麻木、舌活动受限等神经系统症状。

2）不同部位口腔癌临床表现

（1）唇癌：发生率占口腔癌的12.5%，发生在下唇的中外1/3处比较多见。早期一般无明显症状，后期易出现疱疹、血痂、溃疡，下唇癌由于影响口唇的闭合功能，可出现严重的唾液外溢。

（2）舌癌：在口腔癌中比较常见，98%以上的舌癌为鳞状细胞癌，腺癌较少。多发生在舌体。主要症状为舌部边缘、舌腹、舌背溃疡或浸润肿块，往往在无意中发现，无疼痛或伴有疼痛，随着病情的发展，疼痛逐渐加重，可向耳颞部发展，影响进食和言语。

（3）口底癌：多位于舌系带两侧的前口底，表现为局部出现肿块和溃疡，可逐步产生疼痛、流涎、舌体活动受限、吞咽困难、言语困难。

（4）颊癌：多为鳞状细胞癌，早期表现多为病变部位黏膜粗糙，随着病情进展，逐步形成溃疡，疼痛感明显，严重者无法张口，直至紧闭牙关。

（5）牙龈癌：发生率居口腔癌第二位，多为高分化的鳞状细胞癌，牙龈癌以溃疡型多见。早期浸润牙槽突及颌骨，引起牙齿松动和疼痛，继续发展后可破坏颌骨，波及口底，发生张口困难，后期肿瘤常发生继发感染，触之易出血。

（6）硬腭癌：以腺癌为多见。多为外生型，易渗出和形成血痂，触之易出血。早期易侵犯骨质，晚期可出现牙齿松动或脱落。腭癌的淋巴结转移主要侵犯颌下淋巴结。

4. 诊断

1）病理检查

活检病理诊断是口腔癌诊断的金标准。应于肿瘤边缘行切取活检术，待病理诊断明确再行确定的手术治疗。

2）影像学检查

（1）B超检查：可以用来明确颈部淋巴结的情况。

（2）X线检查：使用较少，胸部平片可以作为肺转移筛查的首选。

（3）CT：头颈部增强CT可以用来评估肿瘤的范围以及与重要结构的毗邻关系，是口腔癌临床分期、治疗设计、预后预测和复查常用的影像学检查方法。增强CT对颈部淋巴结转移的敏感性和特异性较强。

（4）MRI：可以更好地评估肿瘤与肌肉之间的浸润信息。

（5）PET-CT：对于晚期患者，PET-CT可以用来评估病灶范围、远处转移及同时发生第二原发癌的状况。

5. 治疗

1）治疗策略

对口腔肿瘤，应根据肿瘤的生长部位、分化程度、临床分期、患者自身情况等全面研究后再选择合适的治疗手段。为了提高治疗效果，强调以手术为主的综合治疗，特别是三联疗法，即手术＋放疗＋化疗。

2）治疗方法

（1）手术治疗：手术是治疗口腔肿瘤主要和有效的方法，适用于良性肿瘤或用放疗及化疗不能治愈的恶性肿瘤。

（2）放射治疗：对早期病变采用外照射可获得与手术治疗同样的效果，并使患者保持外形和正常进食及发音功能，提高生存质量。对中晚期病变尤其是出现颈淋巴结转移时，单纯放疗疗效欠佳。

（3）化学药物治疗：化疗多用于辅助手术和放疗，单纯化疗仅作姑息性治疗。口腔癌术前辅助化疗，可以使肿瘤缩小，方便手术操作，提高手术效果。

（4）生物治疗：包括免疫治疗、细胞因子治疗、基因治疗等。

第 二 幕

患者林先生入院完善相关检查后，结合 MRI 及病理报告，被安排明日手术：全麻下行“舌癌切除＋游离股前外侧皮瓣移植舌重建术＋气管切开术”。看到手术医嘱后，床位护士小王来到患者面前为其进行术前宣教。林先生听到要手术后心情很低落，想着手术后不能吃饭、不能说话、样貌也会改变，心情更差了：“我不想手术了，以后都不能说话还有什么活头啊！”说着说着，林先生越来越难过，护士小王在病床旁详细地向他解释了疾病相关的知识、手术方法及术后注意事项等，林先生终于冷静下来，并决定配合治疗。

学习目标

1. 熟悉舌癌患者术前护理要点。
2. 熟悉舌癌患者围手术期的营养治疗原则。

提示用问题

1. 舌癌术前为什么要进行口腔护理？
2. 患者术前主要护理问题及护理措施是什么？

教师参考资料

1. 患者的术前护理

（1）心理护理：患者得知患舌癌这一恶性疾病后会经历震惊、否认等一系列感情波动，患者的情感脆弱，依赖性增加，来自家属和医护的帮助对患者十分重要。心理护理应贯穿围手术期全过程，以便及时帮助患者进行调整和应对。入院时护士耐心细致地向患者介绍疾病、治疗相关知识，讲解治疗成功的案例，以增强患者信心；同时，介绍病房环境、安全管理制度等帮助患者适应新的生活环境；与患者多沟通，鼓励患者表达自身感受，及时了解患者的心理变化；告知家属多陪伴，给予患者关心和支持。

（2）口腔护理：由于疼痛，舌灵活度、口腔自洁功能也随之下降。护士应嘱咐患者每天早、中、晚漱口刷牙，对牙石较多的患者，需行术前洁治；对有残根、残冠、牙周、牙体基础疾病的患者进行抗生素治疗，清除感染病灶；对张口受限或漱口困难的患者，协助患者用注射器或灌注器冲洗口腔。

(3) 饮食护理：患者入院后24 h内进行营养筛查，临床常用的营养筛查与评估工具包括：营养风险筛查2002(Nutritional risk screening 2002，NRS 2002)、主观整体评估(Subjective globe assessment，SGA)、患者主观整体评估(Patient-generated subjective global assessment，PG-SGA)，营养不良的规范治疗应该遵循五阶梯治疗原则：首先选择营养教育，然后依次向上晋级选择口服营养补充(Oral nutritional supplement，ONS)、完全肠内营养(Total enteral nutrition，TEN)、部分肠外营养(Partial parenteral nutrition，PPN)、全肠外营养(Total parenteral nutrition，TPN)。当下一阶梯不能满足60%目标能量需求3～5天时，应该选择上一阶梯。对有营养风险的患者，应根据患者的自身状况和营养评估结果，选择合适的营养方式，如高热量、高蛋白、高维生素的流质或半流质饮食，口服补充ONS等，术前尽早实行营养干预，纠正低蛋白血症、水和电解质紊乱，减少术后并发症的发生率、缩短住院时间。

(4) 皮肤准备：行皮瓣移植修复的患者，需选择无瘢痕、外观正常、质地柔软的皮肤区域，如前臂、大腿等，禁止在此区域行各种穿刺注射，护士应嘱咐患者术前要保持供皮区皮肤完整，并根据医嘱进行手术部位备皮。

(5) 适应性训练：术后患者卧床和颈部制动时间较长，为适应术后体位，患者入院后即可开始床上活动训练，训练项目包括颈部制动、床上大小便、有效咳嗽和咳痰等；进行沟通方式训练，识字患者提供写字板，通过书写进行交流，教会患者用手势、肢体动作表达意愿；适应性训练项目还包括吞咽训练及语言功能训练。

第三幕

次日，林先生在全麻下行舌癌根治术，术后带回气管切开套管、伤口负压引流球两个、胃管一根。医嘱予抗炎、止血、扩容等治疗，鼻饲饮食，床旁备负压吸引装置用于吸痰。术后第1天，患者皮瓣远端出现散在瘀点，经观察未发现瘀点有颜色加深及扩散的现象，未作特殊处理；术后第4天两个负压球引流出10 mL血性液体，予拔除引流管。术后林先生的情绪一直低落，吸痰的痛苦让他排斥治疗，护士耐心指导他进行有效咳嗽、咳出痰液，按需吸痰，并鼓励他好好配合；皮肤上的瘀点，也让林先生担心后续的伤口恢复。

学习目标

1. 熟悉舌癌术后的常规护理措施。
2. 掌握皮瓣移植的护理。

提示用问题

1. 患者术后有哪些护理措施？该如何进行健康指导？
2. 皮瓣移植患者如何进行病情观察？

参考资料

1. 患者的术后护理

1) 体位护理

全麻术后未清醒时应去枕平卧，头偏向健侧，以免口腔内分泌物侵蚀创面，并且利于清理口腔分泌物，防止气道阻塞；患者完全清醒后可予平卧位，有利于头、颈部静脉回流，减轻手术部位水肿。对于行皮瓣移植修复术的患者，头部应适当制动，可在头两侧放置沙袋固定，以保持血管无张力，保证皮瓣血运，利于创面愈合。

2) 气道管理

由于舌癌根治术手术时间长，创面大，术后易发生颌面部肿胀、舌后坠等情况而阻塞呼吸道，防止窒息是术后的护理要点，术后按气管切开护理常规，做好气道管理，及时清理呼吸道分泌物，保持呼吸道通畅。

3) 伤口护理

伤口和供皮区使用无菌敷料包扎，注意观察伤口和供皮区域有无渗血。供皮区域抬高患肢 20°～30°，以减轻局部肿胀情况。观察供皮区域的血液循环及肢体活动情况。

4) 皮瓣移植护理

术后 72 h 内是皮瓣出现血管危象的高峰期，护理人员需着重观察皮瓣颜色、温度、弹性和毛细血管充盈度。

(1) 血管危象的观察：①皮瓣颜色是最方便观察的指标。当血液供应正常时，皮瓣颜色红润且有光泽，呈轻度肿胀；当缺氧时，皮瓣颜色变暗、发绀；当血液回流不畅时，皮瓣呈中度至重度肿胀；皮瓣灰白且干瘪，表明动脉供血不足。观察色泽变化时，应避免在强光下进行，并与供皮区域进行对比，防止出现偏差而误诊。②毛细血管充盈度用棉签轻触皮瓣，放开后皮瓣按压处苍白，1～2 s 恢复原来颜色，提示皮瓣血液供应正常；若无明显反应或恢复时间超过 5 s，则考虑有循环障碍。③观察记录频次为术后每 30 min 记录皮瓣情况 1 次；6 h 后每小时观察记录 1 次；持续 72 h 后每两小时观察记录一次。发现异常情况及时处理。④针刺出血试验是证实皮瓣是否发生血管危象的可靠指标：无菌状态下，用棉签擦净皮瓣的分泌物，消毒皮瓣后用 7 号针头刺入皮瓣 5 mm 深度，如有鲜红色血液渗出为正常现象，如不出血或仅可挤出少许血液则表明动脉危象，如针刺后立刻流出暗紫色血液则表明静脉危象。

(2) 血管危象的预防：①改善病房环境，保持室温在 25 ℃左右，定时开窗、通风，注意患者保暖，防止寒冷刺激引起血管痉挛，影响皮瓣的存活。②维持机体有效的血容量，密切监测患者生命体征和尿量的变化，出现血压低、少尿等异常现象及时汇报医生处理，改善患者的全身血液循环，保证皮瓣的血供。③加强体位护理，术后正确的体位是保证皮瓣存活的重要措施之一，患者取平卧位或低半卧位，头部适当制动。

5) 引流管护理

(1) 妥善固定，注意观察管路是否折叠弯曲、堵塞，保持引流管畅通，保持负压引流有效。

(2) 术后密切观察引流液的量及性质，及时做好护理记录，术后引流液颜色最初为暗红，逐步转为淡红和淡黄，若 24 h 引流液总量超过 300 mL，并且颜色为鲜红，应警惕发生活动性出血。术后切口内引流液的积聚容易造成感染，应及时倾倒引流液，保持有效的负压。引流管拔除指征为 24 h 引流量不足 30 mL。

6）鼻饲护理

（1）妥善固定鼻饲管，做好刻度标识，防止意外拔管。

（2）从低浓度、低容量开始，予流质饮食或要素饮食，尽早给予足量饮食，以满足机体代谢的需要，更好地促进切口愈合。

（3）鼻饲液每日 4～6 次，一次不超过 200 mL。输注鼻饲液期间注意观察患者有无腹胀、腹泻的症状。

（4）鼻饲液温度维持在 37～42 ℃，过冷或过热均会引起患者不适。

（5）每次鼻饲前注入少量温开水，鼻饲后用少量温开水冲洗鼻饲管，同时用手指轻揉管壁，以便彻底清洗保持管道通畅。

（6）鼻饲时宜采取坐位、半坐位或床头抬高 30°，鼻饲结束后应维持此体位 30 min，以防反流或误吸。

（7）鼻饲一般持续 5～7 天，7 天后改为经口进食；伤口愈合后，术后 2 周改为软食。

7）口腔护理

术后因切口疼痛刺激、口腔内分泌物增多，为了防止口腔感染，影响皮瓣成活，做好口腔护理尤为重要。留置胃管期间，可用 1%～3%过氧化氢溶液擦拭口腔，擦拭后用生理盐水进行口腔冲洗，以保持口腔清洁无异味；经口进食后，用生理盐水、氯己定交替含漱，减少细菌驻留的机会。

8）心理护理

鼓励患者用表情、手势、笔等表达感受，及时了解患者的需求和心理状况，满足其合理要求；帮助患者适应自己的形象改变，尽早参与康复锻炼。

9）疼痛护理

术后疼痛可引起患者血压升高，增加创面渗血。需准确及时评估患者的疼痛部位、疼痛时间、耐受程度，并给予适当镇痛处理。由于精神紧张、焦虑或抑郁都可降低机体对疼痛的耐受性，所以要加强心理镇痛。通过减轻术后疼痛，提高患者的适应能力和配合能力，预防术后并发症的发生。

第 四 幕

在医护人员的悉心照料和林先生积极配合下，术后第 7 天林先生终于脱离了胃管，可经口进食了。又过了几天，护士通知林先生可以出院了，他在纸上写下了“谢谢”来表达对医护的感激之情，同时他又写道：“太好了，终于可以回家了，但是王护士啊，我什么时候才能说话呀？”

学习目标

1. 掌握舌癌术后气管切开患者的出院指导。
2. 掌握舌癌术后患者的康复指导。

提示用问题

1. 我们要怎样指导气管切开患者进行食管发音?
2. 如果你是责任护士,你会对吴先生及家属进行哪些出院指导?

参考资料

1. 舌癌根治术后患者的康复训练

(1) 术后 2 周,指导患者行舌体功能训练,利用剩余的舌体组织带动皮瓣向前、后、左、右、上、下各方向做主动运动,每天 2 组,每组 20~30 次。

(2) 术后 3~4 周,指导患者进行语言功能训练,根据循序渐进的原则,先练习元音、辅音,然后过渡至单词、短句,最终过渡至对话模式。指导患者用手机将自己发音录下,着重练习发音含糊的词句。

(3) 术后康复还包括张口训练、提肩训练等,家属应鼓励患者积极、坚持锻炼,逐步恢复功能。

2. 出院指导

(1) 鼓励患者加强营养,改正不良生活及饮食习惯。宜食用高蛋白、高热量、高维生素饮食,避免食用辛辣刺激或坚硬的食物,禁烟酒。

(2) 养成良好的口腔卫生习惯,保持口腔湿润和清洁;鼓励患者进食后立即用淡盐水或温开水漱口。

(3) 康复期坚持进行功能锻炼,可适当参加体育锻炼,预防感冒。

(4) 教会家属气管切开套管的护理。

(5) 术后应定期随诊复查,主要检查局部及颈淋巴结,了解有无复发。一般出院后 1 个月、3 个月、6 个月、12 个月按时复诊。若伤口有红肿、硬结、疼痛及时就诊。

参考文献

[1] 闻曲,成芳. 实用肿瘤护理学[M]. 2 版. 北京:人民卫生出版社,2016.
[2] 汤钊猷,蒋国梁,邵志敏,樊嘉. 现代肿瘤学[M]. 3 版. 复旦大学出版社,2011.
[3] 强万敏,姜永亲. 肿瘤护理学[M]. 天津科技出版翻译公司,2016.
[4] 张慧培. 23 例舌癌根治术后缺损行游离股前外侧皮瓣修复患者的护理报告[J]. 护理实践与研究,2021,18(12):1870-1872.
[5] 庞桂兰. 舌癌根治术后胸大肌肌皮瓣整复 23 例围术期护理[J]. 齐鲁护理杂志,2017,23(14):93-94.
[6] 陈寒春,方水萍,郦美玲. 股前外侧肌皮瓣修复舌癌术后缺损血管危象的观察及护理[J]. 护理与康复,2013,12(12):1144-1145.
[7] 石汉平,许红霞等营养不良的五阶梯治疗[J]. 肿瘤代谢与营养电子杂志,2015(1):29-33.

第五节　喉　　癌

教案摘要

患者男，57 岁，农民，平时有抽烟喝酒的习惯，吸烟 35 年，约 20 支/天，饮酒约 33 年，每天 2 两白酒。3 个月前患者无明显诱因下出现了声音嘶哑，症状较轻，自行前往药房购买金嗓子喉宝等药物口服，有缓解后未重视。近 2 周声嘶症状加重伴痰中带血，遂在家人陪同下前往医院就诊。电子喉镜下双声带及右室带见菜花状新生物，取病理后送检。门诊医生经综合诊疗后拟"喉部新生物"将患者收入耳鼻咽喉科继续治疗。完善相关检查，3 天后病理报告提示鳞状上皮细胞癌，确诊为"喉恶性肿瘤（T3N0M0）"，在全麻下行"气管切开＋全喉切除术"手术治疗。经过手术治疗及术后护理，患者顺利出院。

通过本教案，学习喉癌疾病的分类分期、临床表现、治疗方法、围手术期护理、气管切开患者的护理、放疗与化疗护理、PICC 护理及健康指导，从而思考该疾病的预防及健康促进策略；通过对喉癌手术患者全程、动态的健康照护问题的评估和分析，进行连续性照护，从而实现以患者为中心的整体护理。

关键词

喉癌（Laryngeal carcinoma）；围手术期护理（Perioperative nursing）；气管切开（Tracheotomy）；放疗（Radiotherapy）；化疗（Chemotherapy）；经外周静脉穿刺中心静脉置管（Peripherally inserted central venous catheters）；以患者为中心（Patient-centered）；健康指导（Health Guidance）

主要学习目标

1. 掌握喉癌的临床表现。
2. 掌握喉癌围手术期护理。
3. 掌握气管切开患者的护理常规。
4. 掌握放化疗患者的护理常规。
5. 熟悉喉癌的诊断。

次要学习目标

1. 了解喉癌常见的治疗方法。
2. 了解喉癌的病因及病理生理。
3. 了解喉癌的病理分期。

第 一 幕

患者男，57 岁，农民，平时有抽烟喝酒的习惯，吸烟 35 年，约 20 支/天，饮酒约 33 年，每天 2 两白酒。3 个月前患者无明显诱因下出现了声音嘶哑，症状较轻，自行前往药房购买金嗓子喉宝等药物口服，有缓解后未重视。近 2 周声嘶症状加重伴痰中带血，遂在家人陪同下前往医院就诊。电子喉镜下双声带及右室带见菜花状新生物，取病理送检。门诊医生经综合诊疗后将患者收入耳鼻咽喉科完善相关检查，继续治疗。

学习目标

1. 掌握喉癌的临床表现和辅助检查。
2. 熟悉喉癌的扩散途径。
3. 了解喉癌的病因及病理生理。
4. 了解喉癌的病理分期。

提示用问题

1. 根据以上描述，患者的初步诊断是什么？
2. 患者还需要进行哪些检查来帮助判断？
3. 患者的生活习惯与疾病有什么关系？还会出现哪些症状？

教师参考资料

1. 喉癌的临床表现

（1）声音嘶哑：是喉癌尤其是声带癌的典型表现，声门上癌及声门下癌向声门区生长时也可出现声音嘶哑。声带癌早期即可出现发音易倦及声音嘶哑，部分患者可因对侧声带的代偿而出现症状的暂时性缓解，晚期患者仅可发出类似耳语的气流声，甚至失声。

（2）咳嗽、疼痛、咽喉不适、异物感、血痰或咯血：为喉癌的非特异性症状，上呼吸道的肿瘤由于对正常黏膜的刺激，可引起咽喉部不适感及异物感，导致刺激性咳嗽。肿瘤对深部组织的浸润或表面溃疡合并感染等可引起疼痛感，晚期喉癌可出现持续性的放射痛如放射性耳痛。当血管受侵犯或肿瘤自身破溃时可出现痰中带血及咯血，极罕见的病例会因喉上动脉等大血管受侵犯出现严重的出血，可因大出血而死亡。

（3）进食呛咳：多由于肿瘤影响环杓关节运动所致，对于高龄患者来说，严重的呛咳可导致吸入性肺炎。

（4）呼吸困难：声门区为上呼吸道最狭窄的部位，声带癌的肿瘤占位可影响患者呼吸，需要注意的是，当肿瘤合并感染导致其充血水肿，声门上癌的脱垂遮盖喉入口时，可导致患者出现急性上呼吸道阻塞症状，甚至危及生命，需急诊处理。环杓关节喉返神经及喉内肌受侵犯会影响声带的外展运动，可加重患者呼吸困难的症状。

（5）吞咽困难：多见于晚期的声门上癌。晚期喉癌侵犯梨状窝甚至食管入口等，也可导致进行性吞咽困难，并多伴有呛咳。

（6）颈部包块：肿瘤可突破喉体侵犯肌肉、甲状腺等颈前软组织，部分高度恶性的晚期肿瘤可突破皮肤呈外生样生长。

2. 喉癌的辅助检查

早诊断、早治疗是提高喉癌生存率的关键。

(1) 喉镜检查：是喉癌形态学诊断的重要方法，注意有无肿块、溃疡、隆起、声带运动是否受限等。

(2) 触诊：注意喉体形态、活动度是否正常，有无触痛，颈前软组织和甲状腺有无肿块，颈部淋巴结是否肿大等。

(3) 增强 CT 和 MRI 检查：增强 CT 可明确喉癌侵犯范围，发现颈部淋巴结等阳性体征；MRI 可在判断血管及软组织结构受累情况时选用。

(4) PET-CT 检查：用于复发或怀疑远处转移的患者。

(5) 病变组织活检：诊断喉癌的金标准。

3. 喉癌的鉴别诊断

(1) 喉结核：主要症状为喉部疼痛和声嘶。发声低弱，甚至失声。疾病晚期患者可出现剧烈喉痛，常妨碍进食。喉镜检查见喉黏膜苍白水肿，有表浅溃疡，上覆有黏脓性分泌物，偶见结核瘤呈肿块状。胸部 X 线检查多见进行性肺结核。喉部活检可作鉴别。

(2) 喉乳头状瘤：病程较长，可单发或多发，肿瘤呈乳头状突起，病变局限于黏膜表层，无声带运动障碍。由于成人喉乳头状瘤易恶变，需活检鉴别。

(3) 喉淀粉样变：并非真性肿瘤，是由于慢性炎症所致的血液和淋巴循环障碍、新陈代谢紊乱而引起的喉组织的淀粉样变。主要表现为声嘶。检查可见声带、喉室或声门下区的暗红色肿块，表面光滑。病理检查可鉴别。

(4) 喉梅毒：患者可出现声嘶，喉痛较轻。喉镜检查多见病变位于喉的前部，黏膜红肿，常有隆起的梅毒结节和深溃疡，组织破坏较重，愈合后瘢痕收缩粘连，致喉畸形。血清学检查及喉部活检可确诊。

4. 喉癌的病因

喉癌的病因迄今仍不明确，目前认为是多种致癌因素协同作用的结果。

绝大多数的喉癌患者都有长期的吸烟或饮酒史，吸烟为喉鳞状细胞癌重要的独立危险因素之一，喉癌的发病率与每天吸烟的量和吸烟的总时间成正比，长期被动吸烟亦可致癌。烟草可显著增加声门癌发生的相对危险性，而饮酒可明显增加声门上癌的发生率，当吸烟同饮酒联合存在时可产生倍增效应。

人乳头状瘤病毒(HPV)是喉乳头状瘤的病原体，HPV－16、HPV－18 可能在喉癌的发生中起到一定作用，但其机制尚未确定。

长期接触石棉、芥子气、镍可能导致喉癌，从事化工、制造业、林业等工种的职工，职业暴露及缺乏有效防护可能和喉癌的发病有关。咽喉反流被认定为喉癌前病变和喉癌的危险因素之一。喉癌发生的其他危险因素包括：空气污染、性激素及遗传易感性等。

5. 喉癌的病理生理

喉的癌前病变是一类具有较高恶变倾向的病理改变，包括喉角化症、喉白斑病、成年型慢性肥厚性喉炎及成年型喉乳头状瘤等。上皮细胞的异常增生是癌前病变的主要病理学特征。

喉癌的大体病理可分为以下 4 型。

（1）溃疡浸润型：肿瘤组织稍向黏膜表面突出，可见向深层浸润的凹陷溃疡，边界多不整齐，界限不清。

（2）菜花型：肿瘤主要呈外突状生长，呈菜花状，边界清楚，一般不形成溃疡。

（3）结节型或包块型：肿瘤表面为不规则隆起或球形隆起，多有较完整的被膜，边界较清楚，很少形成溃疡。

（4）混合型：兼有溃疡和菜花型的外观，表面凹凸不平，常有较深的溃疡。

6. 喉癌的扩散转移

根据解剖部位，喉癌可分为声门上癌、声带癌及声门下癌。在胚胎发育上，声门上区结构源于口咽胚基，声门区及声门下区源于喉气管胚基，这导致两个区域有不同的纤维筋膜组织结构及淋巴引流，声门区两侧也是两个相对独立的区域。这种胚基发育的不同来源，成为喉癌治疗中行喉部分切除的肿瘤学基础。喉癌的扩散和转移与其原发位置、分化程度及肿瘤的面积等关系密切，其途径有：①直接扩散；②颈淋巴结转移，与肿瘤的原发部位、分化程度及患者对肿瘤的免疫力密切相关，喉癌患者有无颈淋巴结转移对其预后有着重要影响；③血行转移，喉癌的血行转移少见，可发生于疾病的晚期。最常见的转移部位为肺，其次为肝、骨和肾等。

7. 喉癌的病理分期

按国际抗癌联盟（Union for International Cancer Control，UICC）公布的第 8 版 TNM 分期方案如表 1-5-1 所示。

（1）T（tumor）分级：判断原发肿瘤情况。Tx 表示原发肿瘤不能估计。T0 表示无原发肿瘤证据。Tis 表示原位癌。

（2）N（nodes）分级：判断区域淋巴结（颈部淋巴结）侵犯情况。有皮肤受累或伴有深层固定、累及肌肉或相邻结构的软组织受侵，或出现神经受侵表现者，归为临床上的淋巴结外侵犯。中线淋巴结被视为同侧淋巴结。

（3）M（metastasis）分级：判断是否有远处转移。

表 1-5-1　喉癌 TNM 分期

声门上癌	
T1	肿瘤局限于声门上区的一个亚区，声带运动正常
T2	肿瘤侵犯声门上区两个亚区或侵及声带或声门上以外区域的黏膜（如舌根、会厌谷、梨状窝内侧壁），声带未固定
T3	肿瘤局限在喉内，伴声带固定和（或）侵犯下列任何部位：环后区、会厌前间隙、声门旁间隙和（或）甲状软骨内板
T4a	肿瘤穿透甲状软骨板和（或）侵及喉外组织，如气管，包括深部舌外肌在内的颈部软组织、带状肌、甲状腺、食管
T4b	肿瘤侵及椎前间隙，包绕颈动脉，或侵及纵隔结构
声门癌	
T1	肿瘤局限于声带（可侵犯前联合或后联合），运动正常
T1a	肿瘤局限于一侧声带
T1b	双侧声带受累
T2	肿瘤向声门下和（或）声门上侵犯，和（或）伴声带运动受限
T3	肿瘤局限在喉内，伴声带固定，和（或）侵犯声门旁间隙，和（或）甲状软骨内板
T4a	肿瘤穿透甲状软骨板和（或）侵及喉外组织，如气管，包括深部舌外肌在内的颈部软组织、带状肌、甲状腺、食管
T4b	肿瘤侵及椎前间隙，包绕颈动脉，或侵及纵隔结构

（续表）

声门下癌	
T1	肿瘤局限于声门下区
T2	肿瘤侵及声带，声带运动正常或受限
T3	肿瘤局限于喉内，伴声带固定
T4a	肿瘤侵及环状软骨或甲状软骨板和(或)侵及喉外组织，如气管，包括舌外肌在内的颈部软组织、带状肌、甲状腺、食管
T4b	肿瘤侵及椎前间隙，包绕颈动脉，或侵及纵隔结构
区域淋巴结转移(颈部淋巴结)	
N0	无区域性淋巴结转移
N1	同侧单个淋巴结转移，最大直径≤3 cm，无淋巴结外侵犯
N2a	同侧单个淋巴结转移，最大直径>3 cm，但≤6 cm，无淋巴结外侵犯
N2b	同侧多个淋巴结转移，最大直径均≤6 cm，无淋巴结外侵犯
N2c	双侧或对侧淋巴结转移，最大直径均≤6 cm，无淋巴结外侵犯
N3a	同侧或对侧淋巴结转移，最大直径>6 cm，无淋巴结外侵犯
N3b	单个或多个淋巴结转移，伴有临床上的淋巴结外侵犯
远处转移	
M0	无远处转移
M1	有远处转移
喉癌分期	
0 期	TisN0M0
Ⅰ期	T1N0M0
Ⅱ期	T2N0M0
Ⅲ期	T3N0M0，T1N1M0，T2N1M0，T3N1M0
ⅣA 期	T4aN0M0，T4aN1M0，T1N2M0，T2N2M0，T3N2M0，T4aN2M0
ⅣB 期	T1－T4N3M0，T4bN1－N3M0
ⅣC 期	T1－T4N1－N3M1

第　二　幕

吴先生入院后完善相关检查，5 天后病理结果示鳞状上皮细胞癌，行 CT、MR 等检查，确诊为“喉癌(T3N1M0)”，拟在全麻下行“气管切开＋全喉切除术”，接到手术医嘱后，王护士来到病房为患者进行术前宣教。吴先生听了后很激动，嘶哑着声音发泄着情绪：“我就是声音哑了点！怎么就是这么个毛病了！啊？我听人家说以后都不能说话了！我不想手术了，以后都不能说话还有什么活头啊……”说着说着吴先生越来越焦虑，护士小王在病床旁详细地向他解释了疾病相关的知识、术后的康复及食管发音的技巧等，吴先生终于冷静下来，并决定配合治疗。

学习目标

1. 掌握喉癌术前的护理措施。

2. 了解喉癌的手术方式。

提示用问题

1. 喉癌的治疗有哪些方式？
2. 患者术前主要护理问题及护理措施是什么？

教师参考资料

1. 喉癌的治疗

目前喉癌的治疗包括手术治疗、放疗、化疗及生物治疗等。多种方式联合治疗使喉癌 5 年生存率得以提高，最大限度地保留了患者喉的发声功能，提高了患者的生活质量。

(1) 手术治疗：在组织胚胎学上，喉的左、右两侧独立发育，声门上、声门及声门下来自不同的原基；左右淋巴引流互不相通，声门上、声门和声门下淋巴引流各自独立，为喉的手术治疗尤其是部分切除术提供了依据。根据癌肿部位的不同，可采用不同的术式。主要包括以下 4 种。①支撑喉镜下切除术：适用于喉原位癌或较轻的浸润性病变。目前喉激光手术和等离子手术开展逐渐推广，具有微创、出血少、肿瘤播散率低、保留发声功能良好等优点。主要适合较早期病例。②喉部分切除术：包括喉裂开术、声带切除术、额侧部分喉切除术、垂直半喉切除术，还有一些相应的改良术式，可根据声门癌侵犯范围选择。③声门上喉切除术：适用于声门上癌。④全喉切除术：适用于晚期喉癌。

(2) 放射治疗：钴-60 和线性加速器是目前放射治疗的主要手段。对于早期喉癌，放疗治愈率和 5 年生存率与手术治疗效果相当。缺点是治疗周期长，可能出现味觉、嗅觉丧失及口干等症状。

(3) 手术与放疗联合疗法：指手术加术前或术后的放射治疗，可将手术治疗的 5 年生存率提高 10%～20%。

(4) 化疗：按作用分为诱导化疗、辅助化疗、姑息性化疗等。诱导化疗即手术或放疗前给药，此时肿瘤血供丰富，有利于药物发挥作用。辅助化疗指手术或放疗后加用化疗，以杀灭可能残存的肿瘤细胞。姑息性化疗指复发或全身转移且无法手术的患者，采用姑息性的治疗。

(5) 生物治疗：虽目前有部分报道，但多数生物治疗处于实验阶段，疗效未肯定。包括重组细胞因子、过继转移的免疫细胞、单克隆抗体、肿瘤分子疫苗等。

2. 喉癌的术前护理

(1) 全喉切除的患者，因为即将失去喉部，术后不能说话，都会产生恐惧感和焦虑。护理人员应耐心进行解释劝导，向患者说明手术的意义和整个治疗过程，稳定患者情绪，帮助患者树立信心。告知患者手术是唯一有效的治疗方法，术后坚持练习，多数患者可以利用咽腔和食管腔的空气发出声音。

(2) 建立新的交流方式，可以为患者准备纸笔等工具，教会家属和患者使用简单的手势，如拇指和小指代表大小便，握拳代表有痰等，以便术后进行有效便利的交流，使患者有足够的心理准备接受手术。

(3) 协助患者术前详细检查，全面了解患者肝、肾、心、肺功能、凝血功能及血压等，如有问题，应尽早治疗，使患者以最佳的生理状态接受手术治疗。指导患者做好口腔卫生，了解患者有无口腔感染，如有龋齿等应及时处理，口腔护理每日 2 次。

(4) 术前常规备皮,包括下颌、腮区、颜面、颈部及胸前区。对患者进行术前宣教,包括术前禁食禁水,着装要求,去除假牙、手表、项链等物品,佩戴手腕识别带,训练患者有效咳嗽(先深吸一口气,然后用力咳出),练习床上大小便。同时床旁备好各项护理用品,如心电监护仪、吸痰器、鼻饲用品、给氧设备及湿化器等。

第 三 幕

第二天,吴先生在全麻下行气管切开十全喉切开术,术后安返病房,带回左右负压球各一、气切套管、胃管各一,在位通畅,固定妥善,遵医嘱予抗炎、止血、扩容等治疗,床旁备负压吸引装置用于吸痰。术后第四天,左侧负压球引流出 3 mL 血性液体,右侧负压球引流出 2 mL 血性液体,遵医嘱予拔除双侧负压引流管。术后吴先生的情绪一度焦虑,大量的气道分泌物和吸痰的痛苦让他更加抗拒治疗,护士指导其进行有效咳嗽,咳出痰液。吴先生表示这样大大缓解了痛苦,自己会积极咳痰。小王正在巡视病房,突见吴先生脸色发绀,呼吸困难,上前查看发现气管套管大部分堵塞,吸痰无法疏通。连忙告知医生,予更换气切套管。吴先生症状缓解,承认自己未进行咳嗽咳痰,护士再次对其进行健康宣教。

学习目标

1. 掌握喉癌全喉切除术术后的常规护理措施。
2. 掌握气管切开患者的术后护理要点。
3. 掌握喉癌全喉切除术术后的并发症。

提示用问题

1. 患者术后有哪些护理措施?该如何进行健康指导?
2. 气管切开的患者有哪些护理要点?
3. 喉癌术后患者可能出现哪些并发症?如果你是责任护士,你会观察哪些方面?

教师参考资料

1. 患者的术后护理

(1) 术后予心电监护 24～48 h,观察患者的生命体征及血氧饱和度的变化。

(2) 气切套管护理:①保持呼吸道畅通,及时吸痰,防止血性分泌物流入呼吸道,操作时动作要轻柔,二次进管吸引要间隔 1～2 min;②气切套管外用干净纱布或湿纱布覆盖,以防异物、污物或灰尘进入,覆盖纱布如有污染应立即更换;③若痰液黏稠不易咳出,嘱患者勿猛力咳嗽,以防咳嗽时脱出,可向气管内滴入痰稀释液(生理盐水 100 mL+糜蛋白酶 4 000 U+硫酸庆大霉素 8×10^4 U)2～3 滴,每日 5 次或 6 次;④经常检查气切套管固定绳是否系牢(松紧度以一指为宜),颈部有无皮下气肿出现,气切套管内套管每日清洗消毒 2 次,同时注意更换气切口纱布,以防感染。

(3) 引流管护理：①妥善固定，注意观察是否弯折、堵塞，引流是否畅通，保持负压引流有效；②观察引流液的色、质、量。如12 h引流量>100 mL或每小时>50 mL提示可能出现活动性出血，及时通知医生进行止血。如引流液显白色，表明出现乳糜漏，应及时对症处理。

(4) 鼻饲指导：①术后固定好鼻饲管，并做标记，严防脱落；②遵循由少到多、少量多餐的原则，予高热量、高蛋白、高维生素的流质饮食，每次进食先注入少量温开水，并用腕部内侧测试饮食温度，不烫手(38～40℃)即可；③鼻饲后保持半卧位至少30 min，鼻饲液每日4～6次，少食多餐，每次不超过200 mL；两次鼻饲间注入温开水，鼻饲后用少量温开水冲洗胃管，防止胃内食物过多，胃内压增大引起反流；④注意口腔卫生，每日用生理盐水棉球擦洗2次，或用漱口液漱口4～6次；⑤遵医嘱于术后2周后带胃管进行进食训练，患者取坐位，头前倾，下颌内收，吞咽时用手轻轻堵住气管套管口，以减少呛咳。开始试进食软蛋糕、香蕉及糊状食物，因糊状食物不易呛入气管。待误咽减少时，逐步改为进食粥和烂糊面。最后，如患者能顺利饮水，或者饮水轻度呛咳但喝汤不呛(根据临床呛咳程度分级标准：无呛咳0声；轻度呛咳1～2声；中度呛咳3～4声；重度呛咳5声以上)，可考虑拔除鼻饲管。

(5) 心理护理：及时了解患者的需求和心理状况，满足其合理要求。护士应以高度的同理心和责任感多关心巡视患者，鼓励患者用表情、手势、笔、纸和图片等表达感受，增强患者战胜疾病的信心，同时鼓励患者尽早恢复体能和喉功能。

(6) 观察体温及伤口变化：正常情况下术后24 h内体温会出现暂时性升高。如术后第4天体温仍高于37.5℃，则提示创面可能感染；若切口皮瓣局部出现红肿，可能形成咽瘘，应立即打开切口，清除脓液及坏死组织。术后5天左右创面污秽物较多，可先用3%过氧化氢液清洗伤口，再用2%醋酸擦拭，以碘伏纱条填塞5～7天，待新鲜肉芽组织长出后，改用溃疡油纱敷料覆盖创面，以便促进肉芽生长。一般经4周左右时间，咽瘘即可愈合。

2. 全喉切除术的术后并发症

(1) 切口出血：出血为全喉切除术后较为常见而又最危险的一种临床并发症，主要原因如下。①术中止血不彻底或切口缝线不牢固；②局部皮肤糜烂损伤血管导致出血；③套管插入时动作粗暴；④吸痰时吸引压力过大；⑤术后患者出现剧烈呛咳，套管上下移动刺激气管内黏膜等。

(2) 皮下气肿：与切开气管或插入气管套管时患者咳嗽、屏气、挣扎有密切关系。另外，暴露气管时周围软组织剥离过多，气管切口过长或气管筋膜切口小于气管切口，空气由切口两端漏出及皮肤缝合切口过于紧密等均可导致皮下气肿。

(3) 气管套管脱落：常因呛咳、躁动、气管套管型号不符合、皮下气肿消肿后系带过松未及时系紧、患者自行拔出等导致脱出。

(4) 气道阻塞：多与气道内痰痂和血痂形成有关，干燥痰痂、血痂具有吸水性，湿化后易软化膨胀，阻塞气管或支气管，引起呼吸困难甚至窒息。

(5) 感染：术后气管切口受到呼吸道分泌物及周围皮肤细菌污染；术后患者免疫功能和生理功能有所下降，同时脏器功能受到了影响；术后呼吸模式及呼吸途径发生了改变。以上因素均易导致气管切口及肺部感染。

(6) 咽瘘：喉切除术后一般在7～11天发生咽瘘，因此在术后11天内嘱患者勿做吞咽动作，如口腔内有分泌物时可轻轻吐出，或用吸引器吸出。

第　四　幕

在医护人员的照料和吴先生积极配合治疗下，吴先生终于遵医嘱拔掉了胃管。术后一周主任查房，床位医生和护士一起来到患者床边，主任检查了患者伤口情况，说："你的伤口已经基本愈合了，根据你的病理报告，接下来需要进行放疗和化疗，来巩固手术效果，我们已经帮你联系好了放疗科，你可以转入放疗科进一步治疗了。"吴先生家属不解地问："手术不是已经切掉肿瘤了，为什么还要放疗和化疗呀？"吴先生也越来越焦虑，护士小王在病床旁详细地向他解释了疾病相关的知识、PICC 导管的优点及注意事项，吴先生终于冷静下来，并决定配合治疗。

学习目标

1. 掌握喉癌放化疗的护理措施。
2. 了解喉癌的放化疗方式。
3. 了解喉癌放化疗并发症及处理。
4. 了解 PICC 优势及护理常规。

提示用问题

1. 患者放疗前主要护理问题及护理措施是什么？
2. 患者化疗前主要护理问题及护理措施是什么？
3. 化疗患者为什么需要放置 PICC？

教师参考资料

1. 喉癌的综合治疗原则

(1) 原位癌：一般选择内镜下切除或者放疗，无需其他辅助治疗。

(2) T1 - T2 期喉癌：如果选择根治性放疗，放疗后无需其他辅助治疗，复发者可行挽救性手术。

(3) T1 - T3N0 - N3M0 期喉癌：如果选择手术，术后需根据有无淋巴结转移及危险因素情况考虑进行综合治疗；如果是 N0 或者无危险因素的存在，一般选择观察，无需其他辅助治疗；如果有一个阳性淋巴结但无危险因素，可以选择术后放疗；如果有危险因素(如包膜外侵犯)或者 N2 - N3 者，要根据具体的情况选择放疗或者放化疗。另外，如果首选同步放化疗或者单纯放疗，治疗后根据病灶的情况，选择下一步治疗方案。若病灶完全缓解，则治疗后只需观察随访；如果原发灶有肿瘤残留则考虑行挽救性手术，如果是单纯颈部淋巴结残留则选择颈淋巴清扫术。

(4) T4N0 - N3M0 喉癌：T4aN0 - N3M0 首选手术，术后进行放疗，存在危险因素者则需放化疗；若患者拒绝手术，可选择同步放化疗或诱导化疗方案。诱导化疗后需根据患者的反应情况决定下一步治疗。如果原发灶完全缓解或部分缓解，可以选择根治性放疗或同步放化疗；如果原发灶无缓解或治疗后残留，则行手术治疗；颈淋巴结转移癌依据治疗结果决定是否行颈淋巴清扫术；T4bN0－N3M0或者不可切除的淋巴结病灶及不适合手术者，一般选择同步放化疗、根治性放疗或联合靶向药物治疗等非手术方案。

(5) 复发或者病变持续存在的喉癌：对于局灶复发(包括局部复发和区域复发)，尽量选择手术治疗，如果患者还存在危险因素，则术后加放疗或放化疗。若无法切除者，则行放化疗或再次放化疗，或者单纯化疗。

(6) 伴有远处转移的喉癌：可以行单药化疗、联合化疗或者铂类＋氟尿嘧啶(5－Fu)＋西妥昔单抗的化疗方案。

(7) 危险因素：包括淋巴结包膜外侵犯，阳性切缘，病理T4期病变，淋巴结转移病理阳性，≥2个颈部淋巴结转移灶。

2. 患者的放疗护理

1) 放疗前护理

为患者详细解释喉癌的治疗常识，让患者对放疗有所了解，消除恐惧心理，树立战胜疾病的信心，积极配合医生治疗。

2) 放疗中护理

(1) 饮食护理：指导患者进食高蛋白、高维生素、低脂肪流质或半流质软食，避免过冷、过热及辛辣刺激饮食，多饮水，加强营养，提高机体免疫功能，戒烟酒。

(2) 皮肤护理：根据北美放射肿瘤治疗协作组急性放射损伤分级标准，将急性放射性皮肤损伤分为0～Ⅳ级。①0级：无变化。②Ⅰ级：轻微红斑，轻度色素沉着及干性脱皮。③Ⅱ级：皮肤红斑、色素沉着，充血、疼痛，片状湿性脱皮/中度水肿。④Ⅲ级：皮肤皱褶以外部位的融合性湿性脱皮，凹陷性水肿。⑤Ⅳ级：溃疡，出血，坏死。

预防：指导患者皮肤保护的方法，避免人为因素加重皮肤反应程度，同时要评估患者皮肤反应程度，采取相应的预防和护理措施。

护理：①Ⅰ级：局部外用薄荷淀粉等药物，可起到清凉止痒作用，芦荟软膏可以使皮肤湿润舒适，保持局部干燥、清洁，避免局部刺激，禁用肥皂、毛巾擦洗，切勿用手抓挠，造成皮肤损伤。②Ⅱ级：局部外用比亚芬软膏、止痒膏、紫草油、炉甘石洗剂等，使用促进表皮生长的药物局部喷涂，可减轻局部炎症反应、促进皮肤愈合。保持局部干燥、清洁，避免衣领等粗糙物对照射皮肤的刺激，宜穿宽松、无领、柔软的上衣。③Ⅲ级：当皮肤湿性反应面积较大，患者出现发热等全身中毒症状时，密切观察皮肤局部反应的进展，积极对症处理，预防感染，调整全身营养状况，促进损伤皮肤修复。疼痛较重的患者遵医嘱应用镇痛药物缓解症状，注意观察用药后效果和反应。必要时可暂停放疗，避免损害继续加重。④Ⅳ级：停止放疗，切除坏死组织加植皮，积极对症处理，预防感染，营养支持，促进损伤修复。临床上较少见，应避免此类反应的发生。

(3) 口腔护理：放疗一段时间后，若口腔黏膜出现红肿、疼痛、溃烂，出现明显的黏膜反应，可每日用淡盐水或康复新液漱口，饭后用软毛牙刷刷牙，保持口腔清洁，如疼痛加重，可用生理盐水30 mL加地塞米松及普鲁卡因雾化吸入。另外，放射线会造成唾液腺的损伤，使唾液分泌明显减少，口腔干燥，可嘱患者多饮水。

(4) 放疗并发症：①全身反应：包括乏力、头晕、胃纳减退、恶心、呕吐、口中无味或变味、失眠或嗜睡等。个别患者可能发生血常规改变，尤其是白细胞计数减少。虽然程度不同，但经对症治疗，一般都能克服，完成放射治疗。必要时可服用维生素B_1、维生素B_6、维生素C，使用胃复安等。如白细胞计数低于3×10^9/L，应暂停放疗。②局部反应：a. 放射性的喉炎，主要表现为吞咽困难、咽喉疼痛等症状；b. 喉水肿，由于放射导致淋巴管的阻塞或者是软骨周围炎，在放射治疗过程中或者是放射治疗后，可以出现喉水肿，其发生率和放射的程度与剂量、放射野的大小以及肿瘤的范围有关；c. 喉软骨的坏死，喉软骨受侵的患者，放射治疗后大多会发生软骨坏死；d. 放射性的积水炎。

3. 患者的化疗护理

1）心理护理

家属及医生、护士要积极做好患者心理方面的护理，做好心理疏导，帮助患者树立治病的信心。

2）饮食护理

建议患者清淡饮食，多吃容易消化的食物，多吃蔬菜、水果。

3）PICC 护理

（1）PICC 导管优点：①成功率高，并发症少，保留时间长。②置管时无须局麻及缝针固定，为患者减少了麻醉穿刺及缝合带来的痛苦；置管后液体流速不受体位影响，因此患者可带管工作及活动。③避免高渗及化疗药物对外周血管的刺激。PICC 管体可至上腔静脉，不易脱出，可将患者所需液体均匀滴入，特别是高渗液体可以很快被稀释，降低了对血管的刺激。同时，化疗药物对患者血管的刺激非常大，给患者带来了肉体上的痛苦和经济上的损失，而 PICC 为化疗患者解决了这一难题。可在无任何痛苦的情况下完成整个化疗，极为有效地保护了患者的外周血管。

（2）PICC 导管护理：①PICC 置管次日进行维护。②常规维护应根据敷料的类型来决定 PICC 的维护频率。无菌透明贴膜应至少每 7 天更换 1 次。纱布敷料应至少每 2 天更换 1 次。③如果穿刺部位出现渗液、疼痛或者感染的其他症状以及敷料失去完整性、移位，应尽快更换敷料。④输血或血液制品或 TPN 等高黏滞性药物，需每 4 h 冲管一次，结束输注后或采血后必须立即冲管。⑤零角度去除原有敷料，注意切忌将导管带出体外。禁止将体外导管部分人为地移入体内。⑥禁止使用小于 10 mL 的注射器冲、封管。⑦固定导管时，采取无张力粘贴，以减少皮肤张力。禁止将胶布直接贴于导管上。⑧禁止接头重复使用。⑨一旦发现导管堵塞，不可强行推注液体，否则有导管破裂或导管栓塞的危险，先检查导管夹是否关闭，是否打折，排除以上因素后，若为不完全堵塞，可遵医嘱先肝素化，再使用尿激酶溶解导管内的血凝块，严禁将血块推入血管。

第　五　幕

吴先生积极配合治疗，并在床位护士的指导下开始了语言康复训练，进行食管发音。吴先生顺利完成了放化疗，可以出院了，他用微弱、有些奇怪但坚定的声音对护士说："谢……谢……"家属也很开心，在旁询问："太好了，终于可以回家了，王护士啊，我们回家要注意什么啊？"

学习目标

1. 掌握喉癌术后气管切开患者的出院指导。

2. 掌握气管切开患者的语言康复指导。

3. 掌握喉癌患者放化疗后的出院指导。

4. 掌握留置 PICC 导管患者的出院指导。

提示用问题

1. 我们要怎么指导气管切开患者进行食管发音呢?

2. 如果你是责任护士,你会对吴先生及家属进行哪些出院指导?

教师参考资料

1. 气管切开患者的出院指导

(1) 教会家属更换气切口纱布垫和清洗气管筒的方法。避免切口消毒不到位、气管垫有渗出液、气道湿化不充分、内套管未卡稳及外套管有痰痂黏附等现象发生。

(2) 防止洗脸、洗澡水及雨水进入气管筒内。尽量少去人群集中的地方,注意预防感冒和肺部感染,如患者有咳嗽、发热、胸痛、呼吸急促应及时就诊,如无不适遵医嘱门诊随访。

(3) 患者应适当进行体育锻炼,禁烟酒。

2. 全喉切除术后气管切开患者的语言康复指导

术后 2 周鼻饲管拔除后即可开始发音训练。嘱患者用手指堵住气管造瘘口或喉管口。教会患者食管发音法:即在吸气时利用食管内负压,并通过舌向后方运动,将空气压入食管,然后再练习腹肌收缩,使膈肌上移,增加胸腔内压力,压迫食管,有控制地徐徐放出空气。振动食管入口及喉咽部皱襞处,发出元音,再经过咽、鼻、口、舌、齿及唇的加工和共鸣形成食管音,根据掌握程度观察患者发声时的动态变化,反复练习。

3. 喉癌患者放化疗后的出院指导

(1) 饮食方面,指导患者进食高蛋白、高维生素、低脂肪流质或半流质软食,避免过冷、过热及辛辣刺激性饮食,多饮水,加强营养,提高机体免疫功能,戒烟酒。如有严重呛咳立即来院。

(2) 患者应适当进行体育锻炼。尽量少去人群集中的地方,注意预防感冒和肺部感染。如患者有咳嗽、发热、胸痛、呼吸急促应及时就诊,如无不适遵医嘱门诊随访。

(3) 出院后 1 个月复查一次,此后每 3 个月复查 1 次,并学会自检方法:①胸锁乳突肌前缘淋巴结有无肿大;②痰中有无血丝,有无呼吸困难,气管造瘘口有无新生物;③有无吞咽困难;④有无不明原因的持续头痛,或原有的呛咳突然好转,说话音质、音量发生变化等。如发现以上任何表现,应及早就诊。

4. PICC 导管患者的居家护理指导

(1) 在患者出院前加强 PICC 居家护理相关知识宣教;

(2) 发放 PICC 日常维护资料;

(3) 寻求家庭、社会支持系统;

(4) 建立维护网络;

(5) 通过电话回访提高患者出院后导管维护依从性等。患者出院后至少每周到医院更换敷贴 1 次。

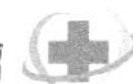

参考文献

[1] 周丹，胡惠芳，史朝亮，等. PICC居家护理发展现状及其启示[J]. 护理研究，2018，32(1)：29-31.

[2] 白雪思，高军. 医护干预式家庭护理在改善喉癌术后放疗患者生活质量的效果观察[J]. 中国中西医结合耳鼻咽喉科杂志，2019，27(5)：397-400.

[3] 中国鼻咽癌临床分期工作委员会. 中国鼻咽癌分期2017版(2008鼻咽癌分期修订专家共识)[J]. 中华放射肿瘤学杂志，2017，26(10)：1119-1125.

[4] 孙虹. 耳鼻咽喉头颈外科学[M]. 北京：人民卫生出版社，2018.

第六节　腮腺恶性肿瘤

教案摘要

毛先生，55岁，一年前洗脸时摸到左侧耳下有包块，初起时肉眼观察并不明显，加之按压或触碰时无疼痛不适，所以一直不以为意。毛先生自认为是"上火"导致的淋巴结肿大，自行喝一些菊花茶以求缓解。最近一个月原本的小包块突然长大，家人朋友都说他左侧耳下明显有个大包，毛先生也自觉左耳下包块有时候突然疼痛，需要吃止痛药才有缓解，于是在家人的陪同下来到医院口腔科就诊。门诊医生查体：左侧耳前区有一约3 cm×3 cm大小肿块，位置较深，质硬，活动受限，触压痛，左颈有淋巴结肿大，细针穿刺活检病理提示为恶性，拟"腮腺恶性肿瘤"将患者收治入院行进一步检查。患者入院完善相关检查后，在全麻下行"左侧腮腺病灶切除术＋左侧腮腺部分切除术＋面神经解剖术＋颈淋巴清扫术"。术后在医护人员的治疗护理及康复指导下，患者康复出院。

通过本教案，学生可以学习腮腺恶性肿瘤的临床表现、诊断、治疗及可能出现的并发症，从而思考该疾病的预防及健康促进策略；通过对腮腺恶性肿瘤手术患者全程、动态的健康照护问题的评估和分析，进行连续性照护，从而实现以患者为中心的整体护理。

关键词

腮腺恶性肿瘤(Parotid gland carcinoma)；围手术期护理(Perioperative nursing)；以患者为中心(Patient-centered)；健康指导(Health guidance)

主要学习目标

1. 掌握腮腺恶性肿瘤临床表现。

2. 掌握腮腺恶性肿瘤围手术期的护理要点。
3. 掌握腮腺恶性肿瘤术后常见并发症的防治。
4. 掌握腮腺恶性肿瘤患者出院康复指导。
5. 熟悉腮腺恶性肿瘤的诊断依据。

次要学习目标

1. 了解腮腺恶性肿瘤的病因。
2. 了解腮腺恶性肿瘤的辅助检查。
3. 了解腮腺恶性肿瘤的治疗方法。

第 一 幕

毛先生，55 岁，一年前洗脸时摸到左侧耳下有包块，初起时肉眼观察并不明显，加之按压等无疼痛不适，所以一直不以为意。毛先生自认为是“上火”导致的淋巴结肿大，自行喝一些菊花茶以求缓解。最近一个月原本的小包块突然长大，家人朋友都说他左侧耳下明显有个大包，毛先生也自觉左耳下包块有时候突然疼痛，需要吃止痛药才有缓解，于是在家人的陪同下来到医院口腔科就诊。门诊医生查体：左侧耳前区有一约 3 cm×3 cm 大小肿块，位置较深，质硬，与周围组织粘连，活动受限，触压痛，与表面皮肤无粘连，无面瘫症状，左颈有淋巴结肿大。医生建议毛先生入院进一步检查治疗。

问题导引

1. 根据这些信息，你认为患者最可能的诊断是什么？
2. 需与哪些疾病进行鉴别诊断？
3. 患者入院后需要做哪些检查明确病情？

教师注意事项

本幕描述的是腮腺恶性肿瘤患者就诊的情形。通过本幕提供的信息，引导学生根据患者的临床表现及辅助检查，思考患者发生了何种疾病，同时引导学生学习该疾病的辅助检查、护理及观察要点。

学习目标

1. 掌握腮腺恶性肿瘤的临床表现。
2. 熟悉腮腺恶性肿瘤的鉴别诊断。
3. 了解腮腺恶性肿瘤的辅助检查。
4. 了解腮腺恶性肿瘤的病因。

提示用问题

1. 结合患者的病史及临床症状，你认为患者的初步诊断是什么？如何鉴别？
2. 患者需要做哪些辅助检查才能确诊？

教师参考资料

1. 腮腺恶性肿瘤的临床表现

腮腺肿瘤以发生于浅叶居多，大多数患者在无意中发现耳垂下方、前方或后方缓慢增大的无痛性肿块来就诊，病程长短不定，长者可达数年、数十年。约10%的腮腺肿瘤发生于腮腺深叶，由于深叶位置深，不易早期发现，而且邻近咽侧壁，当达到一定体积时，可见患侧扁桃体后上方软腭隆起，也可在上颌升支后缘内侧触及肿块。良性肿瘤即使较大，患者一般不发生张口困难。

腮腺恶性肿瘤一般病程较短，生长较快，局部常有疼痛或麻木感，常与深层组织发生粘连，有时可见张口困难。有以下症状及体征之一者，就要怀疑有恶性的可能：①肿瘤生长速度突然加快；②出现浸润并与周围组织粘连，包块活动度较差；③局部出现持续性疼痛；④肿瘤表面自行破溃出血；⑤出现面神经麻痹的体征。

2. 腮腺恶性肿瘤的辅助检查及诊断

(1) 临床检查：根据临床表现，腮腺肿块生长快、病程短，与周围组织粘连甚至固定，肿块部位疼痛并出现面神经麻痹症状，应多考虑为恶性肿瘤。

(2) 影像学检查：腮腺和颌下腺肿瘤易出现瘤细胞种植性转移，不可做活检。因此，术前辅助诊断特别重要，影像学诊断是主要的辅助诊断手段。主要包括：①B超：可以确定腺内有无占位性病变及其大小，可以显示1 cm以下肿块，并根据回声特点，为肿瘤性质的判定提供信息。当临床上难以确定有无占位性病变时，可作为首选的影像学诊断手段。②CT：除确定有无占位性病变外，能明确显示肿瘤的大小、部位、扩展范围和周围解剖结构的关系，适用于腮腺深叶以及范围广泛的肿瘤。需要确定肿瘤与颈动脉鞘的关系时，可做增强CT扫描。③MRI：该检查主要用于区分肿瘤是原发于腮腺深叶还是来源于咽旁、颞下窝。④PET-CT：确定病变的性质，适用于肿瘤手术或放疗后、组织结构改变较大、肿瘤有无复发难以确定者。

(3) 细针抽吸细胞学检查：采用外径为0.6 mm的细针(相当于6号注射针头)吸取病变组织进行细胞学检查。该方法可以明确区分炎症与肿瘤，避免不必要的手术。区分肿瘤良恶性的准确率在95%以上，但组织学分类的符合率在80%左右，可以为术前确定腮腺肿块的性质提供重要依据。

(4) 病理检查：①冰冻切片检查：可以较明确地区分炎症与肿瘤以及确定肿瘤的良恶性，但有时在确定组织学分型上有一定困难。可用于手术中肿瘤边界的确定。用于确定肿瘤性质时，应将肿瘤完整切除后再取肿瘤组织作冰冻活检，不宜切开肿瘤取组织送冰冻活检，以免造成肿瘤细胞种植性转移。②石蜡切片检查：诊断腮腺肿瘤的金标准。

3. 腮腺恶性肿瘤的鉴别诊断

(1) 下颌骨升支肿瘤：原发于下颌骨升支或其他原发肿瘤转移至下颌骨者，有时以腮腺区肿块为主诉来就诊，应通过下颌骨X线检查加以鉴别。

(2) 腮腺淋巴结结核：好发部位在腮腺下极近下颌角部和耳前淋巴结，肿块可能有消长史，可合并其他系统结核，细胞学检查有助诊断。

(3) 腮腺良性肥大：是腮腺的非肿瘤性、非炎症性的腺实质改变。病理表现为腺细胞肥大以及脂肪变性，甚至整个腺组织被脂肪细胞所置换，因此，是一种退行性的变化，中年以上者多见。

(4) 舍格伦综合征：是一种淋巴细胞破坏外分泌腺的自身免疫性疾病，由于淋巴组织过度增生形成腺体肿大而似肿瘤，90%的患者为女性，有口干、眼干等干燥症状，有些患者合并有类风湿关节炎。

(5) 多形性腺瘤(混合瘤)：本病无不适，主诉为无痛性肿块，病史为数年乃至十余年，肿块呈结节状，缓慢增大，无面神经受累，皮肤无粘连。

(6) 血管瘤：好发于婴幼儿，形成软而弥散的肿块，可与表皮血管瘤并存或单独存在，穿刺有血性液体。

4. 腮腺肿瘤的 TNM 分期

目前采用 AJCC(美国癌症研究联合会)2017 年第 8 版分期法(表 1-6-1)。

表 1-6-1　腮腺肿瘤 TNM 分期

原发肿瘤(T)	
TX	原发肿瘤无法评估
T0	无原发肿瘤证据
Tis	原位癌
T1	肿瘤最大径≤2 cm，无肿瘤腺体实质外侵犯
T2	肿瘤最大径>2 cm，但≤4 cm，无肿瘤腺体实质外侵犯
T3	肿瘤最大径>4 cm，和(或)肿瘤有腺体实质外侵犯
T4a	中等晚期局部疾病，肿瘤侵犯皮肤、下颌骨、耳道，和(或)面神经
T4b	非常晚期局部疾病，肿瘤侵犯颅底，和(或)翼板，和(或)包绕颈动脉
临床区域淋巴结(cN)	
NX	区域淋巴结无法评估
N0	无区域淋巴结转移
N1	同侧单个淋巴结转移，最大径≤3 cm，ENE(－)
N2	同侧单个淋巴结转移，最大径>3 cm，但≤6 cm，ENE(－)；或同侧多个淋巴结转移，最大径≤6 cm，ENE(－)；或双侧或对侧淋巴结转移，最大径≤6 cm，ENE(－)
N2a	同侧单个淋巴结转移，最大径>3 cm，但≤6 cm，ENE(－)
N2b	同侧多个淋巴结转移，最大径≤6 cm，ENE(－)
N2c	双侧或对侧淋巴结转移，最大径≤6 cm，ENE(－)
N3	转移淋巴结最大径>6 cm，ENE(－)；或任何淋巴结转移，ENE(＋)
N3a	转移淋巴结最大径>6 cm，ENE(－)
N3b	任何淋巴结转移，ENE(＋)
病理区域淋巴结(pN)	
NX	区域淋巴结无法评估
N0	无区域淋巴结转移
N1	同侧单个淋巴结转移，最大径≤3 cm，ENE(－)
N2	同侧单个淋巴结转移，最大径≤3 cm，ENE(＋)；或最大径>3 cm，但≤6 cm，ENE(－)；或同侧多个淋巴结转移，最大径≤6 cm，ENE(－)；或双侧或对侧淋巴结转移，最大径≤6 cm，ENE(－)

（续表）

病理区域淋巴结(pN)	
N2a	单个同侧或对侧淋巴结转移，最大径≤3 cm，ENE(+)，或同侧单个淋巴结转移，最大径>3 cm，但≤6 cm，ENE(−)
N2b	同侧多个淋巴结转移，最大径≤6 cm，ENE(−)
N2c	双侧或对侧淋巴结转移，最大径≤6 cm，ENE(−)
N3	转移淋巴结最大径>6 cm，ENE(−)；或同侧单个淋巴结转移，最大径>3 cm，ENE(+)；或多个同侧，对侧或双侧淋巴结转移，伴 ENE(+)
N3a	转移淋巴结最大径>6 cm，ENE(−)
N3b	同侧单个淋巴结转移，最大径>3 cm 且 ENE(+)；或多个同侧，对侧或双侧淋巴结转移，伴 ENE(+)
注：淋巴结包膜外侵犯(Extranodal extension，ENE)情况记录方式为 ENE(−)或 ENE(+)；可分别用"U"或"L"表示颈部转移淋巴结位于环状软骨下缘之上或环状软骨下缘之下。书写时应加前缀 c 或 p 以区分临床分期和病理分期，如 cN1 或者 pN1。	
远处转移(M)	
M0	无远处转移
M1	有远处转移
分期	
0 期	TisN0M0
Ⅰ期	T1N0M0
Ⅱ期	T2N0M0
Ⅲ期	T3N0M0，T0N1MO，T1N1M0，T2N1M0，T3N1M0
ⅣA 期	T4aN0M0，T4aN1M0，T0N2M0，T1N2M0，T2N2M0，T3N2M0，T4aN2M0
ⅣB 期	T4bN0 - N3M0，T0 - T4N3M0
ⅣC 期	T0 - T4N0 - N3M1

第　二　幕

毛先生在家属的陪同下，来到了口腔颌面外科，护士小张及医生一起接待了他。在经过一系列检查后，医生对患者及家属讲解病情："我们基本可以明确为腮腺恶性肿瘤，具体的病理分型还需要手术后再做切片进行诊断，现在最佳的治疗方案就是行手术治疗……"最后他们选择了手术治疗的方法。此时此刻毛先生心里非常紧张和不安，小张护士在行术前宣教时，毛先生焦急地询问："我看到前几天一个做手术的患者，他头上全是纱布，脸肿得不得了，我以后也会那样吗？我听人家说后面脸都不会动了是真的吗？"小张护士随后对毛先生进行了详细的术前宣教及疾病相关介绍，缓解了毛先生焦虑的情绪。

问题导引

1. 腮腺恶性肿瘤的治疗方案有哪些？

2. 腮腺恶性肿瘤如何进行术前护理?

教师注意事项

本幕主要描述患者在明确诊断后,患者家属选择了治疗方案,护士为其实施心理疏导及术前准备的经过。通过本幕,引导学生学习腮腺恶性肿瘤的治疗方法、术前准备和术前心理护理要点,使患者以最佳的状态迎接手术。

学习目标

1. 掌握腮腺恶性肿瘤术前护理的要点。
2. 了解腮腺恶性肿瘤的治疗方法。

提示用问题

1. 该患者有哪些可行的治疗方法?
2. 术前责任护士应该对患者进行哪些护理?

教师参考资料

1. 腮腺恶性肿瘤的治疗方式

腮腺肿瘤的治疗原则是以外科手术治疗为主,一般不做术前放疗及单纯放疗。

(1) 手术治疗:①腮腺浅叶切除术:良性肿瘤,位于腮腺浅叶的、较小的且无外侵的高分化黏液表皮样癌及腺泡细胞癌,可行保留面神经的腮腺浅叶切除术。②全腮腺切除:位于腮腺深叶的癌和位于腮腺浅叶的低分化黏液表皮样癌、分化差的腺癌、恶性混合瘤、鳞癌、未分化癌及腺样囊性癌,均应行保留面神经的全腮腺切除。如果肿瘤侵犯超出腺组织,应切除邻近的肌肉、下颌骨骨膜、骨组织。③面神经的处理:如面神经没有被肿瘤包裹或者与肿瘤相邻但尚可分离,且肿瘤为低度恶性,可保留面神经,辅以其他治疗,如液氮冷冻、术后放疗;若神经仅某分支受侵,应保留未受侵的分支。腺样囊性癌容易沿神经侵犯,局部复发率高,须切除至神经切缘阴性。④颈淋巴结的处理:腮腺恶性肿瘤合并颈部淋巴结转移时应行治疗性颈淋巴结清扫。对于鳞癌、未分化癌、低分化黏液表皮样癌及分化差的腺癌,即使没有临床区域淋巴结转移,也应考虑进行颈淋巴清扫,对伴有面神经麻痹的病例应行选择性颈淋巴结清扫。

(2) 放疗:适应证:①恶性程度高者;②手术没有切净者;③术前合并面神经麻痹或肿瘤贴近面神经而将其保留者;④范围广、累及皮肤肌肉及骨质者;⑤复发的恶性肿瘤者。

(3) 化疗:化疗对腮腺恶性肿瘤的疗效不高,其有效率为 20%,仅作为辅助治疗用于晚期病例。常用药物有顺铂、阿霉素、5-Fu 等。

2. 腮腺恶性肿瘤术前护理要点

(1) 一般护理:协助患者完善各项术前检查,指导患者术前禁食禁水。保持病室清洁,温湿度恒定,术晨更换床单位,保持床单位柔软整洁。

(2) 心理护理:①住院期间进行耐心地解释,让患者了解疾病的基本知识、手术方法、可能发生的问题、手术中和手术后注意事项,使患者有充分的心理准备。严重心理障碍者,可考虑邀请精神科医生会诊,共同研究,建立指导—合作的共同参与的医患和谐关系。②评估患者心理及睡眠状态等,应用适量安眠药物及抗焦虑药物能保证患者术前的足够睡眠,对术前焦虑烦躁情绪明显者,遵医嘱使用抗焦虑药物可以减轻其焦虑紧张症状。③建立良好的医患关系：加强与患者的交流沟通，建立信任关系，使患者及时反馈其主诉。可以向患者介绍医生和护士的简况及成功手术的案例，增加患者的信心。

(3) 疼痛护理：①指导患者加强对疼痛治疗的认识，告知患者术前疼痛会随着肿瘤进一步侵犯神经加重，不要强忍疼痛，并根据 WHO 三阶梯镇痛给药原则协助医生制订详细适宜的止痛治疗方案，及时准确给药。②营造舒适的病室环境，让家属陪伴在其身边，鼓励家属与患者多交流沟通感兴趣的话题，分散其对疼痛的注意力，以减轻紧张的情绪及疼痛。③护士应加强对患者的陪伴，多与患者交流沟通，理解患者因疼痛而叫喊，使患者获得安全感和信赖感。④各种检查操作动作应轻柔，避免加重患者疼痛。

(4) 皮肤准备：腮腺区手术应剃去耳郭后上方 5～6 cm 以上范围的毛发。成年男性需刮脸、剃胡须，面部及颈部用肥皂水彻底清洗干净；女性患者在术晨将头发梳到健侧，用皮筋扎起，充分暴露手术部位。对腮腺恶性肿瘤侵犯皮肤出现破溃者，则每日以 3%过氧化氢溶液及生理盐水冲洗 1～2 次，并以无菌敷料覆盖。

(5) 口腔护理：由于腮腺导管开口于口腔，故口腔护理特别重要。术前 3 天用 1%双氧水和复方氯己定含漱液(或复方硼砂含漱液)漱口，每天 3 次，交替使用。张口受限的患者，以压舌板撑开患者颊部，用注射器配口腔冲洗针头，抽 20 mL 生理盐水，将针头对着患者磨牙处，边注射边用吸引器吸出，反复冲洗至口腔清洁。对口腔卫生差，有牙结石、残根及龋齿者，则尽早安排患者进行牙齿洁治、拔除残根及龋齿，以减少术后感染概率。

第　三　幕

完善术前准备后，毛先生在全麻下行“左侧腮腺肿物切除术＋颈淋巴清扫术”，术后安返病房。术后伤口加压包扎，带回负压引流管、导尿管各一，术后予其去枕平卧位，给予心电监护，低流量氧气持续吸入。小张护士向家属进行了术后注意事项的宣教。

术后第 3 天，小张护士在巡视病房时发现毛先生坐在床上，捧着个小镜子，正对着镜子唉声叹气，便向前询问。毛先生语气很是着急：“我这个脸啊，怎么就歪了，你看你看我左边嘴角动也不动的，右边动了左边也不动！”小张护士向毛先生解释了这是术后常见并发症，配合治疗有很大概率是可以恢复的，并对毛先生进行了相应的锻炼指导。

问题导引

1. 腮腺恶性肿瘤术后护理要点有哪些？
2. 如何预防及护理腮腺恶性肿瘤术后并发症？

教师注意事项

本幕主要描述患者手术结束安返病房后，护士为患者实施术后护理的经过。通过本幕提供的信息，引导学生学习腮腺恶性肿瘤术后的观察及护理要点，同时学习腮腺恶性肿瘤术后并发症及其处理措施。

学习目标

1. 掌握腮腺恶性肿瘤术后的护理要点。
2. 掌握腮腺恶性肿瘤术后并发症的防治。

提示用问题

1. 对于患者术后的护理有哪些？
2. 术后第 3 天，患者发生什么情况？如何判断？
3. 针对患者的情况，如何做好护理工作？
4. 患者还可能发生什么并发症？如果你是责任护士，应该如何预防及观察？

教师参考资料

1. 腮腺恶性肿瘤术后护理

(1) 加强呼吸道管理：保持呼吸道通畅，保证有效通气是术后患者的首要护理措施。需注意以下内容：①全麻未清醒前，头偏向健侧，使口腔分泌物或呕吐物易于流出。及时吸出口腔内分泌物，避免吸入气管。②完全清醒后，指导患者取头高位或半卧位，以利于静脉回流，减轻术区伤口充血肿胀、瘀血。③严密观察患者呼吸频率、深度和血氧饱和度变化，术后给予持续低流量氧气吸入，并保持鼻导管通畅；鼓励患者咳嗽，深呼吸。术后第 1 天协助患者坐起叩背，帮助咳痰。术后第 3 天根据情况协助下床活动，防止肺部并发症发生。

(2) 切口护理：①做好负压引流的护理：引流管要保持通畅，翻身时健侧卧位，避免扭曲、折叠、压迫，妥善固定；同时密切观察引流量、色、性质的变化，一般 12 h 引流液不超过 250 mL，色泽逐渐变浅，量由多到少。短时间内引流量较大且色泽鲜红，要警惕伤口内出血，及时报告医生采取措施。若引流液为乳白牛奶状时，应考虑乳糜漏，应报告医生拔除负压引流管，局部加压包扎。②术后应密切观察伤口敷料有无渗血渗液：若术区渗血渗液较多，渗湿敷料，应及时更换敷料并加压包扎。术后敷料加压包扎一般需要 2～3 周，由于时间长及局部包扎过紧易引起头痛不适及眼睑和颜面部肿胀甚至呼吸困难，应密切观察患者的面部血供及循环是否正常，有无面神经损伤等，及时正确调整切口敷料加压包扎的松紧度。术后清醒后可取半坐卧位，以减轻头部充血和颜面部组织水肿，减轻疼痛。③切口疼痛护理：术后应该常规给予止痛药，而不是等到患者疼痛难以忍受时再给药。同时告诉患者术前和术后疼痛的性质是不一样的，前者是随着肿瘤进一步的侵犯神经越来越痛；而后者一般 24 h 内疼痛比较剧烈，之后会逐渐减轻，以减轻患者对疼痛的恐惧心理。

(3) 饮食护理：充足的营养对促进伤口愈合，减少并发症，加快患者恢复有重要作用。为保证患者每日合理的肠内营养摄入，术后禁食 6 h 后予流质饮食。由于术后切口进行加压包扎，患者张口受到限制，从而出现咀嚼困难，应指导患者少食多餐，提供高蛋白、高热量、高维生素流质饮食，如：鸡汤、鱼汤、骨头汤、牛奶等；术后 4 天起进半流质饮食，如蛋羹、面片、米粉糊，但禁食酸、辣、干、硬食物，以减少对唾液腺的刺激和不必要的咀嚼；营养不足部分经静脉补充，以满足机体营养的需要，促进伤口愈合。

(4) 口腔护理：术后鼓励患者多饮水，术后第 1 天予口腔护理 2 次，进食后用复方氯己定含漱液（或复方硼砂含漱液）漱口；术后第 2 天指导患者使用软毛牙刷刷牙（2 次/天），进食后用复方氯己定含漱液（或复方硼砂含漱液）漱口。如遇张口困难患者，用注射器抽取生理盐水冲洗，整个操作过程动作轻巧、细致，切忌粗暴，以免引起伤口疼痛。

2. 腮腺恶性肿瘤术后常见并发症及其处理措施

(1) 面神经损伤：是腮腺区手术最容易发生的并发症。术后应注意以下几点。①观察患者有无口角歪斜，鼻唇沟变浅等症状；②应配合医生做好心理护理和神经康复护理，告知患者为了根治疾病，一时的神经损伤是不可避免的，为了达到最佳的预后效果需要接受一定的损失，而且只要面神经没被切断，一般术后3～6个月可以康复，让患者接受现实，配合治疗。③遵医嘱给予营养神经药物对症治疗，如甲钴胺等。同时指导患者进行表情肌功能训练，如：用力抬眉至不能抬高为止；用力皱眉至最大限度；用力闭眼，如不能完全闭合，可以用手指辅助，紧闭眼与轻闭眼交替进行。

(2) 涎瘘：是常见并发症之一，指唾液不经腮腺导管系统排入口腔而流向面颊皮肤表面，临床表现为自伤口处有无色清亮液体渗出，与进食有关，进食时增多，与伤口感染不同，局部伤口无红、肿、热、痛，常发生在术后1周左右。具体预防措施如下：①除术中彻底缝合残余腺体及加压包扎外，要及时观察伤口情况，局部加压包扎10～14天；指导患者清淡饮食，忌酸、辣等刺激性食物；餐前30 min给阿托品口服或肌内注射，抑制腺体分泌。②当负压引流管内引流出大量清亮液体时，提示有涎瘘发生。涎瘘已发生或疑有发生时，协助医生拔出负压引流管，并加压包扎局部伤口2周。向患者宣教涎瘘并发症相关知识，消除患者因此导致的紧张情绪。遵医嘱给予阿托品0.3 mg，3次/天，餐前30 min口服，观察用药后唾液分泌情况。③对于涎瘘不愈合者建议行放疗使残余腺体萎缩。

(3) Frey综合征：即味觉性出汗综合征，临床表现为患者进食或见到食物时，术区出现皮肤潮红、出汗等。有关其病因有多种学说，其中得到公认的是神经迷走再生学说，即手术中切断了位于腮腺的副交感神经纤维和位于汗腺及皮肤血管的交感神经纤维，两神经断端术后发生错位吻合，使得受味觉刺激并有咀嚼运动时，副交感神经兴奋，出现术区皮肤出汗和潮红现象。当患者出现此现象时，护士可耐心细致地解释该并发症并不会产生其他不适，使患者对此不可逆现象有一个正确的认识和理解。

(4) 耳前区麻木：是腮腺切除术后较常见的并发症，观察患者耳前区皮肤感觉有无异常，并说明随时间的延长，感觉神经末梢可以再生，麻木感会缓解，以消除患者的不良情绪。

第 四 幕

在医护人员的精心护理和毛先生的配合治疗下，毛先生伤口恢复良好，并积极进行面部功能锻炼。查房时，医生告诉毛先生明天就可以出院了，并根据术中切片病理结果建议毛先生一周后在肿瘤放射科行放射治疗。毛先生又喜又愁，看到护士时，拉着小张护士询问："我回家要注意什么吗？医生讲我后面还要去做放疗，那我在放疗之前有什么要注意的呀？"

问题导引

1. 毛先生出院后应该注意些什么？
2. 毛先生行放射治疗有什么需要注意的？

教师注意事项

本幕主要描述了患者病情稳定，逐渐康复的过程。通过本幕提供的信息引导学生学习腮腺切除术后的出院健康宣教，帮助患者建立习惯，向患者宣教放疗相关的知识，引导学生深入思考护理人员在疾病预后和康复中的作用。

学习目标

1. 掌握腮腺恶性肿瘤出院的健康宣教。
2. 掌握腮腺恶性肿瘤放疗的护理重点。

提示用问题

1. 你如何对患者进行健康宣教？
2. 患者回家后的饮食要注意什么？
3. 患者行放疗前有哪些护理要点？

教师参考资料

1. 腮腺恶性肿瘤术后患者健康宣教

(1) 饮食：指导患者每日摄取足够的水分，进食高蛋白及高营养清淡饮食，避免吃过烫和有刺激性的食物，如浓茶、咖啡、干硬、酸味、辣味的食物。

(2) 口腔卫生：嘱患者早晚用软毛牙刷刷牙，每次进食后漱口，清除口腔食物残渣，保持口腔清洁。

(3) 定期复诊：嘱患者定期来院检查，分别为出院后 1 周、1 个月、3 个月、6 个月、1 年、2 年、5 年，以便早期发现复发、转移，及早治疗。

(4) 预防感冒及上呼吸道感染：若有感染症状应及时用药。

(5) 休息与活动相结合：指导患者每天进行有规律的、低强度的体育锻炼(如散步等)，锻炼时间越长，与癌症有关的疲劳感受就越少。

(6) 指导患者自我护理：鼓励其自理生活饮食起居，逐渐参与社会活动，鼓励家属参与、关注、支持、照顾患者，特别是心理支持尤为重要。

2. 腮腺恶性肿瘤放疗前护理要点

(1) 做好口腔的准备：为防止放射性颌骨骨髓炎，放疗前常规做牙周洁治，注意口腔卫生，保持黏膜的完整。对口腔内可引起感染的病灶牙进行处理，对仍有保留价值的龋齿、牙周炎等病牙，应先予以治疗；而无法治愈的病牙应予以拔除。同时还要拆除金属冠、桥。这样既可以减少感染及颌骨坏死的可能性，又可以使肿瘤受到放射线的直接照射。

(2) 功能锻炼：放疗后因颞颌关节及咀嚼肌纤维化，会出现张口时颞颌关节发紧，甚至张口困难，临床无特殊治疗措施，重在预防。因此需要教会患者及家属功能锻炼的方法：①漱口：每天进食后用温开水漱口，鼓颊与吸吮动作交替进行，充分含漱 3 min 以上，保持口腔清洁。②叩齿：上下牙齿轻轻叩打，2～3 次/天，100 下/次，最后用舌尖舔牙周 3～5 圈结束。可充分锻炼咀嚼肌，预防其纤维化。③弹舌：微微张开口，让舌头在口腔内弹动，发出“哒哒”声，通过舌头在口腔内的运动，锻炼其灵活性，预防舌肌萎缩而发生功能退化，同时也能预防周围性面瘫。④咽津：做吞吸动作，使津液下咽，可刺激唾液腺分泌，湿润咽喉部，减轻口干舌燥，并能活动舌头及颊部的肌肉，防止口腔功能退化。⑤张口：张口至最大限度维持 5 s 再闭合嘴唇，10 下/次，3 次/天。

参考文献

[1] 刘颖，李家锋，管海虹. 腮腺肿瘤切除手术的围术期护理[J]. 黑龙江医药，2015，(4)：1007-1010.
[2] 牛文娟，张静. 腮腺肿瘤患者围术期护理发展现状[J]. 齐鲁护理杂志，2016，22(16)：54-55.
[3] 陆素静. 91 岁原发性高血压腮腺恶性肿瘤伴颌下颈部淋巴结转移患者的 1 例放疗护理[J]. 世界最新医学信息文摘(连续型电子期刊)，2014，(25)：286-286，288.

第七节　甲状腺癌

教案摘要

王小姐，33 岁，外企公司文员。平时上班久坐少运动，且近来胃口较好，并且特别喜欢吃海鲜，偶然照镜子发现脖子好像变粗，以为是吃得多开始发胖没有在意。后来因很多人说她脖子粗感觉不正常，遂在家人陪同下来医院就诊。医生通过询问、体格检查及辅助检查，拟"甲状腺癌"收入院，进行手术治疗。术后在医护人员的精心照护及康复指导下，患者如期康复，顺利出院。

通过本教案，学习甲状腺疾病流行病学相关知识、病理生理、诊断治疗、护理，从而思考该疾病的预防及健康促进策略；通过对甲状腺疾病患者全程、动态的健康照护问题的评估和分析，进行连续性照护，从而实现以患者为中心的整体护理。

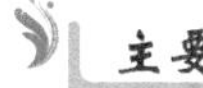

关键词

甲状腺疾病(Thyroid disease)；以患者为中心(Patient-centered)；围手术期护理(Perioperative nursing)；康复锻炼(Rehabilitation exercise)；健康促进(Health promotion)

主要学习目标

1. 掌握甲状腺疾病的临床表现。
2. 掌握甲状腺疾病围手术期的护理要点。
3. 掌握甲状腺疾病术后主要并发症的护理。
4. 掌握甲状腺癌术后健康宣教。
5. 熟悉甲状腺疾病的鉴别诊断。

次要学习目标

1. 了解甲状腺疾病的病因。

2. 了解甲状腺疾病的分型。
3. 了解甲状腺疾病的辅助检查。
4. 了解甲状腺疾病的主要手术方式。

第一幕

王小姐，33 岁，外企文员。平时上班节奏快，工作强度大，职业压力大，经常是久坐不动，三餐不规律，特别爱吃海鲜，加上办公室氛围经常是下午茶、小吃零食不断，工作后患者体重明显增加。自己感觉胖了不少，特别是脖子变粗了。一开始以为脖子变粗只是多吃少运动造成的肥胖，所以她并没在意。但随着越来越多人提及："你脖子好粗哦！"患者不禁开始心生疑惑，在家人陪同下来医院看病。

在门诊室，医生通过体格检查发现患者的颈前区可见明显肿大，可触及直径 3.0 cm 肿块，质韧，界限清楚，活动度好，可随吞咽上下活动，未及明显淋巴结肿大。B 超检查示：甲状腺右叶见数个低、混合回声区，较大者位于中下部，大小 33 mm×23 mm，TI-RADS 4A 类，FNA：（右甲结节伴钙化穿刺）胶质背景下见甲状腺滤泡上皮细胞伴不典型增生，可见核沟。为进一步检查治疗，医生将其收治入院。

问题导引

1. 从以上信息中，判断王小姐可能的诊断是什么？
2. 王小姐的哪些生活习惯会诱发该疾病？
3. 以上哪些阳性体征或指标有助于确诊？

教师注意事项

本幕描述的是甲状腺疾病患者初次就诊的情形。门诊的护士应学会对疾病的预检分诊，因此，在询问病史时应仔细询问患者患病的经过、生活及工作习惯、伴随症状、既往史等。引导学生学习甲状腺疾病的临床表现及鉴别诊断。

学习目标

1. 掌握甲状腺疾病的临床表现及分类。
2. 熟悉甲状腺疾病的鉴别诊断。
3. 了解甲状腺疾病的辅助检查。
4. 了解甲状腺疾病的诱因。

提示用问题

1. 患者的症状有几种可能的诊断？如何以病史和体格检查确定或排除这些诊断？
2. 患者的工作与疾病有什么关系？
3. 你认为以上的信息可以确诊了吗？还需要做哪些检查？
4. 患者为什么要做同位素扫描？对疾病的诊断有何帮助？

教师参考资料

1. 甲状腺癌的临床表现

乳头状癌和滤泡癌初期无明显症状。随着病程进展，肿块逐渐增大，质硬、表面高低不平、吞咽时肿块移动度减小。未分化癌上述症状发展迅速，并侵犯周围组织。晚期常因癌肿压迫喉返神经、气管或食管而出现声音嘶哑、呼吸困难或吞咽困难等；压迫颈交感神经节，可产生 Horner 综合征；颈丛浅支受侵，可有耳、枕、肩等部位的疼痛。部分患者首次就诊时已有颈淋巴结转移或远处脏器转移。颈部淋巴结转移在未分化癌发生较早，有的患者甲状腺肿块不明显，先发现转移灶，就医时应想到甲状腺癌的可能；远处转移多见于肺转移和骨转移。因髓样癌组织可产生激素样活性物质（5-羟色胺和降钙素等），患者可出现腹泻、心悸、颜面潮红和血钙降低等症状，并伴有其他内分泌腺体的增生。

2. 鉴别诊断

（1）结节性甲状腺肿：好发于缺碘地区，病程初期患者无明显症状，当甲状腺肿大压迫周围组织时，患者可表现为声音嘶哑、呼吸困难、吞咽困难等压迫症状。查体时可以触及肿大的甲状腺及甲状腺结节，同位素检查可发现甲状腺内多发性大小不等、功能状况不一的结节，超声检查可发现甲状腺内囊性、实质性或混合性多发结节。

（2）甲状腺腺瘤：甲状腺腺瘤是最常见的甲状腺良性肿瘤，患者多无任何症状，临床上表现为颈部出现圆形或椭圆形结节，多为单发，当肿瘤发生囊内出血时，肿瘤可在短期内迅速增大，并出现胀痛感，甲状腺腺瘤有引起甲亢及恶性变的可能，故多需手术切除。

3. 甲状腺疾病的分类

（1）单纯甲状腺肿大：单纯性甲状腺肿大可分为弥漫性和结节性两种，可继发甲状腺功能亢进，也可发生恶变。弥漫性甲状腺肿多见于青春期，扩张的滤泡均匀地散布于腺体的各部。而后者多见于流行区，扩张的滤泡集成一个或数个大小不等的结节，结节周围被有不甚完整的纤维包膜。结节性甲状腺肿经相当时期后，由于血液循环不良，在结节内常发生退行性变，引起囊肿形成（往往并发囊内出血）和局部的纤维化及钙化等。巨大结节长期压迫结节间组织，可使有功能的组织萎缩退化，临床上表现为甲状腺功能低下。

（2）甲状腺癌的分类：①乳头状腺癌约占成人甲状腺癌的 60%。此型分化好，恶性程度低。较早出现颈淋巴结转移，但预后较好。②滤泡状腺癌约占 20%。肿瘤生长较快，属中度恶性，且有侵犯血管倾向，可经血行转移到肺、肝和骨及中枢神经系统。③髓样癌仅占 7%。恶性程度中等，可有颈淋巴结侵犯和血行转移，预后不如乳头状腺癌，但较未分化癌好。④未分化癌约占 15%。预后很差，患者一般存活 3～6 个月，一年存活率仅 5%～15%。

4. 辅助检查

（1）B 超：恶性肿瘤的超声检查可见边界不清，内部回声不均匀，瘤体内常见钙化强回声。

（2）放射性核素扫描：甲状腺癌的 ^{131}I 或 ^{99m}Tc 扫描结果多提示为冷结节，边缘一般模糊。

（3）X 线：通过颈部摄片可了解有无气管移位、狭窄、肿块钙化及上纵隔增宽。若甲状腺部位出现细小的絮状钙化影，可能为癌。

（4）细胞穿刺细胞学检查：将细针自 2～3 个不同方向穿刺入结节并抽吸、涂片。此诊断方法的正确率可达 80%以上。

(5) 血清降钙素测定：有助于诊断髓样癌。

5. 常见病因

(1) 遗传因素。由于先天原因，甲状腺激素分泌过少，而导致甲状腺异常增生。这种遗传因素并不代表家庭中的人一定会患病，而是指比一般家庭患病率稍高。

(2) 碘摄入过低或过高均可能导致甲状腺癌的发生。

(3) 饮用水被污染，导致化学物质进入人体，影响甲状腺激素的正常分泌，导致甲状腺增生。

(4) 工作生活压力过大，免疫系统异常。

(5) 大剂量辐射。

第 二 幕

王小姐入院完善相关检查后，拟在全麻下行“甲状腺次全切除术”。接到手术医嘱后，李护士随即来到病房给患者进行术前宣教。

王小姐听了之后就开始泪流满面，说：“护士小姐，听医生说我这个好像是不好的毛病，我孩子还很小，这个病会不会死呀？怎么办呢？这个不是小手术吗？为什么要用全麻呢？我感觉很害怕，会不会醒不过来呀？”护士小李很耐心地给患者进行了解释，王小姐的心情终于平复了下来。

经过两个多小时的手术，王小姐于 2 月 5 日 14：10 在手术医生、护士及工勤人员的护送下转回病房。在医生、护士共同将患者搬运至病床后，手术室护士与责任护士核对交接，随即责任护士为王小姐安装了监护仪器并固定好负压引流瓶。告知患者及家属术后的注意事项。

问题导引

1. 甲状腺癌的治疗方法有哪些？
2. 王小姐应该如何做好术前准备？

教师注意事项

本幕主要讲的是围手术期护理的情况，术前引导学生关注患者的心理变化，讨论和分析患者心理变化的原因，从而引出如何针对性地做好术前宣教；强调手术安全核查的重要性；术后严密的病情观察和护理是确保患者康复的必要条件，引导学生学习如何做好病情观察，预防术后并发症的发生。

学习目标

1. 掌握甲状腺癌术前的护理措施。
2. 掌握甲状腺癌术后的护理要点。
3. 了解甲状腺癌的手术方式。

提示用问题

1. 目前甲状腺癌的主要手术方式有哪些？

2. 患者术前主要护理问题及护理措施是什么?

3. 患者术后存在哪些护理问题? 护理措施是什么?

教师参考资料

1. 甲状腺癌的手术方式

根据肿瘤病理类型和侵犯范围不同,手术治疗包括甲状腺切除以及颈淋巴结清扫。

2. 甲状腺癌术前护理

1) 患者术前心理指导

(1) 建立良好的护患沟通,增强彼此的信任感。使患者产生安全感,增强应对疾病的信心。

(2) 护士应注意与家属的沟通,家属的支持及鼓励可消除患者的不良情绪。

(3) 向患者讲述类似疾病康复的案例,增强患者康复的信心。

(4) 做好健康宣教工作,告知患者需要配合治疗的注意事项,缓解患者担忧的心理情绪。

2) 颈部过伸卧位训练

术前责任护士着重指导患者进行术后有效咳嗽及颈部过伸位的训练。第一天: 每次 5 min,1～2 次;第二天: 每次 10 min,1～2 次;第三天: 每次 15 min,1 次。

3) 术前准备项目

(1) 指导患者正确进行深呼吸及有效咳嗽,可有效增加肺活量、促进痰液排出及减少术后并发症的发生。

(2) 术前常规练习床上大小便。

(3) 对患者进行术前宣教,包括术前禁食禁水,着装要求,去除假牙、手表、项链等物品,佩戴手腕识别带,练习床上大小便,告知其将颈托及检查报告单带入手术室等。

3. 术后护理

(1) 注意观察患者的病情及生命体征变化。注意有无呛咳、手足麻木、声音嘶哑情况发生。

(2) 患者从手术室转回病房后予平卧 6 h,6 h 后给予头下垫枕。

(3) 为了避免过热的饮食引起伤口出血,一般会要求患者术后饮食温度不宜过高。由于麻醉插管引起咽部疼痛不适,建议患者进半流质饮食。

(4) 做好心理护理。

(5) 呼吸道护理措施: ①注意观察患者的呼吸情况,呼吸的频率、幅度等,患者的面色有无紫绀、苍白,关注患者胸闷、头晕等主诉,警惕伤口血肿压迫气管引起窒息。②术后予以低流量氧气持续吸入,一般持续 6 h。③指导患者正确进行深呼吸及有效排痰,及时清理呼吸道。④遵医嘱予以化痰药物。

(6) 观察伤口情况,如有渗血渗液及时通知医生。

(7) 引流管的护理: 妥善固定引流管,避免受压、扭曲、脱落,确保引流通畅。若引流不畅,应调整体位,及时查找原因。观察并记录引流液的颜色、性状及 24 h 引流量。若发现引流量减少或增多、黏稠、浑浊、引出大量鲜红色血性液体,应及时报告处理,并耐心向患者解释引流的重要性,防止自行拔管。严格无菌操作,每日更换引流袋。

第 三 幕

术后当天晚上，大概 18:00，患者家属非常急迫地跑到护士站说："护士，护士，快点过来看看我老婆怎么回事呀，她手脚麻木。"护士小李看过后，马上通知医生，同时安慰患者及家属。然后遵医嘱予以 5%葡萄糖 100 mL+葡萄糖酸钙 20 mL 静滴，并抽血化验电解质。过了大约半小时，王小姐症状缓解，护士小李才松了一口气。

术后第三天，医生在查房时详细检查并询问了患者的情况，患者伤口疼痛情况好转，伤口恢复得也很好，也没有发热，他告诉患者："您恢复得很好，可以出院了……"护士也为她高兴，"恭喜你呀，你可以出院了！"但是患者心中仍有疑惑，便问："这个病还会复发吗？会转移吗？需要化疗吗？我孩子还很小呢，我很害怕。"李护士一边安抚王小姐，一边向她讲解出院的注意事项。

问题导引

1. 王小姐术后当晚发生了什么？
2. 王小姐出院后应该注意些什么？

教师注意事项

本幕主要描述了患者术后出现并发症进行积极救治，并指导患者做好各项术后的康复。引导学生考虑该疾病术后的并发症有哪些？该如何观察病情？如何预防并发症发生？出现并发症该如何处理？站在患者的角度思考此时患者迫切需要得到哪些方面的护理，学习如何为患者提供专业的出院指导，使患者快速康复并早日恢复正常生活。引导学生深入思考护理人员在疾病预防和患者康复中的作用。

学习目标

1. 掌握甲状腺手术后并发症的观察及护理。
2. 掌握出院后的注意事项。

提示用问题

1. 患者术后发生了什么并发症？如何护理？
2. 患者出院后，生活中有什么要注意的地方吗？

教师参考资料

1. 甲状腺癌术后并发症的预防与护理

1）窒息

窒息通常因伤口局部出血形成血肿压迫气管所致，故患者术后 24 h 内，床边需备气管切开包、吸引器、简易呼吸器、抢救车等急救物品，并常规给予低流量氧气持续吸入。密切观察患者的疾病情况，尤其是伤口、呼吸及脉氧情况。处理措施：立即通知医生；给予持续吸氧，半卧位及吸引器吸痰；做好气管切开的准备；床旁拆除伤口缝线，取出血块，待呼吸情况稍有好转后送手术室，寻找出血点结扎止血。

2）喉上、喉返神经损伤

喉上、喉返神经损伤主要表现为声音嘶哑、进食呛咳等。处理措施：要求患者饮食细嚼慢咽、少食多餐，防止呛咳发生。无法进食者可予以静脉补充营养。

3) 手足抽搐

手足抽搐多发生于术后1～3天，轻者仅有面部、口唇周围和手足针刺感、麻木感或强直感。重者可发生面肌和手足阵发性痛性痉挛，甚至发生喉及膈肌痉挛。处理措施如下。

(1) 轻者口服葡萄糖酸钙。抽搐发作时，立即给予10%葡萄糖酸钙或氯化钙静脉注射。进行心理安慰、床旁守护、安全保护、家属宣教。嘱患者限制含磷较高食物的摄入，如牛奶、瘦肉、蛋黄、鱼类等。

(2) 严重者需要静脉补钙。补钙原则：①推注速度不宜过快，边推边听心率，过快易引起呕吐、心率减慢，甚至引起心脏骤停。②钙剂不能漏出血管外，否则会引起局部组织坏死。③不能与碳酸氢钠同时使用，因其可使血中钙离子浓度降低；不能与洋地黄同时使用，必须使用时两药之间需间隔4 h以上；不能与输血浆及输全血同时进行，因血浆蛋白越高，则血中可弥散钙越少，钙离子亦相应减少而加重惊厥。④可利用推注泵把钙剂缓慢持续地推注入血液中，起到维持血液中的钙离子浓度的作用，从而防止术后由于低血钙引起的不适症状。⑤一般选择25%葡萄糖+10%葡萄糖酸钙静脉推注。高糖溶液可以促进钙离子的吸收，一般2 g钙维持10 h，根据监测血钙浓度适当调整速度，以使血钙维持在正常值(2.15～2.55 mmol/L)为标准逐步递减用量直至口服。

4) 甲状腺危象

甲状腺危象又称甲亢危象，是甲状腺毒症急性加重的一个综合征，发生原因可能与循环中的甲状腺激素水平增高有关。常见诱因有感染、手术、精神刺激等，临床表现为高热、大汗、心动过速、烦躁、焦虑不安、谵妄、恶心、呕吐、腹泻，严重患者可有心衰、休克和昏迷等。处理措施如下。

(1) 绝对卧床休息，吸氧，建立静脉通道。

(2) 及时准确遵医嘱使用丙硫氧嘧啶、复方碘溶液、肾上腺素受体阻滞剂、氢化可的松等药物，备好抢救药品。观察有无碘中毒或过敏反应。

(3) 准确记录24 h出入量，观察神志变化，定时测量生命体征。

(4) 对症护理。如体温过高物理降温；躁动不安使用床栏；昏迷者加强皮肤、口腔护理；定时翻身，以预防压疮、肺炎的发生。

2. 甲状腺癌的出院指导

(1) 饮食：补充营养，多食高蛋白、低脂肪、粗纤维、高维生素食物，海鲜尽量不要吃。

(2) 伤口：发现切口处有红、肿、胀痛或者有发热的情况时应及时就医。

(3) 用药：左甲状腺素钠片(优甲乐、雷替斯、加衡)每日早餐前空腹服用，食物会影响药物的吸收，所以空腹时药物吸收最好。不良反应绝大多数是由于服用过量或者剂量调整幅度大引起。应按照医嘱减少每日剂量或停药几天，重新调整药物治疗方案，嘱患者切勿盲目自行停药。

(4) 活动：保持正确的睡眠姿势，枕头不可过高或过低。

(5) 复查：注意门诊复查，期间有出现双手发麻、抽搐等情况应及时来院就诊。

参考文献

[1] 黄雪辉，黄梅连，吴秋莉. 甲状腺癌患者的围手术期护理[J]. 当代护士，2011，(1)：67-68.

[2] 周磊，陈秀娟，李晶. 甲状腺癌的围手术期护理[J]. 现代护理，2011，30(3)：151-151.

第二章 胸部恶性肿瘤

第八节 原发性支气管肺癌

教案摘要

患者，男，56 岁，商人，平时抽烟喝酒生活不规律，吸烟 36 年，约 20 支/天。3 个月前患者无明显诱因下出现咳嗽、咳痰，自行服药后好转。2 个月前患者出现声音嘶哑，咯鲜红色血液，每天 2～3 口，对此他并未引起重视。昨日患者咳嗽、咳痰加重且伴有胸痛及活动后气促，遂至医院就诊。患者入院后在局麻下行了气管镜活检术，免疫组化结果提示："原发性支气管肺癌，鳞状细胞癌。"医生综合检查结果对其进行了化疗，患者化疗后病情平稳，无不良反应，最终顺利出院。

通过对此案例患者全程、动态健康问题的探索、评估、分析，学生可以学习到原发性支气管肺癌的分类、临床表现、诊断、治疗方法、经外周静脉置入中心静脉导管(PICC)的置管及维护、化疗后的观察及护理要点等相关知识，从而思考该疾病的健康照护及预防策略，实现以患者为中心的整体护理。

关 键 词

原发性支气管肺癌(Primary bronchogenic carcinoma)；以患者为中心(Patient-centered)；电子支气管镜(Video bronchoscope)；化学疗法(Chemotherapy)；健康促进(Health promotion)

主要学习目标

1. 掌握原发性支气管肺癌的临床表现。
2. 掌握原发性支气管肺癌的诊断标准。
3. 掌握 PICC 的置管及维护。
4. 掌握原发性支气管肺癌患者化疗后的观察及护理要点。
5. 掌握化疗药物的不良反应。

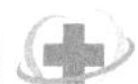

6. 掌握原发性支气管肺癌患者的心理护理。
7. 掌握原发性支气管肺癌的健康指导。

次要教学目标

1. 了解原发性支气管肺癌的诱因。
2. 了解原发性支气管肺癌的治疗方法。

第　一　幕

患者，男，56 岁，商人，平时抽烟喝酒生活不规律，吸烟 36 年，约 20 支/天。3 个月前患者无明显诱因下出现咳嗽、咳痰，自行服药后好转。2 个月前患者出现声音嘶哑，咯鲜红色血液，每天 2～3 口，体重明显减轻，对此他并未引起重视。昨天患者咳嗽、咳痰加重且伴有胸痛及活动后气促，遂至医院就诊。患者入院后查体示：T 38.0℃；P 96 次/分；R 20 次/分；BP 118/76 mmHg。听诊两肺呼吸音粗，闻及散在干啰音。肺部 CT 示右肺上叶不规则实变影，两肺上叶数个结节影，两肺胸膜增厚。门诊医生综合检查结果决定将患者收入呼吸内科病房继续治疗。

提示用问题

1. 你认为哪些症状、体征有助于疾病的判断？初步判断该患者是哪种疾病？
2. 患者还需要进行哪些检查来帮助诊断？
3. 患者发生该疾病的诱因有哪些？

教师注意事项

本幕描述的是原发性支气管肺癌患者初次就诊的情形，门诊的护士应学会对疾病进行预检分诊。咳嗽、咳痰、咯血的疾病有很多，如支气管扩张、肺结核、肺炎、肺栓塞等。因此，在询问病史的同时应仔细询问患者患病的经过、生活及工作习惯、伴随症状、既往史等。

学习目标

1. 掌握原发性支气管肺癌的临床表现。
2. 了解原发性支气管肺癌的诱因。

提示用问题

1. 患者的症状有几种可能的诊断？如何以病史和体格检查确定或排除这些诊断？
2. 患者为什么要做肺部 CT？对疾病的诊断有何帮助？
3. 以上的信息可以明确诊断了吗？还需要做哪些检查？

教师参考事项

1. 原发性支气管肺癌定义

原发性支气管肺癌简称肺癌（Lung cancer），肿瘤细胞源于支气管黏膜或腺体，常有区域性淋巴结和血行转移，早期有刺激性干咳和痰中带血等呼吸道症状，病情进展速度与细胞的生物特性有关。

2. 肺癌的分类

（1）解剖学部位分类：中央型肺癌指发生在段支气管至主支气管的癌肿。以鳞状上皮细胞癌和小细胞未分化癌较多见，约占 3/4。起源于主支气管、肺叶支气管，位置靠近肺门。周围型肺癌指发生在段支气管以下，在肺的周围部分的癌肿，以腺癌多见，约占 1/4。

（2）组织病理学分类：非小细胞癌、鳞状上皮细胞癌（简称鳞癌，多见）、腺癌、大细胞癌等，见表 2-8-1。

表 2-8-1　　肺癌分类

肺癌分型	鳞癌	腺癌	小细胞癌	大细胞癌
比例	45%	20%	20%～35%	1%
类型	2/3 为中央型	3/4 为周围型	4/5 为中央型	多为中央型
转移途径	淋巴转移	血行播散	血行转移	血行、淋巴转移
性别	男性多	女性多	—	—
放、化疗是否敏感	放、化疗不敏感	化疗较敏感	放、化疗敏感	放、化疗较敏感

3. 肺癌的临床表现

（1）由原发肿瘤引起的症状：①咳嗽（最常见症状）：常出现刺激性咳嗽（早期），晚期咳嗽加重，带有金属音。②咯血：通常为痰中带血丝或少量咯血，大量咯血很少见。③胸痛：多为轻度钝痛，癌肿侵犯胸膜时表现为尖锐胸痛，侵及肋骨时表现为固定压痛。④胸闷、气急：多为支气管狭窄、阻塞、呼吸面积减少所致。⑤发热：一般肿瘤可因坏死引起发热，抗生素药物治疗疗效不佳。

（2）肿瘤局部扩散引起的症状：①胸痛；②呼吸困难；③吞咽困难；④声音嘶哑；⑤上腔静脉阻塞综合征；⑥Horner 综合征。

（3）由肿瘤远处转移引起的症状。

（4）肺外表现：包括神经、肌肉、结缔组织，内分泌、血液系统和血管的异常改变，又称伴癌综合征。

4. 鉴别诊断

（1）支气管扩张：是指直径大于 2 mm 的支气管由于管壁的肌肉和弹性组织破坏引起的慢性异常扩张。临床特点：慢性咳嗽、咳大量脓性痰和（或）反复咯血。

（2）肺结核：是结核分枝杆菌引起的肺部慢性传染性疾病。结核分枝杆菌可侵及全身几乎所有的脏器，但以肺部最为常见。典型的肺结核表现为午后低热、消瘦、乏力、盗汗等结核中毒症状。肺结核球多见于年轻患者，病灶多见于结核好发部位，如肺上叶尖后段和下叶背段，一般无症状，病灶边界清楚，密度高，可有包膜。有时含有钙化点，周围有纤维结节状病灶，多年不变，既往做过病理检查可以鉴别。

（3）肺炎：是指终末气道、肺泡和肺间质的炎症，可由病原微生物、理化因素等引起。肺部慢性炎症机化，形成团块状的炎性假瘤易与肺癌相混淆，但炎性假瘤往往形态不整，边缘不齐，核心密度较高，易伴有胸膜增厚，病灶长期无明显变化，既往做过病理检查可以鉴别。

第 二 幕

患者入院后在局麻下做了气管镜活检术，镜下可见管腔内新生物，确诊“肺恶性肿瘤，鳞癌”。责任医生建议对患者进行化疗，患者对此表示担忧，责任护士在旁安抚患者情绪并向其详细解释了化疗的目的及相关的注意事项，最终患者决定接受化疗。

次日责任护士遵照医嘱放置了PICC，采用依托泊苷联合顺铂的化疗方案，辅助使用注射用还原型谷胱甘肽、注射用奥美拉唑钠、泮托拉唑钠注射液等保肝护胃药物。用药过程中责任护士加强巡视，密切观察患者的反应，询问患者有无不适主诉并嘱患者化疗后多饮水，妥善固定PICC。患者化疗后没有出现恶心、呕吐等症状，只是自觉食欲不佳。

问题导引

1. 支气管镜活检术有何临床意义？
2. 目前原发性支气管肺癌的主要治疗方法有哪些？
3. 患者在得知罹患肺癌后可能出现哪些心理问题？如何安抚患者情绪？
4. 为何要放置PICC进行化疗？如何维护PICC？
5. 患者在配合化疗的过程中需要观察些什么？化疗后的护理措施有哪些？

教师注意事项

本幕主要描述了患者通过气管镜活检术确诊为“原发性支气管肺癌”，继而进行化疗的过程。原发性支气管肺癌是最常见及发展最快的恶性肿瘤，该疾病可以通过手术治疗、化学药物治疗、中医中药治疗、免疫治疗、放射治疗以及综合治疗等方式达到治疗目的。患者在此阶段往往表现出担心和焦虑，护士应加强关注此类患者的心理状态，同时密切观察患者化疗后有无不良反应并及时处理。此外，如何加强维护PICC也是本幕的要点。

学习目标

1. 掌握原发性支气管肺癌的诊断标准。
2. 了解原发性支气管肺癌的治疗方法。
3. 掌握PICC的置管及维护。
4. 掌握原发性支气管肺癌患者化疗后的观察及护理要点。
5. 掌握原发性支气管肺癌患者的心理护理。

提示用问题

1. 支气管镜活检术的临床意义是什么？
2. 原发性支气管肺癌的主要治疗方法有哪些？
3. PICC置管在化疗过程中为患者带来了哪些益处？
4. 患者化疗前后，护士应从哪些方面对患者进行护理？

教师参考资料

1. 肺癌的辅助检查

(1) 细胞学检查：痰液脱落细胞检查。

(2) 影像学检查：X 线检查(最重要检查方式之一)、CT 检查、MRI 检查。

(3) 纤维支气管镜检查：可获取组织供病理诊断。

(4) 其他：如经胸壁细针穿刺活检、肿瘤标志物检查、胸腔镜检查等。

2. 肺癌的治疗

肺癌的治疗方法包括外科治疗、放射治疗、化学药物治疗和免疫疗法。外科治疗已被公认为治疗肺癌的首选方法，要依据肺癌临床分期选择治疗方案。根治性切除是目前唯一有可能使肺癌患者获得治愈从而恢复正常生活的治疗手段。术前必须评估患者是否能耐受手术。这些检查通常包括临床物理检查、肺通气功能检查、血液检查等。

3. 肺癌患者的心理护理

(1) 建立良好的护患沟通，增强彼此的信任感，使患者产生安全感，增强对抗疾病的信心。

(2) 护士应注意与家属的沟通，家属的支持及鼓励可很大程度上消除患者的不良情绪。

(3) 向患者讲述类似疾病康复的案例，增强患者康复的信心。

(4) 做好健康宣教工作，告知患者需要配合治疗的注意事项，缓解患者担忧的心理情绪。

4. PICC 的概念

PICC 即经外周静脉穿刺的中心静脉导管，简称外周中心静脉导管，是利用导管从外周手臂的静脉进行穿刺，导管直达靠近心脏的大静脉，能够避免化疗药物与手臂静脉的直接接触，加上大静脉的血流速度很快，可以迅速冲稀化疗药物，防止药物对血管的刺激，因此能够有效保护上肢静脉，减少静脉炎的发生。

5. PICC 的护理

PICC 的日常维护要点如下。

(1) 带 PICC 的患者需保持局部清洁干燥，不可擅自撕下贴膜。贴膜如有卷曲、松动，贴膜下有汗液时，及时更换。

(2) 带 PICC 的患者可以从事一般性日常工作、家务劳动、体育锻炼，但需避免置管侧上肢剧烈活动或过度屈伸持重，并需避免游泳等会浸泡到无菌区的活动。

(3) 携带此导管的患者可以淋浴，但应避免盆浴、泡浴。淋浴前用塑料保鲜膜在肘弯处缠绕两至三圈，上下边缘用胶布贴紧，淋浴后检查敷料下有无浸水，如有浸水及时更换敷料。

(4) 携带 PICC 的患者若得了感冒，在换药时应该戴上口罩避免感染。

(5) 注意观察针眼周围有无发红、疼痛、肿胀，有无渗出，如有异常及时联络医生或护士。

(6) 治疗间歇期，每周对 PICC 进行冲管、换贴膜、换肝素帽等维护。

6. 肿瘤患者化疗过程中的观察要点

观察化疗过程中患者有无下列情况：①疼痛；②疲乏；③厌食；④恶心、呕吐；⑤口腔炎；⑥腹泻；⑦便秘。

第 三 幕

化疗后的第2天，患者开始出现明显的恶心、呕吐症状，拒绝进食并表示不愿再接受化疗。家属听后十分焦急，责任护士耐心地对患者进行心理疏导，讲解成功案例同时遵医嘱给予奥克、泮托拉唑钠（泮立苏）等护胃药物，半小时后患者不适症状缓解。责任护士指导家属多为患者准备新鲜蔬菜瓜果，陪同进食以增进患者食欲。第3天患者不适症状明显好转，医生告知其可以出院，7天后门诊复查血常规，21天后继续入院行第二次化疗。责任护士详细地向患者讲解了PICC的维护方法以及出院的注意事项，最终患者顺利出院。

问题导引

1. 患者在化疗后第2天出现了什么问题？
2. 针对患者目前的状况，你要如何指导患者及家属配合治疗？
3. 你要如何指导患者进行PICC置管的日常维护？
4. 针对患者的疾病状态你如何进行出院的健康指导？

教师注意事项

本幕主要描述了患者第一次化疗后出现了不适反应，通过对症处理，症状缓解后出院的场景。引导学生学习化疗药物的不良反应及处理措施。患者出院时应指导患者进行PICC的日常维护，帮助患者早日恢复正常生活的状态，引导学生深入思考护理人员在患者康复中的作用。

学习目标

1. 掌握化疗药物的不良反应。
2. 掌握指导患者进行PICC置管的日常维护。
3. 熟悉原发性支气管肺癌的健康指导。

提示用问题

1. 第一次化疗结束后患者出现了什么状况？该如何解决？
2. 化疗过程中患者还会遇到哪些问题？如何干预？
3. 置管后可能给患者的日常生活带来哪些影响？应如何维护？
4. 患者的出院指导如何进行？

教师参考资料

1. 化疗药物常见的毒副作用

（1）局部反应：当静脉注射一些刺激性较强的化疗药物时可引起严重的局部反应，如：①静脉炎，表现为静脉栓塞和沿静脉皮肤色素沉着等；②局部组织坏死，当刺激性强的药物渗入皮下时可造成局部组织化学性炎症，出现局部组织红、肿、疼痛甚至组织坏死或溃疡，经久不愈。

（2）骨髓抑制：大多数化疗药物均有不同程度的骨髓抑制；而骨髓抑制又常为抗肿瘤

药物的剂量限制性毒性。骨髓抑制在早期可表现为白细胞尤其是粒细胞减少，严重时血小板、红细胞、血红蛋白均可降低。不同的药物对骨髓作用的强弱、快慢和长短不同，所以反应程度也不同；同时患者还可有疲乏无力、抵抗力下降、易感染、发热、出血等表现。

(3) 胃肠毒性：大多数化疗药物可引起胃肠道反应，表现为口干、食欲不振、恶心、呕吐；有时可出现口腔黏膜炎或溃疡、便秘、麻痹性肠梗阻、腹泻、胃肠出血及腹痛等。

(4) 免疫抑制：化疗药物一般是免疫抑制药，对机体的免疫功能有不同程度的抑制作用，机体免疫系统在消灭体内残存肿瘤细胞方面起着很重要的作用，当免疫功能低下时，有的肿瘤细胞不易被控制，反而加快复发或者转移进程。

(5) 肾毒性：部分化疗药物可引起肾脏损伤，主要表现为肾小管上皮细胞急性坏死、变性、间质水肿、肾小管扩张，严重时出现肾功能衰竭，患者可出现腰痛、血尿、水肿等。

(6) 肝损伤：化疗药物引起的肝脏损害可能是急性而短暂的，包括炎症、坏死；也会由于长期用药，引起肝慢性损伤，如纤维化、脂肪性变、肉芽肿形成、嗜酸性粒细胞浸润等，临床上表现为肝功能异常、肝区疼痛、肝肿大、黄疸等。

(7) 心脏毒性：临床上表现为心律失常、心力衰竭、心肌病综合征(患者表现为无力、活动性呼吸困难、发作性夜间呼吸困难，心力衰竭时可有脉快、呼吸快、肝大、心脏扩大、水肿、肺水肿和胸腔积液等)、心电图出现异常。

(8) 肺毒性：少数化疗药物可引起肺毒性，表现为肺间质性炎症和肺纤维化。临床上表现为发热、干咳、气急，多急性起病，伴有粒细胞增多。

(9) 神经毒性：部分化疗药物可引起周围神经炎，表现为指(趾)麻木、腱反射消失，感觉异常；有时还会发生便秘或麻痹性肠梗阻。有些药物还会产生中枢神经毒性，主要表现为感觉异常、振动感减弱、肢体麻木、刺痛、步态失调、共济失调、嗜睡、精神异常等。

(10) 脱发：有些化疗药物可引起不同程度的脱发，一般只是头发脱落，有时其他毛发也可受影响，这是化疗药物损伤毛囊的结果。脱发的程度通常与药物的浓度和剂量有关。

(11) 其他：如听力减退、皮疹、面部或皮肤潮红、指甲变形、骨质疏松、膀胱刺激征、不育症、闭经、性功能障碍、男性乳腺增大等。

2. 肺癌患者的饮食指导

(1) 戒烟，这是预防肺癌最有效的方法。

(2) 少饮烈性酒。

(3) 不吃霉烂变质食物，少食腌制食品。

(4) 进食时，应细嚼慢咽，不食过烫食物。

(5) 忌辛辣刺激性食物。

(6) 忌油煎、烧烤等热性食物。

(7) 忌油腻的食物。

(8) 勿摄入过多脂肪，摄入量应控制在摄入总热量的30%以下，即每日摄取的动植物性脂肪 50～80 g；多吃新鲜蔬菜和水果，每天摄入 10 g 膳食纤维和一般水平的维生素。

3. 肺癌患者的健康教育

(1) 劝告患者戒烟。

(2) 讲解空气污染对肺部健康的危害，培养每个人的环境保护意识。

（3）指出锻炼的重要性，每日进行可耐受的锻炼，循序渐进。

（4）介绍药物的名称、剂量、作用、用法和副作用。

（5）鼓励进高热量、高蛋白、富含维生素的饮食。

（6）协助患者联系社会支持组织，如癌症康复俱乐部等。

（7）指导患者家属，如出现肩背部疼痛、记忆力丧失、疲乏、体重减轻、咳嗽加重或咯血等现象，及时来医院就诊。

参考文献

[1] 中华医学会肿瘤学分会，中华医学会杂志社. 中华医学会肿瘤学分会肺癌临床诊疗指南（2021 版）[J]. 中华肿瘤杂志，2021，43(6)：591-621.

[2] 周彩存，王洁，程颖，等. 二代测序技术在 NSCLC 中的临床应用中国专家共识（2020 版）[J]. 中国肺癌杂志，2020，23(9)：741-761.

[3] 牛彦杰，郭建强，胡艳正，等. 两种不同肺叶切除术治疗非小细胞肺癌的疗效观察[J]. 中国肿瘤临床与康复，2020，27(12)：1455-1457.

[4] 沈雪，王霞. 优质护理服务在肺癌术后患者护理中的应用分析[J]. 中华肺部疾病杂志（电子版），2019，12(6)：796-798.

第九节　乳　腺　癌

教案摘要

患者，女，47 岁，三月前洗澡时摸到左侧乳房有类似“鹌鹑蛋”大小的肿块，质地坚硬，触摸无痛感。由于近期工作繁忙，经常加班熬夜，十分劳累，一直未就医。近日挤压乳头有血性液体流出。为明确病因，故来院就诊。经详细问诊、体格检查、实验室检查等检查后，医生拟“乳腺癌”将患者收治入院。患者入院完善术前准备后，在全麻下行“左乳癌改良根治术”。术后在医护人员的治疗护理及健康指导下，患者康复出院。

通过本教案，学生可以学习乳腺癌疾病的相关知识，包括病理生理、诊断、治疗、护理以及康复等，从而思考乳腺癌疾病的预防及健康促进策略；通过对乳腺癌患者全程、动态的健康照护，实现以患者为中心的整体护理。

关 键 词

乳腺癌（Mammary cancer）；以患者为中心（Patient-centered）；围手术期护理（Perioperative nursing）；康复锻炼（Rehabilitation exercise）；健康促进（Health promotion）

主要学习目标

1. 掌握常见乳腺疾病的临床表现。
2. 掌握乳腺癌患者围手术期的护理。
3. 掌握乳腺癌患者术后功能锻炼方法。
4. 掌握乳腺癌的预防及健康促进策略。
5. 熟悉各种乳腺疾病的鉴别要点。

次要学习目标

1. 了解乳腺疾病的辅助检查。
2. 了解乳腺癌的诱发因素。
3. 了解乳腺癌的确诊方法。
4. 了解乳腺癌的治疗方案。
5. 了解乳房自我检测的方法。

第一幕

患者，女，47 岁。三个月前洗澡时无意中摸到左侧乳房有一个类似“鹌鹑蛋”大小的肿块，质地坚硬，触摸无痛感。由于近期工作繁忙，经常加班熬夜，十分劳累，一直未就医。但近日发现挤压乳头时出现血性液体。患者很恐慌，为明确病因来院就诊。

通过医生进一步的问诊，患者诉 32 岁时育有一子，未哺乳，曾有过 3 次人流史，为了避孕经常口服避孕药物。患者的外婆因“乳腺癌”离世。目前患者月经周期正常。

门诊医生在了解病史后进行了详细的查体，为进一步确诊，安排患者做了相关的检查，并安排患者入院治疗。

问题导引

1. 请分析本幕中所给出的有助于疾病诊断的信息。
2. 结合这些信息，你觉得患者最有可能的诊断是什么？
3. 为了明确诊断，患者还应进行哪些检查？

教师注意事项

本幕描述的是乳腺癌患者初次就诊的情形，在询问病史时应仔细询问患者的患病经过，生活及工作习惯、伴随症状、既往史、家族史等。从而引导学生学习乳腺癌的临床表现及鉴别诊断。

学习目标

1. 掌握乳腺癌的临床表现。

 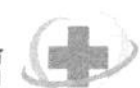

2. 熟悉乳腺癌的鉴别诊断。

3. 了解乳腺癌的辅助检查。

4. 了解乳腺癌疾病的诱发因素。

提示用问题

1. 根据本幕的描述,该患者的初步诊断有哪些?如何鉴别?

2. 结合以上所有的信息是否可以确诊?还需要做哪些辅助检查?

3. 根据患者提供的信息,你认为是什么原因导致疾病的发生?

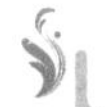

教师参考资料

1. 乳腺癌的流行病学特点

乳腺癌是女性最常见的恶性肿瘤之一。在全球范围内,北美、北欧是乳腺癌的高发地区,亚洲、非洲及拉丁美洲地区发病率较低。在国内,沿海大城市的发病率及死亡率高于内陆地区。发病患者群多为女性,男性乳腺癌患者仅占1%左右。45～50岁女性发病率较高,绝经后发病率继续上升。社会经济地位及文化水平高的女性发病率高。低发病率国家的女性移居到高发病率国家后,其发病率高于出生地,低于移居地。

2. 乳腺癌的诱发因素

(1) 女性(40～60岁)。

(2) 12岁之前月经初潮。

(3) 55岁之后绝经。

(4) 行经时间超过40年。

(5) 单身,或生育后拒绝哺乳。

(6) 30岁之前未初产。

(7) 绝经后长期应用雌激素替代治疗,绝经后体重增加。

(8) 饮酒。

(9) 乳腺上皮非典型增生。

(10) 曾有一侧乳房罹患乳腺癌。

(11) 乳腺癌家族史。

(12) 长期接触放射线。

(13) 某些胚胎性基因异常。

(14) 经济发达地区,高收入高文化阶层。

(15) 口服避孕药。

3. 乳腺癌的常见临床表现

(1) 乳腺肿块:80%的乳腺癌患者以乳腺肿块首诊。患者常无意中发现乳腺肿块,多为单发,质硬,边缘不规则,表面欠光滑,大多数乳腺癌为无痛性肿块。

(2) 乳头溢液:乳头流出血液、浆液、乳汁、脓液。

(3) 皮肤改变:有特征性体征如“酒窝征”“橘皮样改变”“皮肤卫星结节”。

(4) 乳头、乳晕异常:乳头回缩。若肿瘤距乳头较远,乳腺内的大导管受到侵犯而短缩时,可引起乳头回缩或抬高。

(5) 腋窝淋巴结肿大:初期可出现同侧腋窝淋巴结肿大,肿大的淋巴结质硬、散在、可推动。随着病情发展，淋巴结逐渐融合，并与皮肤和周围组织粘连、固定。晚期可在锁骨上和对侧腋窝触到转移的淋巴结。

4. 乳腺癌的检查方法

(1) 影像学检查：①乳腺超声检查：乳腺超声检查无检查盲区，对软组织有良好的分辨力，能发现数毫米的小病灶。超声检查无辐射性，是青少年或妊娠、哺乳期妇女乳腺病变的首选检查方法。②乳腺X线钼靶：乳腺X线钼靶检查能对乳腺癌做出早期诊断，已成为乳腺疾病诊断首选的影像学检查。主要用于50岁以上女性乳腺疾病的普查手段。③乳腺CT：CT一般作为乳腺X线摄影和超声检查的补充检查。对致密型乳腺内的病灶、胸部异常改变、乳腺尾部病变及腋窝和内乳淋巴结肿大等的敏感性要高于X线钼靶。④近红外线扫描：利用红外线透照乳房，根据不同密度组织显示的灰度影不同而显示乳房肿块。⑤乳腺MRI：对X线平片评估较为困难的致密型乳腺、乳腺癌术后局部复发等具有较高的敏感性，病灶定位更准确。对多中心、多灶性病变的检出、乳腺周围组织侵犯程度的显示优于其他检查方法。

(2) 细胞病理学和组织病理学检查：①细针穿刺活检。将抽吸出的细胞做细胞学诊断。②用空心针穿刺活检。将取出的肿瘤组织条做病理学检查。③手术过程中完整切下肿块连同周围乳腺组织做快速病理学检查。④有乳头溢液但未扪及肿块者可行溢液涂片细胞学检查。

5. 鉴别诊断

(1) 乳腺炎：最常见于哺乳妇女，尤其是初产妇。其常见临床表现如下。①疼痛：局部皮温高、边界不清的硬结、触痛。②发炎症状：局部皮肤红、肿、热、痛，出现较明显的硬结，触痛，可伴有寒战、高热、头痛、无力、脉速等全身症状，以及腋下淋巴结肿大、触痛。③脓肿：由于炎症扩散或病情进一步加重，局部组织发生坏死、液化，大小不等的感染灶相互融合形成脓肿。

(2) 小叶增生：乳房疼痛和肿块为本病主要的临床表现。①疼痛：常为胀痛或刺痛，乳房疼痛常于月经前数天出现或加重，行经后疼痛明显减轻或消失；这种与月经周期及情绪变化有关的疼痛是乳腺增生疾病的主要特点。②肿块：单个或多个肿块，好发于乳房外上象限，边界不明显，活动度好，常有触痛，乳房肿块也有随月经周期而变化的特点，月经前肿块增大变硬，月经来潮后肿块缩小变软。③乳头溢液：少数患者可出现乳头溢液，为自发性，液体为草黄色或棕色浆液性。

(3) 纤维瘤：是乳房的常见良性肿瘤，一般认为与雌激素作用活跃有密切关系。常见于20～25岁青年女性，多为单发，生长缓慢，可无自觉症状，常无意中发现乳房内球形肿块。肿块生长缓慢，呈球形或卵圆形，表面光滑，质地坚韧，边界清楚，触之有滑动感。好发于乳房上限，约75%为单发，除出现肿块外，患者通常无明显自觉症状，月经周期对肿块的大小并无影响。

第 二 幕

患者左乳外上象限触及一个单发无痛性肿块，质地坚硬、推之活动欠佳、分界不清。

 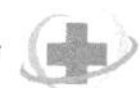

B超提示：形态不规则、内部回声不均匀的低回声肿块，肿块大小3.5 cm×4 cm。腋窝淋巴结明显肿大。

细针穿刺活检显示：乳腺恶性肿瘤(非浸润性原位癌)。

医生向患者及其家属告知诊断结果，并建议患者尽快手术治疗。患者听后非常担忧，哭诉平时身体一直都很健康，后悔没早点到医院检查，此刻很害怕自己要切除乳房。责任护士发现患者情绪低落立即对其进行安抚和心理疏导，缓解患者的忧虑。

患者完善各项检查后，拟行“左侧乳腺癌改良根治术”。术前一天，责任护士接到手术医嘱后，对患者进行术前评估，包括健康史、身体状况、心理和社会支持状况。责任护士备好患者术前用物并严格备皮，对患者耐心讲解了手术之前的注意事项和准备事项。

问题导引

1. 目前治疗乳腺癌有哪些方法？
2. 你认为该患者的最佳治疗方案是什么？
3. 责任护士如何做好患者的术前准备？

教师注意事项

本幕通过查体、超声、病理穿刺等一系列检查，确诊患者为“乳腺癌”。手术治疗是乳腺癌最根本的治疗方法。但对于术后患侧乳房的缺失，患者表现出担心和焦虑，学习时应注意患者的心理干预。本幕要引导学生学习乳腺癌手术治疗的重要性及术前准备，包括心理干预的方法等。

学习目标

1. 掌握乳腺癌患者术前护理要点。
2. 了解乳腺癌的治疗方法。
3. 了解手术治疗的适应证。

提示用问题

1. 结合患者的疾病特点，目前最适合她的首选治疗方案是什么？
2. 针对患者可能会存在的心理问题，责任护士该如何进行干预？
3. 患者术前的主要护理措施是什么？

教师参考资料

1. 乳腺癌的治疗方法

乳腺癌的治疗方法包括外科手术治疗、放射治疗、内分泌治疗、化学药物治疗、分子靶向治疗。

(1) 手术治疗：对于较早期的乳腺癌来说，是一种根治的方法，对较晚期的乳腺癌则作为一种姑息性的治疗手段，是目前治疗乳腺癌的首选方案。

(2) 放射治疗：属于局部治疗手段，可用于根治性放射治疗，术前、术后辅助治疗，姑息性放射治疗，保乳术后的辅助治疗。

(3) 内分泌治疗：与手术和化疗一样，在乳腺癌的综合治疗中占据重要地位。其方案的制定有赖于肿瘤组织激素受体的测定。

(4) 化学药物治疗：是各期乳腺癌的积极治疗措施，对于提高治愈率、延长生存时间发挥很大作用。

(5) 靶向治疗：当前针对 HER－2 原癌基因的注射用曲妥珠单抗(赫赛汀)已在晚期乳腺癌的治疗中发挥了卓越的疗效，在未来的治疗中具有广阔的前景。

2. 乳腺癌的手术治疗

手术治疗是乳腺癌最根本的治疗方法，包括乳腺切除肿瘤和腋窝淋巴结清扫两部分。

(1) 乳腺癌根治术：原发灶及区域淋巴的整块切除，切除全部乳腺及胸大肌、胸小肌，腋淋巴结整块彻底地切除。

(2) 乳腺癌改良根治术：主要用于非浸润性癌或Ⅰ期浸润性癌，Ⅱ期临床无明显腋淋巴结肿大者，亦可选择应用。Ⅰ式：保留胸大肌，胸小肌。Ⅱ式：保留胸大肌，切除胸小肌。

(3) 乳房单纯切除术：适用于非浸润性或腋窝淋巴结无转移的早期病例，术后可以不辅助放疗；对于局部较晚期乳腺癌可单纯切除后辅以放疗。

(4) 保乳手术：适用于临床Ⅰ、Ⅱ期乳腺癌(肿瘤直径小于 5 cm，尤其是直径小于 3 cm)，且乳房有适当体积，术后能够保持良好乳房外形的病例。

腋窝淋巴结手术方式有前哨淋巴结活检和腋窝淋巴结清扫。前哨淋巴结活检是只切除前哨淋巴结，检测前哨淋巴结是否有转移后再进行腋窝淋巴结清扫，也有人称之为保腋窝手术。

3. 术前护理

(1) 心理护理：患者面对恶性肿瘤对生命的威胁、不确定的疾病预后、乳房缺失导致的外形受损、各种复杂而痛苦的治疗、婚姻生活可能受到影响等问题容易产生焦虑、恐惧等心理问题。护士应多了解和关心患者，鼓励患者表达对疾病和手术的顾虑与担心，有针对性地进行心理护理。向患者和家属解释手术的必要性和重要性，请曾接受过类似手术且已痊愈者现身说法，帮助患者度过心理调适期。

(2) 术前准备：做好术前常规检查和准备。①遵医嘱完成术前各项检查。②术前一日需做好个人卫生，如洗澡、洗头、修剪指甲等，术晨护士会将患侧腋毛及手术区皮肤的汗毛仔细剔净，督促患者去除内衣、更换手术衣裤。③乳头有溢液或肿瘤局部破溃者及时更换敷料，保持局部清洁，并遵医嘱使用抗生素控制感染。④在护士指导下，学习有效咳嗽、深呼吸，防止肺部感染的发生。⑤为防止麻醉反应，术前禁水 4 h、禁食 12 h。⑥保证充足睡眠，必要时可遵医嘱服用镇静药物。

第 三 幕

患者术后安返病房，责任护士妥善安置并进行术后评估，包括皮瓣和切口情况，有无皮下积液，肢体末端血液循环情况等。责任护士严密观察患者生命体征的变化、切口敷料渗血、渗液情况，进行引流管护理，并予以记录。

 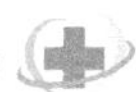

术后第1天，责任护士查房时，发现患者卧床不能翻动，责任护士上前询问原因。患者诉伤口疼痛，左侧手臂无力，感觉手指发胀不能活动。患者担心日后手臂不能活动，责任护士对患者做出了相应的解答和鼓励，并示范了正确的患肢功能锻炼步骤。

术后第3天，患者诉伤口疼痛较前好转，左侧手臂肿胀较前好转，并且可在家属的帮助下下床行走。

术后一周，医生在查房时详细了解了患者的情况，拔除了患者的伤口引流管。虽然目前患者的患肢还未恢复到术前的正常状态，但通过近期的指导，患者已经可以用患肢进行一些简单的生活自理动作。医生告知患者恢复较好可以办理出院，但患者仍然担心疾病是否会复发，出院后自己的身体和以后的生活，不清楚需要注意的事项。责任护士对患者进行出院健康教育指导，并告知患者自我检查乳房的正确方法。

问题导引

1. 患者术后安返病房，作为责任护士，你该如何安置患者？重点观察哪些方面？

2. 责任护士需如何观察患者术后伤口皮瓣和引流管的情况？保持手术部位皮瓣血供良好和引流管通畅的护理措施有哪些？

3. 患者术后进行早期的手功能锻炼的方法有哪些？具体步骤是什么？

4. 手术完成是否代表治疗的完成？患者即将出院，面对她的担忧，责任护士该如何进行出院指导？

教师注意事项

本幕展示了患者术后病情观察、伤口护理及康复过程的情况，术后严密的病情观察和护理是确保患者康复的必要条件。引导学生学习如何做好病情观察及如何指导患者进行早期康复锻炼，并及时反馈患者的情况。引导学生学习如何正确为患者提供专业的出院指导，使患者快速康复并早日恢复正常的生活。

学习目标

1. 掌握乳腺癌术后的护理要点。
2. 掌握乳腺癌术后患肢功能锻炼。
3. 掌握患者出院的健康宣教。
4. 了解自我检查乳房的正确方法。

提示用问题

1. 患者进行“左乳癌改良根治术”后，责任护士术后病情观察和伤口护理的重点有哪些？

2. 患者术后可以进行哪些功能锻炼促进康复？如何开展？

3. 我们该如何正确指导患者按时随访，预防疾病的复发？如何帮助患者掌握乳房自我检查的方法？

教师参考资料

1. 乳腺癌根治术后护理

(1) 体位：术后患者清醒、血压平稳后取半卧位，以利于呼吸和引流。

(2) 病情观察：严密观察患者生命体征变化，观察切口辅料渗血、渗液情况，并予以记录。乳腺癌改良根治术有损伤胸膜可能，患者若感到胸闷、呼吸困难，应及时报告医生，以便早期发现和协助处理肺部并发症，如气胸等。

(3) 伤口护理：①有效包扎：手术部位用弹力绷带加压包扎，使皮瓣紧贴胸壁，防止积液积气。绷带加压包扎一般维持 7～10 天，包扎期间告知患者不能自行松解绷带。②观察皮瓣血液：注意皮瓣颜色及创面愈合情况，正常皮瓣的温度较健侧略低，颜色红润，并与胸壁紧贴；若皮瓣颜色暗红，提示血液循环欠佳，有可能坏死，应报告医生及时处理。③观察患侧上肢远端血液循环：若手指发麻、皮肤发绀、皮温下降、动脉搏动不能扪及，提示腋窝部血管受压，应及时调整绷带的松紧度。

(4) 引流护理：乳腺癌根治术后，皮瓣下常规放置引流管并接负压引流，以便及时、有效地吸出残腔内的积液、积血，并使皮肤紧贴胸壁，从而促进皮瓣愈合。护理时应注意以下几点。①保持有效负压吸引：负压吸引的压力大小要适宜。若负压过高可导致引流管瘪陷，引流不畅；过低则不能有效引流，易致皮下积液、积血。②妥善固定引流管：引流管的长度要适宜，患者卧床时将其固定于床旁，起床时固定于上衣。③保持引流通畅：防止引流管受压和扭曲。引流过程中若有局部积液、皮瓣不能紧贴胸壁且有波动感，要及时报告医生处理。④观察引流液的颜色和量：术后 1～2 天，每日引流血性液体 10～15 mL，创面与皮肤紧贴，手指按压伤口周围皮肤无空虚感，即可考虑拔管。若拔管后仍有皮下积液，可在严格消毒后抽液并局部加压包扎。

(5) 患侧上肢肿胀的护理：①避免损伤：勿在患侧上肢测血压、抽血、做静脉或皮下注射等。避免患肢过度负重和外伤。②保护患侧上肢：平卧时患肢下方垫枕抬高 10°～15°，肘关节轻度屈曲；半卧位时屈肘 90°放于胸腹部；下床活动时用吊带托或用健侧手将患肢抬高于胸前，需要他人扶持时只能扶健侧，以防腋窝皮瓣滑动而影响愈合；避免患肢下垂过久。③促进肿胀消退：按摩患侧上肢或进行握拳、屈、伸肘运动，以促进淋巴回流。

(6) 患侧上肢功能锻炼：术后加强肩关节活动可增强肌肉力量，松解和预防粘连，最大限度地恢复肩关节的活动范围。为减少和避免术后功能受限，鼓励和协助患者早期开始患侧上肢功能锻炼。①术后 24 h 内：活动手指和腕部，可进行伸指、握拳、屈腕等锻炼。②术后 1～3 天：进行上肢肌肉等长收缩，利用肌肉泵作用促进血液和淋巴回流；可用健侧上肢或他人协助患侧上肢进行屈肘、伸臂等锻炼，逐渐过渡到肩关节的小范围前屈、后伸运动（前屈小于 30°，后伸小于 15°）。③术后 4～7 天：鼓励患者用患侧手洗脸、刷牙、进食等，并做以患侧手触摸对侧肩部及对侧耳朵的锻炼。④术后 1～2 周：术后 1 周皮瓣基本愈合后，开始做肩关节活动，以肩部为中心，前后摆臂。术后 10 天左右皮瓣与胸壁黏附已较牢固，循序渐进地做抬高患侧上肢（将患侧肘关节伸屈、手掌置于对侧肩部，直至患侧肘关节与肩平）、手指爬墙（每日标记高度，逐渐递增幅度，直至患侧手指能高举过头）、梳头（以患侧手越过头顶梳对侧头发、扪对侧耳朵）等锻炼。指导患者做患肢功能锻炼时应根据患者的实际情况而定，一般以每日 3～4 次、每次 20～30 min 为宜；循序渐进，逐渐增加功能锻炼的内容。术后

7 天内不上举，10 天内不外展肩关节；不要以患侧肢体支撑身体，以防皮瓣移动而影响愈合。

2. 乳腺癌根治术患者出院宣教

（1）复查时间：手术后 2～3 年内，每隔 3 个月来院检查一次，此后可以每隔 6 个月来院检查一次。

复查项目：对患侧、对侧乳房、腋窝、锁骨上的淋巴结进行触诊。有的患者还要进行胸部 X 线、腹部 B 超、骨扫描检查及肿瘤标志物的化验。根据上述各项检查的结果，再决定是否有必要进一步治疗。

（2）指导患者保持心情舒畅，告知家属应给予患者心理支持，促进患者身心的全面康复。

（3）告知患者坚持患肢功能锻炼，不要在患肢测血压、静脉注射等，患肢负重不能超过 5 kg，以免影响恢复。

（4）嘱患者按时化疗或放疗，定期复查肝功能、血常规，化疗期间还需注意保护皮肤。

（5）向患者说明术后 5 年内应避免妊娠，以免乳腺癌复发。

3. 乳房自查方法

（1）面对镜子，双手叉腰，观察双乳房外形、轮廓有无异常。

（2）举起双臂，观察双乳房外形、皮肤、乳头、轮廓有无异常。

（3）右手依次触摸左乳房上方内侧、下方、外侧，判断有无肿块，左侧同理。

（4）仰卧平躺，肩部稍垫高，举起右手臂，左手触摸右侧腋下、乳房尾叶有无肿块。

（5）仰卧平躺，肩部稍垫高，举起左手臂，右手触摸左侧腋下、乳房尾叶有无肿块。

4. 乳腺癌预防对策

（1）一级预防：①引导健康生活理念、生活方式；②避免滥用雌激素、口服避孕药；③适龄结婚生育；④鼓励母乳喂养；⑤加强射线防护；⑥避免酗酒；⑦选择合适内衣。

（2）二级预防（早诊断）：①高危患者（围绝经期、过早初潮、过晚绝经、乳腺癌家族史、晚育、未哺乳、服用雌激素等）尽早、规律筛查；②在各地区建立简单、有效、免费的定期筛查计划。

参考文献

[1] 国家肿瘤质控中心乳腺癌专家委员会，中国抗癌协会乳腺癌专业委员会，中国抗癌协会肿瘤药物临床研究专业委员会. 中国晚期乳腺癌规范诊疗指南（2020 版）[J]. 中华肿瘤杂志，2020，42（10）：781-797.

[2] Zhao N, Yin F, Wu X, et al. The effectiveness of a WeChat-based multimodal nursing program for women with breast cancer: a randomized controlled trial protocol[J]. Medicine, 2020, 99(52): 123-126.

[3] 佟阳，金咏梅，邱霖，等. 乳腺癌术后上肢淋巴水肿患者社会支持与自我护理能力的关系：链式中介效应分析[J]. 上海护理，2021，21（8）：20-24.

[4] 何秀邦. 基于萨提亚为核心的团队护理干预对乳腺癌化疗患者负性情绪和应对方式的影响[J]. 护理实践与研究，2019，16（24）：29-31.

[5] 中国医生协会精准治疗委员会乳腺癌专业委员会，中华医学会肿瘤学分会乳腺肿瘤学组，中国抗癌协会乳腺癌专业委员会. 中国乳腺癌患者 BRCA1/2 基因检测与临床应用专家共识（2018 年版）[J]. 中国癌症杂志，2018，28（10）：787-800.

第十节 食管癌

教案摘要

丁先生，65 岁，福建人，喜欢吃腌制品，喝汤就爱趁烫喝，既抽烟又喝酒。半年前在吃东西时觉得喉咙有点不舒服，进食较粗糙食物时不适感觉更明显，喝水后哽噎感消失，偶尔还会有胸骨后烧灼样疼痛。近 3 个月来，进食时开始出现吞咽疼痛，食用粗硬食物时疼痛加重，现在只能进食半流质食物，还常伴有胸痛。昨日开始出现发热、声音嘶哑、饮水时剧烈呛咳。家人急忙陪同至医院就诊。胃镜示距门齿 25～30 cm 处食管环周 3/4 圈可见黏膜菜花样隆起，大小约 4 cm×5 cm，边界不清，周围黏膜呈环状隆起，食管腔略狭窄，内镜尚能通过，狭窄段长约 5 cm，病理结果提示高分化鳞状细胞癌。胸部 CT 示食道上段恶性肿瘤。完善各项检查未见其他转移，拟在全麻下行“食管癌根治术＋胃代食管术”。手术顺利，术后安返病房，术后第 3 天患者胸管内引流出大量乳糜样胸液，经过保守治疗后病情好转，随着丁先生病情逐渐稳定，最终康复出院。

通过本教案，学生可以学习食管癌的临床表现、诊断、治疗及可能出现的并发症，从而思考该疾病的预防及健康促进策略；通过对食管癌手术患者全程、动态的健康照护问题的评估和分析，进行连续性照护，从而实现以患者为中心的整体护理。

关键词

食管癌（Esophageal cancer）；乳糜胸（Chylothorax）；胸导管损伤（Thoracic duct injury）；以患者为中心（Patient-centered）

主要学习目标

1. 掌握食管癌的临床表现。
2. 掌握食管癌围手术期的护理要点。
3. 掌握食管癌术后常见并发症的防治。
4. 掌握食管癌患者出院康复指导。
5. 熟悉食管癌的诊断依据。

次要学习目标

1. 了解食管癌的病因。

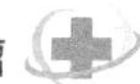

2. 了解食管癌的辅助检查。
3. 了解食管癌的治疗方法。

第　一　幕

丁先生，65岁，福建人，喜欢吃腌制品，喝汤就爱趁烫喝，既抽烟又喝酒。半年前在吃东西时觉得喉咙有点不舒服，进食较粗糙食物时不适感觉更明显，喝水后哽噎感消失，偶尔还会有胸骨后烧灼样疼痛。近3个月来，进食时开始出现吞咽疼痛，食用粗硬食物时疼痛加重，现在只能进食半流质食物，还常伴有胸痛。昨日开始出现发热、声音嘶哑、饮水时出现剧烈的呛咳。家人急忙陪同至医院就诊。患者否认高血压、糖尿病、乙肝、结核病史。实验室检查：白细胞 $5.10\times10^9/L$，红细胞 $3.32\times10^{12}/L$，血红蛋白 92 g/L，白蛋白 32 g/L。为进一步检查及治疗，医生将患者收治入院。

问题导引

1. 患者的发病与他的饮食习惯有什么联系吗？
2. 你认为该患者的诊断是什么？为什么？

教师注意事项

本幕描述的是食管癌患者就诊的情形。通过本幕提供的信息，引导学生根据患者的临床表现及辅助检查，思考患者发生了何种疾病，同时引导学生学习该疾病的辅助检查、护理及观察要点。

主要学习目标

1. 掌握食管癌的临床表现。
2. 熟悉食管癌的鉴别诊断。

次要学习目标

1. 了解食管癌的辅助检查。
2. 了解食管癌的病因。

提示用问题

1. 结合患者的病史及临床症状，你认为患者的初步诊断是什么？如何鉴别？
2. 患者的疾病与他的生活习惯有什么关系？
3. 患者需要做哪些辅助检查才能确诊？

教师参考资料

1. 食管癌临床表现

1）早期食管癌

局限于食管的黏膜层或黏膜下层。症状多不明显，自觉胸骨后不适或疼痛，或有摩擦感，且多间断发生。

(1) 食管内异物感：异物感的部位多与食管病变相一致，随着病情的发展，相继出现咽下食物哽噎感，甚至疼痛。

(2) 食物通过缓慢和停滞感：咽下食物后，食物下行缓慢，并有停滞感觉。

(3) 胸骨后疼痛、闷胀不适或咽下痛：疼痛的性质可呈烧灼样、针刺样或牵拉摩擦样疼痛。

(4) 咽部干燥与紧缩感。

(5) 剑突下或上腹部疼痛：表现为持续性隐痛或烧灼样刺痛，多在咽下食物时出现，食后减弱或消失，与病变部位不一致。

2) 中晚期食管癌

肿瘤累及食管壁的全层并侵犯食管周围的组织结构或者器官。

(1) 吞咽困难：是进展期食管癌的主要症状，80%以上食管癌患者的主要临床表现是吞咽困难。吞咽困难的程度与病理类型有关，缩窄型和髓质型较其他型更为严重。患者因吞咽困难而就诊时，症状往往持续了 6～8 个月。可以分为以下几种类型。①缩窄型：患者的吞咽困难症状最为明显和典型。②溃疡型：患者多无显著的吞咽困难，即使病程从进展期发展到晚期，也不一定有显著的吞咽困难。③蕈伞型：肿瘤完全堵塞食管腔或者堵塞食管腔的大部分之前，进食困难症状亦不明显。④髓质型：食管癌患者多数有较为严重的进食吞咽困难症状。

(2) 疼痛：以疼痛为初发症状的病例占食管癌患者总数的 10%左右。多发生于溃疡型患者。性质为隐痛、灼痛或刺痛，每于饮食时加重，疼痛的部位为胸骨后或肩胛间。

(3) 声音嘶哑：当癌组织侵及或压迫喉返神经时，发生声带麻痹，患者出现声音嘶哑，甚至失音，多见于食管上段癌累及左侧喉返神经。

(4) 呃逆：常常是食管癌本身、转移性纵隔淋巴结侵犯(压迫)膈神经并导致膈肌麻痹及其运动功能障碍的表现。

(5) 呕吐：常在吞咽困难加重时出现，初起每当哽噎时呕吐，以后每逢进食即吐，严重时不进食亦吐。

(6) 呼吸系统症状：肿瘤直接侵犯气管和支气管，患者可出现咳嗽、呼吸困难及胸膜炎样胸痛。

(7) 体重减轻：体重减轻是食管癌患者的第二个常见症状。

2. 食管癌诊断依据

(1) 临床诊断：根据临床症状、体征及影像学检查，符合下列情况之一者可作为临床诊断依据。①吞咽食物时有哽咽感、异物感、胸骨后疼痛或出现明显的吞咽困难，食管造影发现食管黏膜局限性增粗、局部管壁僵硬、充盈缺损或龛影等表现。②吞咽食物时有哽咽感、异物感、胸骨后疼痛或出现明显的吞咽困难，胸部 CT 检查发现食管管壁的环形增厚或不规则增厚。

(2) 病理诊断：根据临床症状、体征及影像学检查，经细胞学或组织病理学检查，符合下列情况之一者可诊断为食管癌。①纤维食管镜刷片细胞学检查或组织活检阳性。②临床诊断为食管癌，食管外病变(锁骨上淋巴结、皮肤结节)经活检或细胞学检查明确诊断者。

3. 食管癌的辅助检查

(1) 实验室检查：贫血程度检测和癌胚抗原检测。

 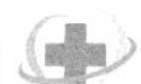

(2) 胃镜：主要的鉴别诊断方法。

(3) CT：有无脑部、肺部等处转移。

(4) 骨扫描：有无骨转移。

(5) 消化道钡餐造影检查：早期可见：①食管黏膜皱襞紊乱、粗糙或有中断现象；②小的充盈缺损；③局限性管壁僵硬，蠕动中断；④小龛影。中、晚期有明显的不规则狭窄和充盈缺损，管壁僵硬。有时狭窄上方口腔侧食管有不同程度的扩张。

检查要求：①检查前禁食禁水 8 h；②检查前一日起禁服含有金属元素的药物(如钙片等)；③检查时最好穿没有纽扣的内衣。

(6) B 超：是否有肝脏等脏器转移。

4. 食管癌发病因素

(1) 亚硝胺类：亚硝胺类化合物是一种很强的致癌物质，长期食用腌制品与食管癌发病率有关。

(2) 食管黏膜的损伤：长期喜进烫食、粗食，饮浓茶，多食辣椒等刺激性食物可引起食管黏膜损伤、黏膜增生病变，也可能是致癌因素之一。吸烟、饮烈性酒与食管癌发病有一定关系。

(3) 霉菌：研究表明，食用霉变食品可以诱发小鼠食管和胃的癌前病变或鳞状上皮癌。这类霉菌与亚硝胺致癌有协同作用。

(4) 微量元素缺乏：铁、钼、锌等的缺少和食管癌发生有关。食管癌高发区人群中血清钼、发钼、尿钼及食管癌组织中的钼都低于正常值，钼的抑癌作用被多数学者证实。

(5) 遗传因素：食管癌具有显著的家族聚集现象，高发区连续三代或三代以上患病的家族屡见不鲜。

第 二 幕

丁先生在家属的陪同下，来到了胸外科，护士小吴及医生一起接待了他。患者胃镜示：距门齿 25～30 cm 处食管环周 3/4 圈可见黏膜菜花样隆起，大小约 4 cm×5 cm，边界不清，周围黏膜呈环状隆起，食管腔略狭窄，内镜尚能通过，狭窄段长约 5 cm，病理结果提示高分化鳞状细胞癌。胸部 CT 示食管上段恶性肿瘤。头颅、胸部、骨均未见转移。消化道钡餐造影检查示：食管上端有不规则狭窄和充盈缺损。通过一系列检查，患者确诊为“食管癌”。

医生对丁先生的爱人说：“我们已经明确诊断该患者为食管癌，下面有几个治疗方案，我来给您详细讲解一下，您也可以和家里其他人商量一下，选择哪种治疗方法。”之后，患者的爱人忧心忡忡地离开，显得非常焦虑。

最后他们选择了手术治疗的方法，此时此刻丁先生心里更为紧张和不安，护士小吴看到后立马安慰丁先生及其家属，缓解了她们紧张、焦虑的情绪，并为丁先生做好术前准备工作。

问题导引

1. 食管癌的影像学检查特征是什么？

2. 食管癌的治疗方案有哪些?

教师注意事项

本幕主要描述患者在明确诊断后,患者家属选择了治疗方案,护士为其实施心理疏导及术前准备的经过。通过本幕,引导学生学习食管癌的手术和非手术的方法,辨别其优缺点,以及术前准备和术前心理护理要点,使患者以最佳的状态迎接手术。

学习目标

1. 掌握食管癌术前护理的要点。
2. 了解食管癌的治疗方法。

提示用问题

1. 该患者有哪些可行的治疗方法?
2. 术前责任护士应该对患者进行哪些护理?

教师参考资料

1. 食管癌的治疗方法

食管癌的治疗方法包括外科手术治疗、放射治疗、药物治疗以及综合治疗。食管癌治疗方案的选择要根据病史、病变部位、肿瘤扩展的范围及患者全身情况来决定。提高食管癌的治疗效果,最关键的措施在于早期诊断和早期治疗。

1) 手术的禁忌证

(1) 临床X线等检查证实食管病变广泛累及邻近器官,如气管、肺、纵隔、主动脉等。

(2) 有严重心肺或肝肾功能不全或恶病质不能耐受手术者。

2) 手术类型

(1) 根治性食管癌切除及食管重建术:若有可能切除,食管切除范围应距肿瘤 5 cm 以上。根治性手术应包括区域淋巴结的清扫。

(2) 姑息性手术:食管癌晚期,与周围器官粘连较紧或已有广泛淋巴结转移,虽然瘤体可以切除,但周围浸润及转移淋巴结往往不能彻底切除。为解除患者梗阻、缓解症状、促进进食、延长生命可行姑息性手术(如食管胃转流术、胃造瘘术、食管腔内置管术等)。

(3) 剖胸术式:①左侧剖胸:适用于绝大多数食管胸下段、贲门及大部分胸中段病变者的手术。②胸腹联合切口:此术式创伤大,影响患者呼吸功能,不利于患者术后恢复。③右侧剖胸:常见术式是右胸、腹正中、颈三切口,适用于胸上段癌及部分胸中段癌。

2. 食管癌术前护理要点

(1) 保持口腔卫生:用漱口液漱口,减少口咽部细菌,预防术后肺部感染。

(2) 纠正营养不良和水电解质紊乱:对能进食者给予高蛋白流质饮食,对食管高度梗阻不能进食者按医嘱静脉补充营养;必要情况下,患者可静脉输入全血或血浆、白蛋白等,以增强抵抗力,促进术后恢复。

(3) 呼吸道准备:戒烟 2 周以上;训练缓慢腹式深呼吸和有效咳嗽、咳痰;遵医嘱使用抗生素,控制呼吸道感染。

(4) 胃肠道准备:①术前 3 天进流质饮食,术日晨禁食。②进食后滞留或进食后反流者，术前3天留置胃管，并用生理盐水经鼻胃管冲洗食管和胃，以减轻局部充血水肿，减少术中污染，防止吻合口瘘。③结肠代食管手术患者，术前行肠道准备。④术日晨常规留置胃管，如遇梗阻，切不可强行进入，以免食管穿孔，可将胃管置于梗阻部位上端，待手术中直视下再继续置于胃中。

(5) 术前一日备皮，病情许可者洗澡。

(6) 术日晨排便，更衣，勿穿内衣裤，取下身上的所有物品。

(7) 心理护理：当患者得知自己患了癌症时，就会产生多种消极情绪，如愤怒、焦虑、抑郁及情绪波动等，从而加重其心理痛苦。强烈而复杂的心理变化与癌症的康复预后密切相关。所以，做好癌症患者的心理护理对延长患者生命起着尤为重要的作用。①初期的心理护理：癌症患者初期反应一般是难以接受，产生怀疑、否认的心理，因为“患癌症即被判死刑”，这是人们的普遍心态。因此，对癌症患者来说，不仅要忍受疾病本身所带来的肉体痛苦，还要承受巨大的心理压力。所以，患者会感觉难以置信，不接受患癌症这个事实。在护理工作中要给予充分的理解和关心，理解患者本能的求生欲望，同情其疾苦，更多地给予安慰，让患者从思想上慢慢接受这个现实。②中期的心理护理：经过进一步检查明确诊断后，患者会出现焦虑、急躁、易怒等情绪，甚至会出现自杀的极端行为。因此，对该期患者应细致地做好心理护理，抓紧时间与其谈心、交往，发挥患者在治疗过程中的主观能动性，从而主动接受治疗并与医护人员密切合作；关心、理解和帮助患者，与其讨论感兴趣的话题，消除其恐惧心理，从而配合治疗。③后期的心理护理：到了癌症的后期，随着病情的加重、恶化，患者会再次出现不稳定的情绪，需要给予更多的关心和安慰，以及更加细致周到的护理。比如亲切谈心时，注意倾听患者的主诉，表现出关心、理解，并使用合适的语言、神态以取得患者的信任。如患者十分眷恋家人时可以让家人多陪伴。

第　三　幕

完善术前准备后，丁先生在全麻下行“食管癌根治术＋胃代食管术”，术后安返病房。术后带回了胸管、胃管、导尿管等导管，吴护士协助家属将丁先生搬至床上，并嘱其去枕平卧，给予心电监护，低流量氧气持续吸入。此时患者生命体征平稳：心率86次/分，血压134/78 mmHg，氧饱和度96%。患者家属看到患者身上都是管子，心里难过，默默流泪，责任护士耐心地劝导了家属，并仔细叮嘱术后的注意事项。

术后第4天，患者感到胸闷、气短、心慌，胸液量800 mL，并呈现乳糜色。胸腔积液常规检查示乳糜液。患者实验室检查：白细胞 9.10×10^9/L，红细胞 2.32×10^{12}/L，血红蛋白80 g/L，白蛋白28 g/L，K^+ 3.2 mmol/L，Na^+ 122 mmol/L。吴护士巡视病房时，发现了患者的不适症状，立即通知医生处理。

问题导引

1. 食管癌术后护理要点有哪些？
2. 如何预防及护理食管癌术后并发症？

教师注意事项

本幕主要描述患者手术安返病房后，护士为患者实施术后护理的经过。通过本幕提供的信息，引导学生学习食管癌根治术后的观察及护理要点，同时学习食管癌术后并发症及其处理措施。

主要学习目标

1. 掌握食管癌术后护理要点。
2. 掌握食管癌术后并发症的防治。
3. 掌握乳糜胸的临床表现。
4. 掌握乳糜胸的护理要点。

次要学习目标

了解乳糜胸的治疗方法。

提示用问题

1. 患者术后的护理要点有哪些？
2. 术后第 4 天，患者发生了什么情况？如何判断？
3. 针对患者术后并发症，目前有哪些治疗方法？
4. 针对患者的情况，如何做好护理工作？
5. 患者还可能发生什么并发症？如果你是责任护士应该如何预防及观察？

教师参考资料

1. 食管癌术后护理

（1）了解术中及麻醉情况，给予心电监护，低流量氧气吸入。麻醉未清醒时，去枕平卧，头偏向一侧，清醒后给予半卧位，以利于呼吸和促进胸液引流。鼓励患者四肢轮流抬举和做蹬腿、抬臀动作，促进血液循环，预防深静脉血栓和肺栓塞。

（2）加强呼吸道护理。术后给予雾化吸入，鼓励患者咳嗽、咳痰，及时清除呼吸道分泌物，促进肺扩张，预防肺不张及肺部感染。

（3）胃管护理。术后常规留置胃管 5～7 天。①胃管接负压引流器，保持负压状态，防止受压、扭曲、折叠。若胃管引流不通畅，可导致胃液潴留，胸腔胃扩张，吻合口张力高，并发吻合口瘘。如引流不畅，可适当变动体位，转动或调整胃管位置，及时汇报医生，由医生用低压、少量生理盐水冲洗抽吸。②对胃管插入深度进行标记，每班检查胃管刻度深度。妥善固定胃管，防止脱出。如胃管脱出，不应再盲目插入，以免穿破吻合口，造成吻合口瘘。③严密观察胃管引流液量及性状并记录。术后 6～12 h 内从胃管内可吸出少量血性或咖啡色液体，之后引流液颜色将逐步变淡。若引流出大量血性液体，患者出现烦躁、血压下降、脉搏增快等血容量不足的表现应考虑有活动性出血，立即报告医生处理。④ 禁食期间加强口腔护理，每日早晚各 1 次，保持口腔清洁。

（4）胸管护理：①连接引流装置，检查引流装置的密闭性能，保持连接处紧密，防止滑脱。②引流瓶低于胸壁引流口平面 60～100 cm，水封瓶长管没入无菌生理盐水中 3～4 cm，并保持直立。观察长管内水柱波动，正常为 4～6 cm，咳嗽时有无气泡溢出。③定时挤压引流管，防止引流瓶中液体倒吸。观察引流液的颜色、性质、量。若出血量多于 100 mL/h，呈鲜红色，有血凝块，同时伴有脉搏增快，提示有活动性出血的可能，及时通知医生。④引流瓶每周更换，更换时必须夹闭引流管，防止空气进入胸膜腔引起气胸。患者外出检查前夹闭引流管。⑤引流管自胸壁伤口脱出，立即用手顺皮肤纹理方向捏紧引流口周围皮肤，立即通知医生处理。⑥观察伤口敷料有无渗出液，有无皮下气肿。⑦拔管后注意观察患者有无胸闷、憋气、皮下气肿、伤口渗液及出血等症状，有异常及时通知医生。

(5) 饮食护理：①术后 3～6 天吻合口处于充血水肿期，应严格禁食。②禁食期间持续胃肠减压，给予静脉营养支持。停止胃肠减压 24 h 后，开始进食。自少量饮水开始，依次为米汤、清流质、流质、半流质饮食，术后 3～4 周可进普食。进食以少量多餐为宜，进食后观察有无腹痛、腹胀、呕吐等。③宜少食多餐、由稀到干、细嚼慢咽，防止进食过多及速度过快，防止术后吻合口瘘。④以高热量、高蛋白、丰富维生素、易消化食物为宜，避免刺激性食物。⑤注意观察进食后的反应，如梗阻、疼痛、腹胀、呕吐、腹泻等。进食后 2 h 内避免平卧、低头弯腰等，以免食物反流。睡眠时宜高枕卧位。

2. 食管癌术后常见并发症及其处理措施

(1) 吻合口瘘：食管癌切除，食管与胃或肠吻合后，消化道内容物自吻合口外溢即为吻合口瘘。早期瘘发生于术后 3 天以内，多与吻合技术不佳、操作失误有关；中期瘘发生于术后 4～14 天，多与局部组织愈合能力差，吻合口局部感染，术后处理不当有关；晚期瘘发生于术后 14 天以后，与吻合口瘘局部缝线反应导致感染有关。瘘发生的时间越晚，症状越轻，有的仅表现为持续低热，造影检查可发现小瘘口。早中期瘘有高热、全身感染症状、胸闷、呼吸困难以及循环衰竭等，胸部检查有液(气)胸体征。

处理：禁食、胃肠减压、有效进行胸腔闭式引流、静脉高营养、广谱抗生素治疗。有效引流可使全身感染症状在 3～5 天内明显减轻，必要时还可做空肠造瘘和二次手术。感染和营养不良所致衰竭是吻合口瘘的主要死亡原因。对于胸内早期较大的吻合口瘘，若不能及时有效引流，多发生严重的全身感染症状、感染性休克，甚至死亡。

(2) 脓胸：正常情况下食管内就有细菌存在，食道癌手术属于污染手术，加之患者年老体弱、抵抗力较低，与术后发生液(气)胸和肺萎陷处理不及时也有关。多表现为拔出引流管后体温逐渐上升，脉速，气短加重，甚至呼吸窘迫，并有胸腔积液体征及 X 线表现，胸腔穿刺抽出混浊液体。

处理：除全身应用抗生素、输血输液外，对弥漫性脓胸应早期做闭式引流。局限性脓胸可间断抽脓，冲洗胸腔并注入抗生素。

(3) 肺部并发症：较为常见的有支气管炎、肺不张、肺脓肿及肺栓塞等。表现为咳嗽咳痰、痰量增多、体温升高、呼吸急促、肺部出现啰音，严重者有发绀。

处理：鼓励患者早期下床活动，协助排痰、超声雾化吸入、抗炎等。

(4) 乳糜胸：多发生于术后 2～10 天。胸导管为引流腹腔及部分胸腔淋巴液的解剖结构，伴行于食管附近，手术中有被损伤的可能。若术后血清样胸液过多(500 mL 以上)，粉红色胸液中伴有脂肪滴，应警惕乳糜胸发生。乳糜胸患者多伴有胸闷、气急、心悸，胸水乳糜试验阳性。

处理：一旦确诊乳糜胸，应保持胸腔闭式引流通畅。引流量少的患者，可给予低脂饮食。引流量大的患者，应禁食，补液，抗感染，营养支持，必要时二次手术，结扎胸导管。

(5) 术后膈疝：主要因术中在重建膈裂孔时通道过大，或膈肌、膈胃固定缝线撕脱，使腹内脏器进入胸腔，发生压迫或肠胃梗阻，最常见的疝入脏器为结肠和脾脏。X 线检查可见胸腔有单个或多个大小不等之液平，随体位的改变而变化。

处理：应及时行手术修补裂孔。

(6) 吻合口狭窄：多在手术后 2～3 周发生，也有延迟至 2 个月甚至 3 个月后出现。主要有不同程度的吞咽困难。吻合口狭窄与吻合方式、吻合口感染、吻合口漏及患者本身为瘢痕体质等因素有关。

处理：确诊者可行食管扩张或腔内支架扩张，如效果不佳，还可行狭窄处切除，再次吻合。

3. 乳糜胸的临床表现

主要临床表现为术后胸腔引流液异常增多。由于胸液及时被引出，无明显的压迫症状。有些患者则为胸腔引流管拔除后，或开始进食后，出现大量胸腔积液，出现不同程度的气短、心慌、胸闷、胸痛、心动过速、血压偏低等压迫造成的呼吸、循环功能紊乱，严重患者可以有休克表现；随着胸液的丢失增多和支持治疗的情况不同，会逐步表现出脱水、低钠、低钾、酸中毒等消耗症状，严重者发生多器官功能衰竭而死亡。通常情况下，胸部手术后患者术后第 3 天的胸腔引流量仍不少于 500 mL，在排除其他原因后，绝大多数为合并了乳糜胸。

4. 乳糜胸的治疗及护理

乳糜胸一旦确诊，应立即采取禁食、输血、补充白蛋白、静脉补充营养等措施维持水、电解质酸碱平衡。待情况稳定后改为无脂饮食或中链甘油三酯饮食以减少乳糜液量。进行胸腔穿刺和胸腔闭式引流促使肺完全膨胀，促使脏层胸膜与壁层胸膜贴紧后粘连，消灭胸膜腔间隙。恶性肿瘤引起的乳糜胸应给予放化疗，有的患者经治疗后瘤体缩小，上腔静脉或胸导管压迫解除，乳糜胸消失。通过有效的保守治疗，约 1/2 的乳糜胸患者可以治愈，另外 1/2 则往往需要手术治疗。

1) 非手术治疗

当前普遍认为新发的外伤性乳糜胸和术后乳糜胸首先考虑非手术治疗，治疗原则如下。

(1) 减少乳糜液流量。

(2) 补充乳糜液丢失的营养物质，防止和纠正代谢紊乱。

(3) 清除或引流胸液，促使肺膨胀，纠正呼吸循环障碍。

(4) 严密监护，密切观察病情发展。一定期限内若保守治疗无效则进行手术治疗。

(5) 中链三酯甘油(Medium chaintriglyc-eride，MCT)饮食疗法。中链甘油三酯与长链脂肪酸不同，能在肠脂肪酶的作用下水解成游离的中链脂肪酸和甘油，其分子量较小，易通过细胞基底膜扩散，迅速由门静脉系统吸收进入肝脏，而不需再进行脂化和乳化为乳糜微粒进入乳糜池，这样就大大地减少了乳糜的生成，使胸导管处于休息状态。目前，治疗饮食多采用低脂肪、高蛋白、高碳水化合物，其中脂肪以 MCT 供给。

(6) 禁食与全胃肠外营养(Total parenteral nutrition，TPN)治疗。饮水、进食、胃肠道蠕动均可增加胸导管内乳糜液的流量。有些严重乳糜胸的患者需要完全禁食使胸导管内乳糜液流量降低，压力减少，以促进瘘口的愈合。此时应考虑使用 TPN 治疗，通过中心静脉导管，输入氨基酸-高葡萄糖营养液、水、电解质、多种维生素、各种微量元素，既可控制乳糜液的漏出量，又可补充乳糜胸丢失的营养物质，确保患者的营养供应，纠正和防止代谢紊乱。

(7) 补充蛋白质及淋巴细胞。可输入新鲜全血、成分输血或蛋白，以提高机体抵抗力。

(8) 清除胸腔积液。放置胸腔闭式引流，保持引流管通畅，保持肺的良好膨胀，以免乳糜液聚集和凝固在胸膜腔内，造成晚期的纤维化；保持纵隔的正常位置，避免对心脏大血管的压迫。

(9) 密切监护。非手术治疗期间应密切观察，进行呼吸循环监测，每天记录胸液引流量，连续监测水、电解质的平衡状态，定期检查血糖、血浆蛋白、血脂等生化指标，注意有无严重脱水、低钠、低钾、酸中毒、严重营养障碍、低蛋白、低血脂、各种维生素缺乏以及凝血因子减少等。

2) 手术治疗

(1) 手术指征：并无统一的标准，通常认为保守治疗 14 天中每天胸腔引流管流出乳糜液在 400 mL 以上；或连续 5 天，成人每天乳糜液流出 1 500 mL 以上，儿童每天多于 100 毫升/岁，应手术治疗。对肺萎陷后不能完全复张，创伤性和手术后乳糜胸，特别是食管手术后乳糜胸，应积极进行手术治疗。因为保守治疗可使这类患者很快全身衰竭，失去手术时机。

(2) 手术禁忌证：①伴有脊柱骨折的外伤性乳糜胸；②不能手术切除的胸腔肿瘤，特别是恶性肿瘤引起的乳糜胸患者；③非创伤性乳糜胸和一般情况差，不能耐受开胸手术者。

(3) 术前准备：术前应充分纠正营养不良和水、电解质紊乱，输全血或血浆，给予高蛋白饮食，控制呼吸道感染。对自发性双侧乳糜胸或合并乳糜腹的病例，为明确胸导管损伤部位，术前可经足背淋巴管做淋巴造影。术前 3～4 h 口服高脂饮食(奶油制品)或术前 2～3 h 经胃管注入 100～200 mL 橄榄油，有助于术中寻找胸导管的破损部位。

(4) 手术方式：胸导管结扎术、胸导管直接结扎、胸导管瘘口修补术、胸导管端-端吻合术、胸导管静脉吻合术(如奇静脉、半奇静脉、肋间静脉等进行端-侧吻合)、胸膜粘连、胸膜剥脱术(类似胸膜腔闭锁疗法)。

第　四　幕

在医护人员精心护理下，丁先生病情逐渐好转，生命体征逐渐平稳。查房时，医生告诉丁先生可以喝水了，丁先生听了十分开心。由于多日来没有进食，丁先生心想这下终于可以吃东西了，于是大口大口地喝水，每次喝半杯。吴护士见状立即制止了他，丁先生不解道："小吴，我都好多天没吃过东西了，这下终于可以喝水，你还不让我好好喝个够！"吴护士解释道："我没有不让你喝，只是你不能像现在这样喝，你要……"丁先生听完后，笑着对小吴说："好好，在医院我都听你的！"

一周后吴护士通知丁先生可以出院了，丁先生高兴地说："那我回家以后还要注意什么啊？"

问题导引

1. 丁先生术后的进食计划是什么？
2. 丁先生出院后应该注意些什么？

教师注意事项

本幕主要描述了患者病情稳定，逐渐康复的过程。通过本幕提供的信息引导学生学习食管癌根治术后的健康宣教，帮助患者建立良好饮食习惯，防治术后并发症。引导学生深入思考护理人员在疾病预后和康复中的作用。

主要学习目标

掌握食管癌出院的健康宣教。

提示用问题

1. 你如何对患者进行健康宣教？
2. 患者回家后的饮食要注意什么？

教师参考资料

1. 心理指导

(1) 指导患者保持良好的心理状态，树立战胜疾病的信心。指导患者适当活动，注意休息，避免劳累。

(2) 保持健康心态，促进康复。

2. 健康指导

(1) 饮食：根据不同术式，向病人讲解术后进食时间，指导合理选择饮食，告知注意事项，预防并发症的发生。①能经口进食、病情稳定的病人于术后第 1 天开始口服营养，不能经口进食的病人，通过管饲尽早给予肠内营养，循序渐进，于术后 3～6 天达到营养需求目标；②严重营养不良、术前行全量放射治疗、新辅助放射治疗及化学治疗、严重糖尿病等发生吻合口瘘风险较高的病人，采用常规护理，需禁饮禁食 3～4 天，持续胃肠减压，遵医嘱予以肠内和肠外营养支持，避免术后吻合口瘘的发生；③避免进食生冷、硬食物(包括质硬的药片和带骨刺的鱼肉类、花生、豆类等)，以防后期吻合口瘘；④经食管癌、贲门癌切除术，或由于早期进食，可发生胃液反流至食管，病人可有反酸、呕吐等症状，平卧时加重，嘱病人进食后 2 h 内勿平卧，睡眠时将床头抬高；⑤食管胃吻合术后病人，可由于胃拉入胸腔、肺受压而出现胸闷、进食后呼吸困难，应建议病人少食多餐，1～2 个月后，症状多可缓解。

(2) 体能锻炼：食管-胃吻合术后患者，可能有胸闷、进食后呼吸困难的症状，是由于胃拉入胸腔，肺受挤压所致。应少食多餐，术后 1～2 个月后此症状可缓解。可进行以下锻炼：①进行上下楼运动，时间以患者能耐受为准，2 次/天。②每天早晚到室外交替散步和慢跑，如散步 50 m、慢跑 50 m。

(3) 防止感冒：出门戴口罩，少去人流量大的公共场所，冬季保暖以防感冒；

(4) 按时吃药，定时复诊。出院 1 月后来院复查，若有发热、胸闷、憋气等不适随时来院复查。

(5) 拆线：一般术后 2 周拆线，1 个月内避免淋浴。

3. 健康促进

(1) 戒烟、戒酒，养成良好的卫生习惯。

(2) 嘱患者加强口腔卫生。

参考文献

[1] 陈昌平，周艺，韦晓红. 护理干预对食管癌术后自我护理能力及并发症的影响[J]. 检验医学与临床，

2019,16(8):1131-1134.

[2] 崔志慧.三管一线治疗食管癌术后吻合口瘘的护理体会[J].当代护士(中旬刊),2019,26(4):58-59.

[3] 曹丽莎.围手术期优质护理在食管癌根治术中的应用[J].世界最新医学信息文摘(连续型电子期刊),2020,20(58):283-284,286.

第十一节　纵隔肿瘤

教案摘要

马先生,男,65岁,是退休的体育老师,最近一个月跑步时自觉手脚发软,甚至出现气急的症状。某天跑步时突感双眼皮酸胀,睁眼无力,视物似眼前有遮挡物,朋友发现其右眼皮耷拉,老马随即闭眼休息,按揉眼部后症状缓解。由门诊收治神经内科诊治,通过询问病史、体格检查及辅助检查,确诊为胸腺瘤伴重症肌无力。经会诊转至心胸外科行全麻下纵隔肿物切除术,术后护士通过严密观察与护理,及时发现并判断患者发生痰液堵塞,在拔除气管插管后患者因肌无力危象,导致呼吸无力,不能维持换气功能,再次行气管插管予呼吸机辅助通气,后考虑患者需长期使用呼吸机,遂行气管切开术继续治疗。该案例的患者和家属都担心疾病预后且面临着巨额费用的压力,承受着较重的心理负担。

本案例的目的在于指导学生学会胸腺瘤伴重症肌无力术后护理及其并发症的观察及处理,并要求学生能从疾病和心理负担两方面给予患者心理支持,在此过程中体会医护合作和护患沟通的重要性。

关键词

胸腺瘤(Thymoma);重症肌无力(Myasthenia gravis);纵隔肿瘤切除术(Mediastinal tumor resection);肌无力危象(Myasthenic crisis)

主要学习目标

1. 掌握重症肌无力的定义、病因及临床表现。
2. 掌握胸腺瘤的定义、临床表现。
3. 掌握重症肌无力常见治疗药物的作用及观察要点。
4. 掌握肿瘤患者常见的心理问题。
5. 掌握胸腺瘤伴重症肌无力外科治疗的术后护理。
6. 掌握纵隔手术后吸痰时机的判断及操作要点。

7. 掌握肌无力危象的诱因、临床表现及护理要点。
8. 掌握气管切开术后的护理要点。

次要学习目标

1. 了解胸腺瘤及重症肌无力的辅助检查方式。
2. 了解胸腺瘤伴重症肌无力的外科手术治疗方式。
3. 了解手术后肌无力危象的救治对策。
4. 了解胆碱能危象的临床表现并学会与肌无力危象鉴别。
5. 了解呼吸机相关性肺炎的预防措施。

第一幕

马先生，男，65 岁，是退休的体育老师。老马不抽烟，不喝酒，不赌博，是大家公认的“三不”好男人。自从退休后，老马也没什么兴趣爱好，唯一的爱好就是喜欢跑步，并且每天坚持跑 5 km。最近一个月，老马跑步时总感觉体力不如从前，并且自觉手脚发软，甚至出现气急的症状。老马也没太在意，认为可能是最近为了准备马拉松比赛，训练强度太大导致的疲劳，就没把这事放在心上。一周后，在和朋友一起跑步时，老马突感双眼皮酸胀，睁眼无力，视物似眼前有遮挡物，朋友发现其右眼皮耷拉，老马闭眼休息，按揉眼部后症状缓解。老马拗不过好友的劝说，于是来到医院就诊。

门诊医生简要询问了病史，症状如上诉，自诉既往高血压病史 4 年余，最高 160/90 mmHg，但未规律服药，血压控制不详，否认其他疾病史；神经系统查体可见右上睑下垂，双侧瞳孔等大等圆，直径约 2.5 cm，对光反应灵敏，双眼各个方向活动自如，无复视及眼震，余未见明显异常。医生建议老马住神经内科行进一步检查。老马变得有些紧张，心里开始焦虑起来：“天啊！我的病很严重吗？为什么要住院？”

入院后医生给予了一系列检查，检查结果如下：新斯的明试验(＋)，疲劳试验(－)，重复神经电刺激(－)，胸部 CT 报告示：前纵隔内可见大小为 4.0 cm×3.7 cm×3.3 cm 的团块状等密度占位。医生医嘱：口服泼尼松 5 mg，3 次/天；溴吡斯的明 60 mg，3 次/天。

问题导引

1. 你认为哪些症状、体征有助于疾病的判断？
2. 你认为发生该疾病的诱因有哪些？
3. 你认为该疾病的辅助检查有哪些？

教师注意事项

本幕主要描述胸腺瘤伴重症肌无力患者的整个发病过程和初次就诊情形。其中突出了几个要点：跑步时自觉手脚发软、双眼皮酸胀感、睁眼无力、视物似眼前有遮挡物。以上要

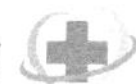

点均可联系到患者的潜在疾病。因此，在这一部分可以引导学生从现有资料入手，分析患者可能存在的病因，随后门诊及入院后的检查结果可作为明确诊断的依据，让学生有鉴别诊断的思考过程。此外，作为护理人员，应引导学生思考如何对马先生进行心理辅导，消除其疑虑。

主要学习目标

1. 掌握重症肌无力的定义、病因及临床表现。
2. 掌握胸腺瘤的定义、临床表现。
3. 掌握重症肌无力常见治疗药物的作用及观察要点。

次要学习目标

了解胸腺瘤及重症肌无力的辅助检查方式。

提示用问题

1. 根据第一段及第二段，马先生最有可能发生了什么？为了明确诊断，需要进一步搜集哪些信息？
2. 医生为何要求老马住院？
3. 医生行新斯的明试验、疲劳试验及 CT 检查有何临床意义？能否明确诊断？
4. 护士应该如何指导患者正确服用药物？
5. 针对患者住院的疑虑，应该如何给予指导？

教师参考资料

1. 重症肌无力的相关知识

1）概念

重症肌无力是由神经肌肉传递障碍引起的以骨骼肌收缩无力为主要症状的自身免疫性疾病。

2）重症肌无力诱发因素

重症肌无力可能由以下因素诱发：感染、手术、使用某些药物，比如硝莱地平、奎尼丁等。

3）临床表现

任何年龄均可发病，20～40 岁发病者以女性多见，40 岁以后发病者以男性居多，且多合并胸腺瘤。少数患者有家族史。

（1）临床特征：①起病形式和诱因：多数起病隐匿，呈进展性或缓解与复发交替性发展。部分初发或复发患者有感染、精神创伤、过度劳累、手术、妊娠和分娩等诱因。②肌无力分布：全身骨骼肌均可受累，以脑神经支配的肌肉更易受累。多数患者的首发症状为眼外肌麻痹，包括上睑下垂、斜视和复视、眼球活动受限甚至固定，但瞳孔不受影响。面部和口咽肌肉受累时出现表情淡漠、连续咀嚼无力、饮水呛咳和发音障碍。四肢肌受累以近端无力为主，表现为抬臂、上楼梯困难，腱反射不受影响，感觉功能正常。③受累骨骼肌病态疲劳：多数表现为肌肉持续收缩后出现肌无力甚至瘫痪，休息后症状减轻或缓解；晨起肌力正常或肌无力症状较轻，下午或傍晚肌无力明显加重，称为“晨轻暮重”现象；首次采用抗胆碱酯酶药物治疗有明显效果，是重症肌无力重要的临床特征。④肌无力危象：病变累及呼吸肌出现咳嗽无力和呼吸困难，称为肌无力危象，是本病死亡的主要原因。口咽肌和呼吸肌无力者易发生肌无力危象，可由感染、手术、精神紧张、全身疾病等诱发，心肌偶有受累，可引起突然死亡。

(2) 临床分型：① 成年型(Osserman 分型)：成年型又可分为以下几类。Ⅰ型(单纯眼肌型)：占 15%～20%。病变仅限于眼外肌，表现为上睑下垂和复视。Ⅱa 型(轻度全身型)：占 30%。可累及眼、面和四肢肌肉，呼吸肌常不受累，生活能自理，无危象出现。Ⅱb 型(中度全身型)：占 25%。四肢肌群受累明显，常伴眼外肌受累，并有咀嚼、吞咽及构音困难，呼吸肌受累不明显，生活自理有一定困难，无危象出现。Ⅲ型(急性进展型)：占 15%。发病急，常在首次症状出现数周内发展至延髓肌、肢带肌、躯干肌和呼吸肌，有重症肌无力危象者，需行气管切开，死亡率高。Ⅳ型(迟发重症型)：占 10%。病程达 2 年以上，常由Ⅰ、Ⅱa、Ⅱb 型发展而来，症状同Ⅲ型。常合并胸腺瘤，死亡率高。Ⅴ型(肌萎缩型)：较早伴有明显的肌萎缩表现。②儿童型：约占我国重症肌无力患者总数的 10%。多数患者仅限于眼外肌麻痹，交替出现双眼睑下垂。约 1/4 可自然缓解，少数患者累及全身骨骼肌。③少年型：14 岁后至 18 岁前起病，多为单纯眼外肌麻痹，部分伴吞咽困难及四肢无力。

4) 药物治疗

(1) 抗胆碱酯酶抑制剂：通过抑制胆碱酯酶的活性，减少 ACh 的水解，改善神经-肌肉接头间的传递，增加肌力。应从小剂量开始，逐渐加量。常用药物为溴吡斯的明，每次 60～120 mg，3～4 次/3 天，餐前 30～40 min 服用。但该药物长期大量使用可阻碍 AChR 修复，用药期间需同时注意防止胆碱能危象。若发生毒蕈碱样反应如呕吐、腹痛等，可用阿托品 0.5 mg 拮抗。氯化钾、麻黄碱等辅助药物可加强抗胆碱酯酶药物的作用。

(2) 糖皮质激素：可抑制自身免疫反应，减少 AChR 抗体的生成及促使运动终板再生和修复，改善神经-肌肉接头的传递功能。适用于各种类型的重症肌无力，尤其是危重症，特别是已经进行气管插管或应用呼吸机者。①冲击疗法：用大剂量甲泼尼龙 1 g 静滴，1 次/天，3～5 天；随后使用地塞米松 10～20 mg 静滴，1 次/天，7～10 天。临床症状稳定后改为泼尼松口服，60～100 mg/天，症状明显减轻或消失后逐渐减量，维持量一般在 5～15 mg/天。用药时间一般 1 年以上。部分患者在应用大剂量激素治疗的短期内可能出现病情加重，甚至发生肌无力危象。所以，凡应用大剂量激素治疗者必须住院，并做好抢救准备。②小剂量递增法：从小剂量开始，隔日每晨顿服泼尼松 20 mg，每周递增 10 mg 直至隔日每晨顿服 60～80 mg，此法可避免用药初期病情加重。

(3) 免疫抑制剂：适用于不能耐受大剂量激素或激素疗效不佳的重症肌无力患者。硫唑嘌呤 50～100 mg，1 次/天，可长期应用。亦可选用环磷酰胺或环孢素。在免疫抑制剂使用过程中，需注意监测血常规、肝肾功能、电解质等相关指标。

2. 胸腺瘤的相关知识

(1) 定义：胸腺瘤是最常见的前上纵隔肿瘤，是一组源于不同胸腺上皮细胞，具有独特临床病理特点和伴有多种副肿瘤症状的疾病。

在纵隔肿瘤中，胸腺瘤的发病仅次于畸胎瘤和神经源性肿瘤，位居第 3 位，占 22.37%。源于胸腺上皮细胞或淋巴细胞的胸腺瘤最为常见，占胸腺瘤的 95%。胸腺瘤是良性还是恶性，主要依据临床表现和手术切片病理学检测结果。

剖胸手术时应注意观察：①肿瘤是否有完整包膜。②肿瘤是否呈侵袭性生长。③有无远处转移和胸腔内种植。④显微镜下细胞形态的异型性。若肿瘤有完整纤维包膜，在包膜内生长，与周围脏器无粘连浸润，手术容易摘除，多为良性或非侵袭性胸腺瘤；当肿瘤突出，侵犯周围脏器或组织时，外科手术不能切除或不能完全切除，或术时发现已有胸内种植或胸膜转移，则多为恶性或侵袭性胸腺瘤。

（2）临床表现：常见临床表现主要有压迫症状和全身反应。①压迫症状：表现为咳嗽、气短、胸闷、胸痛、心悸、呼吸困难、声嘶、面部青紫，还会由于压迫喉返神经出现声音嘶哑、压迫上腔静脉出现颜面水肿、压迫食管出现吞咽困难。②全身反应：体重下降、低热、乏力、贫血、重症肌无力、颈部肿块。

3. 辅助检查

（1）疲劳试验(Jolly 试验)：嘱患者用力眨眼 30 次后眼裂明显变小或两臂持续平举后出现上臂下垂，休息后恢复者为阳性。用于病情不严重，尤其是症状不明显者。

（2）新斯的明试验：用新斯的明 0.5～1 mg 肌内注射，10～20 min 后肌无力症状明显减轻为阳性。为防止新斯的明的毒蕈碱样作用，一般同时注射阿托品 0.5 mg。

（3）重复神经电刺激：是常用的具有确诊价值的检查方法。重复低频电刺激后动作电位波幅递减程度在 10%以上，高频电刺激递减程度在 30%以上为阳性，支持诊断。全身重症肌无力阳性率在 80%以上，且与病情密切相关。此检查应在停用新斯的明 12～18 h 后进行，以免出现假阳性。

（4）抗乙酰胆碱受体抗体(AChR-Ab)测定：对重症肌无力的诊断有特征性意义。80%以上的重症肌无力患者 AChR-Ab 滴度增高。但眼肌型患者的 AChR-Ab 升高不明显，且抗体滴度与临床症状的严重程度并不完全一致。

（5）胸腺 CT、MRI 检查：可发现胸腺增生或胸腺瘤。

第 二 幕

入院后第 2 天，心胸外科医生会诊后诊断为：重症肌无力(Osserman ⅡA 型)、胸腺瘤。医生告诉老马："在你的 CT 上有看到团块阴影，通知下你的家属，你需要转到心胸外科行手术治疗。"老马再次慌张起来："天啊！团块阴影就是肿瘤吗？是不是过不了多久它就会要了我的命？我该怎么办？"住院？手术？化疗？死亡？老马不希望看到任何一种场景，更不敢想象自己的结局，更不知道该如何跟家里人开口……

老马转到了心胸外科，手术前护士小李完善了各项准备，在家属的陪伴下护士小李将患者护送到了手术室。

患者于手术当天在全麻下行纵隔肿瘤切除术，手术顺利，术后 13:00 安返心外监护室进一步监护。患者带回气管插管、桡动脉置管、右侧胸引管及导尿管，护士将胸瓶挂在床边低于胸腔引流穿刺点 40 cm 处，观察引流液色、质、量及伤口渗出情况，并观察各类导管通畅情况及生命体征的变化，做好护理记录。16:00 呼吸机报警，提示气道压升高大于 40 cmH_2O，心电监护示：$SPO_2$85%，呼吸 30～35 次/分，患者烦躁，剧烈呛咳，责任护士小李立即判断并给予相应的处理后，SPO_2 上升至 96%。

问题导引

1. 你认为该患者的哪些症状、体征有助于疾病的判断?

2. 你认为发生重症肌无力的诱因有哪些?

3. 你认为吸痰该注意的要点有哪些?

教师注意事项

本幕的第一部分主要是患者得知要手术治疗后表现出对于疾病的担忧。胸腺瘤、重症肌无力对于患者而言是全然不了解的问题,这给患者带来了严重的心理压力。可引导学生从患者角度理解其疑虑和困惑,思考在面对这类疾病时应如何更好地与患者沟通。第二部分讲述了患者行纵隔肿物切除术术后的情况,手术后患者身上留置各种导管,术后对各导管进行严密的观察和护理是确保患者安全的必要条件,同时引导学生学习如何做好术后的病情观察,尤其是掌握吸痰时机的判断及操作要点。

主要学习目标

1. 掌握肿瘤患者常见的心理问题。

2. 掌握胸腺瘤伴重症肌无力外科治疗的术后护理。

3. 掌握心脏术后吸痰时机的判断及操作要点。

次要学习目标

了解胸腺瘤伴重症肌无力的外科手术治疗方式。

提示用问题

1. 目前患者可能存在哪些心理问题?护士应该做哪些健康教育?

2. 针对右侧胸腔引流管,护士该如何护理和观察?

3. 患者用呼吸机辅助呼吸,身上留置多根管道,活动受限,可以采取哪些措施实施舒适护理?

4. 根据患者术后症状与临床数值,判断患者发生了什么情况?如何判断?处理后应该如何加强观察?

5. 胸腺瘤伴重症肌无力的手术方式及范围是什么?

教师参考资料

1. 肿瘤患者常见的心理状态

(1) 否认:通常出现在最初的诊断阶段,患者会出现否认情绪,表现为“这不可能,一定是弄错了!”“这不是真的!”等,也可表现为对诊断结果无所谓,治疗的积极性也不高,抱着侥幸心理,希望是误诊并得到其他诊断。运用否认作为自己的心理防御方式,可减少不良信息的刺激,以有较多的时间来调整自己。不同的患者这一阶段的持续时间也不相同,对治疗的影响程度各异。

(2) 愤怒:有些患者在得知自己患肿瘤后,会出现愤怒情绪,表现为“为什么是我?”“这不公平!”等,也可表现为烦躁不安,甚至为一些微不足道的小事大发雷霆。引起愤怒的原因是患者不甘心,但又不得不接受“患癌”的事实,认为世界不公平,为什么会偏偏选择自己,而后会将其愤怒的情绪转向他人,有的针对医务工作者,有的针对家属。愤怒背后往往是内疚、悲伤、无助等情绪。

(3) 恐惧：通常是指害怕、内心紧张不安的一种心理状态。恐惧心理主要源于患者认为癌症是不可治愈的"绝症"，得了癌症就等于宣判了死刑这样的错误认知。恐惧是肿瘤患者普遍存在的心理反应。肿瘤患者常见的恐惧包括对疾病未知的恐惧、对孤独的恐惧、对疼痛的恐惧、对分离的恐惧、对死亡的恐惧。

(4) 焦虑：焦虑是指一种缺乏明显客观原因的内心不安或无根据的恐惧，是肿瘤患者常见的一种心理反应。焦虑除情绪上的表现外，还伴有交感神经功能亢进的躯体症状，表现为心慌、失眠、出汗、胃肠功能紊乱及烦躁不安、坐卧不安。恶性肿瘤患者在诊疗的各阶段均可能出现焦虑。适度的焦虑有利于提高患者对自身疾病的重视程度，增加治疗的责任心和遵从医嘱的程度。但过分的、长期的焦虑会破坏患者的免疫功能，对治疗和康复有害。

(5) 抑郁：肿瘤患者最常见的心理反应是抑郁。抑郁是一种心境低落的状态，表现为整天沉默不语、悲观失望、对前途失去信心，自我评价降低、自我感觉不良、自我孤立、对周围事物不感兴趣、消极厌世等不良心境，时常伴有失眠、疲乏、食欲降低、无精打采、唉声叹气，严重者会出现自杀的意愿和企图，护理上应做好自杀风险的评估和预防。

2. 外科手术方式

患者全部采用胸骨正中下段 10 cm 以下皮肤做小切口行胸腺扩大切除术，切除全部胸腺及前纵隔的全部脂肪组织。切除范围上至甲状腺下极，下至心膈角两侧脂肪垫，打开胸腔切除纵隔胸膜，常规放置左胸腔闭式引流管。

3. 术后护理要点

(1) 生命体征监测：患者术后气管插管中，转入 ICU 病房，予镇静、镇痛治疗，呼吸机辅助呼吸，持续动态心电监测，根据病情，按需测量体温、脉搏、呼吸、血压、心率，并详细记录。直至患者全麻清醒，生命体征正常后取半卧位，抬高床头 30°～45°(半卧位有利于肺的扩张和通气，有利于引流)。密切观察肌无力症状的变化，同时注意有无呼吸肌受累征象。患者病情稳定后，可撤离呼吸机。在此过程中，密切观察患者的呼吸频率、节律、呼吸深浅及呼吸方式，同时监测心率、血压以及有无出汗、发绀、呼吸窘迫等症状。拔管后做好再插管的准备。

(2) 呼吸道管理：术前抗胆碱酯酶药物的应用及气管插管可抑制正常咳嗽反射，若不能有效排痰，加上手术、麻醉、出血等，可加重肌无力，尤其是呼吸肌乏力，进一步致通气不足，不能维持有效的换气功能等，可使气道分泌物增多。因此，重症肌无力患者早期容易出现呼吸道分泌物增多和肌无力症状加重，术后早期呼吸道管理是围术期护理的重要环节，具体措施如下。①提供舒适的环境：保持室温(18～22℃)，相对湿度(60%～70%)。②保持呼吸道通畅：每 30 min 听两肺呼吸音情况，检查呼吸音是否对称，注意是否有支气管痉挛、干啰音、提示有分泌物或肺水肿的啰音。及时吸出气道内分泌物，吸痰前后给予纯氧 3～5 min，避免吸痰时发生严重的低氧血症。手法轻柔，吸痰时间≤15 s。③注意无菌操作原则。④预防和控制感染：术后一旦发生呼吸道炎症，细小支气管黏膜炎症水肿，将使呼吸道通气阻力增加，呼吸用功增加，呼吸肌更易疲劳，导致肌无力危象的发生。根据痰培养加药敏试验，遵医嘱选用敏感抗生素，使患者得到及时有效的治疗。⑤掌握适宜的拔管时间：拔管时间根据病情适当延长，以防拔管过早再次插管造成气道损伤，增加患者痛苦。⑥雾化吸入：脱机拔管后，按需协助患者叩背排痰，雾化能增加呼吸道黏膜浆液腺的分泌，减少黏液腺分泌，从而降低痰液黏度，促进肺表面活性物质的分泌，增加支气管纤毛运动，使痰液易于咳出，禁用庆大霉素(氨基糖苷类抗生素可加重肌无力，对呼吸有抑制作用)。

(3) 早期功能锻炼：根据患者病情恢复情况，协助患者床上活动，如上肢上举、外展，下肢屈伸、内外旋转运动，协助翻身、按摩背部、臀部。每次锻炼 10～20 min，2～3 次/天。术后 2～3 天鼓励并协助患者下床活动，如患者双手扶住床栏下床，做上下左右轻度摆动 10～20 min。注意安全，防止跌倒。活动切勿过量，否则易诱发肌无力危象。

(4) 引流液的观察：定时准确记录单位时间内引流液的量、颜色，并观察有无凝血块。心包纵隔管引流液较多时，应密切观察，每 15～30 min 记录一次，并计算累积量，及时补充血容量，保持出入量平衡，防止血容量不足。术后 1 h 内常见引流液偏多，这是正常现象。如果术后第 2～3 h 引流液仍较多，应分析原因，给予相应处理。正常引流液呈淡红色，由创面毛细血管渗出；如暗红色引流液随心跳和呼吸不断涌出，则可能为静脉出血，不易自行停止；术后突然大量涌出鲜红色血性引流液时，多为动脉出血，出血速度快，引流管有温热感。如果引流液较多，且颜色呈鲜红，成人＞200 mL/h，连续出血 3 h 以上有较多血凝块，伴有血压下降、脉搏增快、躁动、出冷汗等低血容量的表现，应考虑有活动性出血的可能。

4. 吸痰的指征及注意事项

(1) 使用呼吸机时吸痰指征：①气道内有可听见、看到的分泌物。②听诊可闻及肺部粗湿啰音。③考虑与气道分泌物相关的血氧饱和度下降和(或)血气分析指标恶化时，给予吸痰。④排除呼吸机管路抖动和积水后，呼吸机监测面板上流量和(或)压力波形仍呈锯齿状改变。⑤考虑与气道分泌物增多相关的机械通气时潮气量减小，或容积控制机械通气时吸气峰压增大。⑥考虑吸入上呼吸道分泌物或胃内容物等状况。⑦需留取痰液标本。

(2) 吸痰注意事项：①吸引负压应控制在－80～－150 mmHg(约－11～－20 kPa)。②吸引前后应给予 2 min 纯氧吸入。③开放式气道内吸引应使用无菌手套，密闭式气道内吸引可使用清洁手套。④置入吸引(吸痰)管过程中应不带负压。⑤置入过程中感觉有阻力或刺激咳嗽时，应将吸引(吸痰)管退出 1～2 cm，然后轻柔旋转提吸。⑥从置入到退出吸引(吸痰)管，宜在 15 s 内。⑦应先进行口咽部和(或)鼻咽部吸引，再进行气道内吸引。⑧更换吸引部位时，应更换吸引(吸痰)管。⑨密闭式吸引(吸痰)管更换频率参照产品说明书，出现可见污染或套囊破损时，应立即更换。⑩吸引过程中应观察患者的面色、呼吸、血氧饱和度、心律和血压。⑪吸引后应评估患者的血氧饱和度、呼吸音和机械通气波形，记录吸引物的颜色、性状和量。⑫每次吸引结束后应及时、充分地冲洗管路。密闭式气道内吸引应使用灭菌注射用水或无菌生理盐水，开放式气道内吸引可用清水。⑬条件允许时可持续监测气囊压。⑭对于留置时间超过 48～72 h 的患者，宜使用带有声门下吸引的气管导管，每 1～2 h 进行声门下吸引。

第三幕

老马术后第 1 天上午，生命体征平稳，遵医嘱给予呼吸功能锻炼，经医生评估符合气管插管拔除指征，在充分吸痰后拔除气管插管，予双鼻腔导管 8 L/min 持续吸氧。拔管后 1 h 患者出现自主咳痰差，呼吸无力，口唇发绀，大汗淋漓，心率125次/分，血压160/100 mmHg，氧饱和下降低至85%，加用高浓度面罩吸氧后未见明显改善，并出现意识模糊，立即通知麻醉科再次紧急气管插管呼吸机辅助通气后生命体征逐渐平稳。请神经内科医生会诊后遵医嘱继续予甲泼尼龙、溴吡斯的明治疗，同时给予头孢哌酮（舒普深）联合左氧氟沙星（可乐必妥）抗感染、盐酸氨溴索（沐舒坦）化痰治疗并给予肠内肠外营养支持等综合治疗。

问题导引

1. 你认为肌无力危象的诱因有哪些？
2. 你认为如何分别肌无力危象？

教师注意事项

本幕描述了老马术后在拔除气管插管后发生了肌无力危象，导致呼吸无力以致不能维持换气功能，需要呼吸机继续辅助呼吸。主要引导学生思考为什么老马术后会出现肌无力危象，发生的原因有哪些；对于肌无力危象应该如何早期识别及发生后又该如何处理。同时，现阶段患者需要进行哪方面的治疗、护理要点有哪些。并注意学会区分肌无力危象与胆碱能危象。

主要学习目标

1. 掌握肌无力危象的诱因及临床表现。
2. 掌握肌无力危象的护理要点。

次要学习目标

1. 了解手术后肌无力危象的救治对策。
2. 了解胆碱能危象的临床表现并学会与肌无力危象进行区分。

提示用问题

1. 老马术后出现什么情况？为什么会导致这种情况发生？可能的诱因有哪些？
2. 出现这种病情变化时应该如何处理？
3. 在明确诊断后，老马需要进行哪些方面的治疗？
4. 老马目前存在哪些护理问题？需要给予哪些特殊的护理措施？

教师注意事项

1. 发生肌无力危象的危险因素

（1）年龄：胸腺瘤并发重症肌无力的发病年龄大多在40岁以上，儿童重症肌无力在临床上较为少见。

（2）胸腺瘤的临床及病理分型：胸腺瘤的病理分型和Masaoka病理分期常常决定重症肌无力的发生率、Osserman分型及预后。Osserman临床分型Ⅱb型以上合并胸腺瘤（特别是侵袭性胸腺瘤）是术后发生重症肌无力危象的高危因素。

（3）抗胆碱酯酶药物的剂量：胸腺瘤合并重症肌无力的患者围手术期均应用抗胆碱酯

酶药物，部分患者应用肾上腺皮质激素。抗胆碱酯酶药物不足可引起重症肌无力危象，但药物过量又可引起胆碱能危象。这两种危象均可因呼吸肌无力而致呼吸困难、低氧血症，早期难以鉴别。

(4) 肺通气功能：中、重度通气功能障碍是术后发生危象的高危因素。

(5) 术后呼吸道感染：术后呼吸道感染可引起呼吸道分泌物增多，患者无力咳痰，使痰液阻塞呼吸道致缺氧，引起呼吸困难。术后呼吸道感染是发生危象的最主要诱因，常常导致病情波动和重症肌无力危象发生。

2. 重症肌无力危象

重症肌无力危象指肌无力症状突然加重，出现呼吸肌、吞咽肌进行性无力或麻痹，而危及生命者。根据诱发危象病因不同，分为以下 3 种。

(1) 肌无力危象：即新斯的明不足危象，常因感染、创伤、药物减量引起。呼吸肌麻痹、咳痰、吞咽无力而危及生命。

(2) 胆碱能危象：即新期的明过量危象。除上述肌无力危象外尚有乙酰胆碱蓄积过多症状：①毒蕈碱样中毒：恶心、呕吐、腹泻、腹痛、瞳孔小、多汗、流涎、气管分泌物多、心率慢；②烟碱样中毒症状：肌肉震颤、痉挛、紧缩感；③中枢神经症状：焦虑、失眠、精神错乱、抽搐等。

(3) 反拗危象：难以区别危象性质而又不能用停药或加大药物剂量改善症状者，多在长期较大剂量治疗后发生。

3. 护理干预

(1) 充足的术前准备与评估：充足的术前准备是保证手术安全和术后康复的必要条件。胸腺瘤患者术前应接受详细的 X 线检查及胸部 CT 和 MRI，了解肿瘤浸润周围组织情况和重症肌无力的 Osserman 临床分型。耐心倾听患者的主诉，了解患者的病情及发展，对患者进行全面评估。对手术后可能发生危象的高危患者需采用综合性防治措施，包括：对吞咽无力者，指导其进食半流质，进食速度宜慢；对眼肌型者，指导其避免做增加眼疲劳的工作，如看电视、看报纸等；对四肢无力者，指导其卧床休息，防摔倒；对于吸烟者，讲解吸烟可增加危象发生率的道理，严格要求其戒烟。所有入院患者根据术前患者的肺功能检查和血气分析了解其肺功能，指导其进行渐进式呼吸功能锻炼，如吹气球、腹式呼吸、缩唇呼吸等，依据个人的耐受度循序渐进。

(2) 合理调整药物剂量：合理用药，使患者的病情在较稳定的条件下手术，对患者术后的恢复非常重要。胸腺瘤合并重症肌无力患者，术前需每日给予吡啶斯的明 180～320 mg，分 3～4 次口服。用药过程中使患者了解药物的疗效、剂量及服药时间，根据病情调整剂量，掌握用药规律，使肌无力症状得到控制并稳定，为手术做好准备。术后抗胆碱酯酶药物和激素剂量根据病情酌减，由于手术后患者对抗胆碱酯酶药物更加敏感，易发生胆碱能危象，重症肌无力危象也可同时发生，这两种危象均可因呼吸肌无力而致呼吸困难、低氧血症，术后早期难以鉴别，及时采用呼吸机辅助呼吸是治疗的关键。

(3) 维持营养和水电解质平衡：指导患者进食高蛋白、高热量、高维生素、富含钾和钙的软食或半流质饮食；对吞咽无力者，指导其在进餐前充分休息或在服药后 15～30 min 产生药效时进餐。不能进食者予鼻饲或静脉补液，术前纠正营养不良，保持水电解质平衡。

(4) 加强呼吸道管理：对胸腺瘤合并重症肌无力、术后具有发生危象的高危因素的患者，应注意呼吸道的护理，对手术后喉部分泌物增多者，吸痰时应将吸痰管伸入至支气管内，彻底清除呼吸道分泌物，保持呼吸道通畅。采用延长气管插管时间及辅助通气，可显著降低气管切开率，从而减少气管切开带来的痛苦和经气道感染的概率，对于长时间机械通气的患者方做气管切开。

(5) 合理应用抗生素：整个围手术期均予抗感染治疗，必要时进行痰培养和药敏试验，选用合理、敏感的抗生素是防治肺部感染、预防重症肌无力危象和改善预后的重要治疗措施。

(6) 病情观察：由于重症肌无力危象大多数发生在术后 24～48 h，术后需持续动态监测血氧饱和度，观察患者呼吸深度、呼吸方式和患者的痰量以及自主排痰是否有力等。对于正中切口患者，特别注意有无两侧胸膜破裂。术后若发现两肺呼吸音不对称，怀疑有继发性气胸时，应立即报告医生。对于Ⅱb 型重症肌无力及更严重分型的浸润型胸腺瘤患者，术后 72 h内给予密切监护，及时处理呼吸困难及重症肌无力危象，必要时延长气管插管时间或行预防性气管切开给予辅助通气，使患者安全度过围术期。

(7) 术后禁忌和慎用药物：胸腺瘤术后禁用肌松剂和中枢抑制药物，如吗啡、哌替啶、巴比妥类、盐酸氯丙嗪等，以及神经肌肉阻滞剂，如氨基糖苷类抗生素、奎宁、普鲁卡因胺、普萘洛尔等，因此类药物均易引起肌无力和重症肌无力危象的发生，使病情加重。

4. 手术后重症肌无力危象的救治对策

(1) 鉴别危象类型是抢救成功的关键，鉴别时应做依酚氯铵试验，以区别肌无力危象、胆碱能危象和反拗性危象。

(2) 胆碱酯酶抑制剂的应用：三类危象中以肌无力危象最为常见，当明确肌无力危象时，应立即注射足量新斯的明。

(3) 掌握气管切开适应证：如果注射新斯的明后呼吸功能不能恢复，以及频繁发生危象，应尽早行气管切开术，保持呼吸道通畅，进行正压辅助呼吸。

(4) 必要时采用干涸疗法。

(5) 控制肺部感染。

(6) 肾上腺皮质激素的应用：应从小剂量开始诱导，逐渐加量。

(7) 血浆交换疗法：血浆交换法可迅速清除血浆中乙酰胆碱受体抗体，是抢救重症肌无力危象的重要手段，可以获得快速而显著的效果。特别是应用大剂量胆碱酯酶抑制剂仍不能缓解肌无力危象，或既有肌无力危象又有胆碱能危象者，血浆交换既可清除血中致病抗体，又可清除蓄积的胆碱酯酶抑制剂，疗效十分满意。

(8) 大剂量丙种球蛋白静脉滴注疗法：在抢救重症肌无力危象患者时，可静脉滴注丙种球蛋白 6～10 g/天，连用 5 天。

第 四 幕

老马术后第 3 天，现生命体征趋于平稳，呼吸机持续辅助通气中，但患者因重症肌无力导致呼吸肌力量差，需长期用呼吸机维持呼吸通气，为降低气道相关性感染的风险，医生与家属谈话，建议行气管切开术。家属坚决反对，并一再强调一旦行了气管切开，后续的人力、财力都无法负担，万一再人财两空，老马的家属看起来痛苦又无助……

经反复解释与劝解，家属最终签字同意气管切开，于是在术后第 4 天上午 9 点，老马在床旁行气管切开术继续治疗。病情得到初步控制后，医生开始尝试着让老马开始经口进食、锻炼呼吸功能、尝试脱机及肢体功能锻炼，但老马在进食后眉头紧皱，面部表情痛苦，随后几天的继续尝试，这种不适也没有得到缓解，再加上脱机训练也不是很顺利，老马开始变得容易暴躁，精神也不好，眼里无光，不配合治疗，不愿意吃饭，不愿意活动锻炼。

问题导引

1. 你认为气管切开有哪些护理要点？
2. 你认为肌无力危象的宣教有哪些？

教师注意事项

继第三幕的病情演变之后，患者必须行气管切开实施呼吸机辅助治疗，这样会导致医疗费用支出增加，同时家属也担心预后，因此家庭面临巨大的心理压力和经济压力。此外，随着呼吸机辅助治疗时间的增加，患者对呼吸机辅助治疗的依赖性越强，脱机难度也越高，同时对自己疾病结局的未知也使患者对后续的治疗产生了怀疑和抵触。这里主要引导学生学会正确引导家属，就患者疾病的进展及预后进行正确的知识普及，并对患者从生理、心理、社会等多方面给予支持与帮助。

主要学习目标

1. 掌握气管切开术后的护理要点。
2. 掌握肌无力危象患者的功能锻炼及心理支持的方法。

次要学习目标

了解呼吸机相关性肺炎的预防措施。

提示用问题

1. 气管切开期间护理的重点是什么？可能出现哪些并发症？
2. 患者家属得知老马要进行气管切开治疗时表示很抗拒，护士应给予哪些建议？
3. 老马在尝试进食及脱机锻炼受挫后，产生了一系列消极想法。试着从医护角度考虑如何帮助患者消除疑虑。
4. 老马目前存在哪些护理问题？需要给予哪些特殊的护理措施？

教师注意事项

1. 使用呼吸机的心理护理

患者二次复发重症肌无力，并行气管切开和使用呼吸机，心理负担较重。故给予患者规范性护理干预的同时，还需及时与患者及家属沟通，做好患者及家属的心理支持，使其和家属能够了解该疾病，以提高患者及家属对治疗和护理的积极性，配合治疗。协助和指导患者的肢体功能锻炼，不断增强患者日常生活能力，从而提高患者生活质量。由于患者气管被切开并使用呼吸机，语言沟通出现障碍，做各项治疗检查前应做好患者的沟通工作，取得患者的信任，教会患者使用手语和文字来表达其需求。在使用呼吸机辅助通气的过程中，护士需要耐心地给患者讲解病情及治疗的经过，使其了解到气管切开和呼吸机辅助的重要性，帮助患者树立对治疗的信心，进而积极配合护理和治疗工作。

2. 口腔护理

患者使用激素治疗且患病后机体抵抗力降低，且带有呼吸机，口腔内的温度、湿度等适宜微生物生长，容易引发口腔疾病。因此，应根据患者口腔情况选择漱口液进行口腔护理，每天 2 次，必要时增加次数。同时做口腔护理时注意观察患者口腔内部有无真菌感染、出血、溃疡等现象。

3. 气管切开处护理

注意观察气管切开伤口局部有无出血、皮下气肿、呼吸道有无梗阻。每天用碘伏棉球消毒切口周围皮肤，每天更换伤口无菌纱布，保持敷料干燥，如敷料潮湿随时更换，防止切口感染。

4. 气道湿化

气管切开后空气直接经气管套管进入下呼吸道，失去了上呼吸道对吸入空气的加湿与加温、清洁与过滤作用，呼吸道水分丢失可达 800 mL/天，吸入的空气干燥，易损伤气管黏膜，气管内的分泌物容易结痂，堵塞呼吸道，影响呼吸。在脱机时应使用生理盐水以每 10 mL/h的速度持续滴入气道，以保持吸入空气有一定湿度并稀释痰液。

5. 撤机时的心理护理

由于患者二次使用呼吸机，心理负担重，对呼吸机有依赖性。在撤机时应做好患者的沟通工作，及时鼓励患者，取得患者的信任。撤机前应逐渐降低呼吸机参数，改变呼吸机模式。第一次撤机时医务人员应在床边陪同观察，以减轻患者的心理负担。之后逐日延长撤机的时间，无不适数日后改为白天脱机，晚上使用呼吸机，以保证患者充足的睡眠，后逐渐过渡至全天脱机。期间医务人员要加强巡视，严密观察患者的神志、瞳孔及生命体征的变化。同时要多关心、安慰患者，给予心理辅导，帮助其建立战胜疾病的信心，消除不良情绪。

6. 康复指导

患者撤机后，抬高患者的床头，指导患者在床上适当活动四肢，根据患者的情况鼓励并协助患者下床，从床边站立开始，循序渐进至患者能自主行走，并为患者提供充足的休息时间，指导患者注意劳逸结合。同时，保证病房环境安静、整洁，护理治疗尽量集中进行，以减少光线以及噪声的影响，使患者尽快恢复体力。

参考文献

[1] 刘宝东，张毅，苏雷，等. 重症肌无力术后发生肌无力危象的危险因素分析[J]. 中国胸心血管外科临床杂志，2020，27(2)：85-88.

[2] 王华萍，赵苇苇，姚梁. 晚期恶性肿瘤患者的心理状况及心理干预策略探讨[J]. 中国全科医学，2016，19：335-337.

[3] 陈芳，房忠翠. 1 例重症肌无力并发肌无力危象患者的护理[J]. 当代护士(上旬刊)，2020，27(2)：161-162.

第十二节 胸 腺 瘤

教案摘要

丁先生,52岁,烟草厂生产线上的员工,高血压史;近年来偶感胸闷,最近3个月感到胸闷加重,胸部时发钝痛。一次上夜班时突感双眼视物时出现重影,且眼皮下垂无力。由急诊收治入心内科就诊,经过询问主诉、体格检查及各项辅助检查后,初步确诊为"胸腺瘤伴重症肌无力"。经神经外科、心内科、胸外科会诊后,转入胸外科进一步治疗,行胸腔镜下剑突下切口胸腺扩大切除术。术后护士通过严密观察与护理,及时发现并判断患者发生异常——气体交换受阻,拔除气管插管后,患者出现肌无力危象,无法长期从事体力劳动。丁先生早年丧偶,独自抚养一个仍在上大学的女儿,经济压力沉重,承受着极大的心理负担。本案例的目的在于要求学生学会胸腺瘤的临床表现、胸腺瘤合并重症肌无力的围手术期护理及其并发症的观察及处理,并要求学生能从疾病和专业方面对患者给予专业的支持,在此过程中体会医、护、患三方的合作精神。

关 键 词

胸腺瘤(Thymic carcinoma);重症肌无力(Myasthenia gravis);经胸腔镜下剑突下切口胸腺扩大切除术(Extended thymectomy via thoracoscopic subxiphoid incision);肌无力危象(Myasthenic crisis)

主要学习目标

1. 掌握胸腺瘤的定义、临床表现。
2. 掌握重症肌无力的定义、病因及临床表现。
3. 掌握重症肌无力的临床分型。
4. 掌握胸腺瘤的病理分型。
5. 掌握胸腺瘤伴重症肌无力外科治疗的围手术期护理。
6. 掌握肌无力危象的临床分型、诱因、临床表现及护理要点。
7. 熟悉肿瘤患者最常见的心理路程及问题。

次要学习目标

1. 了解胸腺瘤及重症肌无力的辅助检查方式。
2. 了解胸腺瘤伴重症肌无力的治疗方式。

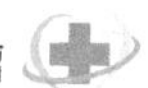

3. 了解气管插管的定义及护理。
4. 了解肌无力的分期。
5. 了解吸痰的护理。

第一幕

丁先生，男，52岁，烟草厂生产线上的员工，由于在烟草厂上班的缘故，丁先生有严重的烟瘾，平均1天1包烟。虽然丁先生已经52岁了，但是烟草厂的一线生产员工都要"三班倒"，丁先生也不例外。丁先生日常喜欢宅在家里，缺乏运动，这些年在疲劳的时候都会感觉到胸闷，最近3个月尤为明显，还会感觉到胸口钝痛。丁先生以为是自己年纪大了，力不从心了，也没放在心上。一次上夜班的时候，丁先生突感觉看东西出现重影，并且左眼的眼皮抬起来很费力，便前往医院就诊。

急诊医生简要询问了丁先生的病史，症状如上诉，自诉向心性肥胖，既往高血压病史7年余，最高180/100 mmHg，规律服药，血压控制不详，否认其他疾病史；神经系统查体可见左上睑下垂，双侧瞳孔等大等圆，直径约2.4 mm，对光反应灵敏，双眼各方向活动性良好，无复视及眼震，余未见明显异常。医生建议丁先生住心内科行进一步检查。丁先生很焦虑："我不会是得了什么大病吧？"并表明自己家里就自己一个人，女儿在上大学负担不起。

入院后医生给予了一系列检查，检查结果如下：疲劳试验(－)，新斯的明试验(＋)，重复神经电刺激(－)，胸部CT报告示：胸腺上皮内可见大小2.0 cm×3.5 cm×4.3 cm团块状等密度占位。医生医嘱：口服泼尼松5 mg tid，溴吡斯的明30 mg bid。

问题导引

1. 你认为哪些症状、体征有助于疾病的判断？
2. 你认为发生该疾病的诱因有哪些？
3. 你认为该疾病的辅助检查有哪些？

教师注意事项

本幕主要描述胸腺瘤伴重症肌无力患者的初诊情况及整体状况。突出了几个要点：吸烟、胸闷、胸口钝痛、睁眼无力、复视、向心性肥胖、高血压。以上要点均可联系到患者的潜在疾病。因此，第一幕可以引导学生从现有的资料入手，分析患者可能存在的诱发因素、病因，急诊及入院后的检查结果可作明确的诊断依据，这样有利于引导学生思考，有鉴别诊断的思考过程。此外，作为护理人员，应如何对丁先生进行心理疏导，指导其消除住院的忧虑是需要学生思考的。

主要学习目标

1. 掌握胸腺瘤的定义、临床表现。
2. 掌握重症肌无力的定义、病因及临床表现。

3. 掌握重症肌无力的临床分型。

次要学习目标

了解胸腺瘤及重症肌无力的辅助检查方式。

提示用问题

1. 根据第一幕中的第一段及第二段，丁先生最有可能的诊断是什么？为了明确诊断，需要进一步搜集哪些信息？

2. 医生行新斯的明试验、疲劳试验、CT 检查、ACTH 试验有何临床意义？是否能明确诊断？

3. 护士如何指导患者正确服用药物？

4. 针对患者住院的疑虑，你应该如何进行心理护理？

教师参考资料

1. 胸腺瘤相关知识

(1) 定义：胸腺瘤(Thymoma)是一种起源于胸腺上皮细胞且生长较为缓慢，并具有低度恶性倾向的肿瘤。绝大多数胸腺瘤位于前上纵隔的胸腺部位，极少数可异位发生在后纵隔、下颈部、肺门周边、胸膜或肺实质内。

(2) 流行病学特征：胸腺肿瘤是较常见的成人前纵隔肿瘤，其中恶性约占 10%，好发年龄为 30～50 岁，20 岁以下者罕见，男性发病率高于女性。其位于前上纵隔，约占前上纵隔肿瘤的 50%，占纵隔肿瘤的 5.2%～35%，占所有恶性肿瘤的 0.2%～1.5%。据 SEER 数据库统计，美国胸腺瘤的发病率约为 0.13/10 万人。

(3) 临床表现：当肿瘤长到一定体积时，对周围器官的压迫可能会产生以下影响。①若胸壁受累，患者会出现胸部不适、钝痛。②若气管受压，患者会出现咳嗽、气促、胸闷、心悸等呼吸困难症状。③若喉返神经受侵，患者会出现声音嘶哑。④若膈神经受压，患者会出现膈肌麻痹。⑤若上腔静脉梗阻，患者会表现为面部青紫、颈静脉怒张。⑥若恶性病变或伴有局部转移，患者会出现乏力、盗汗、低热、消瘦、贫血、严重的胸痛以及心包积液、胸腔积液等体征。⑦伴随症状：约 40%的胸腺瘤患者可有各种伴随症状，最常见的是重症肌无力，重症肌无力症状包括眼睑下垂、视物有重影、流口水、登梯困难、声音嘶哑和(或)呼吸困难。其次，胸腺瘤患者可能伴发单纯红细胞再生障碍、免疫球蛋白缺乏、系统性红斑狼疮或其他器官的肿瘤而出现相关的伴随症状如黏膜苍白、乏力、皮肤红斑等。

2. 重症肌无力的相关知识

详见第二章第十一节相关知识。

3. 辅助检查

(1) 新斯的明试验：成年人一般用新斯的明 1～1.5 mg 肌注，若注射后 10～15 min 症状改善，持续 2～3 天，即为新斯的明试验阳性。

(2) 胸腺 CT 和 MRI：可以发现胸腺增生或胸腺瘤，必要时应行强化扫描进一步明确。

(3) 重复电刺激：重复神经电刺激为常用的具有确诊价值的检查方法。利用电极刺激运动神经，记录肌肉的反映电位振幅，若患者肌肉电位逐渐衰退，提示神经肌肉接头处病变的可能。

(4) 单纤维肌电图检查：单纤维肌电图是较重复神经电刺激更为敏感的神经肌肉接头传导异常的检测手段。可以在重复神经电刺激和临床症状均正常时根据“颤抖”的增加而发现神经肌肉传导的异常，在所有肌无力检查中，灵敏度最高。

(5) 乙酰胆碱受体抗体滴度的检测：乙酰胆碱受体抗体滴度的检测对重症肌无力的诊断具有特征性意义。80%～90%的全身型和60%的眼肌型重症肌无力可以检测到血清乙酰胆碱受体抗体。抗体滴度的高低与临床症状的严重程度并不完全一致。

(6) ACTH 试验：用于检测疑为肾上腺皮质功能减退者或鉴别库欣综合征的类型。

第　二　幕

入院后第2天，神经外科、心内科、胸外科会诊后诊断为：重症肌无力(Osserman Ⅰ型)、胸腺瘤。医生告诉丁先生：“从你的CT报告上看有团块状阴影，怀疑有恶性肿瘤可能性，通知下你的家属，你需要转到胸外科进行手术治疗。”丁先生再次慌张起来：“天啊！我是得癌了吗？是不是我已经活不了多久了？怎么办？我女儿还在读大学，我该怎么办?”肿瘤？手术？死亡？他不希望看到任何一种情况发生，更不敢想象自己以后会怎么样，更不知道该如何告诉唯一的女儿。

下午丁先生转到了胸外科，手术前护士小刘为丁先生完善了各项术前准备。

第3天，在女儿的陪伴下，护士小刘将丁先生护送到了手术室。

丁先生当天于全麻下行经胸腔镜下剑突下切口胸腺扩大切除术，手术过程顺利，术后16:30安返SICU进一步监护。患者带回气管插管、股静脉置管、左侧胸引管及导尿管，护士小陈将胸瓶安置床边低于胸腔引流口40 cm处，观察引流液色、质、量及伤口情况；安善固定各位导管，并观察各类导管通畅情况及生命体征的变化，并做好护理记录。

问题导引

1. 你认为肿瘤患者有哪些心理阶段?
2. 你认为该疾病有哪些手术方式?
3. 你认为气管插管应该如何进行护理?

教师注意事项

见第二章第十一节相关知识。

主要学习目标

1. 熟悉肿瘤患者最常见的心路历程及问题。
2. 掌握胸腺瘤伴重症肌无力外科治疗的术后护理。

次要学习目标

了解气管插管的定义及护理。

提示用问题

1. 目前患者可能存在哪些心理问题？你应该做哪些健康教育？

2. 针对左侧胸腔引流管，护士该如何护理和观察？

3. 患者用呼吸机辅助呼吸，身上留置多根导管，活动受限，可以采取哪些护理措施？

4. 胸腺瘤伴重症肌无力的手术方式是什么？

教师参考资料

1. 肿瘤患者的常见心理问题

内容详见第二章第十一节相关知识。

2. 胸腺瘤的外科手术方式

胸腔镜下剑突下切口胸腺扩大切除术，经右胸或双侧胸腔镜胸腺扩大切除术，胸腺扩大切除术。

3. 围手术期护理要点

1）术前护理

（1）胃肠道准备：术前禁食 8～12 h。

（2）了解患者有无肌无力、眼睑下垂、吞咽困难症状和相应的程度。

（3）遵医嘱给予抗胆碱能药物，观察用药后反应。

（4）吞咽困难者给予静脉营养支持。

（5）床边备气管切开包。

（6）心理护理：及时告知患者手术效果，减轻患者的担心；及时传达有利信息，给予患者支持与鼓励；向患者讲解疾病的情况，让患者更加了解胸腺瘤这个疾病；让患者家属给予心理上的支持。

2）术后护理

（1）全麻术后常规护理：严密观察生命体征；观察瞳孔、意识、血氧饱和度；观察呼吸深度和频率。

（2）呼吸道的护理：气管插管的护理；有效咳嗽、咳痰；听呼吸音；维持气道通畅；必要时用呼吸机辅助呼吸。

（3）胸腔引流的护理：①保持管道的密闭和无菌：使用前注意引流装置是否密封，胸壁伤口引流管周围用油纱布包盖严密，更换引流瓶时，必须先双重夹闭引流管，以防空气进入胸膜腔，严格执行无菌操作规程，防止感染。②体位：胸腔闭式引流术后患者常规选择半卧位，以利呼吸和引流。气管插管患者给予吸痰；可自主咳痰患者，鼓励其进行有效咳嗽和深呼吸运动，促进积液排出，恢复胸膜腔负压，使肺扩张。③维持引流通畅：闭式引流主要靠重力引流，水封瓶液面应低于引流管胸腔出口平面 60 cm。任何情况下引流瓶不应高于患者胸腔，以免引流液逆流入胸膜腔造成感染。定时挤压引流管（30～60 min 1 次），以免管口被血凝块堵塞。挤压方法为：用止血钳夹住排液管下端，两手同时挤压引流管然后打开止血钳，使引流液流出。检查引流管是否通畅最简单的方法是观察引流管是否继续排出气体和液体，以及长玻璃管中的水柱是否随呼吸上下波动，必要时请患者深呼吸或咳嗽，辅助观察。水柱波动的大小反映残腔的大小与胸腔内负压的大小。正常水柱上下波动 4～6 cm。如水柱无波动，患者出现胸闷气促、气管向健侧偏移等肺受压的症状，应怀疑引流管被血块

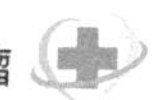

堵塞，需设法挤捏或使用负压间断抽吸引流瓶短玻璃管，促使其恢复通畅，并通知医生。④妥善固定：运送患者时双钳夹管。下床活动时，引流瓶位置应低于膝关节，保持密封。⑤观察记录：观察引流液的量、颜色、性状、水柱波动范围，并准确记录。手术后一般情况下引流量应小于 80 mL/U，开始时为血性，之后颜色为浅红色，不易凝血。若引流量多，颜色为鲜红色或红色，性质较黏稠，易凝血，则疑为胸腔内有活动性出血。每日更换水封瓶，做好标记，记录引流量。如是一次性引流瓶，则无需每日更换。⑥脱管处理：若引流管从胸腔滑脱，立即用手捏闭伤口处皮肤，消毒后用凡士林纱布封闭伤口，协助医生做进一步处理。如引流管连接处脱落或引流瓶损坏，立即用双钳夹闭胸壁导管，按无菌操作规范流程更换整个装置。

4. 气管插管相关知识

(1) 定义：人工气道是将导管经上呼吸道或直接插入气管所建立的气体通道。气管内插管是通过口腔或鼻孔经喉把特制的气管导管插入气管内。

(2) 分类：根据插管途径不同，气管插管又可分为经口气管插管和经鼻气管插管。①经口气管插管：操作简单、插入迅速、管径较粗，易吸痰；但患者耐受性差、口腔护理较困难。②经鼻气管插管因不通过咽后三角区，不刺激吞咽反射，患者较易接受，不影响经口进食，而且容易固定，便于口腔护理；但导管相对小而长，不利于引流和吸痰，易导致痰栓堵塞。

(3) 气管插管的适应证和禁忌证：①适应证：全身麻醉、呼吸困难、呼吸衰竭的治疗以及心肺复苏等。②绝对禁忌证：喉水肿、气道急性炎症。③相对禁忌证：胸主动脉瘤压迫气管、严重出血者。

(4) 气管插管的作用：①保证呼吸道通畅，防止误吸和漏气。②便于呼吸道管理，保证通气。③减少气道无效腔，增加有效肺泡通气量④头颈部手术可远距离控制麻醉和通气。⑤便于控制呼吸动作，稳定手术视野，进行精细的手术操作。

(5) 气管插管后的护理：湿化管理、气囊管理、心理护理、妥善固定、保持通畅、预防感染。①气管插管的固定：一般采用双套结固定法。用一根小纱带先在导管上打死结，经双侧面颊部，绕过枕后在耳郭前上方打死结固定，固定时不能压住耳根；用两根胶布在导管上交叉固定在口唇周围。经口气管插管者由于口腔分泌物易流出，造成胶布松动，应密切观察并及时更换。②保持通畅：及时吸出口腔及气管内分泌物；及时倾倒呼吸机管路内的冷凝水；妥善固定呼吸机管路。

(6) 吸痰：吸痰通常是指吸出人工气道内的痰液，但是完整的吸痰还应包括吸除鼻腔和口腔的分泌物。①吸痰的作用：保持呼吸道通畅，清除呼吸道及套管内分泌物，避免痰液形成结痂阻塞气道。②吸痰时机：采用非定时性吸痰技术可以减少定时吸痰的并发症，如黏膜的损伤、气道痉挛等，减少患者的痛苦。非定时性吸痰技术要先判断患者是否需要吸痰，如痰液潴留在人工气道内、口腔或鼻腔内，可听到痰鸣音，患者出现烦躁不安、心率和呼吸频率加快、咳嗽，呼吸机的吸气峰压增高、出现峰压报警，血氧饱和度下降等。③吸痰注意事项：严格执行无菌技术操作；吸痰前后听诊双肺呼吸音；吸痰前后应给予 100%的氧气吸入 2 min；每次吸痰时间不超过 15 s；每次吸痰做到一人一次一管一手套；吸痰期间应密切观察生命体征的变化；吸痰、雾化装置及用物应专人专用。④判断痰液黏稠度的方法和临床意义：痰液的黏稠度反映不同的临床情况，在吸痰过程中应认真观察痰液的形状；根据痰液在吸痰管玻璃接头处的形状和玻璃管内壁的附着情况，可将痰液的黏度分为 3 度。Ⅰ度(稀痰)：痰如米汤或泡沫样，吸痰后，玻璃接头内壁上无痰液滞留。提示感染较轻，如量过多，提示气管滴注过量，湿化过度。可适当降低湿化温度或减少滴入量和次数，同时应注意增加吸痰次数且每次吸痰时将痰液吸净。Ⅱ度(中度黏痰)：痰的外观较Ⅰ度黏稠，吸痰后有少量痰液在玻璃接头内壁滞留，但易被水冲洗干净。提示有较明显的感染，需加强抗感染治疗。白色黏痰可能与气道湿化不足有关，必须加强雾化吸入或气管内滴药，避免痰痂堵塞人工气道。Ⅲ度(重度黏痰)：痰的外观明显黏稠，常呈黄色，吸痰管常因负压过大而塌陷，玻璃接头内壁上滞留大量痰液且不易被水冲净。提示有严重感染，必须抗感染治疗或已采取的措施无效必须调整治疗方案。痰液太黏稠不易吸出，提示气道过干或伴有机体脱水现象，必须及时采取措施。

第 三 幕

术后当日 19:00 呼吸机报警，提示气道压升高大于 40 cmH_2O，心电监护示：SPO_2 75%，呼吸 35～40 次/min，患者瞳孔扩大，全身冷汗，触诊时腹胀，责任护士小陈立即通知医生。给予相应的处理后 SPO_2 上升至 95%。丁先生术后第 1 天生命体征平稳，遵医嘱给予呼吸功能锻炼，经医生评估符合气管插管拔除指征，拔管后生命体征平稳，术后第 2 天生命体征平稳，自主呼吸通畅，16:00 转入胸外科病房继续治疗。

问题导引

1. 什么是肌无力危象？
2. 肌无力危象有什么临床表现？
3. 如何做好肌无力危象的预防？

教师参考资料

本幕描述了丁先生在术后发生了肌无力危象，导致呼吸无力以致不能维持换气功能，需要呼吸机继续辅助呼吸。主要引导学生考虑为什么丁先生术后会出现肌无力危象，诱发因素有哪些；对于肌无力应该如何早期识别及如何进行处理。同时，现阶段气管插管拔管的指征有哪些。

主要学习目标

1. 掌握肌无力危象的诱因及临床表现。
2. 掌握肌无力危象的护理要点。

次要学习目标

了解气管插管拔管的指征及拔管后的观察要点。

提示用问题

1. 丁先生术后出现了什么情况？什么原因导致了这种情况？可能的诱发因素有哪些？
2. 出现这种病情变化时应该如何处理？
3. 为什么丁先生可以拔除气管插管？
4. 气管插管拔管后需要给予哪些特殊的护理措施？

教师注意事项

1. 肌无力危象的相关知识

(1) 肌无力危象定义：重症肌无力危象是重症肌无力患者在多种诱因如感染、精神创伤、过度疲劳、妊娠、分娩等作用下，病情迅速加重，急剧发生呼吸肌严重无力，以致不能维持正常换气功能的危急状态。

(2) 肌无力危象观察要点：①观察患者的生命体征变化，严密监测呼吸情况及血氧饱和度的变化，随时听取患者的主诉。如发现患者出现呼吸急促、胸闷、气喘等症状应提高警惕，立即通知医生，进行紧急的对症处理。②肌无力危象时体检可见患者瞳孔扩大，全身冷汗，触诊时查体腹胀。③掌握重症肌无力与帕金森病的鉴别诊断，即新斯的明试验(给患者肌内注射新斯的明一支，观察患者的肌张力，如患者肌张力增高则表示试验阳性，诊断为重症肌无力。)④准确及时地判断重症肌无力危象的类型。临床重症肌无力危象可以分为三种类型：a. 肌无力危象，为最多见的危象，由抗胆碱酯酶药物剂量不足所致；b. 胆碱能危象，由抗胆碱酯酶药物剂量过大所致；c. 反拗危象，由于患者对抗胆碱酯酶药物不敏感所致。

(3) 肌无力危象的预防：①肌无力轻症时，指导患者保证充足睡眠，适度活动，避免太过劳累。活动应以个人体质而异，自我调节活动量，以不感到乏力为原则。②肌无力比较明显时，应指导并协助患者做好基础生活护理，保持口腔清洁、皮肤清洁，防止外伤和感染等。③饮食指导：给予患者高热量、高蛋白、富含钾和钙的流质、半流质或者软食，避免干硬、辛辣、粗糙等刺激性食物。指导患者进食应缓慢，如果遇到呛咳或者咀嚼无力时应暂停进食，若症状频繁出现，应及时与患者及家属沟通，进行鼻饲饮食。④药物指导：当患者出现肌无力危象时，应立即遵医嘱给予新斯的明 1 mg 肌内注射，如症状无缓解可重复使用，症状改善后可改用口服。当出现胆碱能性危象时，应即刻停用一切抗胆碱酯酶药物，同时肌内或静脉注射阿托品 0.5～2 mg。当出现反拗性危象时，首先停用抗胆碱酯酶药物，使运动终板乙酰胆碱受体功能恢复后(至少 3 天)，再重新从小剂量开始使用。如危象性质一时不明，可暂停抗胆碱酯酶药物，试改用强的松口服。禁止使用一切对肌力有直接或间接影响的药物如麻醉剂、镇静止痛剂、抗心律失常药及某些抗生素等。

(4) 重症肌无力危象的护理：①保持病房的清洁与安静：避免声、光等刺激，并调节适宜的温度和湿度。②保持患者呼吸道的通畅：常规备吸氧、吸痰装置。如患者意识清醒，应协助患者取半坐位，并鼓励患者咳嗽及深呼吸，利于痰液的排出；如患者意识模糊，且口鼻腔痰液增多不能自行排出时，应立即进行吸痰，必要时协助医生进行气管插管、气管切开、呼吸机辅助呼吸。③密切观察患者生命体征及病情变化：注意有无吞咽无力、呼吸困难、瞳孔扩大、口鼻腔及喉头分泌物增多等现象。④用药护理：在抗胆碱酯酶药物治疗时，应从小剂量开始，并坚持按时服用，有咀嚼和吞咽困难时应在餐前服用，如遇到应急状况应增加药物剂量；在使用激素进行冲击疗法时，应注意观察病情有无加重的趋势，甚至是危象的发生；患者在使用免疫抑制剂时，应定时查血常规，并注意肝肾功能变化；禁止使用氯丙嗪、普萘洛尔等各种肌肉松弛剂，以免加重病情。⑤心理护理：因此病病程较长，一旦发生危象时死亡率又较高，易让患者产生恐惧、焦虑的心理，此时护士应充分理解患者，同情患者，告知患者疾病预后的相关知识及成功案例，帮助患者减轻心理负担，消除精神压力，增强治疗信心。

2. 气管插管拔管的相关知识

(1) 拔管指征：所有需要插管的指征消除，即气管分泌物明显减少，患者意识恢复，自主呼吸恢复良好，吞咽、咳嗽反射良好，双肺呼吸音正常，呼吸频率成人 14～20 次/分，通气量恢复到正常水平，脱离吸氧后无明显缺氧现象，PaO_2 正常。间歇指令通气的频率<10 次/分，压力型呼吸机的气道峰压<18 mmHg，吸 30%氧时血气基本正常，潮气量大于 300 mL，呼吸频率小于 30 次/分。患者意识恢复，可配合保护气道。患者肌力完全恢复，呼唤患者有睁眼、抬眉、张口、举手等反应。

(2) 注意事项：拔管前必须先吸净口腔及鼻咽腔内分泌物；更换吸痰管后，再吸净气管导管内及气管内分泌物，在气管内操作每次不超过 10 s。拔管时应将吸痰管放入气管导管内并超出导管远端，然后保持负压边吸边拔，吸痰管和气管导管一同拔出。拔管后立即面罩给氧，观察呼吸、循环，稳定后方可离开。应警惕原已存在的气道情况，并可能需要再次气管内插管。

第 四 幕

丁先生术后第 3 天，现生命体征趋于平稳。病情得到初步控制后，丁先生很高兴，但是也产生了对未来的焦虑："我以后还能上班吗？""我还能活多久？""以后我该怎么生活？""我看有些患者啥都不能吃，我是不是也是这样？"这些问题像乌云一样笼罩在丁先生的心头。责任护士小陈发现丁先生心情抑郁，不爱言语，愁眉不展，于是对丁先生开展了一系列的心理疏导。

问题导引

1. 你认为目前患者的心理处于什么时期？
2. 你认为术后应做哪几个方面的宣教？

教师注意事项

本幕描述了需同学们掌握的各项术后健康指导内容，教师应引导学生站在患者的角度思考此时患者迫切需要得到哪些方面的护理，学习如何为患者提供疾病指导，思考护理人员在疾病预后和康复中的作用，注重对患者的人文关怀。

主要学习问题

1. 胸腺瘤手术后的健康宣教及心理护理。
2. 丁先生术后可以进行哪些康复锻炼？如何进行？
3. 丁先生是一名生产线上的员工，担心日后还能不能进行工作。作为责任护士应如何进行心理辅导？

教师参考资料

1. 基础护理

重视对重症肌无力患者一般情况的资料采集，以便在围手术期采取个性化护理，提高护理效果、质量。并详细询问是否存在糖尿病、高血压、冠心病病史，既往用药情况，尤其是激素的使用情况，重要信息于床头卡中标明。保持病室环境干净、温暖、舒适，给患者创造一个良好的休息及就医环境。有吸烟史的患者术前应戒烟 2 周，并在护士指导下进行腹式呼吸及咳嗽训练。

2. 心理护理

胸腺瘤切除后，肌无力的症状有时不能立即缓解，反而可能会加重，患者可表现为强烈恐惧、濒死感。加之对 ICU 环境的不熟悉，缺少亲人的陪伴，各种仪器设备报警声音的干扰，各种有创检查(静脉取血、动脉穿刺、肌内注射等)带来的痛苦，身体不能自主活动，因插管不能说话带来的不便，患者表现出消极、不配合的情绪。护士应及时给予心理干预，向患者做好解释工作，说明这些症状只是暂时的，消除其紧张、恐惧心理。治疗前使用手势或书面交流，讲解治疗的目的及配合的方式。同时，告知患者家属人文关怀的重要性，让其全力配合。医护人员需要嘱咐患者家属，在患者面前需要保持良好的心境，与患者主动沟通，多鼓励关心患者。

3. 健康教育

在围手术期间，医护人员应当对患者进行健康教育，指导患者多休息，避免过度劳累和过度兴奋，保持其情绪稳定。同时医护人员可以指导患者进行有效的咳痰和呼吸功能锻炼。同时严格遵循医嘱，给予患者用药。对于胆碱酯酶以及激素类药物需要看服到口，医护人员还需及时观察患者的体温变化，帮助患者适当增减衣服，避免其受到风寒。在饮食上，多给予患者易消化、高蛋白、低脂、低盐食物，避免刺激性食物。同时帮助患者清理皮肤，保持其衣物、床褥等的干燥和清洁，增加患者舒适程度。

参考资料

[1] 王晓丹，冯勤付. 胸腺瘤非手术治疗的研究进展[J]. 中华放射肿瘤学杂志，2018，18(6)：607-611.

[2] 廖裕彬，冯家宁，陆剑豪. 胸腺瘤手术治疗及进展[J]. 佛山科学技术学院学报(自然科学版)，2018，36(1)：079-084.

[3] 朱晓磊，朱自江，庞瑶，等. 胸腺瘤的外科治疗和预后分析[J]. 中华胸部外科电子杂志，2018，5(2)：107-112.

第十三节 胸膜间皮瘤

教案摘要

李先生，男，63 岁，因胸痛、干咳和气短一月有余并进行性加重前来就诊。李先生此前出现干咳、胸痛症状时，自行服用消炎镇痛药并卧床休息后即可缓解。由于此次自行服药后无法缓解，气短症状明显，呼吸困难加重，严重影响日常工作和休息，为明确病因，故前来呼吸科就诊。门诊收治呼吸内科诊治。经详细问诊、体格检查、实验室检查、影像学检查后，医生诊断为“胸膜间皮瘤”。经多学科会诊后转入胸外科行姑息性手术——全麻下行恶性胸膜间皮瘤减瘤术。结合患者病情和家庭支持情况，术后辅助顺铂/培美曲塞的一线联合方案化疗，从而改善患者症状、减轻患者痛苦、延长患者寿命，改善生存质量。

通过本教案，学生可以学习胸膜间皮瘤的相关知识、鉴别诊断、辅助检查、诊疗护理以及支持照护。在结合患者个体差异性的基础上，促进患者参与决策，给予针对性的个案护理，真正意义上实现以患者为中心、以人为本的肿瘤患者的健康照护。

关 键 词

胸膜间皮瘤（Pleural mesothelioma）；减瘤术（Cytoreductive surgery）；以患者为中心（Patient-centered）；需求（Requirement）；个案护理（Case management）；生存质量（Quality of life）

主要学习目标

1. 掌握胸膜间皮瘤的定义、病因、疾病类型及临床表现。
2. 掌握胸膜间皮瘤的各项辅助检查方法。
3. 列举肿瘤患者常见的心理问题。
4. 掌握胸膜间皮瘤的围术期护理及潜在并发症的观察。
5. 掌握术后吸痰时机的判断及操作要点。
6. 掌握不同静脉通路的特点、维护方式和选择时机。
7. 掌握化疗药的作用、用法以及化疗不良反应的处理措施。

次要学习目标

1. 了解胸膜间皮瘤的诊断及鉴别诊断。
2. 了解胸膜间皮瘤的外科手术方式有哪些。

3. 了解患者的需要层次。
4. 了解不同静脉通路的置管方法。
5. 能列举部分化疗方案的构成。

第　一　幕

李先生，男，63 岁，年轻时是石棉厂工人，从事相关工作 20 年余，之后与妻子一起经营一家便利店，繁忙时候需熬夜工作。一个月以前，患者因劳累后出现胸痛、干咳和气短并进行性加重前来就诊。患者此前出现干咳、胸痛症状时，自行服用消炎镇痛药并卧床休息后即可缓解。由于此次自行服药后无法缓解，患者气短症状明显，呼吸困难加重，严重影响日常工作和休息，为明确病因，故前来呼吸科就诊。

患者诉无高血压、糖尿病史，无药物及其他过敏史，无家族疾病史，无重大手术史。平素不抽烟，偶尔饮酒，一周约进行 2 次体育锻炼，每次 1 h 左右，慢跑或者打羽毛球。由于工作原因，饮食和作息偶有不规律。医生予以体格检查发现，肺部有湿啰音，X 线提示胸腔积液和多发胸膜结节，遂收治呼吸内科治疗。住院后行增强 CT 检查，扫描的范围较为广泛，自患者的肺尖到隔顶。结果显示多发胸膜结节合并大量胸腔积液。肿瘤的密度不均匀，在扫描的同时结合 X 线检查能够初步确诊为胸膜间皮瘤。胸外科、影像科、肿瘤科综合会诊后，建议转胸外科行姑息性手术治疗。充分告知患者及家属疾病的相关情况及治疗方法和预后，患者及家属表示："不管怎么样，我们会努力配合医生进行积极治疗的……""这个病的原因是什么啊，会影响家里其他人吗？治疗费用是不是很贵？"

问题导引

1. 你认为患者的工作和生活习惯跟疾病有关吗？
2. 患者为什么会出现气促、呼吸困难的症状？
3. 患者做了 X 线检查后为什么又要去做增强 CT？

教师注意事项

本幕主要描述患者门诊就医后收治入院，继续检查确诊疾病，多学科会诊后建议行姑息性减瘤术的整个过程。可以从患者主诉入手，分析可能造成疾病的原因、哪些疾病可能会有同样的症状，患者为什么要做相关的检查，这些检查是否可以辅助诊断，是否还需要做其他的检查等，让学生发散思维，带着问题去寻找答案，并对相关疾病进行鉴别诊断。另外，根据患者及家属对疾病的反应，去思考如何给予患者信息支持和情绪支持。

主要学习目标

1. 掌握胸膜间皮瘤的定义、病因、疾病类型及临床表现。
2. 掌握胸膜间皮瘤的各项辅助检查方法。

次要学习目标

了解胸膜间皮瘤的诊断及鉴别诊断。

提示用问题

1. 根据李先生的描述，最有可能的病因是什么？
2. 有哪些疾病会出现上述症状？
3. X 线及增强 CT 检查有何临床意义？
4. 是否有其他的检查可以进一步辅助诊断？
5. 针对患者及家属的问题，你应该如何给予指导？

教师参考资料

1. 胸膜间皮瘤相关知识

(1) 定义：胸膜间皮瘤(Pleuralmesothelioma)是一种源于胸膜间皮细胞的原发肿瘤，占胸膜肿瘤的 5%，临床少见。胸膜间皮瘤可发生于脏层胸膜和壁层胸膜的任何部分，80%发生于脏层胸膜，20%发生于壁层胸膜；可发生于任何年龄，常见于 40～60 岁，男性多于女性；现如今发病率有上升趋势。

(2) 病因：胸膜间皮瘤是由环境、生物和遗传因素引起的肿瘤。石棉已被国际癌症研究中心(International Agency for Research on Cancer，IARC)确定为致癌物。西方国家认为石棉是导致恶性间皮瘤的主要原因。石棉是指一群天然水合硅酸矿物纤维，主要包括两种形式：蛇纹石石棉(温石棉)和闪石。发展为间皮瘤的风险取决于不同类型的石棉矿物纤维的暴露情况。间皮瘤的诊断可直接归属于职业的石棉接触。石棉所致的恶性胸膜间皮瘤潜伏期为 30～40 年，发病的高峰期在接触后 45 年。不同的石棉种类引发恶性胸膜间皮瘤有不同。最常用的并且广泛应用于工业中的是温石棉。而青石棉则通常被认为是石棉中最致癌的类型，长而薄的纤维使得它们能够穿透肺引起多次损伤、组织修复和局部炎症从而被认为是更危险。

(3) 疾病类型：有局限型(多为良性)和弥漫型(多为恶性)之分。其中弥漫型恶性间皮瘤是预后最差的胸部肿瘤之一。

(4) 临床表现：首发症状以胸痛、咳嗽(干咳)、气短和呼吸困难最为常见，常伴有大量血性胸腔积液。也有以发热、出汗或关节痛为主诉症状者。无大量胸腔积液者，胸痛常较为剧烈，体重减轻常见。

(5) 辅助检查：①实验室检查：部分患者可有血小板增多，血清癌胚抗原(CEA)升高等。肿瘤标志物 CEA、CA15.3、CA72.4、CA19-9、CA549、NSE、CYFRA 21-1 的水平可区分胸腔积液的良恶性。②影像学检查：普通 X 线胸片可发现胸膜腔积液，同时肺被肿瘤组织包裹等，晚期病例可有心包渗液引起的心影扩大及软组织影和肋骨破坏等。CT 可见沿着胸膜生长的结节或是弥漫的包块影。可疑恶性胸膜间皮瘤在 CT 上的表现一般都是胸膜增厚而且有占位，尤其伴有胸腔积液的，胸痛症状比较明显。局限性的胸膜间皮瘤可以表现为胸膜上的孤立的结节，甚至肿块。如果是弥漫的胸膜间皮瘤，可以表现为沿着胸膜连续生长的，或是间断生长的波浪样结节。③病理学检查：通过胸液脱落细胞学检查、经皮胸膜穿刺活检、胸腔镜下胸膜活检等方式获取标本进行病理学检查、免疫组化标记，最终明确诊断及分期。

表 2-13-1 国际间皮瘤协会 TNM 分期

分期	受损情况
T1a	肿瘤局限于同侧壁层胸膜，包括纵隔胸膜以及膈肌胸膜，脏层胸膜未受累
T2b	肿瘤局限于同侧壁层胸膜，包括纵隔胸膜以及膈肌胸膜，脏层胸膜有散在病灶
T2	同侧胸膜的所有这些部位均可见到肿瘤侵犯；脏层，壁层，纵隔，横膈；并至少有以下一项：①膈肌受侵；②脏层胸膜肿瘤彼此融合（含叶间裂）或脏层胸膜肿瘤直接侵犯到肺
T3	局部进展但潜在可切除的肿瘤——同侧胸膜的所有这些部位均可见到肿瘤侵犯脏层、壁层、纵隔、横膈，并至少有以下一项：①胸内筋膜受侵；②纵隔脂肪受侵；③伴有孤立、可完全切除的胸壁软组织病灶；④非透壁性心包受侵
T4	局部进展，不可切除的肿瘤——同侧胸膜的所有这些部位均可见到肿瘤侵犯：脏层、壁层、纵隔、横膈；并至少有以下一项：①胸壁的弥漫多发病变，伴或不伴有直接的肋骨破坏；②肿瘤穿透膈肌侵犯到腹膜；③肿瘤直接侵犯对侧胸膜；④肿瘤直接侵犯到一个或多个纵隔器官；⑤肿瘤直接侵犯椎体；⑥肿瘤直接侵犯到脏层心包，伴或不伴有心包积液，或肿瘤侵犯心肌
Nx	区域淋巴结无法评估
N0	无区域淋巴结受侵
N1	同侧肺门淋巴结受侵
N2	隆突下或同侧纵隔淋巴结受侵，包括同侧内乳淋巴结
N3	对侧纵隔、对侧内乳、同侧或对侧锁骨上淋巴结受侵
Mx	远处转移无法评估
M0	无远处转移
M1	伴有远处转移
Ⅰa 期	T1aN0M0
Ⅰb 期	T1bN0M0
Ⅱ期	T2N0M0
Ⅲ期	T3 N0-N3 M0，T1-4N1-N2M0
Ⅳ期	T4N0-N3M0-M1；T1-T4N3M0-N1；M1

2. 鉴别诊断

（1）肺炎：是指终末气道、肺泡和肺间质的炎症，可由病原微生物感染、理化因素等引起。肺部慢性炎症机化后形成的团块状炎性假瘤，易与肺癌相混淆，但炎性假瘤往往形态不整，边缘不齐，核心密度较高，易伴有胸膜增厚，病灶长期无明显变化，病理检查可以鉴别。

（2）胸腺瘤：一组源于不同胸腺上皮细胞，具有独特临床病理特点和伴有多种副肿瘤症状的疾病。临床表现为咳嗽、气短、胸闷、胸痛、心悸等，伴有不同程度的低热乏力、体重下降等全身症状。

（3）周围型肺癌：指起自三级支气管以下、呼吸性细支气管以上的肺癌。以腺癌、鳞癌多见。肿块一般边缘不整，可见毛刺征；瘤体较小时与胸壁夹角一般为锐角；肿瘤体积较大时与肺癌鉴别较难，观察肿块与胸壁形成的夹角或有帮助，上钝角下锐角常为胸膜间皮瘤表现。胸痛是本病早期症状，局限在胸、肩某一部位，常无压痛点，轻度胸痛不一定伴有胸膜侵犯，但严重胸痛常见于本病晚期，且伴有广泛胸膜转移灶。

第 二 幕

患者经多学科会诊后转入胸外科，为进一步明确诊断，在B超引导下行胸膜穿刺活检，胸腔积液标本送检，结果示恶性胸膜间皮瘤。医生告诉老李："在您的CT上有看到结节和大量胸腔积液，通过胸腔积液检测提示恶性，您可能需要手术切除。"虽然李先生已经有了一定的心理准备，但是确诊后情绪非常低落。李先生问："我听说这个肿瘤很少见，恶性程度很高。这个手术怎么做呢？能切干净吗？"医生："鉴于您的检查结果，有根治性手术，切除全部胸膜和肺，手术比较大，术后合并症也多；也有姑息性切除术——减瘤术，切除肿瘤和部分胸膜，合并症相对少，也能减轻您呼吸困难和胸痛的症状。"李先生与家属讨论后，决定行姑息性手术。

第2天，医生核对患者术前准备完善，与家属共同签订手术知情同意书后，于全麻下行恶性胸膜间皮瘤减瘤术。术后14:00转重症监护室。患者带入气管插管、左侧CVC、股动脉置管、右侧胸腔引管及导尿管，护士妥善固定各类导管，并做好标识，保持引流管通畅。持续监测患者的生命体征。18:00呼吸机和监护仪均报警，显示气道压力升高，大于50 cmH_2O，患者SPO_2 75%，呼吸35～40次/分，患者烦躁不安，呛咳不止，责任护士立即通知医生，及时判断并给予急救处理后，患者生命体征恢复正常。

问题导引

1. 患者为什么要做胸腔穿刺活检？
2. 为什么呼吸机和监护仪会报警？

教师注意事项

在本幕中，患者对于胸膜间皮瘤的疾病相关知识、疾病恶性程度有了一定的了解。患者在承担着心理负担的同时，仍然积极参与治疗决策。教师需要引导学生掌握癌症患者的不同心理反应阶段，以及对于疾病的照护需求。患者术后在监护室监测过程中，由于各类管路和仪器同时作用于患者，患者会有各种潜在的并发症，需要教会学生从个案患者入手，掌握监护室患者护理常规、生命体征的观察、并发症的预防以及发生突发情况时如何配合抢救。

主要学习目标

1. 列举肿瘤患者的常见心理问题。
2. 掌握胸膜间皮瘤的围术期护理及潜在并发症的观察。
3. 掌握术后吸痰时机的判断及操作要点。

次要学习目标

1. 了解胸膜间皮瘤的外科手术方式有哪些。
2. 了解患者的需要层次。

提示用问题

1. 患者目前存在哪些心理问题？如何给予心理支持？

2. 患者的需求有哪些？你如何去满足患者合理的需求？

3. 如何观察和护理患者的胸腔引流管？

4. 根据患者的症状和报警数据，判断发生了什么突发情况？如何去处理？应该改进哪些措施来预防该情况的再次发生？

5. 胸膜间皮瘤的手术方式有哪些，有何不同？

教师参考资料

1. 癌症患者心理分期

内容详见第二章第十一节。

2. 马斯洛需求层次理论

马斯洛指出，人们需要动力实现某些需要，有些需求优先于其他需求。需求层次结构是心理学中的激励理论，包括人类需求的五级模型，通常被描绘成金字塔式的等级。

(1) 生理需要(Physiological needs)：低级需要，如食物、水分、空气、睡眠、性的需要等。它们在人的需要中最重要，最有力量。

(2) 安全需要(Safety needs)：低级需要，人们需要稳定、安全、受到保护、有秩序、能免除恐惧和焦虑等。

(3) 归属和爱的需要(Belongingness and love need)：一个人要求与其他人建立感情的联系或关系。

(4) 尊重需要(Esteem needs)：自尊和希望受到别人的尊重。自尊的需要使人相信自己的力量和价值，使得自己更有能力，更有创造力。缺乏自尊使人自卑，没有足够信心去处理问题。

(5) 自我实现的需要(Self-actualization need)：人们追求实现自己的能力或者潜能，并使之完善化。在人生道路上自我实现的形式是不一样的，每个人都有机会去完善自己的能力，满足自我实现的需要。

3. 外科手术方式

恶性胸膜间皮瘤的手术目的是施行最大程度的减瘤手术。

(1) 胸膜切除术/剥除术＋纵隔淋巴结取样：其目的是完全切除胸膜和所有肉眼可见的肿瘤，甚至包括心包膜和/或横膈膜整块切除及重建，纵隔淋巴结取样应至少包括 3 站淋巴结。术后症状明显缓解，但可能有肿瘤残留，膈肌功能损伤或缺失，术后肺持续漏气，且保留肺组织明显限制了术后放疗的应用。

(2) 胸膜外肺切除术(Extrapleural pneumonectomy, EPP)：其定义为胸膜、肺、同侧横膈膜(通常还包括心包)的整块切除。严重心肺功能损害是此术的禁忌证。这是一种侵袭性较强的手术，仅有约 24%的患者可行 EPP 手术。该手术能够完整切除肿瘤，清扫纵隔淋巴结，有潜在根治效果；手术切除半侧肺组织有利于术后辅助放疗并控制局部复发。但是，手术对人体生理功能的影响较大，术后并发症发生率较高。

(3) 胸腔镜辅助局部胸膜切除术：对胸膜进行局部切除，此术非根治性手术，为姑息性治疗方法。此手术并不能延长恶性胸膜间皮瘤患者的生存时间，但能控制胸腔积液，改善患者的生活质量。

(4) 滑石粉胸膜固定术：多针对晚期胸痛、呼吸困难等症状明显的患者。向胸膜腔内注入滑石粉可以造成胸膜腔闭锁，从而缓解因胸腔积液引起的呼吸困难。

4. 术后护理要点

(1) 持续监测生命体征：术后患者带气管插管，呼吸机辅助呼吸，持续动态心电监测，注意观察患者的神志、体温、脉搏、呼吸、血压及尿量并详细记录。

(2) 体位管理：患者全麻清醒前，去枕平卧位，防止误吸引起窒息。患者全麻清醒后，生命体征平稳，取半卧位，抬高床头 30°～45°，半卧位有利于肺的扩张和通气，有利于引流及预防坠积性肺炎。

(3) 气管插管护理：①妥善固定：采用双套结固定法。用一根小纱带先在导管上打死结，经双侧面颊部绕过枕后在耳郭前上方打死结固定，固定时不能压住耳根；用两根胶布在导管上交叉固定在口唇周围。经口气管插管者由于口腔分泌物易流出，会造成胶布松动，应密切观察并及时更换。②保持通畅：及时吸出口腔及气管内分泌物，及时倾倒呼吸机管路内的冷凝水，妥善固定呼吸机管路。吸痰：通常是指吸出人工气道内的痰液，但是完整的吸痰还应包括吸出鼻腔和口腔的分泌物。吸痰的作用：保持呼吸道通畅，清除呼吸道及套管内分泌物，避免痰液形成结痂阻塞气道。吸痰时机：采用非定时性吸痰技术可以减少定时吸痰的并发症，如黏膜的损伤、气道痉挛等，减少患者的痛苦。先判断患者是否需要吸痰，如痰液潴留在人工气道内、口腔或鼻腔内，可听到痰鸣音，患者烦躁不安，心率和呼吸频率加快，咳嗽，呼吸机的吸气峰压增高，出现峰压报警，血氧饱和度下降等。吸痰前后给予纯氧 2 min，避免吸痰时发生严重的低氧血症。注意手法轻柔，吸痰时间≤15 s。③预防感染：做好病室日常通风、消毒；室温保持在 18～22℃，湿度保持在 50%～70%，每日用消毒机消毒 6 h，病房物体表面用消毒液擦拭，每月做空气培养。给予患者口腔护理，观察口腔黏膜有无出血点、溃疡、异味及口腔内卫生情况。根据痰培养加药敏试验，遵医嘱选用敏感抗生素。④掌握适宜的拔管时机：患者神志清楚，生命体征平稳，呛咳反射恢复，咳痰有力，肌张力好，无喉头水肿等并发症即可拔出气管导管。拔管时，提高吸氧浓度，增加体内氧储备；彻底清除气道及口鼻腔分泌物；将气囊放气，快速拔除气管插管，立即给予合适氧疗。拔管后观察有无喉头痉挛(表现为喉部喘息，严重者呼吸困难，须重新插管)、喉头水肿及声带损伤(表现为声音嘶哑)；观察呼吸状况和血氧饱和度；一旦出现缺氧，应立即处理，必要时可再次插管；鼓励患者咳嗽、咳痰，加强翻身叩背；遵医嘱使用雾化吸入，降低痰液黏度，促进肺表面活性物质的分泌，增加支气管纤毛运动，使痰液易于咳出。

(4) 引流管管理：妥善固定引流管，防止受压、扭曲、堵塞。观察引流液的色、质、量并按时准确记录。引流液较多时，应密切观察是否有凝血，并及时补充血容量，保持出入量平衡。若引流液仍较多时，应分析原因，给予相应处理。引流液的颜色变化为由深红色转为淡红色或血清样，之后逐渐趋于淡黄色。正常者术后 5 h 内每小时少于 100 mL，24 h 少于 500 mL。引流量小于 100 mL/h，若连续 2 h 大于 100 mL/h，应及时通知医生给予相应处理。正常者术后引流液为淡红色；引流液出现绿色或咖啡色，应怀疑有吻合口瘘；引流液出现乳糜样改变(米汤样)为乳糜胸。引流瓶应低于胸部水平，避免瓶内引流液倒流引起逆行感染。若引流管从胸腔滑脱，立即用手捏闭伤口处皮肤，消毒后用凡士林纱布封闭伤口，协助医生做进一步处理。如引流管连接处脱落或引流瓶损坏，立即用双钳夹闭胸壁导管，按无菌操作规程更换整个装置。

(5) 早期功能锻炼：根据患者病情恢复情况，协助患者在床上活动四肢，预防血栓的发生。如进行上下肢的屈曲、旋转、外展、内收等活动。每次锻炼 10～20 min，2～3 次/天。术后病情允许的情况下，协助患者早期下床活动。可让患者在床边静坐 3 min，双手扶住床栏，再行床边活动，预防体位性低血压和防止跌倒。

(6) 心理护理：气管插管是有创的，故患者或家属会对插管后导致的一系列问题，感到极度焦虑和恐惧，医务人员应在插管前就向患者及家属做好解释工作，讲明这些变化只是暂时性的，拔管后一切功能将恢复。同时，监护室的环境和重症治疗护理措施，会让患者担心病情，缺乏康复的信心，医务人员应给以心理支持，消除患者的消极情绪，帮助患者建立康复的信心。

第三幕

李先生术后恢复尚可，1 个月后入住肿瘤科行辅助化疗。根据病理检测结果，医生拟定顺铂/培美曲塞的一线联合方案，该方案是治疗恶性胸膜间皮瘤的“金标准”，是目前唯一得到 FDA 批准的方案。李先生表示，愿意配合行辅助化疗治疗，“化疗肯定有很多不良反应吧，不过说到底就是打打针吊吊水，手术都坚持下来了，这个我肯定可以的。”医生解释道：“化疗的不良反应包括恶心呕吐、脱发、骨髓抑制等，我们先化疗一次看看您能不能耐受。另外，化疗药物有一定的毒性，不适合手背这种浅表的静脉，我们需要置管，就是用一根管子从体表穿刺，定位到体内的大血管，保证输液的安全。目前有 CVC、PICC 和 PORT，各有优缺点，供你选择。”李先生：“那医生，您可以具体介绍一下都有什么区别吗？”医生：“我们的张护士会详细告诉您的。”

患者最终选择在 B 超引导下行 PICC 置管，胸片定位位置正常，遂行顺铂/培美曲塞的一线联合方案化疗。患者下午 4 时化疗结束，夜间 9 时开始反复恶心呕吐，无法卧床休息，张护士立即通知医生后予以处理，患者症状逐渐改善后安睡。

问题导引

1. 如果你是张护士，你如何告知患者并协助患者选择合适的导管？
2. 患者反复恶心呕吐，你可以为患者做些什么？

教师注意事项

本幕主要涉及患者化疗静脉通路的选择和化疗不良反应的应对。教师应该发散学生的思维，去思考外周静脉和中心静脉穿刺的不同和选择时机。同时掌握化疗可能出现的不良反应，总结非药物干预方式。培养学生的共情能力，更好地帮助患者。

主要学习目标

1. 掌握不同静脉通路的特点、维护方式和选择时机。
2. 掌握化疗药的作用、用法以及化疗不良反应的处理措施。

次要学习目标

1. 了解不同静脉通路置管方法。

2. 能列举部分化疗方案的构成。

提示用问题

1. 从哪些方面来比较不同静脉置管的区别？除了管路的特点、通路选择还需要考虑哪些方面的因素？

2. 患者有可能出现哪些不良反应，如何去改善？

3. 不同化疗不良反应发生的机制是什么？

教师参考资料

1. 不同静脉通路的比较

(1) 中心静脉导管(Central venous catheter，CVC)：经锁骨下静脉、颈内静脉、股静脉穿刺置管，尖端置于上腔静脉或下腔静脉的导管。锁骨下静脉穿刺置管操作风险大，易误伤动脉，造成血、气胸，置管长度为 12～15 cm。颈内静脉穿刺置管刺激性小、置管时间长，一般置管长度为 14～18 cm。股静脉穿刺置管感染率高，易形成深静脉血栓，适用于短期置管患者，一般置管长 20～25 cm。

适应证：①治疗方面：外周静脉穿刺困难，长期输液治疗，大量、快速扩容，胃肠外营养治疗，药物治疗(化疗、高渗液体、刺激性药物)，血液透析、血浆置换术。②监测方面：危重患者抢救和大手术期行中心静脉压(Central venous pressure，CVP)监测，Swan-Ganz(气囊漂浮)导管监测进行肺动脉压和肺毛细血管契压测量工具，PiCCO 监测(肺波指示剂连续心排血量检测)。

绝对禁忌证：同侧颈内置管和起搏导线置管，穿刺部位静脉血栓，同侧动静脉造瘘管，穿刺区域的感染、蜂窝组织炎，上腔静脉压迫综合征。相对禁忌证：凝血功能障碍，患者躁动不安、不配合，下肢畸形、关节功能障碍，胸廓畸形、锁骨骨折有明显的畸形愈合。

维护注意事项：透明贴膜至少每 7 天更换 2 次。但发现伤口有渗血、贴膜污染(或可疑污染)、潮湿、脱落、松动或危及导管时，应立即更换。如果患者对透明贴膜过敏，可更换纱布敷料贴膜，纱布敷料贴膜每 48 h 需更换 1 次。对于新生儿，由于其皮肤较脆弱，频繁更换敷料可对皮肤角质层产生损害，因此，应遵循“必要时更换”的原则。输液接头建议至少每 7 天更换 1 次，如输血或全胃肠外营养(Total parenteral nutrition，TPN)需每 24 h 更换 1 次，输液接头内有血液残留或完整性受损或取下后，均应更换新的输液接头。当导管发生部分阻塞时，严禁用力推注，可采用尿激酶 1 000 u/mL 3～5 mL 封管 3～5 h，待血块松动后用力回抽，切忌将血栓推入血管内，防止血栓栓塞。

(2) 经外周静脉置入中心静脉导管(PICC)：经上肢贵要静脉、肘正中静脉、头静脉、肱静脉，颈外静脉(新生儿还可通过下肢大隐静脉、头部颞静脉、耳后静脉等)穿刺置管，导管尖端位于上腔静脉或下腔静脉的导管。可避免反复穿刺外周静脉带来的疼痛及保护外周静脉。操作方法简洁易行，不受时间、地点限制。PICC 置管穿刺点在外周表浅静脉，可降低颈部、胸部、腹股沟部位置管的并发症。如：血(气)胸、大血管穿孔、感染、空气栓塞等威胁生命的并发症。血管的选择范围较大，穿刺成功率高，穿刺部位肢体的活动不受限制。PICC 导管材料由特殊聚氨酯制成，有良好的组织相容性和顺应性，导管非常柔软，不易折断，在体内可留置 6～12 个月。

适应证：需要长期静脉输液，但外周浅静脉条件差，不易穿刺成功者；需反复输入刺激性药物，如化疗药物；长期输入高渗透性或黏稠度较高的药物，如高糖、脂肪乳、氨基酸等；需要使用加压泵快速输液者；需要反复输入血液制品，如全血、血浆、血小板等；长期肠外营养的患者。

禁忌证：上腔静脉压迫综合征的患者；既往在预定插管部位有静脉炎和静脉血栓形成史、外伤史、血管外科手术史；有严重凝血机制障碍的患者或血小板低于 $10\times10^9/L$ 的患者；确诊或疑似导管相关性感染，如败血症或菌血症者。

PICC 维护内容：更换输液接头、冲洗导管、透明敷料和思乐扣，主要目的是预防感染和保持导管通畅。①输液接头：每 7 天更换一次，可能发生损坏时、每次经由输液接头取过血后、无论什么原因取下输液接头后都需更换。先把原来的输液接头去掉，用酒精棉片擦拭输液接头外面 15 s，连接新的输液接头，以脉冲方式用 20 mL 生理盐水正压封管，牢固固定输液接头和连接处。②冲洗导管：频率为每 7 天一次，在每次静脉输液、给药后或输注血液或血制品以及输注 TPN 后需冲洗。消毒输液接头，连接 20 mL 预充式封管注射液，用脉冲方式冲入生理盐水；在注射最后 0.5 mL 生理盐水时，边注射边向后拔针进行正压封管。③更换透明敷料：敷料每 7 天更换一次，包括思乐扣；敷料松动或潮湿时随时更换；更换敷料必须严格无菌操作技术。透明敷料应在导管置入后第一个 24 h 更换，以后每 7 天更换一次或在发现贴膜被污染（或可疑污染）、潮湿、脱落或危及导管时随时更换。所有透明敷料上应该清楚地记录更换敷料的时间。

(3) 输液港(Implantable venous access port，PORT)：是指完全植入人体内的闭合输液装置，包括尖端位于上腔静脉的导管部分及埋植于皮下的注射座。80%的输液港应用于肿瘤化疗，优点：低感染率，埋于皮下，操作简便；患者舒适，便于洗澡、游泳，不影响外观和自身形象；不需要频繁冲管，不需要频繁进行导管维护，不需要频繁穿刺，能够保护血管；留置时间长。

适应证：需要长期或重复给药，可进行抽血、输血及血制品、营养药、抗生素输注（动脉、腹腔输液港不适用），造影剂推注（腹腔输液港不适用）；化疗药物灌注。

禁忌证：出现或可疑设备相关感染、菌血症、脓毒血症，预期放置部位有放疗史、既往有血栓形成或手术史。

输液港使用及维护：仔细检查输液港周围皮肤有无压痛、肿胀、血肿、感染、浆液脓肿等，以注射座为中心，先酒精后碘伏，由内向外，顺时针、逆时针交替螺旋状消毒皮肤三遍，消毒范围大于 10 cm×12 cm；穿刺时触诊找到注射座，确认注射座边缘，定位，用非主力手的拇指、食指和中指固定注射座，做成三角形，将输液港拱起，确定三指的中心，无损伤针自三指中心处垂直刺入，直达储液槽底部，抽回血确认针头位置无误。要注意针头必须垂直刺入，以免针尖刺入输液港侧壁；穿刺动作轻柔，感觉有阻力不可强行进针，以免针尖与注射座底部推磨，形成倒钩。在无损伤针下方垫开衩小纱布，可根据实际情况确定纱布垫厚度，再用 10 cm×12 cm 透明敷贴外固定针。使用 10 mL 以上注射器注射。使用两种以上不同药物时，加强冲洗，以防止因药物化学成分不同而产生的沉淀。加强巡视，查看注射部位有无渗液、肿胀现象。尤其注射化疗药物时，须边推注药物边检查回血，以防药物外渗。术后 24～48 h 需更换敷料，治疗期间每 7 天更换一次，敷料松动或潮湿时随时更换。

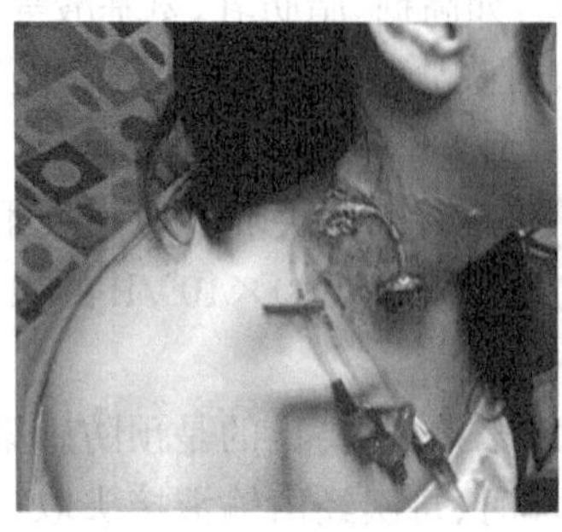 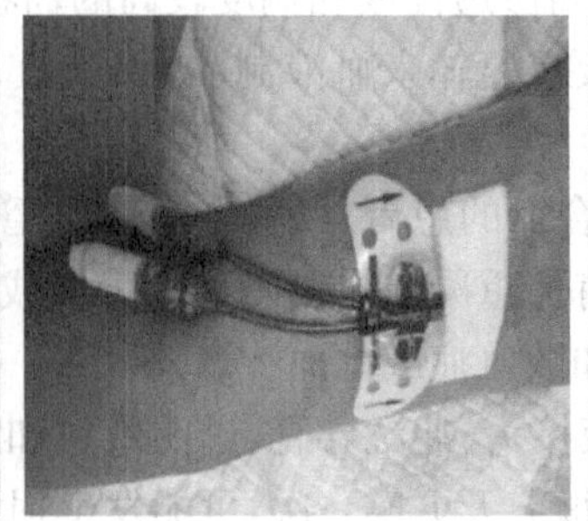 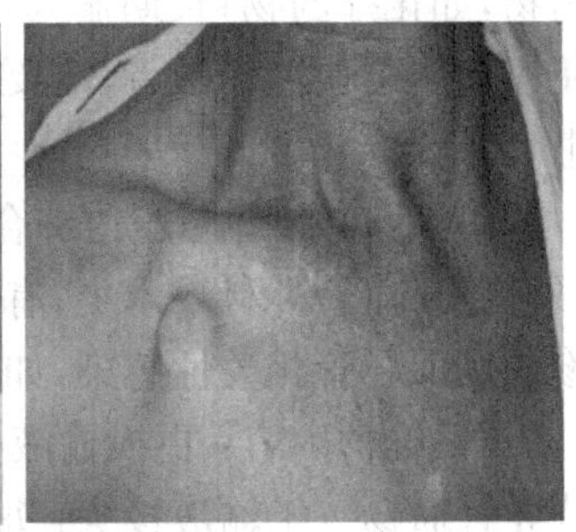

图 2-13-1 不同静脉通路置管

2. 化疗不良反应及处理

化疗不良反应发生的相关因素：①治疗因素。抗肿瘤药物(种类、剂量、应用方式)，用药方案(包括药物组成、用药顺序等)。②患者因素。以往治疗情况(用药总量、治疗次数、合并放疗等)，与末次治疗的间隔时间，全身状况，年龄，是否合并其他疾病或重要器官功能障碍等。化疗不良反应分类详见表 2-13-2。

表 2-13-2 化疗不良反应的分类

分类方式	类别	内容
按时间	急性	用药后 1～2 周内的不良反应
	亚急性	用药后 2 周至 3 个月的不良反应
	慢性	超过 3 个月的不良反应
按转归	可逆性	在停药一段时间后毒性消失，机体可恢复正常
	不可逆性	毒性发生后持续存在，机体不能恢复到正常状态
按后果	致死性	重要脏器功能进行性受损可能导致死亡
	非致死性	停药或经对症治疗后能够恢复的各种不良反应
按系统	血液毒性	白细胞和/或中性粒细胞减少、贫血、血小板减少
	消化毒性	恶心、呕吐、食欲下降、腹泻、便秘
	心脏毒性	心肌损害、心律失常、心功能异常
	肺毒性	间质性肺炎、肺纤维化
	肝、肾毒性	肝、肾功能不同程度损害
	神经毒性	末梢和中枢神经毒性
	黏膜损害	口腔黏膜炎或溃疡、食管炎、出血性膀胱炎
	过敏症状	呼吸困难、血压下降、荨麻疹、心动过速

(1) 骨髓抑制：骨髓抑制是化疗最常见的限制性不良反应。蒽环类、卡铂等药物的骨髓抑制明显。培美曲塞、顺铂骨髓抑制较轻。粒细胞半衰期为 6～8 h，因此，最先表现为粒细胞数量减少。血小板半衰期为 5～7 天，数量减少出现得比较晚。白细胞减少多开始于停药后一周左右，至 10 天左右达到最低点，在低水平维持 2～3 天，即开始回升，15～20 天后恢复正常。白细胞尤其是中性粒细胞减少的程度和持续时间与化疗后发生感染的危险性呈正相关，最常引起感染的病原菌为革兰氏阴性菌，感染的部位主要为消化道和呼吸道。

诊疗护理要点：①注意口腔、会阴及皮肤清洁卫生。经常漱口，一旦出现口腔溃疡改用棉签沾生理盐水擦拭牙齿，并在溃疡处涂抹消炎膏 3～5 次/天。注意清洁腋窝、腹股沟、会阴部、臀部、乳房下方等容易出现皮肤损伤的部位。②保持室内空气新鲜，经常通风，室温、湿度适宜;避免去公共场所,以减少感染概率,如果必须外出最好戴口罩。③严格按医嘱服用升白细胞药物,定期复查血常规。④不宜食用生、冷及有刺激性的食物。⑤监测体温,对于疑有感染者进行细菌培养和药敏试验,可先常规应用抗生素,最好两种或以上联合应用。⑥有血小板减少主要是防止出血,应用造血生长因子和输注血小板。⑦叮嘱患者刷牙时用软质毛刷,避免牙龈出血;避免进食粗糙、坚硬的食物。⑧男性患者剃须最好使用电动剃须刀,避免损伤皮肤。⑨注意查看皮肤有无瘀点、瘀斑,出现的部位、时间,有无消化道及呼吸道出血的情况。

(2) 消化道反应:①恶心、呕吐:是最常见的化疗反应之一,剧烈的恶心呕吐可以导致患者脱水、电解质紊乱、摄入不足,有时甚至可能导致吸入性肺炎。顺铂、环磷酰胺、氟尿嘧啶及其衍生物的恶心呕吐副作用较明显;作用机制有:a. 药物刺激胃肠道,尤其是嗜铬细胞释放神经递质 5-HT,5-HT 与相应受体结合产生的神经冲动,由迷走神经和交感神经传入呕吐中枢而导致呕吐。b. 药物等及其代谢产物直接刺激延髓的化学感受器(Chemoreceptor trigger zone,CTZ),进而传递至呕吐中枢引发呕吐。c. 感觉、精神因子直接刺激大脑皮质通路导致呕吐。②腹泻:化疗当中不常见;伊立替康、5-FU、紫杉醇等可以引起腹泻;5-FU 引起腹泻的原因是其抑制了肠道内数量最大的细菌——大肠杆菌的生长,进一步引起那些对于这种药不敏感的细菌的生长,最常见的是难辨梭状芽孢杆菌;应遵医嘱给予活菌制剂,增加肠道内阴性杆菌的数量;高度怀疑伪膜性肠炎时,千万不能给予止泻药,这样会加重肠道的中毒症状,可以给予万古霉素 0.25 g,每日 3 次口服,也可给予甲硝唑口服;注意维持水电解质平衡。③便秘:临床最常见引起便秘的药物是长春碱类和止吐药物,尤其是 5-HT3 受体拮抗剂。其他因素包括:饮食因素、长期卧床等。防治措施:多食蔬菜、水,高纤维饮食,有助于软化粪便;进行适当的运动,有助于胃肠道蠕动;适当补充液体,防止呕吐和腹泻所导致的脱水;对于有便秘史的患者应用长春碱类化疗药和/或 5-HT3 受体拮抗剂,可预防性应用粪便软化剂或缓泻剂,如酚酞、番泻叶、开塞露等。④黏膜溃疡:其发生标志着其他部位的消化道也已经发生溃疡,一般在用药 5～6 天后开始出现,到停药 1 周左右逐渐愈合,严重者可延及咽部、食管甚至肛门,少数波及阴道口及尿道。常用化疗药物中以 MTX 发生率最多且程度重,紫杉醇、5-FU 次之。口腔护理:用高压生理盐水冲洗,去除表面分泌物和坏死组织,局部上药;注意体温变化,注意局部感染灶感染恶化,及时应用抗生素,尤其针对厌氧菌的抗生素;使用可以吞服的漱口水:生理盐水 500 mL+利多卡因 5 mL。

(3) 脱发:脱发是化疗期间最常见的副反应。脱发最早见于化疗后 1～2 周,2 个月后达到高峰,化疗停止 1～2 个月开始再生。目前没有更好的处理脱发的方法,更重要的是心理治疗。化疗开始前最好让患者剪短发,化疗期间尽量减少梳头次数。应用性质和缓的以蛋白质为主的洗发剂,避免刺激性强的洗发用品;避免使用电吹风、卷发器、发胶及染发剂;化疗前应用止血带、冰帽等物理手段预防脱发。告知患者化疗药物都有可能出现脱发及易致脱发的药物,在停止化疗后约一个半月会重新生长,使患者消除顾虑;脱发后每日晨晚护理时应将床上脱发扫干净,减少对患者的不良刺激;帮助患者选择合适的假发套,纠正形象紊乱带来的负性情绪。

(4) 心脏毒性:蒽环类药物对心肌有影响,而且很久不会消失,是剂量限制性不良反应。主要表现为心肌收缩力受影响,最常见的是左室射血分数下降,严重时为充血性心力衰竭，有些患者甚至在停化疗后一段时间内发生心力衰竭。使用此类化疗药的绝对标准是：超声心动图左室射血分数不应低于 60%。相对标准是：和上次化疗相比左室射血分数下降不超过 20%。患者的自我检测也非常重要。紫杉醇类药物(泰素、特素、紫素等)对心脏的传导系统有影响，主要表现为房室传导阻滞、心律失常，化疗期间一定要做好心电监护。

(5) 肝功能损害：药物性肝功能损害主要表现为血清酶学改变，如 ALT、AKP、γ-GT 等显著升高，而临床症状不甚明显。短期内出现的肝功能损害多为一过性，停药后可自行恢复。急性肝损害通常发生于化疗结束后 1～2 周，一般不严重。使用保肝药物、降酶药物治疗后 1 周复查肝酶，正常即可恢复化疗。慢性肝损害通常发生于长期多疗程的化疗后，表现为肝酶升高，一般不会太高。B 超或 CT 可发现肝脏回声不均，常有多个大小不等的囊肿，彩超和增强 CT 有助诊断。需要长期给予保肝治疗，消化内科协助随诊中通常会发现伴有脂肪肝。应注意了解患者以往用药史、饮酒史以及有无肝功能不全情况，化疗前、后定期检查肝功能并与原发或转移性肝癌、病毒性肝炎等鉴别；化疗时注意饮食调节，多进清淡并富含维生素、矿物质及蛋白质的饮食，避免高糖、高脂肪饮食以减轻肝脏负担。

(6) 肾功能损害：主要是损伤肾小管。目前无检查手段可以敏感地反映肾小管的受损程度，常用检测手段按参考价值从高到低排列为：肾血流图、肌酐清除率、血肌酐；目前应用较多的措施是水化，即在允许的情况下，嘱患者多饮水，每日不少于 2 000 mL。每 3 个月查一次肾血流图，每次化疗前检查血肌酐或肌酐清除率。肾小球滤过率或肌酐清除率＜60% 时化疗要慎重。

(7) 过敏反应：又称为变态反应，指药物或药物在体内的代谢产物作为抗原与机体特异抗体反应或激发致敏淋巴细胞而造成组织损伤或生理功能紊乱，严重时可致休克。化疗前应了解患者的药物、食物过敏史。化疗过程中要密切观察患者，大多数过敏反应发生在给药后 5 min 至半小时内。使用任何可能会引起过敏反应的化疗药物时，都必须常规准备抗过敏反应的药物(肾上腺素、地塞米松、氢化可的松、苯海拉明、多巴胺等)及气管插管或切开等抢救设备。

局部过敏首先应观察与评估有无荨麻疹、丘疹、红斑，一旦出现任何程度的过敏反应，首先马上停用化疗药物。轻者不需要特殊处理，对于有皮疹和严重瘙痒者，可口服抗组织胺 H1 受体药物如氯雷他定等，同时外敷复方醋酸地塞米松(皮炎平)、氢化可的松或曲安奈德益康唑(派瑞松)等软膏，瘙痒明显者可给予炉甘石洗剂外用，穿宽松纯棉制内衣，禁止搔抓患处，以防皮肤破溃致感染。

全身过敏反应的处理：①立即停止输注化疗药物，更换输液器，静脉输注生理盐 100 mL/(m^2 · h)。②患者取去枕平卧位，高流量吸氧，密切监测生命体征和血氧饱和度。③皮下注射肾上腺素 0.5～1 mg，视病情每 10～15 min 重复使用。或静脉缓慢推注 0.5～1 mg，视病情每 5～10 min 重复使用。④静脉注射氢化可的松 2 mg/kg，最大剂量为 250 mg；静脉注射苯海拉明 0.5～1 mg/kg，最大剂量为 50 mg。⑤使用 H1 受体拮抗药物：异丙嗪 50 mg 肌内注射；10%葡萄糖酸钙 10～20 mL 或 5%氯化钙 10 mL 静注。⑥必要时可考虑如下急救用药：地塞米松 10 mg 静注，解除支气管痉挛和水肿；氨茶碱 5 mg/kg，静注 30 min，扩张支气管；多巴胺 10～20 ug/kg，纠正低血压。⑦清除口鼻腔分泌物，保持呼吸道通畅。评价呼吸道水肿情况，做好心肺复苏准备，必要时行气管插管或切开。

参考文献

[1] 中国医生协会肿瘤多学科诊疗专业委员会. 中国恶性胸膜间皮瘤临床诊疗指南(2021 版)[J]. 中华肿瘤杂志,2021,43(04):383-394.

[2] 万晓云. 培美曲塞联合顺铂治疗 8 例恶性胸膜间皮瘤患者的综合护理[J]. 当代护士(下旬刊),2020,27(08):123-125.

[3] Berger I, Simpson S, Friedberg J S, et al. CT for detection of malignant posterior intercostal lymph nodes in patients undergoing pre-operative staging for malignant pleural mesothelioma[J]. Lung Cancer, 2021, 152: 34-38.

第三章　腹部恶性肿瘤

第十四节　胃　　癌

教案摘要

黄伯伯，64 岁，1 月前无明显诱因下出现上腹部不适，间断发作，进食后明显，伴左肩牵拉感，至我院门诊就诊，查血提示贫血，胃镜检查示：胃体 MT（Borrmann Ⅲ 型）。齿状线清晰，胃体下部大弯侧见巨大溃疡，大小约 4 cm×5 cm，周围黏膜呈环堤状、结节状隆起，伴浸润样糜烂，触之质硬。现为进一步治疗，门诊拟“胃恶性肿瘤”收治入院。完善各项检查后行腹腔镜胃癌根治术（食管空肠 Roux-en-Y 吻合），手术治疗后，予以禁食、心电监护、抗炎、护胃、保肝、营养支持等对症支持治疗，最终在两周后康复出院。

通过本教案，让学生学习并掌握胃癌的临床表现、围手术期护理、术后并发症的观察以及如何做出院健康教育。了解胃癌的治疗方法及手术方式、术后化疗方案，从而思考该疾病的预防及健康促进策略；通过对胃癌的全程、动态的健康照护问题的评估和分析，进行连续性照护，实现快速康复。

关键词

胃癌（Gastric carcinoma）；电子胃镜检查（Gastroscopy）；毕Ⅰ式（Billroth Ⅰ）；毕Ⅱ式（Billroth Ⅱ）；术后出血（Postoperative hemorrhage）

主要学习目标

1. 掌握胃癌的临床表现。
2. 掌握胃癌的围手术期护理要点。
3. 掌握术后出血的观察及护理。
4. 掌握胃癌患者术后的健康指导。
5. 熟悉胃癌的鉴别诊断。

次要学习目标

1. 了解胃癌的病因。
2. 了解胃癌的辅助检查。
3. 了解胃癌的诊断标准。
4. 了解胃癌的手术方式。
5. 了解胃癌的辅助治疗方式。

第　一　幕

黄伯伯，64 岁，1 月前无明显诱因下出现上腹部不适，间断发作，进食后明显，伴左肩牵拉感，来院门诊就诊，查血提示贫血，胃镜检查示：胃体 MT (Borrmann Ⅲ型)。齿状线清晰，胃体下部大弯侧见巨大溃疡，大小约 4 cm×5 cm，周围黏膜呈环堤状、结节状隆起，伴浸润样糜烂，触之质硬。为进一步治疗，门诊拟"胃恶性肿瘤"收治入院。责任护士小周接待了他们，做了详细的入院宣教，详细询问了黄伯伯的疾病史、用药史、手术史、既往史、过敏史。经过常规交流后，黄伯伯发出一连串的疑问："需要手术吗？""好好的怎么会得这种毛病呢？""这个手术的费用多少啊"显得特别焦虑，郝医生和责任护士小周细心解释，耐心地安抚着黄伯伯及家属，告知了黄伯伯具体的住院流程。

问题导引

根据患者的症状、表现及检查结果，你认为他的诊断是什么？

教师注意事项

本幕描述的是胃癌患者的一系列情况，通过本幕提供的信息，引导学生根据患者的主诉及检查结果，思考患者发生了何种疾病，如何与其他疾病相鉴别。

学习目标

1. 掌握胃癌的主要临床表现。
2. 熟悉胃癌的鉴别诊断。
3. 了解胃癌的病因。
4. 了解胃癌的诊断标准。

提示用问题

1. 根据本幕所提供的患者信息，请给出初步诊断，哪些信息有助于诊断疾病？
2. 疾病的发生与哪些因素有关？

教师参考资料

1. 胃癌的临床表现

多数早期胃癌患者无明显症状，有时出现上腹部不适，进食后饱胀恶心等非特异性的上消化道症状，胃窦癌常出现类似十二指肠溃疡的症状，按慢性胃炎和十二指肠溃疡治疗，症状可暂时缓解，因此易被忽视。随着病情发展，患者出现上腹疼痛加重、食欲下降、乏力、消瘦、体重减轻。根据肿瘤的部位不同，也有其特殊表现。贲门胃底癌可有胸骨后疼痛和进食梗阻感；幽门附近的癌细胞生长到一定程度，可导致幽门部分或完全性梗阻而发生呕吐，呕吐物多为隔夜宿食和胃液；肿瘤破溃或侵犯胃周血管后可有呕血、黑便等消化道出血症状；也有可能发生急性穿孔。早期患者多无明显体征，晚期患者可触及上腹部质硬、固定的肿块，有锁骨上淋巴结肿大、直肠前凹扪及肿块、贫血、腹水、黄疸、营养不良甚至恶病质等表现。

2. 慢性胃炎和胃溃疡的区别

(1) 慢性胃炎：常表现为中上腹痛，表现为不规则痛，伴有腹胀、反酸嗳气，中上腹可有局限性压痛。

(2) 胃溃疡：常表现为中上腹痛，有一定规律，平时伴反酸嗳气，发作时出现呕血、黑便。

3. 胃癌的病因

胃癌的确切病因尚不明确，但以下因素与发病有关。

(1) 地域环境：胃癌发病有明显的地域性差别，在我国的西北地区与东部沿海地区胃癌发病率明显高于南方地区。在世界范围内，日本发病率最高，而美国则很低。生活在美国的第二、三代日裔移民的发病率逐渐降低，表明地域生活环境对胃癌的发生有较大的影响。

(2) 饮食生活因素：长期食用熏烤、盐腌食品的人群胃癌发病率较高，与食品中亚硝酸盐、真菌毒素、多环芳烃化合物等致癌物含量高有关，食物中缺乏新鲜蔬菜水果与发病也有一定关系，吸烟者的胃癌发病危险性较不吸烟者高 50%。

(3) 幽门螺杆菌感染：幽门螺杆菌(Helicobacter pylori，HP)感染也是引发胃癌的主要因素之一。HP 感染率高的国家和地区，胃癌发病率也较高。HP 阳性者胃癌发生的概率是 HP 阴性者的 3～6 倍。HP 可通过多种途径引起胃黏膜炎症和损伤，具有致癌作用。控制 HP 感染在胃癌防治中的作用已受到高度重视。

(4) 慢性疾病和癌前病变：易发生胃癌的胃疾病包括胃息肉、慢性萎缩性胃炎及胃部分切除后的残胃。胃息肉可分为炎性息肉、增生性息肉和腺瘤，前两者恶变的可能性很小，胃腺瘤的癌变率在 10%～20%，直径超过 2 cm 时癌变概率增加。萎缩性胃炎以胃黏膜腺体萎缩、减少为主要特征，常伴有肠上皮化生或黏膜上皮异型增生，可发生癌变。胃大部切除术后残胃黏膜发生慢性炎症改变，可能在术后 15～25 年发展为残胃癌。癌前病变指容易发生癌变的胃黏膜病理组织学改变，本身尚不具备恶性特征，是从良性上皮组织转变成癌过程中的病理变化。胃黏膜上皮的异型增生根据细胞的异型程度，可分为轻、中、重三度，重度异型增生与分化较好的早期胃癌有时很难区分。

(5) 遗传因素：胃癌患者有血缘关系的亲属其胃癌发病率较对照组高 4 倍，其一级亲属患胃癌的比例显著高于二、三级亲属，说明遗传因素起一定的作用。近年来的分子生物学研究表明，胃黏膜的癌变是一个多因素、多步骤、多阶段发展的过程，涉及多种癌基因、抑癌基因、凋亡相关基因与转移相关基因等的改变。例如已发现人类表皮生长因子受体 2、血管内皮生长因子在胃癌细胞中有异常表达，为胃癌的靶向治疗提供了理论基础。

4. 胃癌的诊断标准

(1) 电子胃镜检查：能够直接观察胃黏膜病变的部位和范围，并可以对可疑病灶钳取小块组织作病理学检查，是诊断胃癌的最有效方法。为提高诊断率，应在可疑病变组织四周活检 4～6 处，不应集中一处取材。通过使用染色内镜和放大内镜，可显著提高小胃癌和微小胃癌的检出率。采用带超声探头的电子胃镜，对病变区域进行超声探测成像，可了解肿瘤在胃壁内的浸润深度以及向壁外浸润的情况，是判断肿瘤 T 分期的最佳方法，同时也可以探及胃周淋巴结转移情况，有助于胃癌的术前临床分期，以及决定病变是否适合进行内镜下切除。

(2) X 线钡餐检查：仍为诊断胃癌的常用方法，目前多采用气钡双重造影，通过黏膜相和充盈相的观察作出诊断，优点是痛苦小易被患者所接受；缺点是不如胃镜直观且不能取活检进行组织学检查。X 线征象主要有龛影、充盈缺损、胃壁僵硬、胃腔狭窄、黏膜皱襞的改变等。同时，钡餐检查对胃上部癌是否侵犯食管有诊断价值。

(3) CT 检查：螺旋增强 CT 检查在评价胃癌病变范围、局部淋巴结转移和远处转移(如肝、卵巢)方面具有较高的价值，是手术前判断肿瘤 N 分期和 M 分期的首选方法。

(4) 其他影像学检查：MRI 的作用与 CT 相似；正电子发射型计算机断层显像(Positron emission computed tomography，PET)对胃癌的诊断，判断淋巴结和远处转移病灶情况的准确性也比较高。

(5) 其他检查：胃液脱落细胞学检查现已较少应用；部分胃癌患者的粪隐血试验可持续阳性。肿瘤标志物癌胚抗原(Carcinoembryonic antigen，CEA)、CA19-9 和 CA125 在部分胃癌患者中可见升高，但目前仅作为判断肿瘤预后和治疗效果的指标，无助于胃癌的诊断。

通过临床表现、电子胃镜或 X 线钡餐检查，多数胃癌可获得正确诊断。少数情况下，需要与胃良性溃疡、胃间质瘤、胃淋巴瘤和胃良性肿瘤等进行鉴别诊断。

第 二 幕

入院后，郝医生仔细查体后，发现黄伯伯一般情况可，予肺功能、心超及 CT 等检查，CT 示："胃体大弯侧胃壁增厚伴溃疡形成，胃体小弯侧旁肿大淋巴结存在，考虑恶性肿瘤性病变。"排除手术禁忌证、进行科内讨论，制定手术方案，拟行"腹腔镜下胃癌根治术"，择期手术，手术前一天责任护士小周告知黄伯伯术前注意事项："黄伯伯，您今天晚上 12 点以后不要吃东西，不要喝水。"黄伯伯说："为什么啊？那么久不吃东西我要饿的。"责任护士小周对黄伯伯耐心地做好了解释工作，黄伯伯表示理解并配合完成了术前的准备工作。

第 2 天，经过 7 个小时的麻醉与手术，黄伯伯于 14:30 患者安返病房。随即予心电监护，吸氧，妥善固定了各导管并保持通畅。这时，黄伯伯的女儿问责任护士小周："我爸爸什么时候能下床活动？什么时候能吃东西？"责任护士小周对他女儿进行了详细的解释并对黄伯伯进行了术后的健康教育。

问题导引

1. 胃癌手术的注意事项有哪些？
2. 胃癌术后患者应该注意些什么？

教师注意事项

本幕主要叙述了患者在完善各项检查后，医生告知接下来可能采取的治疗措施，对患者及家属讲解了相应的手术方案，在这里要引导学生学习如何向家属做宣教工作，取得他们的理解配合；并引导学生思考该手术术后的护理要点。

学习目标

1. 掌握胃癌术前、术后的护理要点。
2. 了解胃癌的手术方式。

提示用问题

1. 如何做好患者及家属的术前准备工作？
2. 胃癌的手术方式有哪些？
3. 如何做好胃癌术后护理？

教师参考资料

1. 胃癌的术前护理

(1) 心理护理：根据患者对胃癌的认知程度、心理承受能力，给予心理干预。关心、安慰患者，赢得患者信任，建立良好的护患关系，使患者积极配合治疗；解释癌的相关知识，说明可治性、手术的必要性及效果；组织患者及家属交流成功治疗经验，缓解患者不良情绪，减轻焦虑恐惧。

(2) 加强支持治疗：给予高热量，高蛋白、维生素，易消化饮食；改善营养状况，调整水电解质平衡，纠正贫血，必要时采用完全肠外营养等支持。

(3) 胃肠道准备：术前 3 天给予少渣半流质饮食，不采用常规机械性肠道准备，可考虑术前 3 天进食无渣半流质，术前一晚口服乳果糖口服溶液(杜密克)做肠道准备。术前 10 h (22:00 前)口服碳水化合物 800 mL，术前 2 h 口服碳水化合物 400 mL(排除糖尿病及禁食患者)。

(4) 严重并发症患者护理：①出血：定时测量脉搏、血压等生命体征，观察和记录呕血、便血情况及尿量，观察有无口渴、肢冷、尿少等循环血量不足的表现；取平卧位，暂时禁食；情绪紧张者，可给予镇静剂；输液、输血，按时应用止血药物，经上述处理而出血不能控制者，应急诊手术。②溃疡穿孔：严密观察患者生命体征，按急性腹膜炎护理原则实施。③幽门梗阻：完全梗阻者禁食，非完全性梗阻者可予无渣半流质饮食，以减少胃内容物潴留。输液、输血，营养支持纠正营养不良及低氯、低钾性碱中毒；术前 3 天每晚用 300 mL 温生理盐水洗胃，减轻胃壁水肿和炎症，有利于术后吻合口愈合。

2. 胃癌的手术方式

根据肿瘤部位、进展程度和临床分期来确定。

(1) 早期胃癌：由于病变局限且较少淋巴结转移，实施 D1 胃切除就可获得治愈性切除，可行腹腔镜或开腹胃部分切除术。对小于 1 cm 的非溃疡凹陷型和直径小于 2 cm 的隆起型黏膜癌，可在内镜下行胃黏膜切除术。

(2) 进展期胃癌：标准治疗是 D2 淋巴结清扫的胃切除术。以远端胃癌根治术为例，行根治性远端胃大部切除术，切除胃的 3/4～4/5，幽门下 3～4 cm 切断十二指肠，距癌边缘

5 cm切断胃，同时清除一、二站淋巴结，切除大小网膜、横结肠系膜前叶与胰腺被膜；消化道重建可选 BillrothⅠ式胃十二指肠吻合或 BillrothⅡ式胃空肠吻合。胃体与胃近端癌可行根治性全胃切除术，消化道重建常行食管空肠吻合 Roux-en-Y 吻合。近端胃癌也可选用根治性近端胃切除，胃食管吻合。

(3) 扩大的胃癌根治术：适用胃癌侵及邻近组织或脏器，是指包括胰体、尾及脾的根治性胃大部切除或全胃切除术；有肝、结肠等邻近脏器浸润可行联合脏器切除术。

3. 胃癌的术后护理

(1) 严密病情观察：定时测量血压、脉搏，术后 30 min 测血压一次，血压平稳后可延长测量时间；观察呼吸、神志、皮肤、伤口敷料以及胃肠引流液情况，并详细记录 24 h 出入量。

(2) 一般护理：①活动：手术后安返病房，对于全麻的患者，术后不常规去枕平卧，可抬高床头 20°～30°。术后第一天，指导患者家属按摩足三里穴，帮助肠功能恢复。进行四肢活动、踝泵运动、抬臀运动。患者可坐在椅子上或躺在床上 6 h 或以上。鼓励患者在床边站立或在病房内走动，并根据病情尝试沿着病房走廊来回 2～3 次(160～240 米)。走到护士站称体重，或者走到卫生间都算作患者的日常锻炼。术后第 2 天及以后根据患者一般情况，每天适量增加活动量。②导管：手术提倡"无管化"理念，不常规留置导尿管，留置导尿管的患者予术后第 1 天夹管锻炼，早期拔除。静脉留置输液导管补充液体，维持水电解质平衡。术后可能会留置引流管，用于观察有无出血、感染、吻合口瘘等合并症，引流管均采用双重固定方式。术后给予鼻导管低流量(2～3 L/min)吸氧。③饮食：手术清醒后，如果患者感到口渴，而且无恶心、呕吐、腹胀等腹部异常体征，可根据患者手术部位及方式遵医嘱告知患者饮用少量温开水。待肠功能恢复后，可遵医嘱从流质逐步过渡到半流质、软食、普食。

(3) 药物治疗：手术后患者可能会感到恶心或呕吐。这通常是由于使用麻醉药物引起的，可采用以下措施缓解：①静脉给药；②使用晕车贴置于耳后或肚脐；③生姜片肚脐贴敷，④压迫内关穴。术后常规预防性使用抗生素、化痰、保肝、保胃、营养等对症支持治疗药物。

(4) 血栓预控：术后常规进行 Caprini 血栓风险评估，对于 5 分及以上的患者与医生沟通，遵医嘱使用抗凝药物；术后常规预约床旁下肢静脉 B 超，排查下肢血栓情况，积极干预。

(5) 应用化疗药物的护理：选用静脉注射药物时要注意：①保护静脉，必须使用中心静脉穿刺或 PICC，回血通畅方能滴入药液，因抗癌药物对组织有较大刺激和损害，容易造成血栓性静脉炎。②定期检查白细胞计数，若白细胞$<4\times10^9$/L 时应停药或延长疗程。③预防感染，使用化疗药物后患者抵抗力降低，要注意保暖，预防肺部并发症，保持室内清洁，床单清洁，做好皮肤、口腔卫生处理。④饮食调理，化疗后患者胃纳差，经常呕吐、恶心，应准备容易消化、营养价值高、色香味俱全的食物，以增加患者食欲，增强患者抵抗力。

第　三　幕

手术后第 3 天，责任护士小周发现费伯伯嗜睡，血压逐渐降低(89/54 mmHg)，心率逐渐增快，达 122 次/分，胃肠减压引流出鲜红色液体，1 h 内达 200 mL，连续 4 h 尿量减少，小周立即通知郝医生进行抢救。予止血药物，加快补液速度，补充血容量，查血常规，输血，密切观察。

费伯伯的女儿很紧张地问责任护士小周："我爸爸这是怎么了？怎么会

这样呢？是不是手术有问题？”小周和郝医生针对费伯伯的情况对她做了耐心的解释，费伯伯的女儿表示了理解并配合了抢救工作。2 h 后，费伯伯血压上升至 100/67 mmHg，心率下降至 98 次/分，继续密切观察神志、生命体征及引流液变化。

术后第 10 天，费伯伯生命体征平稳，精神状态好，进食半流质。伤口敷料清洁干燥，引流液每天约 10 mL，色、质正常，监测各项血指标均正常，无腹痛、腹胀等不适，予拔除引流管管及深静脉穿刺管。

经过郝医生的全面检查，费伯伯明日可以出院了。接到出院通知，费伯伯和家属欣喜万分，对责任护士小周说：“小周，谢谢你这段时间的照顾，回去后我们什么东西都能吃了吗？”责任护士小周向费伯伯及家属详细说明了饮食的注意事项。郝医生又提醒费伯伯别忘记按时复查。想起还要继续化疗几次，他们又表现出焦虑的情绪。

问题导引

1. 患者出现了什么并发症？如何处理？
2. 患者出院后应该注意哪些事项？

教师注意事项

本幕主要讲述的是患者在术后出现了严重并发症，经过积极的治疗，患者逐渐康复的经过，通过本幕引导学生掌握术后观察要点，并能重点关注并发症，能及时发现异常情况，能积极配合医生进行抢救，挽救患者的生命。同时引导学生学习胃癌术后健康宣教，帮助患者建立良好的生活习惯，指导患者适当功能锻炼以及定期复查，定期化疗，预防复发。

学习目标

1. 掌握胃癌术后的常见并发症的观察及处理。
2. 掌握胃癌术后患者的健康教育。
3. 了解胃癌术后的辅助治疗方式。

提示用问题

1. 根据患者的情况，你认为该患者发生了什么并发症？
2. 患者发生该并发症后护士应如何处理？
3. 如何做好胃癌术后健康教育？预防胃癌的复发？
4. 胃癌术后的化疗方案是如何制定的？

教师参考资料

1. 术后胃出血并发症的观察和处理

(1) 出血的观察：胃大部切除术后，可有少许暗红色或咖啡色胃液自胃管流出，一般 24 h内不超过 300 mL，且逐渐减少、变淡至自行停止。若术后短期内从胃管不断引流出新鲜血液，24 h 后仍未停止，甚至出现呕血和黑便，则系术后出血。发生在术后 24 h 以内的出血，多属术中止血不确切；术后 4～6 天发生的出血，常为吻合口黏膜坏死脱落所致；术后

10～20 天发生的出血，与吻合口缝线处感染或黏膜下脓肿腐蚀血管有关。

(2) 出血的护理：术后严密观察患者的生命体征，包括血压、脉搏、心率、呼吸、神志和体温变化。加强对胃肠减压引流液量和色的观察，若术后短期内从胃管引流出大量鲜红色血液，持续不止，需及时报告医生处理。遵医嘱应用止血药物和输新鲜血等，或用冰生理盐水洗胃。若经非手术治疗不能有效止血或出血量＞500 mL/h 时，积极完善术前准备。

2. 胃癌术后的健康指导

(1) 养成良好的生活习惯，劳逸结合、适度活动；保持乐观向上的生活态度。

(2) 养成定时定量细嚼慢咽的饮食习惯，避免生冷、过烫、过辣及油腻食物，戒烟、酒。

(3) 少量多餐，进高蛋白、高热量、高维生素、新鲜易消化的食物，少吃含纤维素较多的蔬菜、水或黏聚成团的食物，如年糕、糯米饭、柿饼等，易发生肠梗阻。

(4) 遵医嘱按时按量服药，按时接受化疗等综合治疗。

(5) 化疗期间注意白细胞、血小板有无下降，定期检查血常规。

(6) 注意保暖，避免受凉，避免去人多的公共场所，防止交叉感染，必要时戴口罩。

(7) 门诊定期随访。

3. 胃癌的预防

(1) 定时、定量饮食，切忌暴饮暴食、进食过烫的食物，以免刺激或损伤胃黏膜。

(2) 多吃含维生素 A、维生素 B、维生素 E 及 β 胡萝卜素的食品；适当增加蛋白质、豆制品的摄入，增强抵抗力。

(3) 被污染的水含多种致癌的金属离子，一定要喝自来水或纯净水。

(4) 保持良好的心态，很多胃癌患者性格内向、不善言谈。抑郁、郁闷的心情易致气滞血淤，形成癌肿。

(5) 腌菜含有大量亚硝酸盐和二级胺，在胃内适宜酸度或细菌作用下，可合成亚硝胺类化合物，这类化合物属强致癌物质。油炸、烘烤、烧焦食物也含有此类致癌物质。

(6) 患萎缩性胃炎、胃溃疡、胃多发性腺瘤性息肉、恶性贫血的人，需经常检查治疗，消除癌前病变，预防胃癌发生。另外，有癌症遗传家族史的人，发病率明显高于一般人。

4. 胃癌的辅助治疗方式

(1) 胃癌的化疗：对于不可切除性、复发性或姑息手术后等胃癌晚期患者，化疗可能有减缓肿瘤的发展速度，改善症状等效果。根治性手术后辅助化疗的目的是控制残存的肿瘤细胞以减少复发的概率。早期胃癌根治术后原则上不必辅助化疗；而进展期胃癌根治术后无论有无淋巴结转移均需化疗。施行化疗的胃癌患者应当有明确病理诊断，一般情况良好，心、肝、肾与造血功能正常，无严重并发症。常见的胃癌化疗给药途径有口服给药、静脉、腹膜腔给药、动脉插管区域灌注给药等。为提高化疗效果、减轻化疗的不良反应，常选用多种化疗药联合应用。胃癌的化疗方案有多种，近年来研发的新型口服氟尿嘧啶类抗肿瘤药物 S-1，含有细胞毒性药物替加氟及另外两种酶抑制剂 CDHP 和 OXO，化疗有效率较高。S-1 单药使用和 S-1 联合顺铂使用已被推荐为胃癌化疗的一线方案。

(2) 胃癌的其他治疗：胃癌对放疗的敏感度较低，较少采用，可用于缓解癌肿引起的局部疼痛症状。胃癌的免疫治疗包括非特异生物反应调节剂、细胞因子以及过继性免疫治疗等的临床应用。靶向治疗包括曲妥珠单抗(抗 HER2 抗体)、贝伐珠单抗(抗 VEGFR 抗体)和西妥昔单抗(抗 EGFR 抗体)，对晚期胃癌的治疗有一定的效果。

参考文献

[1] 李乐之,路潜.外科护理学[M].6版.北京:人民卫生出版社,2017.
[2] 陈孝平,汪建平.外科学[M].9版.北京:人民卫生出版社,2018.

第十五节 胃间质瘤

教案摘要

刘奶奶,女,83岁,因"反复胃部隐痛不适1周"收治入院。胃镜检查示:1.慢性浅表性胃炎(中度);2.胃体隆起性病变,大小3.0 cm×2.5 cm,表面光滑,为存在于黏膜下的肿瘤(考虑间质瘤)。上腹部CT平扫+增强示:胃体小弯-胃底结节,考虑间质瘤可能。由于患者年龄较大,既往有"脑梗死"病史,外科手术风险高、创伤大;而内镜微创治疗,患者易耐受,能保留器官功能完整性。因此,在与患者家属反复充分沟通后,建议行内镜下微创治疗,即内镜下全层切除术(EFTR)。告知患者家属可能存在的风险和合并症,患者家属表示知情同意行EFTR。

通过本教案,让学生学习并掌握胃间质瘤的临床表现、围手术期护理、术后并发症的观察以及如何做出院健康教育。了解胃间质瘤的治疗方法及手术方式、术后化疗方案,从而思考该疾病的预防及健康促进策略;通过对胃间质瘤的全程、动态的健康照护问题的评估和分析,对患者进行连续性照护,实现快速康复。

关键词

胃肠道间质瘤(Gastrointestinal stromal tumors, GIST);内镜下全层切除术(Endoscopic full-thickness resection, EFTR);营养风险评分2002(Nutritional risk screening 2002, NRS2002);静脉血栓栓塞症(Venous thrombo-embolism, VTE);应激性黏膜病变(Stress relatedmucosal disease, SRMD);术后胃瘫综合征(Postsurgicalgastroparesis syndrome, PGS)

主要学习目标

1. 掌握胃间质瘤的临床表现。
2. 掌握胃间质瘤的围手术期护理要点。
3. 掌握胃间质瘤患者术后的健康指导。
4. 熟悉胃间质瘤的辅助检查。

次要学习目标

1. 了解胃间质瘤的鉴别诊断。
2. 了解胃间质瘤的手术方式。
3. 了解胃间质瘤的辅助治疗方式。

第一幕

刘奶奶，女，83岁，因"反复胃部隐痛不适1周"收治入院。胃镜检查示：1.慢性浅表性胃炎(中度)；2.胃体隆起性病变，大小3.0 cm×2.5 cm，表面光滑，为存在于黏膜下的肿瘤(考虑间质瘤)。上腹部CT平扫＋增强：胃体小弯-胃底结节，考虑间质瘤可能。为进一步治疗，门诊收入我科，责任护士小夏接待了他们，做了详细的入院宣教，详细询问了刘奶奶的疾病史、用药史、手术史、既往史、过敏史，得知刘奶奶既往有"脑梗死"病史。经过常规交流后，刘奶奶表示很恐慌："这是什么毛病，为什么偏偏发生在我身上?""我还能活下去吗?""我是要做一个很大的手术吗"刘医生和责任护士小夏细心解释，耐心地安抚着刘奶奶及家属，告知了刘奶奶疾病的相关知识，以及具体的住院流程。

问题导引

根据患者的症状、表现及检查结果，你认为她的诊断是什么?

教师注意事项

本幕描述的是胃间质瘤患者的一系列情况，通过本幕提供的信息，引导学生根据患者的主诉及检查结果，思考患者得了何种疾病，如何与其他疾病相鉴别。

学习目标

1. 掌握胃间质瘤的主要临床表现。
2. 熟悉胃间质瘤的辅助检查
3. 了解胃间质瘤的鉴别诊断。

提示用问题

1. 根据本幕所提供的患者信息，请给出初步诊断，哪些信息有助于诊断疾病?
2. 疾病的发生与哪些因素有关?

教师参考资料

1. 胃间质瘤的临床表现

症状与肿瘤的部位、大小和生长方式有关，瘤体小时症状不明显，可有上腹部不适或类似溃疡病的消化道症状；瘤体较大可扪及腹部肿块。肿瘤浸润到胃肠道腔内常有消化道出血表现，小肠的间质瘤易发生肠梗阻，十二指肠间质瘤可压迫胆总管引起梗阻性黄疸。

2. 胃间质瘤的辅助检查

GIST常用检查方式包括内镜、CT及MRI等。超声内镜检查(Endoscopic ultrasound,

EUS)对于判断肿瘤部位、起源及其与周围器官的关系尤为重要。CT 尤其是增强 CT 为 GIST 首选的影像学检查方法,有助于明确肿瘤位置、大小、生长方式、周边器官毗邻、血供及远处转移等情况。MRI 对特殊部位如直肠、盆底区域或肝转移 GIST 的评估具有重要意义,准确性较高。

3. 胃间质瘤的鉴别诊断

(1) 平滑肌瘤:起源于消化道黏膜肌层或固有肌层,多见于食管。内镜下可表现为长梭形或半球形隆起,EUS 表现为均匀、与周围固有肌层回声相等的低回声或中低回声团块,边界清晰。胃平滑肌瘤内镜下表现与小 GIST 类似,鉴别较为困难。

(2) 神经内分泌肿瘤:源于胃肠道嗜铬细胞,常在直肠、胃或十二指肠内镜检查时偶然发现。内镜下常表现为半球状或丘状广基隆起,呈淡黄色或灰白色,界限清楚,活检钳触之质地偏硬,表面黏膜光滑并可见毛细血管。EUS 多表现为深及黏膜肌层或黏膜下层,呈低回声或中低回声,内部回声均匀,边界清楚。

(3) 脂肪瘤:多见于胃窦部及结肠,大多数位于黏膜下层,典型的内镜表现为丘状隆起,边界清晰、光滑,通常有微黄色外观,活检钳触之质软、有压痕。EUS 表现为源于黏膜下的均匀、边界清晰的高回声病灶,多数情况可见病灶后方声影衰减。

(4) 异位胰腺:异位胰腺常见于胃窦大弯侧间。内镜下典型表现为表面光滑的黏膜下隆起,中央可有脐样凹陷。EUS 下表现多样,但通常表现为不均匀偏低回声团块,大多位于黏膜下层,部分位于固有肌层或黏膜肌层。与胃小 GIST 鉴别较为困难。

(5) 施万细胞瘤:源于施万细胞,既往也称神经鞘瘤,胃多见,结直肠次之。内镜下表现与 GIST 或平滑肌瘤相似。EUS 下可表现为低回声病变,源于黏膜下层或固有肌层。

第 二 幕

入院后,刘医生仔细查体后,发现刘奶奶一般情况可,予血常规、肺功能、心电图、心超及 CT 等检查,上腹部 CT 平扫+增强示:胃体小弯-胃底结节。排除手术禁忌证、进行科内讨论,制定手术方案。由于患者年龄较大,曾经有"脑梗死"病史,外科手术风险高、创伤大;而内镜微创治疗,患者易耐受,能保留器官功能完整性。因此,在与患者家属反复充分沟通后,建议行内镜下微创治疗,即内镜下全层切除术(EFTR)。在告知患者家属可能存在的风险和合并症,患者家属表示知情同意行 EFTR。

手术前一天责任护士小夏告知刘奶奶术前注意事项:"刘奶奶,您今天晚上 12 点以后不要吃东西,不要喝水。"刘奶奶问:"为什么啊? 那么久不吃东西我要饿的。"责任护士小夏对刘奶奶耐心地做好了解释工作,刘奶奶表示理解并配合完成了术前的准备工作。

第 2 天,医疗团队在静脉麻醉下行"内镜下微创治疗"。术中,进镜至胃体前壁处见一 3.0 cm×2.5 cm 黏膜下隆起,表面光滑,触之活动度欠佳,行 EFTR 治疗,并造成"人工穿孔"现象,后在内镜下予行荷包缝合封闭创面,回收标本送检。

 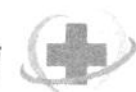

经过 4 h 的麻醉与手术，刘奶奶于 13:30 安返病房。随即予心电监护，吸氧，安善固定了各导管并保持通畅。治疗上予禁食、胃肠减压、抑酸护胃、抗炎、补液、营养支持等对症处理。这时，刘奶奶的儿子问责任护士小夏："我妈妈什么时候能下床活动？什么时候能吃东西？"责任护士小夏对他儿子进行了详细的解释并对刘奶奶进行了术后的健康教育。

问题导引

1. 胃间质瘤手术术前有哪些注意事项？
2. 胃间质瘤术后患者应该注意些什么？

教师注意事项

本幕主要叙述了患者在完善各项检查后，医生告知接下来可能采取的治疗措施，对患者及家属讲解了相应的手术方案，在这里要引导学生学习向家属做宣教工作，取得他们的理解配合；并引导学生思考该手术术后的护理要点。

学习目标

1. 掌握胃间质瘤术前、术后的护理要点。
2. 了解胃间质瘤的手术方式。

提示用问题

1. 如何做好患者及家属的术前准备工作？
2. 胃间质瘤的治疗方式有哪些？
3. 胃间质瘤手术中需要注意哪些事项？
4. 如何做好胃间质瘤的术后护理？

教师参考资料

1. 胃间质瘤的治疗方式

GIST 的治疗方式包括手术治疗、药物治疗及内镜治疗。

手术是目前的主要治疗方式，其目的在于实现肿瘤的完全切除，手术治疗适用于胃部直径≥2 cm 的局限性肿瘤；瘤体短时间内增大或具有恶性表现者，如白光内镜或 EUS 下所见病变存在边缘不规则、溃疡、出血、坏死、囊性变或不均质回声等；所有胃外肿瘤；GIST 导致的急腹症，如消化道穿孔、完全性肠梗阻等。

手术方式以开放性手术为主，而对于位于胃大弯侧和胃底、体部前壁直径≤5 cm 及空回肠的病灶可以考虑腹腔镜手术治疗。腹腔镜手术治疗 GIST 具有与开放性手术相当的临床疗效，但具有创伤小、恢复快等优势。

药物如伊马替尼等常用于手术的辅助或新辅助化疗，且是复发转移或不可切除 GIST 的一线治疗方案。

GIST 的内镜下治疗包括内镜黏膜下剥离术(ESD)、内镜下全层切除术(EFTR)、经黏膜下隧道内镜肿瘤切除术(STER)及腹腔镜和内镜联合术(LECS)等。

2. 胃间质瘤的内镜下治疗的优点

内镜下治疗 GIST 具有与腹腔镜相当的完全切除率、并发症率及复发率，但内镜下治疗具有操作时间短、术中出血少、住院时间短及费用低的优势；位于食管下段的小GIST(直径<2 cm)也可行内镜下切除治疗。

3. 胃间质瘤的术前护理

(1) 术前戒烟及戒酒至少2周：对于术前行靶向药物治疗者，应于术前停药1～2周；术前应与患者进行合理有效的沟通，向患者介绍麻醉、手术及术后恢复等诊疗过程，安抚患者情绪并获得其理解配合。

(2) 营养筛查：术前采用营养风险评分(NRS 2002)对GIST患者进行营养风险筛查，对具有营养风险即NRS 2002评分≥3分的患者，应进一步评估其营养状况。

(3) 血栓栓塞风险筛查及管理：采用Caprini评分对GIST患者进行围手术期血栓栓塞风险评估，对有血栓栓塞风险患者行机械预防和(或)药物预防。长期服用华法林钠片的患者推荐术前5天停药，停药后需进一步评估其血栓形成的风险，再确定是否行相应桥接抗凝方案。服用阿司匹林片及硫酸氢氯吡格雷片等抗血小板药物的患者术前应停药7～14天，若患者术后无明显出血征象，24 h后可恢复用药。

(4) 术前肠道准备与禁食禁饮：不推荐术前对GIST患者常规行机械性肠道准备，但对于合并慢性便秘的患者，可使用基于等渗缓冲液的机械性肠道准备；对位于左半结肠及中上段直肠的GIST患者，术前可选择口服缓泻剂联合少量磷酸钠盐灌肠剂行肠道准备。行机械性肠道准备时推荐联合口服抗生素。按照加速康复外科的理念，GIST患者术前6 h禁食，术前2～3 h可服用不超过400 mL的碳水化合物饮品(糖尿病患者除外)。

(5) 缓解焦虑与恐惧：患者对癌症及预后有很大顾虑，常有消极悲观情绪，护士要鼓励患者表达自身感受，并根据患者个体情况提供信息，向患者解释胃间质瘤手术治疗的必要性，帮助患者消除不良心理，增强对治疗的信心。此外，还应鼓励家属及朋友给予患者关心和支持，使其能积极配合治疗和护理。

4. 胃间质瘤的术中管理

(1) 预防性应用抗生素：GIST手术多为清洁-污染手术，预防性应用抗菌药物可降低术后感染发生率。

(2) GIST手术推荐采用全身麻醉：为加快患者术后苏醒、减少麻醉药物残留效应，应选择短效镇静、镇痛和肌松药物。对于术前肿瘤破裂、瘤体巨大或可能联合多器官切除的复杂GIST，麻醉前应开通1～2条满意的外周静脉通道及1条中心静脉通道。

(3) 术中护理：术中应密切关注患者的核心体温，避免术中低体温。如手术时间>1 h，应通过加盖保温毯等措施维持术中患者体温；术区冲洗液应预热至38～40℃；输液速度>500 mL/h时，对输液液体进行适当预热。

(4) 手术原则：外科手术是原发局限性GIST和潜在可切除GIST的首选治疗方式，手术目标是获得完整切除。术中遵循以下原则：①轻柔操作，保护假包膜完整；②不常规清扫淋巴结，如术中发现淋巴结病理性肿大，应给予切除；③应注重器官功能的保护。

(5) 管道留置：对胃、十二指肠及空肠起始部GIST，可根据术中实际情况选择性留置鼻胃管，在术后排除出血、吻合口瘘等风险后，建议尽早拔除；此外，对于十二指肠GIST，可选择在术后放置鼻肠管，以保证术后早期予以肠内营养(Enteral nutrition，EN)。对小肠其他部位及结直肠GIST，术后不常规放置鼻胃管，若麻醉时有气体进入胃中，术中可通过鼻胃管引出，并可在患者苏醒前拔除。

 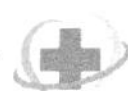

5. 胃间质瘤的术后护理

(1) 观察病情：密切观察生命体征、神志、尿量、切口渗血、渗液和引流管情况。

(2) 体位：全麻清醒前去枕平卧位，头偏向一侧。麻醉清醒后若患者血压稳定取低半卧位，有利于呼吸和循环，减少切口缝合处张力，减轻疼痛与不适。

(3) 禁食、胃肠减压：术后早期禁食、胃肠减压，以减少胃内积气、积液，有利于吻合口的愈合。

(3) 营养支持：因胃肠减压期间引流出大量含有各种电解质(如钾、钠、氯等)的胃肠液，加之患者禁食，易造成水、电解质和酸碱平衡失调以及营养缺乏。因此，术后需及时输液补充患者所需的水、电解质和营养素，必要时输血清白蛋白或全血，以改善患者的营养状况，促进切口愈合。

(4) 早期活动：除年老体弱或病情较重者，鼓励并协助患者术后第 1 日坐起轻微活动，第 2 日协助患者于床旁活动，第 3 日可在室内活动。患者活动量根据个体差异而定，早期活动可促进肠蠕动恢复，预防术后肠粘连和下肢深静脉血栓形成等并发症的发生。

(5) 饮食指导：肠蠕动恢复后可拔除胃管，逐渐恢复饮食。注意少食产气食物，忌生、冷、硬和刺激性食物。少量多餐，开始时每日 5～6 餐，以后逐渐减少进餐次数并增加每次进餐量，逐步恢复正常饮食。

第　三　幕

术后第 3 天，对患者复查上腹部 CT 平扫示：胃微创治疗术后改变，伴腹腔内部分游离气体。但患者无腹痛腹胀等腹膜炎和出血征象。术后胃镜病理及免疫组化结果示：胃肠道间质瘤，极低风险。患者恢复良好，1 周后康复出院。出院前 1 天，刘奶奶接到出院通知，刘奶奶和家属欣喜万分，对责任护士小夏说："小夏，谢谢你这段时间的照顾，回去后我们什么东西都能吃了吗？"责任护士小夏向刘奶奶及家属详细说明了饮食的注意事项。刘医生又提醒刘奶奶别忘记按时复查。

问题导引

1. 患者术后可能发生哪些并发症？
2. 患者出院后应该注意哪些事情？

教师注意事项

本幕主要讲述的是患者在术后经过积极的治疗，患者逐渐康复的经过，通过本幕引导学生掌握术后观察要点，并能重点关注并发症，能及时发现异常情况，能积极配合医生进行抢救，挽救患者的生命。同时引导学生学习胃间质瘤的出院健康宣教，帮助患者建立良好的生活习惯，指导患者适当功能锻炼以及定期复查，定期化疗，预防复发。

学习目标

1. 掌握胃间质瘤术后的常见并发症的观察及处理。
2. 掌握胃间质瘤术后患者的健康教育。
3. 了解胃间质瘤术后的辅助治疗方式。

提示用问题

1. 患者术后可能发生哪些并发症?
2. 如何做好胃间质瘤术后健康教育?
3. 胃间质瘤术后应该怎么吃?

教师参考资料

1. 胃间质瘤术后可能发生哪些并发症?

(1) 恶心呕吐:术后恶心呕吐的危险因素包括年龄<50岁、女性、非吸烟者及术后给予阿片类药物等。可采用如下措施降低其发生风险:丙泊酚注射液麻醉诱导和维持、避免使用吸入式麻醉药、术中术后阿片类药物用量最小化及避免液体过负荷。5-HT3受体拮抗剂可作为止吐一线用药。

(2) 出血:术后出血主要包括腹腔、腹壁以及消化道等出血。防治措施包括:术中仔细规范操作,避免术后出血隐患;腹腔少量出血时,可用输血、静脉止血药物及生长抑素等方式干预;出血量较大或速度较快时,大多需要介入手术或再次手术干预止血。

(3) 吻合口瘘:吻合口瘘临床表现多以腹盆腔及全身感染症状为主,血常规、C-反应蛋白、降钙素原检测及影像学检查可协助判断。预防吻合口瘘的措施包括:①术前积极纠正营养不良、低白蛋白血症、高血糖、心肺功能不良等高危因素;②术中保证吻合口良好血供;③选择合适的吻合器及钉仓型号;④对于吻合不满意时可预防性造口或留置营养管。

治疗原则为:①充分引流,必要时应在超声或CT引导下穿刺引流,建议对引流液进行细菌培养;②抗感染治疗,并根据引流液培养的药敏结果,及时调整抗感染药物;③加强营养支持治疗。

(4) 静脉血栓栓塞症:建议对Caprini评分为低危及以上风险的GIST患者进行静脉血栓栓塞症(Venous thromboembolism,VTE)预防,同时需动态评估患者的VTE风险及出血风险并及时调整预防策略。对具有VTE风险患者,如同时存在较高大出血风险推荐机械预防措施,直到评估出血风险消失后可启用药物预防。

(5) 应激性黏膜病变:应激性黏膜病变(Stress related mucosal disease,SRMD)主要表现为机体在严重应激状态下发生的急性消化道黏膜糜烂、溃疡、出血。预防措施有:①术后早期给予EN支持;②围手术期应用质子泵抑制剂。一旦发生SRMD,则应在治疗原发病的基础上,积极采取相应措施止血,非手术治疗无法控制出血者可考虑介入或手术治疗。

(6) 胃瘫综合征(Postsurgical gastroparesis syndrome,PGS):是以胃排空障碍为主要表现的胃动力紊乱综合征,多发生于术后开始进食的1~2天或由流质饮食向半流质饮食过渡时。治疗措施包括禁食、持续胃肠减压、维持电解质平衡、促胃肠动力药物、中医中药以及心理指导等。此外,PGS患者可进行短期肠外营养治疗,并通过留置鼻饲管或空肠造口行EN治疗,营养管应置于功能正常的空肠。

(7) 其他并发症:其他并发症主要包括呼吸系统并发症,常见的有胸腔积液、肺不张及肺炎等;心血管并发症,常见的有心功能衰竭、心律失常及心肌梗死等;泌尿系统并发症,常见的有术后尿潴留、输尿管损伤等。并发症诊断后应予以积极治疗,必要时行多学科诊治。

2. 胃间质瘤术后注意事项

见第三章十四节胃癌术后健康指导。

3. 胃间质瘤术后患者的随访

随访策略应根据 GIST 术后危险度分级个性化制定，白光内镜或 EUS 辅以 CT 检查应作为随访的主要检查手段，对于中高危内镜治疗后患者，建议追加治疗。

所有患者内镜下治疗后一年内，应于术后第 3、6、12 个月行内镜检查，评估伤口愈合及肿瘤复发情况。对于高危患者，在术后 3 年内，腹盆腔增强 CT 扫描应每 3～6 个月进行 1 次，此后每年 2 次；对于低危患者，在术后 5 年内，CT 扫描可每 6～12 个月进行 1 次。对于中高危 GIST 内镜治疗后患者，建议追加治疗，如行分子靶向药物治疗或外科评估。对于辅助治疗的应用。GIST 外科手术切除后，伊马替尼分子靶向药物治疗可显著提高中高危患者术后 1、2、3 年的无复发生存率。对于高危患者，延长伊马替尼使用时间可有效降低复发率和延长生存时间。中高危患者可作为外科术后辅助治疗的适应人群。

参考文献

[1] 陶凯雄. 胃肠间质瘤全程化管理中国专家共识(2020 版)[J]. 中国实用外科杂志，2020，40(10)：1109-1119.

[2] 柴宁莉. 中国胃肠间质瘤内镜下诊治专家共识意见(2020，北京)[J]. 中华胃肠内镜电子杂志，2020，7(4)：176-185.

[3] 叶颖江. 小胃肠间质瘤诊疗中国专家共识(2020 年版)[J]. 临床肿瘤学杂志，2020，25(4)：349-355.

第十六节　结　肠　癌

教案摘要

张先生，57 岁，平日应酬多，爱吃高热量高脂肪食物，少食粗纤维等绿色蔬菜，便秘发生频繁，有痔疮十余年，其父亲因肠癌过世，从未进行肠镜检查。近半年张先生胃口变差，体重减轻约 8 kg，排便次数增多，便前腹痛，随后有黏液便、不成形，肝区处时而隐隐作痛，遂来院就诊。B 超示肝实质占位性病变，左半结肠低分化腺癌Ⅲ级，病理切片示(左半结肠)中-低分化腺癌。

术后 1 个月，张先生至肿瘤科，开始行 12 次西妥昔单抗＋FOLFOX6 方案化疗，本次入院张先生坐轮椅至病房，发生手足综合征、痤疮样皮疹，明显影响生活和自理能力，并伴有 PICC 导管并发症，对所发生的身体痛苦，张先生表现出强烈焦虑和抵触心理，在通过心理安抚、伤口换药、缓解疼痛等治疗后，张先生再次进行本次疗程。在输注奥沙利铂时发生药物过敏，经过抢救生命体征恢复正常。在出院时责任护士对其进行了居家饮食、运动、心理指导。

通过以下四幕，学生能学习到结肠癌的相关知识、手足综合征护理、西妥昔单抗痤疮样皮疹护理、PICC 并发症护理、癌症预防与护理等，学习点内容贴合临床，易于掌握，使护理专业学生直观病情变化，通过对此案例汇总全程、动态的健康照护问题的评估和分析、进行连续性照护，从而实现以患者为中心的整体护理。

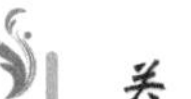

关键词

结肠癌(Colon cancer);手足综合征(Hand foot syndrome);痤疮样皮疹(Acne like rash);癌症预防(Cancer prevention)

主要学习目标

1. 掌握结肠癌的临床表现、诊断方法、发病原因。
2. 掌握手足综合征的护理方法。
3. 掌握疼痛评估方法。
4. 掌握 PICC 导管的并发症观察和处理方法。
5. 掌握化疗药物过敏抢救流程。
6. 掌握西妥昔单抗的适应证和不良反应的处理。
7. 掌握 BMI 指数计算方式和正常范围值。
8. 掌握化疗患者居家饮食、运动、心理指导。

次要学习目标

1. 了解结肠癌常用的化疗方案。
2. 熟练操作 PICC 维护。
3. 了解化疗药物奥沙利铂的适应证和不良反应。
4. 了解肿瘤营养筛查、评估、综合评价。

第一幕

吴先生,57 岁,某单位管理人员,平日应酬多,爱吃烧烤类、鸡、肉等高热量高脂肪食物,少食粗纤维等绿色蔬菜,便秘发生频繁。吴先生父亲在 5 年前因肠癌过世,但其认为不存在癌症基因遗传,从未进行肠镜检查。

近半年吴先生胃口变差,体重减轻约 8 kg,排便次数增多,便前腹痛,随后有黏液便、不成形。近日,吴先生肝区隐隐作痛、影响睡眠,遂来院就诊。B 超提示:肝实质占位性病变,肠镜示:降结肠隆起样新生物,结肠多发息肉。后在全麻下行左半结肠根治术,病理:左半结肠低分化腺癌Ⅲ级,浸润至结肠壁浅肌层,中-低分化腺癌。

术后 1 个月,吴先生至肿瘤科,开始行 12 次西妥昔单抗+FOLFOX6 方案化疗。本次入院为第三次该方案治疗。吴先生坐轮椅至病房,戴着黑色鸭舌帽、口罩几乎遮盖面部,责任护士小张评估患者状态,脚趾、手部多处皮肤破溃,脚跟不能下地,碰触后有明显麻痛感,面部、背部布满痤疮样皮疹。自我形象严重受损的吴先生出现强烈抵触心理,拒绝进一步治疗。

针对吴先生出现的心理和身体疼痛,医生组予以西乐葆 100 mg bid 口服,小张护士每日一次破溃皮肤护理:康复新液浸泡+呋喃西林外敷。

学习目标

1. 掌握结肠癌的临床表现、诊断方法、发病原因。
2. 掌握西妥昔单抗的适应证、不良反应。
3. 掌握手足综合征的护理方法。
4. 掌握疼痛评估方法。
5. 了解治疗结肠癌常用的化疗方案。

提示用问题

1. 以上哪些信息能表现结肠癌的临床症状？
2. 张先生出现肝区隐痛、影响睡眠，疼痛评分为多少？
3. 张先生出现手足破溃与用了哪种药物有关？
4. 你认为张先生的手足症状属于哪种病情？
5. 康复新液和呋喃新林的作用是？
6. 张先生出现的痤疮样皮疹，与用了哪种药物有关？

教师参考资料

1. 结肠癌病因

结肠癌发病主要与高脂肪和低纤维素饮食有关。结肠的慢性炎症使肠癌的发生率升高。有结肠息肉者，结肠癌发生率是无结肠息肉者的5倍。家族性多发性肠息肉瘤，癌变的发生率更高。遗传因素可能也参与结肠癌的发病。

2. 结肠癌临床表现

早期可以没有任何症状，中晚期可表现为腹胀、消化不良，而后出现排便习惯改变，腹痛，黏液便或黏血便。肿瘤溃烂、失血、毒素吸收后，常出现贫血、低热、乏力、消瘦、下肢水肿等症状。如出现腹胀、腹痛、便秘或不能排便，体检见腹部膨隆、肠型、局部有压痛，听诊闻及肠鸣音，提示可能出现不全性或完全性肠梗阻。若肿瘤与网膜、周围组织浸润粘连，形成不规则包块。晚期可出现黄疸、腹腔积液、水肿等肝、肺转移征象，恶病质，锁骨上淋巴结肿大等肿瘤远处扩散转移的表现。结肠癌部位不同，临床表现也不同，现分述如下。

(1) 右半结肠癌：右半结肠腔大，粪便为液状，癌肿多为溃疡型或菜花状癌，很少形成环状狭窄，不常发生梗阻。若癌肿溃破出血，继发感染，伴有毒素吸收，可有腹痛、大便改变、腹块、贫血、消瘦或恶液质表现。

(2) 左半结肠癌：左半结肠肠腔细，粪便干硬。左半结肠癌常为浸润型，易引起环状狭窄，主要表现为急、慢性肠梗阻。包块体积小，既无溃破出血，又无毒素吸收，罕见贫血、消瘦、恶液质等症状，也难扪及包块。结肠癌往往有器官转移，远处转移主要发生在肝脏。

3. 直肠癌诊断

(1) 肛门指诊和直肠镜检：检查有无直肠息肉、直肠癌、内痔或其他病变。

(2) 乙状结肠镜和纤维结肠镜：镜检可发现癌肿，观察其大小、位置及局部浸润范围。

(3) 腹部平片：适用于急性肠梗阻的病例，梗阻部位上方的结肠有充气、胀大现象。

(4) 钡剂灌肠：可见癌肿部位肠壁僵硬，扩张性差，蠕动减弱或消失，结肠袋形态不规则或消失，肠腔狭窄，黏膜皱襞紊乱、破坏或消失，充盈缺损等。

(5) 癌胚抗原(CEA)：对早期肿瘤的诊断价值不大，对推测预后和判断复发有一定的帮助。

4. 直肠癌发病诱因

(1) 与社会环境、饮食习惯、遗传因素等有关。

(2) 直肠息肉也是直肠癌的高危因素。

(3) 动物脂肪和蛋白质摄入过多，食物纤维摄入不足。

5. 疼痛评估

(1) 按 WHO 的疼痛分级标准进行评估，将疼痛分为 4 级。①0 级(无疼痛)：0 分，指无痛。②1 级(轻度疼痛)：1～3 分，平卧时无疼痛，翻身咳嗽时有轻度疼痛，但可以忍受，睡眠不受影响。③2 级(中度疼痛)：4～6 分，静卧时痛，翻身咳嗽时加剧，不能忍受，睡眠受干扰，要求用镇痛药。④3 级(重度疼痛)：7～10 分，静卧时疼痛剧烈，不能忍受，睡眠严重受干扰，需要用镇痛药。

(2) 癌痛量化评估通常使用数字评定量表法(Numerical rating scale，NRS)，用 0～10 分代表不同程度的疼痛。0 分为无痛。1～3 分为轻度疼痛(疼痛尚不影响睡眠)。4～6 分为中度疼痛。7～9 分为重度疼痛(不能入睡或睡眠中痛醒)。10 分为剧痛。应该询问患者疼痛的严重程度。

(3) 面部表情疼痛量表法(Faces pain scale revision，FPS)：FPS 较为客观且方便，是在模拟法的基础上发展而来的，使用从快乐至悲伤到哭泣的 6 个不同表现的面容，简单易懂，适用面相对较广，即使面对不能完全用语言表达清楚的幼儿也可使用。

6. 手足综合征

手足综合征(Hand foot sydrome，HFS)是手掌-足底感觉迟钝或化疗引起的肢端红斑，是一种皮肤毒性反应，主要发生于受压区域。肿瘤患者在接受化疗或分子靶向治疗的过程中可出现。HFS 的特征表现为麻木、感觉迟钝、感觉异常、麻刺感、无痛感或疼痛感、皮肤肿胀或红斑、脱屑、皲裂、硬结样水疱或严重的疼痛等。

(1) 分级：①1 级：手和(或)足的麻木、感觉迟钝、感觉异常、无痛性肿胀或红斑和(或)不影响正常活动的不适。②2 级：手和(或)足的疼痛性红斑和肿胀和(或)影响日常活动的不适。③3 级：手和(或)足有湿性脱屑、溃疡、水疱或严重的疼痛和(或)使患者不能工作或进行日常活动的严重不适。痛感强烈，皮肤功能丧失，比较少见。

(2) 预防和治疗：①日常生活中尽量避免手部和足部的摩擦及接触高温物品，如不要穿紧而不合脚的鞋，要避免手和足的摩擦和受压，避免剧烈的运动和体力劳动，减少手足接触热水的次数，包括洗碗碟和热水澡，戴洗碗手套并不能减轻伤害，因为橡胶会储存热量，损害手掌的皮肤。②使用能减震的鞋垫，在家可以穿拖鞋，坐着或躺着的时候将手和脚放在较高的位置，可以预防手足综合征。③在医生的指导下口服维生素 B_6 和塞来昔布胶囊(西乐葆)。④保持手足皮肤湿润可有助于预防和使病灶早日痊愈。把双手和双足用温水浸泡 10 min 后抹干，再涂上护肤霜，如凡士林软膏等。⑤避免在阳光下暴晒。出现手足综合征时，出门应涂抹防晒指数至少为 30 的防晒霜，冬天晒太阳也只能在有阳光的窗户后晒太阳。⑥避免进食辛辣、刺激性食物。⑦在手足局部涂抹含绵羊油的乳霜可减轻皮肤的脱屑、溃疡和疼痛。⑧必要时在医生指导下使用抗真菌或抗生素药物治疗。⑨如果出现水疱要请医务人员处理。出现脱皮时不要用手撕，可以用消毒的剪刀剪去掀起的部分。

1级HFS的患者可在采取上述措施的同时，继续使用原来用药剂量。2～3级HFS则需要停药向医生请教，等毒性反应降低为1级或恢复正常后再恢复原用药剂量。

7. 康复新液

(1) 主治功能：通利血脉，养阴生肌。口服用于瘀血阻滞，胃痛出血，胃、十二指肠溃疡；以及阴虚肺痨(肺结核)的辅助治疗。外用可治疗金疮、外伤、溃疡、瘘管、烧伤、烫伤、压疮之创面。

(2) 用法：口服一次10 mL，一日3次，或遵医嘱。外用时用医用纱布浸透药液后敷患处，感染创面先清创后再用本品冲洗，并用浸透药液的纱布填塞或敷用。

(3) 注意事项：①使用纱布覆盖或浸渗药液时，所用纱布均应采用灭菌医用纱布。②在使用前，应先用生理盐水、双氧水或抗生素类药液清理创面消毒干净后再使用。③创面较大时，应结合用抗生素治疗。④可直接向创面滴用，再用医用纱布覆盖；也可将药液浸湿纱布敷用，应根据患者病情决定。如窦道、瘘管、压疮创面较大时，用浸湿药液的含药纱布塞进其内，每天换药一次为宜。⑤大面积烧伤、烫伤以浸透药液的纱布覆盖为宜，换药时患者略有疼痛属正常情况。

第 二 幕

经过5天手足综合征的治疗，吴先生溃疡面明显好转，能自行站立走路，疼痛分值为0分。

入院时评估各类导管，吴先生右手置PICC导管，手臂围28 cm，导管外露3 cm，贴膜1/3处有卷边，皮肤多处出现湿疹，穿刺点有些许淡黄色渗液，小张护士询问患者多久维护一次导管，吴先生无奈道："我也知道一周要清理一次，但是来医院太麻烦，腿又痛无法站立，皮肤痒的想刮一层皮，只能自己掀开贴膜，用酒精擦一擦缓解瘙痒感。"

对吴先生PICC导管并发症的处理，首先拍摄X线胸片，判定导管末端的位置为胸3椎体，而后穿刺处渗液做细菌培养，使用百多邦消炎，多处皮疹使用艾洛松，由于两种膏体属于油性，不选择贴膜固定，改用纱布包扎固定导管，每2天维护一次。小张护士再次向对吴先生加强导管维护宣教。

学习目标

1. 掌握PICC导管评估要点。
2. 掌握PICC导管适用指征。
3. 掌握PICC导管的并发症观察和处理方法。
4. 掌握PICC导管拔管指征。
5. 熟练操作PICC维护。

提示用问题

1. 如何测量张先生的手臂围?
2. 如何判断 PICC 导管外露长度?
3. 张先生导管外露 3 cm,为什么需要拍胸 X 片?
4. 除上述 PICC 合并症之外,还有哪些相应并发症?
5. 在使用纱布固定 PICC 导管时,最主要注意哪方面?
6. 如 PICC 导管滑脱,如何快速有效处理?

教师参考资料

PICC 置管常见并发症的预防与处理

1. 导管堵塞

(1) 原因:①未按时冲管或冲管方法不当。②输注特殊药物(如乳剂、甘露醇、化疗药物)或使用配伍禁忌药物致药物沉淀阻塞导管。③采血后未及时冲管。④输液速度过慢、导管扭曲、打折、接头松动、脱落。⑤患者血液呈高凝状态。

(2) 预防:①保持 PICC 导管的通畅,避免扭曲、打折,穿刺及送管时动作要轻柔,避免损伤血管壁,减少血栓形成。②穿刺点外露导管妥善固定为"S"形,在置管后,记录每个患者的导管置入长度,在每次换药和冲管过程中,仔细观察现有长度是否与置入长度相符。③正确的冲管方法是置管成功后立即用 20 mL 注射器抽吸 10 mL 生理盐水脉冲式冲管等,输注黏稠度较高的液体及血制品后,用生理盐水把导管完全冲干净。④输液完毕时应及时封管,以生理盐水行脉冲式推注冲管,使用输液接头正压封管。

(3) 处理方法:①仔细检查导管外露部分有无打折、扭曲及长度。②若为血栓阻塞导管,可采用尿激酶溶栓治疗:先抽回血,若遇有阻力不见回血,切不可用暴力、导丝或冲管来清除凝块,以免使导管损伤、破裂或造成栓塞,可用负压方式再通,反复数次,见回血后抽 3～5 mL 血,使导管畅通。如三次溶栓不成功,可考虑拔管。

2. 静脉炎/穿刺点感染

以肘正中静脉置管与头静脉置管出现静脉炎最为明显。大多数患者在置管后 2～3 天内出现静脉炎,少数患者在置管后 15 天左右出现。临床表现主要是沿穿刺点向上出现局部红肿。

(1) 原因:①护理操作不当,患者体质、免疫力等个体差异。②对导管材质过敏,穿刺静脉小,导管型号大或材料过硬。③置管初期术肢剧烈运动导致导管与血管壁产生机械摩擦、感染等。④置管后血液流速减慢,血栓形成。⑤导管、药物在血管内造成异物刺激,加之患者紧张致使血管收缩痉挛,造成上肢肿胀疼痛而发生静脉炎。⑥敷料不透气,穿刺部位皮肤潮湿。⑦患者机体抵抗力下降。

(2) 预防:①置管前选择粗直弹性好的,血管和型号匹配的导管,置管首选肘正中静脉,其次是贵要静脉(静脉瓣少,血管粗)。②血管最好选择右侧路径,因左侧路径较长、弯曲,插管时难度较大而且容易损伤血管内膜,导管的型号应与血管的大小相适宜。③严格执行无菌操作技术,置管前严格消毒局部皮肤,置管后定期换药(4～7 天 1 次),及时检查伤口情况,保持穿刺点周围皮肤清洁。穿刺时送管动作轻柔,被穿刺肢体制动,可减少对血管的机械性刺激,以免损伤血管内膜。穿刺完毕后以无菌透明贴固定,便于观察穿刺点,及早发现静脉炎。④根据患者情况，及时更换敷贴（特别是当患者出汗较多时），更换时采用适当的敷贴，消毒范围大于 12 cm。透明贴固定不牢或被污染时应及时更换。

（3）处理方法：①静脉炎通常发生于穿刺后 48～72 h，一旦发生应给予对症处理。局部用 50%硫酸镁溶液湿敷，每日 2 次，每次 20 min。②置管后如发现穿刺点出现红肿、疼痛或局部出现脓性分泌物，应按伤口感染处理。③如出现发热、寒战等症状，应考虑是否并发感染性败血症，应严密观察。④若为机械损伤、药物刺激导致的静脉炎，一般可通过热敷、远红外线照射（每日 3 次，每次 30 min）、抬高患侧手臂、外用消炎止痛膏、限制患肢过多活动及调整输入液体的浓度等处理。⑤若为血栓性静脉炎，可给予热敷或同血栓堵塞导管处理方法。⑥情况严重者及时拔除 PICC 管。

3. 穿刺点炎症/渗血渗液

（1）原因：①穿刺针过粗而置入导管过细。②患者凝血功能异常。③局部反复穿刺。

（2）预防：①剧烈频繁咳嗽时可用手指按压穿刺点，防止因静脉压增高而渗血。②置管前常规检查凝血功能，穿刺后按压穿刺点 2～3 min，凝血机制较差者按压的时间应增至 5～10 min，制动 30 min，24 h 内限制插管侧上肢过度活动，或加压敷料固定 24 h，必要时停用抗凝剂，给予止血剂。

（3）处理方法：①在穿刺点加盖无菌纱布，在透明敷贴固定后指压穿刺点 5～10 min 或局部给予冰袋或沙袋压迫止血，以促进血液凝固。嘱患者在咳嗽、咳痰或如厕时按压穿刺部位，防止压力过大血液渗出。②若穿刺部位皮肤潮湿多汗，伤口易出现渗出物，可酌情增加换药次数，能有效抑制渗出物的出现。

4. 导管漂移或脱出

（1）原因：①导管固定不牢固，更换贴膜时方法不正确。②过度牵拉导管，主要是由于患者肢体频繁活动。③患者缺乏自我保护导管方面的知识。

（2）预防：①指导患者休息与活动，穿刺侧肢体勿频繁活动，妥善固定导管。②定期检查导管，记录好外留导管的位置与长度，发现异常情况及时采取措施。③更换贴膜时手法轻稳、正确，顺着导管方向从下往上揭去贴膜，以免将导管拔出。

（3）处理方法：①导管漂移时，拍胸片找出漂移的位置，使导管移至正常位置，若无不适感可继续使用。②导管外脱时，严格按照无菌操作规范从里向外用碘伏消毒脱出的导管，嘱患者手臂外展，然后将外脱的导管送到“0”点。

5. 静脉血栓

（1）原因：①导管因素。如留置导管尖端对静脉壁的刺激，导管直径过粗，头端置入位置过浅，留置时间过长。②疾病和用药因素。肿瘤患者血液呈高凝状态，化疗药物引起血管壁硬化和血管内皮损伤。③老年患者血细胞老化，变形能力差，聚集性强，易促进血液凝固和血栓形成。

（2）预防：①置管前测量臂围，排除既往静脉血栓史。②尽可能选择细的导管。③避免长时间压迫置管侧肢体，以免致血流变缓而发生静脉血栓。

（3）处理方法：立即停止输液，通过血管彩超确认，根据血栓程度、静脉受累情况、症状严重程度决定处理措施，包括：①拔管。②急性期患者绝对卧床 10～14 天，抬高患肢。③患肢制动，避免按摩。④观察患肢肿胀情况，同时观察皮肤颜色、温度、感觉及桡动脉搏动。⑤避免在患肢输液和静脉注射，严密观察有无肺栓塞症状。⑥抗凝、溶栓治疗。

第三幕

入院后吴先生体温、血常规皆正常，PICC 穿刺处细菌培养为阴性，医生制定本次入院治疗方案：西妥昔单抗（爱必妥）＋FOLFOX6 静脉化疗。

吴先生看到输注的化疗药物，不由担心万分："又要行毁容药物静滴，西妥昔单抗用药至今，满脸疙瘩、又痛又丑，都不敢见人，何时才能恢复正常脸？"小张护士对吴先生形象的疑问给出回答："西妥昔单抗的不良反应之一为皮疹，在用药期间属于正常现象，停药后即可恢复完整皮肤。"

FOLFOX6 输注顺序为奥沙利铂＋亚叶酸钙＋氟尿嘧啶＋氟尿嘧啶泵，当吴先生静滴奥沙利铂 10 min，全身发红、平卧呼吸困难，立即按铃呼叫小张护士，诊断为奥沙利铂过敏，小张护士第一时间停止化疗药物，呼叫医生，遵医嘱予非那根肌注、地塞米松静推抗过敏，平衡液输注促进过敏药物代谢，经快速救治吴先生转危为安，生命体征皆正常，而后继续行亚叶酸钙＋氟尿嘧啶＋泵输注。

学习目标

1. 掌握西妥昔单抗的适应证和不良反应的处理。
2. 掌握化疗方案 FOLFOX6 的静脉输注顺序。
3. 掌握化疗药物的过敏抢救流程。
4. 了解化疗药物奥沙利铂的适应证和不良反应。
5. 了解化疗药物氟尿嘧啶的适应证和不良反应。

提示用问题

1. 输注西妥昔单抗真的会"毁容"吗，为什么？
2. 如何治疗西妥昔单抗导致的痤疮样皮疹？
3. 张先生出现化疗药物过敏，除了上述内容，还需要准备哪些抢救设备和药物？
4. 遵医嘱肌注异丙嗪、静推地塞米松，作用是什么？
5. 输注奥沙利铂还会出现哪些不良反应？
6. 氟尿嘧啶泵输注期间应注意观察哪些内容？

教师参考资料

1. 西妥昔单抗（爱必妥）

（1）适应证：单用或与伊立替康联用于表皮生长因子受体过度表达的，对以伊立替康为基础的化疗方案耐药的转移性直肠癌的治疗。

（2）不良反应：最常见的是痤疮样皮疹、疲劳、腹泻、恶心、呕吐、腹痛、发热和便秘等。其他不良反应还有白细胞计数下降、呼吸困难等。皮肤不良反应（痤疮样皮疹、皮肤干燥、裂伤和感染等）多数可自然消失。少数患者可能发生严重过敏反应、输液反应、败血症、肺间质疾病、肾衰竭、肺栓塞和脱水等。

(3) 注意事项：常可引起不同程度的皮肤不良反应，患者用药期间应注意避光。轻至中度皮肤毒性反应无需调整剂量，发生重度皮肤不良反应者，应酌情减量。严重的输液反应发生率为3%，其中90%发生于第一次使用时，以突发性气道梗阻、荨麻疹和低血压为特征。发生轻至中度输液反应时，可减慢输液速度或服用抗组胺药物，若发生严重的输液反应需立即停止输液，静脉注射肾上腺素、糖皮质激素、抗组胺药物并给予支气管扩张剂及输氧等治疗。

2. 奥沙利铂

(1) 适应证：对大肠癌、卵巢癌有较好疗效。对胃癌、非霍奇金淋巴瘤、非小细胞肺癌、头颈部肿瘤有一定疗效。对5-FU治疗无效的大肠癌患者。

(2) 临床应用：奥沙利铂溶于5%葡萄糖溶液250～500 mL中(以便达到0.2 mg/mL以上的浓度)，持续静脉滴注2～6 h。

(3) 不良反应：①神经毒性：剂量限制性毒性为剂量相关性、蓄积性和可逆性的外周神经毒性，主要表现为感觉迟钝、感觉异常，遇冷加重，偶见可逆性急性咽喉感觉异常。②胃肠道反应：一般多为轻、中度，有恶心、呕吐和腹泻。而腹泻反应较常见，有的腹泻频繁，程度较重。③血液学毒性：发生率不高，多为轻、中度，严重者少见。

3. 西妥昔单抗皮肤反应处理

(1) 痤疮样皮疹：包括面部/颈肩背炎性丘疹、脓疱。

外用：过氧苯甲本酰软膏(斑赛、更适用于无脓头皮疹)每日1～2次；硼锌糊软膏每日2次；莫匹罗星(百多邦)适用于脓头病灶；红霉素软膏每日2次。

(2) 皮肤干燥伴瘙痒：皮肤干燥用维生素E软膏涂抹。瘙痒外用薄酚甘油洗剂，每日2次；苯海拉明软膏局部涂抹，每日1～2次；复方苯甲酸软膏局部涂抹，每日1～2次。

(3) 湿疹样皮疹：口服氯雷他定(开瑞坦)10 mg/天；西替利嗪(肾功能损害减量)10 mg/天；地氯雷他定(恩理思，肝功能不全者忌用)5 mg qd；维生素C 100 mg^3/天。外用湿疹软膏；莫米松(艾洛松软膏)；曲安奈/益康唑(派瑞松)。

(4) 日常护理：避免进食辛辣、刺激性食物，保证睡眠。穿着宽松、舒适、非化学合成材料的衣裤、鞋袜，避免皮肤损伤。用无香料、无酒精的滋润保湿润肤霜涂抹颜面部、颈部、双手，避免阳光直射。

第 四 幕

吴先生经过44 h氟尿嘧啶泵输注后，出现全身乏力、纳差消化道症状，查血常规、生化指标皆正常。为了增进吴先生食欲，家属在饮食方面绞尽脑汁，每日烧制形形色色营养丰富食物，如山药玉米、青椒牛柳、甲鱼等，由于消化道反应，吴先生每次只能吃几口。

小张护士注意到吴先生的进食情况，对其进行营养筛查、评估、综合评价。吴先生身高:168 cm，体重:65 kg，BMI:23；对饮食的了解存在问题，认为应该需要进补增强免疫力，如进补灵芝孢子粉、人参等；对化疗期间出现纳差理解错误，认为熬个几天，化疗反应过去，再正常进食多补充营养。

对此，小张护士联合营养科和医生组，根据吴先生个体情况，重新制定营养标准，并行居家饮食、运动、心理健康指导。

学习目标

1. 掌握化疗患者消化道反应的具体表现。
2. 掌握 BMI 指数计算方式和正常范围值。
3. 掌握化疗患者居家饮食、运动、心理指导。
4. 了解肿瘤营养筛查、评估、综合评价。

提示用问题

1. 你认为张先生化疗后,家属烧制青椒牛柳、甲鱼是否适合患者需要?
2. 住院期间,张先生食欲递减,除口服之外,还能通过什么途径摄入营养?
3. 张先生测量的 BMI 指数是否正常?
4. 张先生适合哪种营养筛查工具?
5. 小张护士对张先生进行营养综合评价,具体内容有哪些?
6. 张先生出院后,小张护士对其提出的指导是否有用?

教师参考资料

1. 食物、营养、身体活动与癌症预防

研究证实,身体脂肪过多会增加多种癌症的患病概率,肥胖是一个特别重要的与生活方式有关的因素。腰围每增加 2.5 cm,患癌症的风险就增加了 8 倍,二者的关系非常密切,尤其是最常见的直肠癌等。

除了烟草以外,身体肥胖是一个特别重要的与生活方式有关的癌症相关因素,包括结肠癌、乳腺癌、肾癌在内的 6 种癌症,都已经被证实与肥胖有关。增加活动量则可以减少结肠癌、直肠癌的发生,并可能减少乳腺癌和子宫内膜癌的发生。因此,避免肥胖、控制体重和多运动成为最主要的防癌措施。

关于肥胖的标准,可以应用目前使用广泛的体重指数(Body mass index,BMI)来测算,即体重除以身高的平方。如果在 18.50～24.99 的范围内,就可以说是正常。但对于不同国家、不同人群,这个指数标准也有差异。对于亚洲国家居民来说,指数的上限还要降低,即 23 就已经达到了临界点。对于普通人来说,指数越大患癌症的风险就越大。

《食物、营养、身体活动与癌症预防》①中提到,适度的运动不仅会增强体质,也会减少罹患癌症的风险。建议人们每天至少进行 30 min 的中度身体活动(相当于快走),这不仅仅因为活动有助于保持健康体重,有证据表明,体力活动本身就可以减少患癌症的风险。这种活动不单指专门的运动健身,也包括人们的日常活动,如骑自行车、爬楼梯等,这些人们生活中的一部分,都是积极防癌的重要一环。每天 30 min 的活动量,也是一个最低限度的要求,随着身体适应能力的增加,应该做到每天 60 min(或以上)中度身体活动,或 30 min 以上的重度身体活动。

知识链接——"三二三一"原则

第一个"三"是三种食物多多益善。

1. 一种是十字花科蔬菜如花椰菜、甘蓝、卷心菜。花椰菜和羽衣甘蓝都是抗癌明星。

① 本书是 2008 年中国协和医科大学出版社出版的图书,作者为(美)Michal Marmot,译者为陈君石。

2. 一种是高纤维食物。膳食纤维不仅能够促进肠道蠕动，还对女性乳房有益。

3. 一种是富含维生素D和钙的食物。维生素D和钙的结合有保护乳房和结肠的作用。

“二”是两种食物要经常吃。

1. 一是西红柿。西红柿能够降低罹患胃癌、卵巢癌、胰腺癌和前列腺癌的危险，其所含有的番茄红素有助于预防细胞受到损害。

2. 二是浆果。浆果这种食物也有抗癌作用，草莓、黑莓和蓝莓都富含抗氧化剂，抗氧化剂可以防止细胞受到损害。

第二个“三”是有三种食物要少吃。

1. 一是红肉要少吃，包括猪、牛、羊肉等。研究显示，结肠癌同饮食有密切关系，每天食用热狗和猪牛羊肉以及肉制品的人，患结肠癌的概率高于一般人。

2. 二是不要过量饮酒。过量饮酒会增加患乳腺癌、结肠癌、食管癌、口腔癌和咽喉癌的危险。

3. 三是脂肪含量高的食品要少吃。高脂肪食物不仅使人容易患心脑血管疾病，而且会增加患癌症的概率。

“一”是需要留意观察一种食物。

这种食物就是大豆。大豆中含有大豆异黄酮，是著名的植物雌激素，对缓解中年女性衰老有很大意义。而且，似乎没有长期服用雌激素易致女性特有的癌症发病率升高的弊端。但是，研究人员发现，乳腺癌细胞在大豆分离化合物中会分裂增殖，食用之后是否会诱发乳腺疾病，尚待观察。

2. 预防癌症的十条建议

(1) 在正常体重范围内，尽可能地瘦。肥胖易导致癌症，瘦人往往没有高血脂、高血压等心脑血管疾病。

(2) 每天至少从事30 min身体活动。俗话不是说“人不活动要生锈”吗?

(3) 尽量避免含糖饮料，限制摄入高能量食物，尤其是高糖食品，或者低纤维、高脂肪的加工食品，如汉堡包、炸薯条等。

(4) 多吃各种蔬菜、水果、全麦食品和豆类。

(5) 限制红肉，包括猪、牛、羊肉的摄入，尽量少吃经过高温加工的肉制品，如红肠、罐头(还含有防腐剂)等。

(6) 限制饮酒。男性饮酒每天不超过两份，女性饮酒每天不超过一份。这里说的一份是指酒精含量为10～15 g。

(7) 限制摄入腌制食品以及用盐加工的食品。

(8) 不用膳食补充剂预防癌症。

(9) 母亲对婴儿最好进行6个月的完全母乳喂养，之后再添加其他液体和食物。

(10) 癌症患者接受治疗以后,生活及饮食也应该遵循癌症预防的建议。

3. 居家康复患者运动指导

(1) 运动的种类:居家康复患者适合进行的运动见表 3-16-1。

表 3-16-1 居家康复患者运动指导

	中强度运动	高强度运动
运动和休闲	步行、跳舞、悠闲地骑车、滑冰和滑旱冰、骑马、划船、瑜伽	慢跑或跑步、快速骑自行车、循环式负重训练、游泳、跳绳、有氧舞蹈、武术
体育运动	滑雪、高尔夫、排球、垒球、棒球、羽毛球、网球双打	越野滑雪、足球、曲棍球、长曲棍球、网球单打、壁球、篮球
家务	除草、维护院子和花园	挖沟、搬运、石工行业、木工行业
职业活动	步行和举重是工作的一部分(物品保管工作、农活、汽车或机器维修)	重体力活(林业、建筑、消防)

(2) 限制静坐时间:研究已经证实,体育运动有利于控制体重、预防癌症和其他的疾病及降低总死亡率。越来越多的证据显示,随着静坐时间增加(与体育运动水平无关),肥胖、2型糖尿病、心血管疾病、各种癌症的可能性也相应增加,同时也影响了总死亡率。可以通过减少屏幕时间和遵循表 3-16-2 中所列建议,限制静坐行为的时间,从而保持健康的体重和减少乳腺癌、结肠癌、子宫内膜癌及其他癌症的发病率。

表 3-16-2 限制静坐时间

限制看电视和其他以屏幕为娱乐方式的时间
看电视的时候骑固定自行车或者在跑步机上跑步
爬楼梯代替坐电梯
如果可以,走路或者骑车去目的地
在午餐时间和同事、家人或者朋友一起锻炼
在工作歇息片刻时间进行一些拉伸或者快走运动
用面对面交流代替发邮件给同事
和配偶或者朋友一起去跳舞
计划非驾车的假期旅行
每天佩戴计步器并且增加每天的步行数量
加入一个运动团队

参考文献

[1] 刘威. 爱必妥致结肠癌患者出现不良反应的护理研究[J]. 中国医科大学学报,2014,43(7):664-665.

[2] 中国抗癌协会肿瘤营养专业委员会,中华医学会肠外肠内营养学分会. 中国肿瘤营养治疗指南[M]. 北京:人民卫生出版社,2020.

第十七节　直　肠　癌

教案摘要

赵叔叔，57 岁，于 3 月前行内镜检查，疑为“结肠息肉、直肠 MT”，后查肠镜及肠镜病理提示确诊直肠癌，予以术前放化疗。化疗后查内镜示：直肠 CA 放化疗后（病灶较原来缩小）。经门诊医生查体后，拟“直肠癌”收治入院。患者自发病以来，神志清，精神可，食欲可，夜眠可，大便同前述，小便无异常，近半年体重减轻 6 kg。患者入院后完善相关检查，明确诊断，排除手术禁忌。在全麻下行腹腔镜下直肠前切除术＋回肠造口术，术后予抗感染、止血、保胃、营养支持治疗。

经过医务人员的规范化治疗及护理，患者最终康复出院。通过本教案，引导学生学习并掌握直肠癌的临床表现、围手术期护理以及结肠造口的并发症观察和护理，从而思考该疾病的预防及健康促进策略；通过对直肠癌术后造口的全程、动态的健康照护问题的评估和分析，进行连续性照护，实现快速康复。

关键词

直肠癌（Rectal cancer）；腹会阴联合直肠癌根治术（Miles 手术）；结肠造口（Colostomy）；癌胚抗原（Carcinoembryonic antigen，CEA）

主要学习目标

1. 掌握直肠癌的临床表现。
2. 掌握直肠癌手术的术前护理。
3. 掌握直肠癌术后的护理及观察要点。
4. 掌握直肠癌术后造口的并发症及护理措施。
5. 掌握直肠癌手术的出院宣教。
6. 掌握预防血栓的措施。
7. 掌握血栓风险评估方法。
8. 熟悉直肠癌的鉴别诊断。

次要学习目标

1. 了解直肠癌的病因。
2. 了解直肠癌的辅助检查。
3. 了解直肠癌的手术方式。
4. 了解预防直肠癌的措施。

第 一 幕

赵叔叔，57 岁，于 3 月前行内镜检查，疑为“结肠息肉、直肠 MT”，后查肠镜及肠镜病理提示确诊直肠癌，予以术前放化疗。化疗后查内镜示：直肠 CA 放化疗后(病灶较原来缩小)。经门诊医生查体后，拟“直肠癌”收治入院。患者自发病以来，神志清，精神可，食欲可，夜眠可，大便同前述，小便无异常，近半年体重减轻 6 kg。通过问诊，了解到患者患慢性浅表性胃炎 3 月余，平时服用“奥美拉唑”治疗；高血压 2 年，口服药物治疗，近期血压正常，未继续口服药物治疗；饮食偏油腻，高脂饮食，喜食腌制品。

问题导引

1. 根据本幕信息，分析该患者的初步诊断是什么？有哪些鉴别诊断？
2. 结合本幕信息，患者还需进行哪些辅助检查？
3. 哪些因素可以诱发该疾病？

教师注意事项

本幕描述的是患者的临床表现及既往病史。作为专科护士应学会对疾病的鉴别，在询问患者时应仔细询问患者的既往病史，仔细观察患者的病情变化，引导学生学习直肠癌的临床表现和诊断标准、鉴别诊断及辅助检查。

学习目标

1. 掌握直肠癌的临床表现。
2. 熟悉直肠癌的鉴别诊断。
3. 了解直肠癌的辅助检查。
4. 了解直肠癌的病因。

提示用问题

1. 患者的症状有几种可能的诊断？如何从病史、临床表现确定或排除这些诊断？
2. 你认为以上的信息可以确诊了吗？还需要做哪些检查？
3. 你认为哪些情况可能导致直肠癌？

教师参考资料

1. 直肠癌的病因

(1) 环境因素：过多摄入高脂肪食物或红肉、膳食纤维不足等是重要因素。近年发现肠道微生态(肠菌等微生物及其代谢产物)紊乱(包括具核梭杆菌等致病菌的肠黏膜聚集)也是结直肠癌的重要影响因素。

(2) 遗传因素：从遗传学分类，可将结直肠癌分为遗传性(家族性)和非遗传性(散发性)。前者包括家族性腺瘤性息肉病和遗传性非息肉病性结直肠癌。后者主要是由环境因素引起的基因突变，但即使是散发性结直肠癌，遗传因素在其发生中亦起重要作用。

(3) 高危因素：①结直肠腺瘤是结直肠癌最主要的癌前疾病。②炎症性肠病特别是溃

 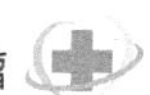

疡性结肠炎可发生癌变，多见于幼年起病、病变范围广而病程长或伴有原发性硬化性胆管炎者。③其他高危人群或高危因素除前述情况外，还包括：a. 大便隐血阳性；b. 有结直肠癌家族史；c. 本人有癌症史；d. 长期吸烟、过度摄入酒精、肥胖、少活动、年龄＞50 岁；e. 符合下列 6 项之任 2 项者：慢性腹泻、慢性便秘、黏液血便、慢性阑尾炎或阑尾切除史、慢性胆囊炎或胆囊切除史、长期精神压抑；f. 有盆腔放疗史者。

2. 直肠癌的临床表现

（1）直肠刺激症状：便意频繁，排便习惯改变；便前肛门有下坠感、里急后重、排便不尽感，晚期有下腹痛。

（2）癌肿破溃出血症状：大便表面带血及黏液，甚至有脓血便。

（3）肠腔狭窄症状：癌肿侵犯致肠管狭窄，初时大便进行性变细，当造成肠管部分梗阻后，有腹痛、腹胀、肠鸣音亢进等不全性肠梗阻表现。

（4）癌肿侵犯周围组织或转移至远处器官引起相应症状：侵犯前列腺、膀胱，可出现尿频、尿痛、血尿。侵犯阴道，可出现阴道异常分泌物。侵犯骶前神经可出现骶尾部剧烈持续性疼痛。局部症状出现的频率依次为：便血 80％～90％、便频 60％～70％、便细 40％、黏液便 35％、肛门痛 20％、里急后重 20％、便秘 10％。

3. 直肠癌的鉴别诊断

有高危因素的个体出现排便习惯与粪便性状改变、腹痛、贫血等症状时，应及早进行结肠镜检查。诊断主要依赖结肠镜检查和黏膜活检病理检查。早期结直肠癌病灶局限且深度不超过黏膜下层，不论有无局部淋巴结转移；病理呈高级别上皮内瘤变或腺癌。右侧结直肠癌应注意和肠阿米巴病、肠结核、血吸虫病、阑尾病变、克罗恩病等鉴别。左侧结直肠癌则需与痔、功能性便秘、慢性细菌性痢疾、血吸虫病、溃疡性结肠炎、克罗恩病、直肠结肠息肉、憩室炎等鉴别。对年龄较大者近期出现下消化道症状或症状发生改变，切勿未经肠镜检查就轻易作出功能性疾病的诊断，以免漏诊结直肠癌。

4. 直肠癌的辅助检查

（1）直肠指诊：是诊断直肠癌最直接和最重要的方法，可查出癌肿的部位、与肛缘的距离、大小、范围、固定程度及其与周围组织的关系。我国 70％的直肠癌患者为低位直肠癌，可通过直肠指诊触及。

（2）实验室检查：①大便隐血试验：可作为高危人群的普查及初筛方法。阳性者应行进一步检查。②肿瘤标志物测定：CEA 和 CA19-9 是目前公认对大肠癌诊断和术后监测有意义的肿瘤标志物，但缺乏对早期大肠癌的诊断价值，主要用于预测大肠癌的预后和监测复发。

（3）内镜检查：可通过肛门镜、乙状结肠镜或纤维结肠镜检查，观察病灶的部位、大小、形态、局部浸润的范围等，并在直视下获取活组织行病理学检查，是诊断大肠癌最有效、可靠的方法。

（4）影像学检查：①钡剂灌肠检查：是结肠癌的重要检查方法，可观察到结肠壁僵硬、皱襞消失、存在充盈缺损及小龛影，但对直肠癌的诊断价值不大。②超声和 CT 检查：有助了解大肠癌的浸润深度及淋巴转移情况，还可提示有无腹腔种植转移、是否侵犯邻近组织器官或有无肝、肺转移灶等。③磁共振检查：可评估肿瘤在肠壁内的浸润深度，对中低位直肠癌的诊断和分期有重要价值。④经直肠腔内超声检查：用于检测癌肿浸润肠壁的深度及有无侵犯邻近脏器，可在术前对直肠癌的局部浸润程度进行评估。⑤PET-CT：对于病程较长、肿瘤固定的患者，可用于确认有无远处转移及评价手术价值。

第二幕

医生查体后，发现患者一般情况可，予二级护理、无渣饮食。患者入院后完善相关检查，明确诊断，排除手术禁忌。计划在全麻下行腹腔镜下直肠前切除术＋回肠造口术。术前行造口定位，与患者及家属进行术前谈话时，他们显得特别焦虑。患者问："护士，以后我的大便就从这个袋子里出来了，不能像正常人一样排便了，这怎么办啊？我以后不能正常工作，不能挣钱养家了，怎么办啊？我的孩子还很小呢！"随即患者抽泣了起来。责任护士耐心地安抚患者及家属，讲解了一些成功的案例，鼓励患者树立战胜疾病的信心。

手术顺利，术中留置深静脉穿刺管、双套管、导尿管、临时性回肠造口。术后，予外科一般护理常规，予抗感染、止血、保胃、营养支持治疗。患者伤口敷料清洁干燥，回肠造口黏膜完好。责任护士详细地进行了术后健康宣教和血栓风险评估，嘱患者术后 6 h 进行床上肢体主动活动，并告知家属血栓的风险及预防措施。

问题导引

1. 什么是 Miles 手术？
2. 患者术前准备有哪些？
3. 患者术后观察要点有哪些？
4. 如何做好术后造口的护理？
5. 如何进行血栓风险评估及预防？

教师注意事项

在本幕，主要叙述了患者在完善各项检查后，行手术治疗的过程。通过本幕主要引导学生了解直肠癌的手术方式，学习围手术期的护理，同时要引导学生重视术后血栓的风险评估及预防。

学习目标

1. 掌握直肠癌手术的围手术期护理。
2. 掌握造口的护理措施。
3. 掌握血栓的风险评估方法及预防措施。
4. 了解直肠癌的主要手术方式。

提示用问题

1. Miles 手术的全称是什么？该手术是如何实施的？
2. 作为一名责任护士，如何做好直肠癌患者围手术期的护理？
3. 造口的护理措施有哪些？

4. 责任护士应如何做好术后血栓风险评估及预防血栓的工作？

教师参考资料

1. 直肠癌的手术方法

常用的直肠癌手术方式可以分为保留肛门手术和不保留肛门手术两大类。

临床上常用保留肛门手术方式。此类手术方式比较多，是希望在直肠肿瘤切除后行结、直肠的吻合，特别对于低位直肠癌，这显得尤其重要。

(1) 经腹直肠癌前切除术(Dixon 术)：该手术需要切除足够长的乙状结肠和直肠，并清扫相应的系膜及周围组织及相应的淋巴结。切除后行结、直肠端端吻合。若吻合平面较低时可借助吻合器进行。该手术可保留肛门，若切除彻底，是比较理想的手术方式。

(2) 腹会阴联合直肠切除术(Miles 术)：该手术的切除范围包括部分乙状结肠、全部直肠、肠系膜下动脉周围淋巴结、肛提肌、坐骨直肠窝组织、肛门周围直径 5 cm 的皮肤及肛管。切除后结肠断端在腹部作永久性人工肛门，会阴伤口缝闭。手术时腹部和会阴部同时手术。

2. 直肠癌的术前准备工作

(1) 心理护理：指导患者及家属通过各种途径了解疾病的治疗护理进展，以提高战胜疾病的信心和勇气。对需行造口手术者可通过图片、模型、实物等向患者及家属介绍造口的目的、功能、术后可能出现的情况及应对方法，同时争取社会、家庭的积极配合，从多方面给患者以关怀和心理支持。

(2) 营养支持：入院进行 NRS2002 营养风险筛查，一周后再次筛查。遵医嘱予以肠内营养剂(瑞能、瑞代或安素)口服，对于需禁食的患者可考虑予以脂肪乳氨基酸葡萄糖注射液(卡文)或三升袋肠内营养乳剂。指导患者摄入高蛋白、高热量、高维生素、易消化的少渣饮食，改善患者的营养状况，提高手术耐受力。

(3) 肠道准备：不常规机械性肠道准备，可考虑术前 3 天口服短肽肠内营养和缓泻剂(遵医嘱予杜密克或聚乙二醇)。术前 10 h(22:00 前)口服碳水化合物 800 mL，术前 2 h 口服碳水化合物 400 mL(排除糖尿病及禁食患者)。

3. 直肠癌的术后观察要点及护理措施

(1) 病情观察：严密观察生命体征的变化，观察伤口情况、腹腔引流情况等。准确记录 24 小时出入量。

(2) 一般护理：①活动：对于全麻的患者，术后不常规去枕平卧，可抬高床头 20°～30°。进行四肢活动、踝泵运动、抬臀运动。术后第 1 天，指导患者按摩足三里，帮助肠功能恢复。患者可坐在椅子上或躺在床上 6 h 或以上。鼓励患者在床边站立或在病房内走动，并根据病情尝试沿着病房走廊来回走 2～3 次(160～240 m)。走到护士站称体重，或者走到卫生间都算患者的日常锻炼。手术后第 2 天及以后，根据患者一般情况，每天适量增加活动量。对于直肠低位术后者，指导患者禁止下蹲动作。②管道护理：手术提倡“无管化”理念，不常规留置导尿管，留置导尿管的患者术后第 1 天予夹管锻炼，早期拔除。静脉留置输液导管补充液体，维持水电解质平衡。术后可能会留置引流管，用于观察有无出血、感染、吻合口瘘等并发症，引流管均采用双重固定方式。术后给予鼻导管低流量(2～3 L/min)吸氧。③饮食：麻醉清醒后，如果患者感到口渴，而且无恶心、呕吐、腹胀等异常症状，可根据患者手术部位及方式遵医嘱告知患者饮用少量温开水，结直肠手术后第 1 天尝试喝 250～500 mL 的温开水(清醒的时候,每小时喝 20～30 mL 水,就可以顺利达到目标)。术后第 2 天予以高蛋白、高能量清流质,促进伤口愈合,减少感染的风险,促进康复。术后第 2 天及以后遵医嘱从流质逐步过渡到半流质、普食。

(3) 血栓预控:术后常规进行 Capirini 血栓风险评估,对于 5 分及以上的患者与医生沟通,遵医嘱使用抗凝药物;术后常规预约床旁下肢静脉 B 超,排查下肢血栓情况,积极干预。

4. 血栓风险评估

可参照图 3-17-1 进行血栓风险评估(Caprini 模型),监控及预防血栓的发生。

A1 每个危险因素 1 分	B 每个危险因素 2 分
☐ 年龄 40～59 岁	☐ 年龄 60～74 岁
☐ 计划小手术	☐ 大手术(<60 min) *
☐ 近期大手术	☐ 腹腔镜手术(>60 min) *
☐ 肥胖(BMI>30 kg/m²)	☐ 关节镜手术(>60 min) *
☐ 卧床的内科患者	☐ 既往恶性肿瘤
☐ 炎症性肠病史	☐ 肥胖(BMI>40 kg/m²)
☐ 下肢水肿	**C 每个危险因素 3 分**
☐ 静脉曲张	☐ 年龄≥75 岁
☐ 严重的肺部疾病,含肺炎(1 个月内)	☐ 大手术持续 2～3 h *
☐ 肺功能异常(慢性阻塞性肺病症)	☐ 肥胖(BMI>50 kg/m²)
☐ 急性心肌梗死(1 个月内)	☐ 浅静脉、深静脉血栓或肺栓塞病史
☐ 充血性心力衰竭(1 个月内)	☐ 血栓家族史
☐ 败血症(1 个月内)	☐ 现患恶性肿瘤或化疗
☐ 输血(1 个月内)	☐ 肝素引起的血小板减少
☐ 下肢石膏或肢具固定	☐ 未列出的先天或后天血栓形成
☐ 中心静脉置管	☐ 抗心磷脂抗体阳性
☐ 其他危险因素	☐ 凝血酶原 20210A 阳性
	☐ 因子 Vleiden 阳性
	☐ 狼疮抗凝物阳性
	☐ 血清同型半胱氨酸酶升高
A2 仅针对女性(每项 1 分)	**D 每个危险因素 5 分**
☐ 口服避孕药或激素替代治疗	☐ 脑卒中(1 个月内)
☐ 妊娠期或产后(1 个月)	☐ 急性脊髓损伤(瘫痪)(1 个月内)
☐ 原因不明的死胎史, 复发性自然流产(≥3 次), 由于毒血症或发育受限原因早产	☐ 选择性下肢关节置换
	☐ 髋关节、骨盆或下肢骨折
	☐ 多发性创伤(1 个月内)
	☐ 大手术(超过 3 h) *
危险因素总分:	

注:①每个危险因素的权重取决于引起血栓事件的可能性。如癌症的评分是 3 分,卧床的评分是 1 分,前者比后者更易引起血栓。② * 只能选择 1 个手术因素。

预防方案(caprini 评分)

危险因素总分	风险等级	DVT 发生风险	预防措施
0～1 分	低危	<10%	尽早活动,物理预防
2 分	中危	10%～20%	抗凝同意书,药物预防或物理预防
3～4 分	高危	20%～40%	抗凝同意书,药物预防和物理预防
≥5 分	极高危	40%～80%,死亡率 1%～5%	抗凝同意书,药物预防和物理预防

图 3-17-1 静脉血栓栓塞症风险评估(Caprini 模型)

（1）监护方法：①≥5分，1级监护，做好科室内监护。②≥7分，上报护士长及科室血栓防治负责医生。③≥10分，另填写预防监控表至护理部。

（2）预防：①低危：尽早活动（主动、被动运动），做好下肢保暖。②中危：权衡抗凝与出血风险，抗凝治疗（低分子肝素小剂量皮下注射）＋物理预防。③高危：权衡抗凝与出血风险，抗凝治疗（低分子肝素常规剂量皮下注射）＋物理预防。④极高危：权衡抗凝与出血风险，与患者及家属沟通，措施同高危。

5. 术后肠造口的护理

（1）帮助患者正视并参与造口护理：关心和理解患者，通过交流、沟通、提供支持和帮助等方法使其排解不良情绪，以积极的态度面对造口。正确引导患者，使其逐步获得独立护理造口的能力，以逐渐恢复正常生活、参加适量的运动和社交活动。

（2）加强对造口的观察和护理：观察造口肠黏膜的色泽、造口有无回缩、出血或坏死等；及时清理造口分泌物及渗液，保护好造口周围皮肤，根据造口情况使用造口护肤粉、皮肤保护膜、防漏膏等，防止造口周围皮炎发生；在造口拆线、愈合后，定时扩张造口，防止造口狭窄；根据患者病情及造口情况选择适宜的造口袋，术后早期宜选用透明的造口袋，便于观察造口情况，指导患者及家属造口袋的安放、清洁和更换的方法。

第　三　幕

术后，患者生命体征平稳，伤口敷料清洁干燥，造口处黏膜良好，监测各项指标均正常。但责任护士发现和他讲话时，不愿回答，也不理睬家属。通过耐心地开导，得知患者因担心造口会严重影响他的生活质量，针对患者的情况，责任护士鼓励患者保持乐观的心态，并讲解了部分造口患者术后生活情况，以及他们积极向上、对生活充满希望的生活态度。

接到出院通知后，责任护士详细地进行了健康指导并介绍了预防肿瘤复发的措施，叮嘱患者定期随访，定期造口门诊复查，并鼓励患者参加造口俱乐部。

问题导引

1. 术后恢复期造口可能会出现哪些并发症？如何处理？
2. 面对患者焦虑、消极的心理，作为责任护士该如何开导患者？
3. 患者要出院了，如何做好出院宣教？如何预防直肠癌复发？

教师注意事项

本幕主要描述了患者疾病恢复期的状况。引导学生关注患者的心理变化，同时掌握造口的并发症及护理措施。引导学生思考护理人员在直肠癌术预后和康复中的作用。

学习目标

1. 掌握造口并发症及护理。
2. 掌握直肠癌患者健康宣教。

3. 了解直肠癌的二级预防。

提示用问题

1. 患者恢复期造口可能会出现哪些合并症？如何护理？
2. 造口患者的出院宣教有哪些方面？
3. 哪些措施可以预防直肠癌的复发？

教师参考资料

1. 术后早期常见并发症的观察与护理

(1) 吻合口瘘：吻合口瘘是直肠癌术后常见的严重合并症之一，引起吻合口瘘的因素主要包括以下几个方面。①全身因素：包括高龄、体弱、营养不良、低蛋白血症及伴随疾病，如糖尿病、血液病以及长期服用肾上腺皮质激素等、组织修复能力差，特别是术前血浆白蛋白低于 25 g/L 时，发生吻合口瘘的危险性很大。②吻合口血供不足：为吻合口提供营养的末梢血管大量被破坏导致吻合口缺血坏死而发生吻合口瘘。③吻合口张力过大：主要发生在低位吻合和肥胖者，张力会使得吻合口血管产生痉挛或撕裂；肠梗阻一般合并术前营养状况不良，肠壁严重水肿，近端肠管明显扩张，吻合口两端肠管口径不对称，无法保证吻合可靠。同时，因为肠梗阻的存在，患者术前肠道准备欠佳，术后发生感染概率明显增加，从而进一步增加了吻合口瘘发生的可能性。④操作技术：如吻合器操作不熟练、直肠残端关闭不全、吻合口内夹杂过厚的脂肪组织、吻合器退出时的角度或力量不当等。⑤有研究发现，性别是吻合口并发症发生的一个危险因素，这可能是由于男性骨盆狭小，同时骨盆腔相对较深，不能获得最佳术野，不能按照解剖的自然层面进行肠道的游离和切除。⑥肿瘤距离肛门的水平：直肠癌前切除术后，行腹膜外吻合者有 9.2%的概率发生吻合口瘘，而行腹腔内吻合者发生吻合口瘘的概率只有 2.7%，这说明肿瘤位置越低，手术难度越大，发生吻合口瘘的概率越大。⑦引流放置位置不恰当，导致吻合口水肿或者周围脓肿，继而发生吻合口瘘。

(2) 骶前出血：骶前静脉出血仍是非常危险而又常见的并发症，占 2.0%～4.6%，如处理不当常可危及患者生命，前静脉大出血大多是由于手术过程中局部解剖不清而撕脱了骶前静脉。

(3) 造口并发症：造口并发症主要有造口位置不当、造口坏死、造口回缩、造口脱垂、造口旁疝、造口狭窄和造口周围皮炎等。造口坏死通常在肠系膜对侧距离造口数厘米处，一般是因为腹壁切口过小，压迫肠段血管导致缺血，也有些是因为造口过程中过度游离导致末端肠管血供不足。对于造口坏死应该严密观察，一旦坏死界限清楚即行手术切除。造口旁疝的发生率也较高，腹腔造口后，造口旁对压力的承受必然弱于正常的腹壁。对于发生造口旁疝的患者，应该积极处理引起患者腹内压增高的疾病，术时避免切口过大和切断过多的腹壁肌肉。造口回缩一般未予以特殊处理，但是需要警惕因为造口回缩导致肠液、大便对造口周围皮肤的腐蚀，导致造口周围炎的发生。

(4) 输尿管损伤：输尿管是肛肠肿瘤手术中最易受到损伤的脏器之一，其中以左侧盆腔段为多。①术者必须熟悉输尿管的局部解剖结构和毗邻关系，术中仔细操作。②术前要尽量明确浸润范围，对于怀疑肿瘤侵犯输尿管的患者，术前应该行肾盂造影以了解输尿管的位置及变化。③术中应该注意术野有无渗尿、尿管有无引出血性尿液或是输尿管有无扩张；

 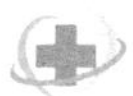

术中发现输尿管损伤时，要及时处理；术后发现尿瘘，要行造影检查以明确诊断并给予处置。小的尿瘘多能自愈，大的不能自愈的尿瘘可择期手术，修补或行输尿管端端吻合，吻合口应无张力，切断断端，修剪成斜面，用可吸收线行端端间断外翻缝合并放置双套管。

2. 出院指导

（1）饮食：遵医嘱给予饮食，从稀软食物开始，逐步适应后再增加其他饮食。应注意不要吃过多的油脂，要合理搭配糖、脂肪、蛋白质、矿物质、维生素等。

（2）休息和活动：嘱患者注意起居有规律，适当运动，避免过度劳累。根据病情和体力适当地参加一些力所能及的体育活动，以提高机体的免疫功能，循序渐进地运动，运动量以不引起气喘、心悸、头晕等为指标。

（3）用药指导：遵医嘱按时、按量、准确给药。对于晚期肠癌难以忍受的疼痛，应尽可能在痛前给药。使用化疗泵者，予以深静脉置管避免静脉炎的发生。口服化疗药者，应饭后半小时服用以减少胃肠道不良反应，并定期检查血常规观察有无白细胞下降及血小板减少。

（4）保持心情愉快：避免情绪过于激动。注意保暖，避免受凉，避免去人多的公共场所，预防交叉感染（必要时戴口罩）。

（5）正确看待人工造口：注意造口清洁，勤洗澡。观察排便情况，养成良好的排便习惯，即每天定时排便，如有血便或是黏液便应密切注意，有腹痛、腹胀、排便停止等异常情况应及时就医检查。

（6）定期检查：间隔时间4～6个月，至少在2年内做密切随访，此后间隔时间可适当延长，有异常情况随时就诊。

3. 预防直肠癌复发的注意事项

（1）防便秘：直肠癌患者要多吃一些粗纤维食物，多喝水，保持大便通畅；适当地加强肛周锻炼，温水坐浴，以防便秘。

（2）控制体重：一定要控制好体重，不要太胖，因为肥胖本身就是肠癌的一个诱发因素。

（3）多运动：适当地做些有氧运动，如散步、打太极等，并保持乐观心态，增强战胜病魔的信心。

（4）晒太阳有助于预防直肠癌：研究表明，适当晒太阳可有效预防直肠癌。美国的一项研究提示，阳光与直肠癌的发病率关系密切。

参考文献

[1] 李乐之，路潜. 外科护理学[M]. 6版. 北京：人民卫生出版社，2017.

[2] 陈孝平，汪建平. 外科学[M]. 9版. 北京：人民卫生出版社，2018.

[3] 葛均波，徐永健. 内科学[M]. 9版. 北京：人民卫生出版社，2018.

[4] 中华人民共和国国家卫生健康委员会. 中国结直肠癌诊疗规范（2020年版）[J]. 中华外科杂志，2020，58(8)：1-25.

第十八节　肝　　癌

教案摘要

王先生，54 岁，因工作原因经常出差，长期存在不良饮食习惯史，既往有慢性肝炎病史，最近因为右上腹不适，并伴有黄疸，来门诊就诊。为进一步明确诊断，患者入院接受治疗。患者入院完善一系列检查后，确诊为“肝癌”。随后在全麻下行“右肝叶切除术”，术后通过医护人员的精心治疗及护理，患者恢复良好，最终康复出院。

通过本教案，学生可以学习肝癌的临床表现、诊断、治疗，掌握肝叶切除术围手术期护理，从而思考该疾病的预防及健康促进策略；通过对肝癌患者全程、动态的健康照护问题的评估和分析，进行连续性照护，从而实现以患者为中心的整体护理。

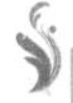

关键词

肝癌（Liver cancer）；术后出血（Postoperative hemorrhage）；健康指导（Health guidance）；黄疸（Jaundice）；心理护理（Mental nursing）

主要学习目标

1. 掌握肝癌的临床表现。
2. 掌握肝癌患者的围手术期护理要点。
3. 掌握肝癌术后并发症的防治。
4. 掌握肝癌术后患者的出院宣教。
5. 掌握双套管的护理要点。
6. 熟悉肝癌的鉴别诊断。

次要学习目标

1. 了解肝癌的辅助检查。
2. 了解肝癌的诱因。

第　一　幕

王先生，54 岁，在外企上班，经常要加班加点地工作，并且经常出差，三餐不定，平时常和同事去吃烧烤。最近王先生时常觉得右上腹部隐痛，做事也无精打采，体重不断下降，巩膜也有点发黄，于是来院就诊。在门诊，医生详细询问了患者的病史，并帮其进行了体格检查。触诊其腹略膨，腹肌稍紧张，剑突下偏右及右中上腹压痛明显，无反跳痛，肝区叩击痛(+)，肠鸣音减弱。

患者否认有高血压、心脏病、手术病史等病史，无药物过敏史。血生化示：ALT：687 u/L，总胆红素：240 umg/L，结合胆红素：235 umol/L，甲胎蛋白：500 umg/L。医生建议患者入院接受进一步治疗。

问题导引

1. 根据患者的生活及饮食习惯，推断患者可能的疾病诊断是什么？
2. 患者还需要接受哪些检查以确诊？

教师注意事项

本幕主要描述患者日常生活习惯，以及整个发病过程和初次看诊情形。通过本幕的描述主要引导学生学习肝癌的临床表现、鉴别诊断、辅助检查及病因等知识点。

学习问题

1. 掌握肝癌的临床表现。
2. 熟悉肝癌的鉴别诊断。
3. 了解肝癌的辅助检查。
4. 了解肝癌的原因。

提示用问题

1. 通过本幕的描述，患者的初步诊断是什么？如何鉴别？
2. 患者还需要做哪些检查才能确诊？
3. 患者的生活习惯与疾病有什么关系？

教师参考资料

1. 肝癌的典型症状

(1) 肝区疼痛：半数以上患者肝区疼痛为首发症状，多为持续性钝痛、刺痛或胀痛。主要是由于肿瘤迅速生长，使肝包膜张力增加。位于肝右叶顶部的癌肿累及横膈，则疼痛可牵涉至右肩背部。肝癌结节发生坏死、破裂，可引起腹腔内出血，出现腹膜刺激征等急腹症表现。

(2) 全身消化道症状：主要表现为乏力、消瘦、食欲减退、腹胀等。部分患者可伴有恶心、呕吐、发热、腹泻等症状。晚期则出现贫血、黄疸、腹水、下肢水肿、皮下出血及恶病质等。

(3) 肝肿大：肝肿大呈进行性，质地坚硬，边缘不规则，表面凹凸不平呈大小结节或巨块。

(4) 肝转移症状：肝癌如发生肺、骨、脑等处转移，可产生相应症状。少数患者可有低血糖症、红细胞增多症、高血钙和高胆固醇血症等特殊表现。原发性肝癌的并发症主要有肝性昏迷、上消化道出血、癌肿破裂出血及继发感染。

2. 肝癌的鉴别诊断

(1) 继发性肝癌：继发性肝癌与原发性肝癌相比，病情发展缓慢，症状较轻，其中以继发于胃癌的最多，其次为肺、结肠、胰腺、乳腺等。常表现为多个结节型病灶。甲胎蛋白(AFP)检测除少数原发癌在消化系统的病例可呈阳性外，一般多为阴性。

(2) 肝硬化：肝癌多发生在肝硬化的基础上，两者鉴别常有困难。鉴别要点在于详细询问病史，详细进行体格检查并联系实验室检查。肝硬化病情发展较慢、有反复，肝功能损害较显著，血清甲胎蛋白(Alpha-fetoprotein，AFP)阳性多提示癌变。少数肝硬化患者也可有血清 AFP 升高，但通常为“一过性”且往往伴有转氨酶显著升高，而肝癌患者的血清 AFP 持续上升，往往超过 500 ng/mL，此时与转氨酶下降呈曲线分离现象。甲胎蛋白异质体 LCA 非结合型含量>75%提示非癌肝病。如果肝硬化患者出现进行性肝肿大，质硬而有结节，影像学诊断提示占位病变，应当反复检测 AFP，严密观察。

(3) 活动性肝病：以下几点有助于肝癌与活动性肝病(急慢性肝炎)的鉴别。AFP 检查和谷丙转氨酶(Serum glutamic pyruvic transaminase，SGPT)，必须同时检测，如二者动态曲线平行或同步升高，或 SGPT 持续升高至正常的数倍，则活动性肝病的可能性大；如二者曲线分离，AFP 升高，SGPT 正常或降低，则应多考虑原发性肝癌。影像学检查以 B 超为主，必要时在 B 超下进行细针肝活检。应反复动态观察，可配合 CT 和 MRI(磁共振)。

(4) 肝脓肿：表现为发热、肝区疼痛、炎症感染症状，白细胞数常升高，肝区叩击痛和触痛明显，左上腹肌紧张，周围胸腔壁常有水肿。临床反复多次超声检查常可发现脓肿的液性暗区。进行超声导引下诊断性肝穿刺有助于确诊。

(5) 肝海绵状血管瘤：本病为肝内良性占位性病变，常因 B 超或核素扫描等偶然发现。本病我国多见。鉴别诊断主要依靠甲胎蛋白测定、B 超及肝血管造影。肝血管造影主要有以下特点：①肝血管的粗细正常，瘤体较大时可有血管移位；②无动静脉交通；③门静脉正常，无癌栓；④血池影延续至静脉相、成为浓度大的微密影，血池的分布勾画出海绵状血管瘤的大小和形态为其特征性表现。

(6) 肝包虫病：患者有肝脏进行性肿大，质地坚硬和结节感、晚期肝脏大部分被破坏，临床表现极似原发性肝癌。但本病一般病程较长，一般有 2～3 年或更长的病史，进展较缓慢。

(7) 邻近肝区的肝外肿瘤：如胃癌、上腹部高位腹膜后肿瘤，来自肾、肾上腺、结肠、胰腺癌及腹膜后肿瘤等易与原发性肝癌相混淆。除甲胎蛋白多为阴性可助区别外，病史、临床表现不同，超声、CT、MRI 等影像学检查，胃肠道 X 线检查等均可作出鉴别诊断。目前与小肝癌易混淆的肝脏良性病变如腺瘤样增生、肝硬化再生结节、局灶性结节性增生等鉴别尚有一定困难，除定期随访，必要时做实时超声引导下穿刺活检可助诊断。

3. 肝癌的辅助检查

(1) 肝癌血清标志物检测：①血清甲胎蛋白测定：本法对诊断本病有相对的特异性。放射免疫法测定持续血清 AFP≥400 μg/L，并能排除妊娠、活动性肝病等，即可考虑肝癌的诊断。临床上约 30%的肝癌患者 AFP 为阴性。如同时检测 AFP 异质体，可使检测正确率明显提高。②血液酶学及其他肿瘤标志物检查：肝癌患者血清中 γ-谷氨酰转肽酶及其同工酶、异常凝血酶原、碱性磷酸酶、乳酸脱氢酶同工酶可高于正常值。但缺乏特异性。

(2) 影像学检查：①超声检查：可显示肿瘤的大小、形态、所在部位以及肝静脉或门静脉内有无癌栓，其诊断符合率可达 90%，是有较好诊断价值的无创性检查方法。②CT 检查：CT 具有较高的分辨率，对肝癌的诊断符合率可达 90%以上，可检出直径 1.0 cm 左右的微小癌灶。③磁共振成像(MRI)：诊断价值与 CT 相仿，对良、恶性肝内占位病变，特别与血管瘤的鉴别优于 CT。④选择性腹腔动脉或肝动脉造影检查：对血管丰富的癌肿，其分辨率低限约 1 cm，对<2.0 cm 的小肝癌，其阳性率可达 90%。由于属创伤性检查，必要时才考虑采用。⑤肝穿刺活组织检查：在 B 超引导下行细针穿刺，有助于提高阳性率。适用于经过各种检查仍不能确诊，但又高度怀疑者。

4. 肝癌的发病原因

(1) 病毒性肝炎：长期的临床观察中发现，肝炎、肝硬化、肝癌是不断迁移演变的三部曲。近来研究表明，与肝癌有关的病毒性肝炎主要包括乙型肝炎(HBV)、丙型肝炎(HCV)，而其中又以乙型肝炎最为常见。

(2) 酒精：有长期酗酒嗜好者容易诱发肝癌。酒精进入人体后，主要在肝脏进行分解代谢，酒精对肝细胞的毒性使肝细胞对脂肪酸的分解和代谢发生障碍，引起肝内脂肪沉积而造成脂肪肝。饮酒越多，脂肪肝也就越严重，进而引起肝纤维化、肝硬化、肝癌的发生。如果肝炎患者再酗酒，会大大加快加重肝硬化的形成和发展，促进肝癌的发生。

(3) 饮食相关因素：黄曲霉毒 B_1 是目前已被证明有明确致癌作用的物质，主要存在于霉变的粮食中，如玉米、花生、大米等。另外，摄入大量的含有亚硝酸盐的食物，亚硝酸盐在体内蓄积不能及时排出，可以在体内转变成亚硝胺类物质，亚硝酸盐含量较高的食物以烟熏或盐腌的肉制品为主，具有明确的致癌作用。同时，肝癌的发生也与遗传因素、寄生虫感染等因素相关。

第　二　幕

王先生入院后行 CT、MRI 检查，示"右侧肝占位"。患者知道了自己的病情，情绪一下子崩溃了，不配合治疗，甚至拔针，拒绝吃药，整日泪流满面，唉声叹气。对责任护士小李说："小李呀，我都马上要死了，还能怎么样？肝癌呀，怎么办？怎么办？"经过责任护士小李的耐心解释后，王先生的情绪终于稳定下来，配合治疗。患者完善术前准备后，8:00 在全麻下行"右肝叶切除术"，经过 6 个多小时的手术，当日下午 17:30，在医生、护士共同将患者搬运至病床后，随即责任护士为患者吸氧，安装了监护仪器，双套管接墙式负压吸引，将胃管、导尿管、深静脉各导管妥善固定并贴好标签，并予以止血、消炎、保肝、保胃及常规补液静滴维持。患者神志清，精神佳，T：36.3℃，P：70 次/分，R：20 次/分，BP：135/85 mmHg，SaO_2：98%。

家属看患者身上插了这么多导管吓坏了，急忙问护士："为什么他身上会有这么多导管啊？那他能动吗？还有这两个瓶子是干什么的啊？这晚上一直咕噜咕噜地响，患者还怎么休息啊？"小李听完家属的疑惑后，耐心地向其讲解了术后的注意事项及有关双套管的护理要点，家属听后表示理解："原来这个管子这么重要啊，我一定会好好看好！"

问题导引

1. 如何处理肝癌患者早期的心理问题?
2. 肝癌手术切除患者应该注意哪些事项?

教师注意事项

在本幕,经过实验室检查、磁共振等辅助检查,患者确诊为“肝脏占位”,全麻下行“右侧肝叶切除术”,术后放置双套管、胃管、导尿管、深静脉导管等。注意引导学生回顾各种导管护理的观察要点和注意事项,主要引导学生掌握肝切除术的术前术后护理工作,术后观察要点。并且让学生关注患者的心理变化,并根据患者的心理状况进行人文关怀。

学习问题

1. 掌握肝叶切除术的围手术期护理要点。
2. 掌握肝癌术后并发症的护理要点。
3. 掌握双套管的护理要点。
4. 掌握肝癌患者的人文关怀。

提示用问题

1. 当患者得知病情后十分激动,你怎样帮助其消除紧张焦虑的心理,树立战胜疾病的信心?
2. 对于行肝叶切除术的患者,护士需要为她做好哪些术前准备?
3. 患者在肝叶切除术术后需要观察及护理的要点是什么?
4. 肝叶切除术有哪些常见的并发症?如何做好并发症的观察及护理?

教师参考资料

1. 肝癌切除术的术前准备

(1) 一般护理:做好入院宣教,加强营养,低脂饮食,注意保暖,防止上呼吸道感染,戒烟戒酒。指导患者有效咳嗽。给予心理护理,消除其紧张、恐惧心理,增强信心。

(2) 专科护理:①纠正全身情况,进高热量、高蛋白饮食,辅以胆盐和胰酶,以助消化吸收。②主要是保护和改善肝、肾功能。③应给足量的钙和维生素 K_1、维生素 K_3。

2. 肝癌切除术的术后护理

(1) 严密观察生命体征:密切观察血压、脉搏、呼吸及体温变化,并持续给予低流量吸氧。

(2) 保持各种引流管通畅。

(3) 预防泌尿系统感染:这也是肝癌术后护理重要举措,术后留置尿管 3~5 天,每周更换无菌尿袋,注意勿使尿液倒流。每日会阴护理 1 次。拔除尿管前应夹闭尿管,每 2~4 h 开放 1 次,锻炼膀胱功能。

(4) 术后体位:全麻术后平卧,待生命体征平稳后改半卧位,将床头抬高(不得低于 40°),以利于各种引流管的引流,避免膈下积液,并可减轻腹肌张力,有利于深呼吸,减轻疼痛,要经常调节患者卧位,防止坠积性肠炎和压疮的发生。

(5) 肝癌术后护理:术后一般禁食 2~3 天,静脉补充营养。待胃肠排气畅通后,才能拔除胃管,可以少量饮水,再逐渐过渡到正常饮食。

(6) 保持呼吸道畅通:进行雾化吸入 2~3 次/天,鼓励患者深呼吸,协助排痰。因手术

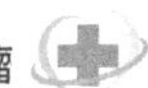

范围大，患者术后疼痛剧烈，可使用自控止痛泵。

3. 肝癌切除术后常见并发症的观察与处理

（1）出血：是肝切除术后常见的并发症之一。

观察与处理：密切观察生命体征，特别是血压、脉搏的变化；遵医嘱给予止血药物，补充血容量；监测凝血功能，及时纠正凝血功能紊乱；保持引流管通畅，准确记录引流液的颜色、量和性质。

（2）膈下积液及脓肿：膈下积液及脓肿多发生在术后1周左右。若患者术后体温下降后再度升高，或手术发热持续不退，同时伴有上腹部胀痛、呃逆、脉速、白细胞计数升高，中性粒细胞达90%以上等，应疑有膈下积液或膈下脓肿，B超等影像学检查可明确诊断。

观察与处理：保持引流袋通畅、妥善固定引流管，防止膈下积液及脓肿发生；每日更换引流袋，观察引流液的颜色、性状及量。若引流量逐日减少，一般在手术后3～5天拔出引流管；若已经形成了膈下脓肿，必要时协助医生行B超定位引导下穿刺抽脓或置管引流，后者应加强冲洗和吸引护理；鼓励患者取半卧位，以利于呼吸和引流；严格观察体温变化，高热者给予物理降温，必要时药物降温，鼓励患者多喝水；加强营养支持和抗菌药物的应用护理。

（3）胆汁漏：是肝面小胆管渗漏或胆管结扎线脱落、胆管损伤所致。

观察与处理：充分引流胆汁，观察引流液色、质、量；维持水、电解质平衡，给予营养支持；防止胆汁刺激和损伤皮肤；禁食，胃肠减压。

4. 双套管的护理

（1）保持通畅，根据患者需要调节负压，防止引流管扭曲、受压、堵塞及脱落。

（2）观察引流液的颜色、性质及量，发现异常及时报告。

（3）双套管内管接负压吸引、外套管露出皮肤，用棉垫覆盖。

（4）如内套管堵塞可用20 mL生理盐水缓慢冲洗，仍不通畅者在无菌条件下更换内套管。

（5）更换引流瓶：每日1次，倾倒引流液等注意无菌操作。

（6）拔管：置管3～4天，如腹腔引流液颜色较淡，24 h量少于20 mL，腹部无阳性体征者可予拔管。

（7）冲洗速度：①根据引流液的颜色、性状调节。②引流液颜色呈灰白色、稠厚、豆腐渣样或引流管玻璃接头处滞有大量混浊液体时可予以快速冲洗，当颜色变澄清、透明时减慢冲洗速度或改为间断冲洗（不可过快或过慢），过快则滴入的液体来不及被吸出，过慢会造成干吸而导致出血和引流不畅。③每日冲洗量1 000 mL左右。

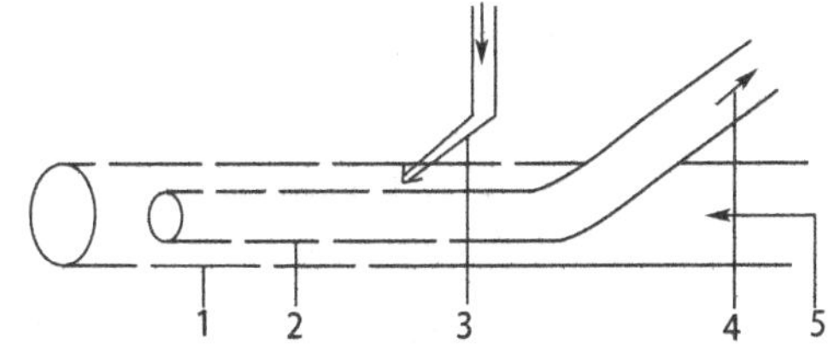

1. 外套管　2. 内套管　3. 排气管
4. 接负压吸引器　5. 接冲洗液

图3-18-1　双套管示意图

（8）如何判断双套管是否通畅：①注意听双套管的吸引声，发出流水声与负压声交织在一起的“呼呼”声为正常。②吸引连接管内看到随吸引器的不断吸引出现“一环一环”的转动式水柱波动，说明双套管是通畅的。③当发出细而尖的“鸣笛声”时则可能是吸入了纤维组织或导管周围的肉芽组织，可适当调整内吸管。④当听不到吸引声时，说明双套管已阻塞或不通畅。

（9）引流不畅的处理：①常见原因是压力过高，双套管扭曲，受压内外套管腹腔端阻塞。②可调整体位、轻轻转动引流管管头的方向，避免长期处于同一位置。③用60 mL注射器抽取生理盐水反复进行冲洗，必要时将两根引流管交替进行冲洗。④用无菌持物钳清除胰腺坏死组织。⑤必要时更换堵塞的引流管。⑥压力过低常见原因：吸引器连接管松动、瓶盖接不紧密、腹腔双套管与负压吸引器接头处连接不紧。发生此情况，应检查装置，并将所有接口处扭紧，观察压力表是否到达要调节的压力。

(10) 观察双套管的引流情况，认真记录冲入量和冲出量。①黄褐色胆汁样——胆瘘。②黄白色混浊物样或絮状物——感染。③无色带少量泡沫——胰瘘。④如吸出颜色变清，冲入量与吸出量基本平衡，生命体征平稳，血常规恢复正常，无腹痛，无腹胀，可停止冲洗压吸引，改为单腔引流管接普通引流袋。

5. 肝癌患者的人文关怀

由于肝癌患者平均年龄为(46.1±5.9)岁，因而社会压力和经济压力大，加之多数处于人生的围绝经期，因此心理活动复杂多变，这就要求护士在日常的护理工作中，多与患者沟通交流，善于发现患者的心理变化，及时了解患者的心理症结，从而有的放矢地对患者实施有效的心理护理。

(1) 消除患者的急躁心理：患者就诊时通常都表现出极强的求医动机，护士在接诊患者时需紧张而又热情地接待，细心而又耐心地询问患者情况，让患者真切体会到护士的关心、爱心，从而使患者觉得贴心、安心，拉近与患者的距离，建立良好的护患关系。同时，要为患者提供舒适安静的住院治疗环境，及时采取有效措施减轻患者的疼痛感。了解患者的日常生活习惯，为患者提供人性化的生活护理，使患者倍感安心。

(2) 减轻患者的恐惧感：多与患者沟通交流，鼓励患者表达出疑虑，并耐心给予解释。告知患者疾病相关的知识，实施手术以及术后的各种引流管的放置必要性和重要性。寻求社会支持，可请已治愈或处于康复期的患者支持，告诉患者自己的治疗经过，使患者对治疗产生信心，树立战胜疾病的信心。护士本身应加强自我技能的培训，练就过硬的技术，尽量减少、避免由护理操作给患者带来的不适，从而使患者能更好地配合治疗与护理。

(3) 缓解患者的焦虑情绪：肝癌患者由于长期禁食、留置胃管，常表现出极度的焦虑情绪。护士应告知患者及家属禁食是肝癌术后治疗中的一项重要治疗手段。禁食期间家属应积极配合，不在患者面前进食，降低患者对食物的渴望，解除患者因禁食造成的负面情绪，并应鼓励患者家属多与患者沟通，给予家庭支持。护士也应周到细致地为患者提供护理，针对每个患者具体情况做好心理疏导，减轻患者心理上的压力，使患者在护理人员及亲人的耐心陪护下平复情绪，增强安全感。

(4) 解除患者心理顾虑：肝癌是恶性肿瘤，患者由于病程长、病情重、费用高，病情易反复、转移。患者担心预后以及生命安全。常表现为烦躁不安、忧心忡忡，害怕花钱而拒绝检查及治疗。针对参加不同医疗保险的患者，责任护士应熟悉本地区所有基本医疗保险政策，向患者及家属讲清报销比例、程序，解除后顾之忧。

第 三 幕

患者在手术7天后病情基本稳定，肠功能恢复后，胃管及导尿管已经拔除，双套管引流液量少，色清，遵医嘱予以拔除双套管。患者感觉轻松了很多，也没有那么疼痛了，责任护士巡房的时候，王先生看到小李说："小李，我现在身上管子没有了，可以下床走走了，但是伤口那么大，我要怎么活动呢？我怕动得太厉害，伤口会出血。”小李护士回答他：“是呀，现在你可以多活动活动了，这样你会恢复得更快。但是由于多日卧床，你要循序渐进地活动哦。”

术后第12天，在医生护士的精心照顾，经过一系列的治疗与护理，王先生积极配合，很快可以出院了，责任护士小李去告诉王先生：“恭喜你，可以出院了。”但是王先生还有疑问：“我回家之后都要注意什么呢？”李护士详细地告知他出院注意事项。

问题导引

1. 如何指导患者进行术后活动？
2. 如何做好患者的出院健康宣教？

教师注意事项

本幕描述了肝癌术后的相关护理，让学生在本幕中学会术后的活动以及出院宣教。引导学生深入思考护理人员在疾病预后和康复中的作用。学生应先试着站在患者的立场，思考患者迫切希望得到哪些资讯，以及可能面临的难题；从护士的角度提供客观意见，根据患者的个别状况帮助患者及家属做出最合适的选择。

学习目标

1. 掌握患者的术后活动指导。
2. 掌握肝癌患者的出院注意事项。

提示用问题

1. 出院后还能像以前那样饮食吗？生活中有什么要注意的地方？
2. 为预防肝癌的复发，你对王先生有什么建议？

教师参考资料

1. 术后活动指导

鼓励患者床上翻身、抬臀，以促进胃肠道蠕动。如无禁忌，一般术后第1天要求床上活动，第2天坐起，第3天在护理人员协助下床边坐或床边活动，第4天可扶着上厕所，之后逐渐增加活动量。回家后可适当参加一些力所能及家务劳动，特别注意要多参加户外活动，以呼吸新鲜空气，调节情绪，分散注意力，增进饮食，促进睡眠。

2. 出院宣教

(1) 饮食指导：注意饮食卫生，平时多饮水，每日饮水量应在1 500 mL以上；饮食要有节制，少量多餐，避免暴饮暴食。

五宜：饮食宜清淡易消化、低脂肪，少吃多餐；宜吃增强免疫、抗肝癌作用食物；宜吃有抗癌止痛作用的食物；宜吃抗感染食物；宜吃谷类（大米、面粉）及瘦猪肉、鸡、鱼、虾、蛋和豆制品、蔬菜、水果等。

五忌：忌油腻性食物及高动物脂肪食物；忌暴饮暴食、饮食过饱，蛋白质、糖也要适当控制；忌烟、酒及酸、麻、辛辣刺激性食物；忌霉变、油煎炒炸、烟熏、腌制食物；忌坚硬、黏滞、不易消化食物。禁止高热量、高能量、高脂肪、激素类的药品及食品，积极治疗；如发现身体某部位出现硬结或肿块或出现严重的胃肠道症状如恶心、腹胀、腹泻，甚至眼球、尿液变黄，应尽早就医，在医生指导下饮食。

(2) 用药指导：有出院带药者，严格按照医生或护士告知的服药方法服药，不可随意停药或减药，如在服药过程中有任何不适，应立即停药，必要时及时就诊，并定期到医院复诊。

参考文献

[1] 李乐之，路潜. 外科护理学[M]. 北京：人民卫生出版社，2014.

[2] 孙丽娜，刘聪慧，韩冰. 肝癌患者的护理[J]. 哈尔滨医药，2010(4)：88-88.

[3] 周立业. 肝癌患者的护理体会[J]. 时代报告：学术版，2012(8)：93-93.

第十九节 胆 囊 癌

教案摘要

患者，女，55 岁，因反复右上腹部疼痛 10 年，再次发作伴发热 3 h 转入我院肝胆外科治疗。10 年来曾多次在院外因“胆囊结石”就诊，经抗感染、解痉和对症治疗，住院 3～5 天，均可缓解。个人史、家族史无特殊。入院查体：体温 38.5℃，脉搏 106 次/分，呼吸 25 次/分，血压 90/60 mmHg。急性痛苦病容，精神不振，发育正常，营养一般，查体合作。皮肤黏膜无皮疹及出血点，浅表淋巴结无肿大。头面颈无异常，心肺(一)。腹部稍膨隆，腹壁静脉不显露，右上腹压痛，墨菲氏征(＋)，肝脾肋下未触及，肝区及双肾区无叩击痛，肠鸣音正常。辅助检查：血常规：WBC：12.60×10^9/L；N：90.5%，L：8.5%；Hb：126 g/L；PLT：139×10^9/L；CRP：32.6 mg/L；肝功能：肝酶学轻度异常，胆红素正常。肾功能无异常。腹部彩超见胆囊多发性结石，胆囊轮廓不清，边界不规则，胆囊壁增厚，直径为 0.60 cm，可见钙化斑。超声内镜提示胆囊境界不清，回声不均匀，与胆囊相连的隆起肿块影呈多变形不均匀回声并向腔内凸起。胆囊癌超声内镜检查符合胆囊癌特征，结合临床，诊断为胆囊癌、胆石症。予根治性手术治疗，术后第 5 天病理切片示：胆囊癌。

通过本教案，学习胆囊癌疾病的分类分期、临床表现、治疗方法、手术护理，从而思考该疾病的预防及健康促进策略；通过对胆囊癌患者全程、动态的健康照护问题的评估和分析，进行连续性照护，从而实现以患者为中心的整体护理。

 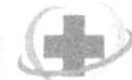

关键词

胆囊癌(Carcinoma of gallbladder)；根治性手术(Radical surgery)；以患者为中心(Patient-centered)；健康指导(Health Guidance)

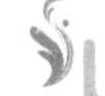

主要学习目标

1. 掌握胆囊癌的临床表现。
2. 掌握胆囊癌根治手术患者的护理常规。
3. 熟悉胆囊癌的临床表现与诊断。

次要学习目标

1. 了解胆囊癌常见的治疗方法。
2. 了解胆囊癌的病因及病理生理。
3. 了解胆囊癌的病理分期。

第一幕

患者，女，55 岁，因反复右上腹部疼痛 10 年，再次发作伴发热 3 h 入院。10 年来曾多次在院外因“胆囊结石”就诊，经抗感染、解痉和对症治疗，住院 3～5 天，均可缓解。入院查体：体温 38.5℃，脉搏 106 次/分，呼吸 25 次/分，血压 90/60 mmHg。急性痛苦病容，精神不振，腹部稍膨隆，腹壁静脉不显露，右上腹压痛，墨菲征(＋)。

问题导引

1. 根据这些信息，你认为患者最可能的诊断是什么？
2. 需与哪些疾病进行鉴别诊断？
3. 为确诊该疾病，最需要做哪些检查？

教师注意事项

本幕描述患者发病就诊时的情形，引导学生思考作为肝胆外科护士，如何做好迎接患者入院的准备，在与患者沟通的过程中，注意询问患者的既往史，生活习惯。同时注意引导学生学习胆囊癌的诱因及临床表现。

学习目标

1. 掌握胆囊癌的临床表现和辅助检查。
2. 熟悉胆囊癌的扩散途径。
3. 了解胆囊癌的病因及病理生理。
4. 了解胆囊癌的病理分期。

提示用问题

1. 根据以上描述，患者的初步诊断是什么？
2. 患者还需要进行哪些检查来帮助诊断？

3. 胆囊良性疾病与胆囊癌有什么关系？还会出现哪些症状？

教师参考资料

1. 胆囊癌的临床表现

(1) 右上腹疼痛：由于胆囊癌多与胆囊结石炎症并存，故疼痛性质与结石性胆囊炎相似。开始为右上腹不适继之出现持续性隐痛或钝痛，有时伴阵发性剧痛并向右肩放射。

(2) 消化不良：消化不良、厌油腻、嗳气、胃纳不佳。这是由于胆囊功能不足以对脂肪物质进行消化所致。

(3) 黄疸：黄疸往往在病程晚期出现。癌组织侵犯胆管引起黄疸。同时伴有消瘦、乏力甚至出现恶病质，皮肤、黏膜黄染，伴皮肤瘙痒。

(4) 发热：部分患者出现发热。

(5) 右上腹肿块：右上腹或上腹部出现包块。是因为肿瘤迅速增长阻塞胆管使胆囊肿大，如侵犯十二指肠也可以引起梗阻，肿瘤侵及肝、胃、胰也可出现相应部位包块。

2. 胆囊癌的辅助检查

(1) B超检查：B超检查简便无损伤，可反复使用，是首选检查方法。内镜超声用高频率探头仅隔着胃或十二指肠壁对胆囊进行扫描明显提高了胆囊癌的检出率，能进一步判定胆囊壁各层结构受肿瘤浸润的程度。

(2) CT 扫描：胆囊癌的 CT 影像改变可分为三种类型。①壁厚型：胆囊壁局限或弥漫不规则增厚。②结节型：乳头状结节从胆囊壁突入胆囊腔存在。③实变型：因胆囊壁被肿瘤广泛浸润增厚，加之腔内癌块充填形成实质性肿块。如果肿瘤侵犯肝脏或发生肝门胰头淋巴结转移，多能在 CT 影像下显示。

(3) 彩色多普勒血流显像：胆囊肿块和壁内测到异常的高速动脉血流信号是胆囊原发性恶性肿瘤区别于胆囊转移癌或胆囊良性肿块的重要特征。

(4) 经内镜逆行性胰胆管造影：经内镜逆行性胰胆管造影对于能够显示出胆囊的胆囊癌诊断率可达 73%～90%。但经内镜逆行性胰胆管造影检查有半数以上不能显示胆囊。

(5) 细胞学检查：①细胞学检查：可以直接取活体组织检查或抽取胆汁查找癌细胞。细胞学检查的准确率不高，但结合影像学检查仍可对半数以上胆囊癌患者作出诊断。②肿瘤标志物：在肿瘤标本的 CEA 免疫组化研究报告中，胆囊癌的 CEA 阳性率为 100%。进展期胆囊癌患者血清 CEA 值可达 9.6 ng/mL，但对于早期诊断无价值。CA19-9、CA125、CA15-3 等肿瘤糖链抗原仅能作为胆囊癌的辅助检查。

3. 胆囊癌的鉴别诊断

(1) 胆囊息肉样病变：早期的胆囊癌主要与胆囊息肉样病变鉴别，胆囊癌的直径均大于 1.2 cm，蒂宽，胆囊壁增厚。至于胆囊的腺瘤性息肉恶变与良性腺瘤的鉴别则很困难，因胆囊腺瘤是癌前病变，一旦确诊，均应手术切除，故不影响外科治疗决策。

(2) 胆囊结石：国内的胆囊癌患者，约有 57%合并胆囊结石，患者常有较长时间的胆道疾病症状，此类患者最容易被忽略，或将胆囊癌所引起的症状用胆囊结石来解释。在鉴别诊断上主要是对老年、女性、长期患有胆囊结石、胆囊萎缩或充满型结石、腹痛症状加重和变得持续时，考虑有胆囊癌的可能，并做深入检查。

(3) 原发性肝癌侵犯至胆囊：晚期胆囊癌还需要和原发性肝癌侵犯至胆囊相鉴别。在胆囊部位形成一肿块和胆囊出口的阻塞,侵犯胆囊的肝细胞癌可在肝门部和肝十二指肠韧带上发生大块的淋巴结转移,类似晚期胆囊癌时的淋巴结转移,胆囊颈部癌可直接侵犯或通过淋巴转移发生高位胆道梗阻,临床表现类似肝门部胆管癌。有时患有癌的胆囊已行手术切除,但因各种原因未能取得病理诊断,术后由于肿瘤局部复发和引起肝门部胆管梗阻,会给鉴别诊断带来困难。

胆囊癌侵犯肝脏与肝癌侵犯胆囊的鉴别:①胆囊癌伴有胆管扩张的概率高于肝癌;②胆囊癌在 CT 增强扫描后显示明显,且持续时间长;③如软组织肿块内见到结石影,支持胆囊癌诊断;④胆囊癌侵犯门静脉形成癌栓的概率明显低于肝癌;⑤临床资料如肝炎、肝硬化病史、AFP 检测等也有助于两者鉴别。

(4) 萎缩性胆囊炎:当超声发现胆囊较小,囊腔狭窄,黏膜粗糙,不应急于诊断为萎缩性胆囊炎,尚需考虑有浸润型胆囊癌的可能,如注意到囊壁增厚,不规则,黏膜线破坏,中断,胆囊壁外有肿瘤浸润的低回声区,即可诊断为胆囊癌,反之,应考虑萎缩性胆囊炎。

胆囊癌与胆囊炎都可以表现为胆囊壁的弥漫性增厚,造成鉴别诊断困难,以下 CT 征象可作为胆囊癌诊断时的参考:①胆囊壁不均匀,特别是结节性增厚;②胆囊壁增强明显;③出现胆管梗阻;④直接侵犯肝脏,表现为邻近肝组织边界不清的低密度区;⑤肝内出现结节状转移灶。

下列征象则支持胆囊炎的诊断:①胆囊周围有境界清晰的低密度曲线影,为胆囊壁的水肿或胆囊炎所致;②胆囊壁增厚而腔内面光整。

(5) 单发的胆固醇结晶、炎症性肉芽组织、息肉和腺瘤:早期外生型胆囊癌病变局限时,常需与之鉴别。胆固醇结晶附着于黏膜表面,回声较均匀,多呈颗粒状堆积。炎症性肉芽组织常有慢性胆囊炎声像图表现,病变自黏膜面向胆囊腔内突起,轮廓线较平滑,黏膜及胆囊壁无破坏。息肉呈乳头状,均匀中等回声,有蒂与黏膜线相连。胆囊癌呈低中回声,分布欠均匀,形态不规则,黏膜及壁层破坏、中断。

(6) 节段型或局限型腺肌增生症浸润型胆囊癌:早中期胆囊癌常需与之鉴别。节段型者声像图表现为一段胆囊壁明显增厚,胆囊中部呈环形狭窄;局限型者常在胆囊底部探测到病变回声,表面中间常可见一浅凹,胆囊癌晚期整个胆囊壁受侵,不规则增厚,常需与弥漫型腺肌增生症鉴别,后者囊壁明显增厚,回声不均,内有针头大小无回声区。

(7) 肝门区转移性淋巴结肿大及肝门区肝实质占位病变:胆囊颈部癌常需与之鉴别。转移性淋巴结低回声病变在肝脏轮廓线以外,呈圆形或椭圆形,胆系回声多无异常,黏膜及管壁均不受破坏,但病变以上肝胆管可有增宽、扩张,肝门区肝内占位性病变回声在肝轮廓线以内,胆囊颈部及邻近胆管均明显受压,并使受压处以上部分肝胆管扩张。

4. 胆囊癌病因

胆囊癌常与胆囊良性疾病同时存在,最常见是与胆囊结石共存,结石的慢性刺激是重要的致病因素。

5. 胆囊癌病理生理

胆囊癌分为腺癌及鳞状细胞癌两型,其中前者占 71%~90%,后者不到 10%。而腺癌又分为以下几种。

(1) 乳头状腺癌:可能由乳头状增生或息肉恶变而来,肿瘤向胆囊腔内生长,影响胆囊排空,肿瘤表面有溃疡,易引起感染。肿瘤如果阻塞胆囊颈,可使胆囊肿大,胆囊壁变薄,类似胆囊脓肿或积液。

(2) 浸润型腺癌：较多见，约占腺癌的 70%，可导致胆囊缩小，胆囊壁变硬且增厚。

(3) 硬化型腺癌：可同时伴有胆道硬化，导致胆道任意部位发生梗阻。

(4) 黏液型腺癌：肿瘤松软，容易破溃导致胆囊穿孔。

6. 胆囊癌的转移途径

(1) 淋巴转移：胆囊癌出现转移的情况就代表症状已经到了晚期，胆囊癌最常见的转移途径是淋巴转移，常常会转移到患者肛门或者周围的淋巴结，有部分患者会转移到远处的淋巴结，导致出现淋巴结肿大等症状。

(2) 直接转移：胆囊癌晚期癌组织在不断的生长，不断地破坏患者的身体机能，同时不断地入侵到周围组织中，发生浸润转移，使得患者的肝脏受到严重的损伤，形成转移性的病灶。

(3) 血行转移：这也是胆囊癌转移的主要途径之一。

7. 胆囊癌的病理分期

根据癌肿的生长范围和扩展的程度，国际抗癌联盟(UICC)2017 年公布了第 8 版 TNM 分类分期方案(表 3-19-1)。

表 3-19-1　　胆囊癌的病理分期

分期	标准
(1) T-原发肿瘤	
TX	原发肿瘤情况无法评估
T0	没有证据证明存在原发肿瘤
Tis	原位癌
T1	肿瘤侵及黏膜固有层或肌层
T1a	肿瘤侵及黏膜固有层
T1b	肿瘤侵及黏膜肌层
T2	肿瘤侵及肌层周围结缔组织，但未突破浆膜层或侵犯肝脏
T3	肿瘤突破浆膜层(脏层腹膜)，和/或直接侵及肝脏，和/或侵及肝外一个相邻的器官或组织结构，例如：胃、十二指肠、结肠、胰腺、网膜或肝外胆管
T4	肿瘤侵及门静脉主干，或肝动脉，或两个以上的肝外脏器或组织结构
(2) N-区域淋巴结转移	
NX	区域淋巴结不能评价
N0	无区域淋巴结转移
N1	1～3 个区域淋巴结转移
N2	4 个以上区域淋巴结转移
(3) M-远处转移	
M0	无远处转移
M1	有远处转移

（续表）

分期	标准		
（4）胆囊癌分期			
分期	T	N	M
0	Tis	N0	M0
Ⅰ	T1	N0	M0
ⅡA	T2a	N0	M0
ⅡB	T2b	N0	M0
ⅢA	T3	N0	M0
ⅢB	T1－T3	N1	M0
ⅣA	T4	N0－N1	M0
ⅣB	任意 T	N2	M0
ⅣB	任意 T	任意 N	M1

8. 胆囊良性疾病与胆囊癌的关系

临床观察结果显示，胆囊结石是胆囊癌的高危因素。胆囊癌是胆囊结石长期的物理刺激加上黏膜的慢性炎症、感染细菌的产物中有致癌物质等因素综合作用的结果。目前，国内外关于胆囊结石与胆囊癌发生相关性的研究较多，2015 年胆囊癌诊断和治疗指南指出：约85%的胆囊癌患者合并胆囊结石。胆囊结石患者患胆囊癌的风险是无胆囊结石人群的13.7倍，在胆囊结石患者中，单个结石直径＞3 cm 者患胆囊癌的风险是直径＜1 cm 者的 10 倍。有人对胆囊结石与胆囊癌进展进行研究，认为胆囊结石尤其是胆囊多发结石是胆囊癌发生的危险因素；伴胆囊结石的胆囊癌较不伴胆囊结石的胆囊癌浸润、转移明显。另外，有资料证明，在结石手术切除胆囊后，可发现 1.5%～6.3%有胆囊癌存在。Moosa 指出"隐性结石"在 5～20 年后有 33%～50%可发生胆囊癌。在胆石症及慢性胆囊炎中存在着各种类型黏膜上皮增生，而不典型增生是由单纯上皮增生演变而来的。临床上原位癌伴有不典型增生比较常见，从而推测胆囊癌的发展过程是：胆石症或胆囊炎患者的胆囊黏膜上皮增生，部分患者出现不典型增生，轻者引起原位癌，重度不典型增生则会引发浸润癌。由此可见，胆囊内有结石，尤其是多发性未充满型结石患者，发生胆囊癌的危险性较大。有效抑制或消除肝胆系成石性因素，不但对于胆系结石的预防很重要，对于减少胆囊癌的发生同样重要。

第　二　幕

患者腹部彩超示胆囊多发性结石，胆囊轮廓不清，边界不规则，胆囊壁增厚，直径为 0.60 cm，可见钙化斑。胆囊癌超声内镜提示胆囊境界不清，回声不均匀，与胆囊相连的隆起肿块影呈多变形不均匀回声并向腔内凸起。胆囊癌超声内镜检查符合胆囊癌特征，结合临床，诊断为胆囊癌、胆石症。予进行手术治疗。术后第 5 天病理切片示：胆囊癌。

问题导引

1. 该疾病确诊后，你认为有哪些治疗方式？
2. 行胆囊肿瘤切除术前，需要完善哪些术前准备？

3. 作为护士，术后需要重点观察的内容有哪些？

4. 患者术后的健康指导内容有哪些？

教师注意事项

本幕中，为确诊患者癌变性质，行胆囊癌根治术，并在手术中留取病理切片，术前完善各项准备工作，清洁肚脐，腹部备皮。本幕主要引导学生掌握胆囊癌根治术前的护理工作，引导学生学会病情观察及掌握观察要点，同时了解胆囊癌的治疗方法。

学习目标

1. 掌握胆囊癌围手术期的护理措施。
2. 了解胆囊癌的治疗方式。
3. 了解胆囊癌术后并发症及处理。
4. 掌握胆囊癌术后健康指导。

提示用问题

1. 胆囊癌的治疗有哪些方式？
2. 术前需要为患者做好哪些护理准备？
3. 患者术后护理需要注意什么？

教师参考资料

1. 胆囊癌的治疗

根治性手术是胆囊癌治疗的首选确定性方法，是唯一能治愈胆囊癌的方法。对于晚期无法根治性切除或者患者不能耐受手术的胆囊癌患者，多采取姑息性治疗，解除胆囊、胆道内感染所致的症状，改善肝功能，提高患者的生存质量。

(1) 手术：根据肿瘤被发现时的分期，选择不同的手术方式。早期胆囊癌，没有发生淋巴结或其他部位转移者，行胆囊切除术，手术切除胆囊。中期胆囊癌，手术应扩大切除范围，除切除胆囊外，还要切除部分肝脏和肝十二指肠韧带淋巴结，即胆囊癌根治性切除。晚期胆囊癌，在患者的身体状况允许的情况下，可行胆囊癌扩大根治术，切除的范围更广，创伤较大，发生并发症的概率更高。

(2) 化疗：目前尚无公认的、统一的胆囊癌化疗方案。研究证实，胆囊癌根治术行术后辅助化疗有利于延长生存期。

(3) 放疗：胆囊癌的放疗包括术前、术中、腔内放疗和未行手术的姑息性放疗等。放疗适用于分期较早但伴有淋巴结转移的胆囊癌患者。

(4) 介入疗法：发生广泛转移、失去手术机会的胆囊癌患者，可行胆道引流改善症状，提高生存质量。

2. 术前准备

(1) 清洁肚脐：手术前要清洁肚脐，因为肚脐里面含有很多污垢，及时清洁干净能够减少肚脐下方切口的感染风险。

(2) 备皮：手术备皮是指剔除手术区域的毛发，并进行体表局部皮肤清洗，既可以减少毛发对手术的影响，也可避免术后毛发处细菌造成切口的感染。备皮范围上至两乳头连线，下至髂前上棘的连线，两侧到腋中线。

 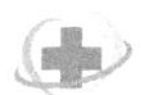

3. 术后护理

(1) 营养支持：术后24 h内，给予静脉营养支持，待胃肠功能恢复排气拔除胃管后，可逐渐过渡到流食、半流食、普食，饮食以清淡、易消化为主。

(2) 引流管护理：患者术后常放置有多个引流管(如氧气管、胃管、导尿管、腹引管等)，回病房后应将各种引流装置连接好并妥善固定，保持引流管的通畅，做好标记并记录各种引流物的量、性质、颜色，发现引流管脱出应及时处理。

(3) 并发症护理：①吻合口瘘：常出现于术后4～6天，表现为右上腹突然剧痛及腹膜刺激征，应注意观察患者腹痛及体温的变化，一旦出现异常，应及时通知医生。②出血：术后密切观察患者的生命体征，若患者出现血压下降、腹痛、引流管流出血性液体，应考虑出血，立即通知医生进行抢救。③胆瘘：手术后胆汁没有完全从胆总管或胆肠吻合口流入肠腔，胆汁或含胆汁的液体持续从胆道破损处流入腹腔、腹膜后，或经引流管流到体外即为手术后胆瘘。发生初期因没有瘘管形成，称为胆漏。发生后1周左右，胆汁流出道被纤维组织包裹，瘘管形成，即称为胆瘘。本病发生率为3%～9%，有时与胰瘘同时存在。

(4) 心理护理：家属及医生、护士要积极做好患者心理方面的管理，做好心理疏导，帮助患者树立信心。

(5) 饮食护理：建议患者清淡饮食，多吃容易消化的食物，多吃蔬菜、水果。

第　三　幕

在医护人员的照料和患者积极配合治疗下，患者拔除引流管出院了。患者及家属积极询问护士回家后的注意事项。

问题导引

胆囊癌术后出院要注意什么？

学习目标

1. 掌握胆囊癌患者手术后的出院指导。
2. 掌握患者后续的持续性治疗。

提示用问题

如果你是责任护士，你会对吴先生及家属进行哪些出院指导？

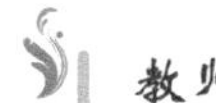

教师参考资料

胆囊癌手术后的出院指导

(1) 饮食：①术后2周饮食以清淡、易消化、有营养的半流质饮食为宜，如稀粥、面条、馄饨、酸奶等。②术后2周内避免辛辣刺激食物，如烟酒、浓茶、油腻、油炸、肥肉及蛋黄等高胆固醇食物。并应避免产气类食物如牛奶、豆浆、萝卜汤，以免引起腹胀。③术后3～4周逐步恢复正常饮食，恢复肉类饮食时应从少量瘦肉吃起，如发生腹泻但可自愈时无需处理。此后应长期进食低脂饮食。④糖尿病、高血压等慢性疾病遵医嘱采用治疗饮食，低盐低脂或忌糖低脂饮食。

（2）换药（无需拆线）：①术后第 7 天可将伤口敷料自行去除，如有局部伤口分泌物可当天挂普外科门诊换药。②去除伤口敷料 1 天后能淋浴，避免揉搓伤口处，及时擦干。

（3）日常生活活动：注意劳逸结合，术后 1 月内可散步、慢走、打太极拳等。应避免做剧烈运动，如快跑、爬山、游泳等。

（4）家中用药指导：①出院日将出院带药发给患者，并遵医嘱告知患者具体服用方法。②出院前由主管医生告知既往服用药物恢复服用时间及如何服用。

（5）自我检测：居家观察有无腹痛、发热等异常情况。三周后入院复查。

参考文献

[1] 中华医学会外科学分会胆道外科学组，中国医生协会外科医生分会胆道外科专业委员会. 胆囊癌诊断和治疗指南（2019 版）[J]. 中华外科杂志，2020，58(4)：243-251.

[2] 范应方，刘军，张登明，等. 腹腔镜胆囊癌根治术[J]. 中华肝脏外科手术学电子杂志，2021，10(1)：111.

[3] 白鸿菲. 优质护理活动在腔镜下胆囊癌根治术围手术期护理中的应用价值探讨[J]. 中国医药指南，2020，18(9)：220-221.

第二十节　胰　腺　癌

教案摘要

患者，男，65 岁，既往有糖尿病史 20 年、吸烟史 40 余年，约 20 支/天，慢性胰腺炎 2 年多，由于工作应酬，经常进食大鱼大肉、海鲜之类。一个月前无明显诱因下出现中上腹胀痛，为间歇性隐痛，与进食、体位无关，巩膜及全身皮肤黄染，遂来医院就诊。经查体及上腹部 CT 检查，门诊拟“胰腺肿瘤”收入院。患者入院完善相关检查后，在全麻下行“胰十二指肠切除术”。住院期间发生胰瘘，在医护人员的精心照护及康复指导下，终于转危为安。随着患者病情逐渐稳定，最终康复出院。

通过本教案，学生可以学习胰腺癌的临床表现、诊断、治疗及并发症防治，并了解胰腺癌的治疗方法、胰十二指肠切除术围手术期的护理，从而思考该疾病的预防及健康促进策略。

关键词

胰腺癌（Pancreatic carcinoma）；胰十二指肠切除术（Pancreaticoduodenectomy）；术后出血（Postoperative bleeding）；经皮肝穿刺胆道引流术（Percutaneous transhepatic cholangial drainage）；胰瘘（Pancreatic fistula）

 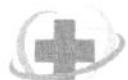

主要学习目标

1. 掌握胰腺癌的临床表现。
2. 掌握胰腺癌的围手术期护理。
3. 掌握胰腺癌患者的健康宣教。
4. 掌握胰管的护理要点。
5. 掌握胰瘘的观察及处理。
6. 熟悉胰腺癌的鉴别诊断。

次要学习目标

1. 了解胰腺癌的诱因。
2. 了解胰腺癌的辅助检查。
3. 了解胰腺癌的治疗方法。

第一幕

患者男，55岁，既往有糖尿病史20年、吸烟史40余年，约20支/天，慢性胰腺炎2年余，由于工作应酬，经常进食大鱼大肉、海鲜之类。因一月前无明显诱因下出现中上腹胀痛，为间歇性隐痛，与进食体位无关，巩膜及全身皮肤黄染，来院就诊。

查体：患者神志清，精神软，巩膜及全身皮肤黄染，腹软，脐上触及一4 cm类圆形肿块，质硬，压痛，活动度差，周边界限不清。糖类抗原CA199：42.92 U/mL，行上腹部CT检查：胰头囊性占位，建议行MRI检查明确诊断。医生告知患者及家属需入院进一步治疗，患者听说要住院，开始焦虑，急忙问医生："我这个毛病是不是很严重啊？能看好吗？我从来没住过医院，这次大概要住院多久啊？"面对患者的疑问，医生耐心地安抚并鼓励患者勇于面对疾病。

问题导引

1. 根据本幕信息，分析该患者的初步诊断是什么？如何鉴别？
2. 为确诊该诊断，最需要做哪项检查？
3. 患者得的疾病有哪些诱因？

教师注意事项

本幕描述患者出现中上腹胀痛，伴黄疸时的就诊情况。根据本幕提供的信息，引导学生根据患者的临床表现及腹部体征，思考患者发生了何种疾病，如何与其他疾病相鉴别，同时引导学生学习该疾病的诱因及辅助检查。

学习目标

1. 掌握胰腺癌的临床表现。
2. 熟悉胰腺癌的鉴别诊断。

3. 了解胰腺癌的诱因。

4. 了解胰腺癌的辅助检查。

提示用问题

1. 结合患者的病史及临床症状，你认为患者目前可能的诊断是什么？

2. 为了明确诊断，还需进行哪些检查？

3. 如何对该疾病进行鉴别诊断？

4. 你认为哪些情况可能导致该疾病？

教师参考资料

1. 胰腺十二指肠的解剖位置

胰腺位于腹膜后间隙，横位于腹上区及左季肋区，平对第1、2腰椎，长12～15 cm，重75～125 g。胰腺质软，外观为淡红色，形状扁平细长。前面隔网膜与胃相邻，后方有下腔静脉、胆总管、肝门静脉和腹主动脉。右端被十二指肠环抱，左端接触脾门。

2. 胰腺癌的发病原因

大量的研究表明胰腺癌与以下因素有关。

(1) 遗传因素：胰腺癌患者的亲属患胰腺癌的危险性增高。根据大量实验结果发现，同卵双胞胎同时患胰腺癌的概率比异卵双胞胎高2倍。

(2) 吸烟：吸烟是胰腺癌的重要病因之一。1993年美国的一项队列研究结果显示，每天吸烟25支以上者发生胰腺癌的概率是不吸烟者的4倍。2003年日本的一项病例对照研究也提示，吸烟是胰腺癌的危险因素，并且开始吸烟的年龄越小、吸烟量越大与胰腺癌的发病越密切。吸烟与胰腺癌的死亡率亦存在明显的相关性，吸烟者较非吸烟者胰腺癌死亡危险比为1.6～3.1，且死亡率随吸烟量的增加而增加。

(3) 高脂肪膳食：在实验模型中被认为可能与胰腺癌有关，且更高的体重指数也和风险增高相关。

(4) 其他：对化学物质如β-萘胺、二氨基联苯的职业暴露也和胰腺癌发生风险升高有关。糖尿病、慢性胰腺炎和胆石症患者，其胰腺癌的发病率较正常人高2～4倍。

3. 胰腺癌的临床表现

(1) 多数胰腺癌患者缺乏特异性症状，最初仅表现为上腹部不适、隐痛，易与其他消化系统疾病混淆。患者出现腰背部疼痛为肿瘤侵犯腹膜后神经丛，一般于晚期表现。

(2) 胰腺癌的症状主要包括中上腹部饱胀不适、隐痛、钝痛、胀痛，恶心、食欲不振或饮食习惯改变、体重减轻、黄疸、皮肤瘙痒、小便色黄、大便色淡甚至呈白陶土样、排便习惯改变、脂肪泻、抑郁、胰腺炎发作、糖尿病症状、消化道出血、贫血、发热、血栓性静脉炎或动静脉血栓形成、小关节红肿热痛、关节周围皮下脂肪坏死、原因不明的睾丸疼痛等。

(3) 胰癌的体征主要包括皮肤、巩膜黄染，肝脏、胆囊、脾肿大，上腹部压痛或包块。出现腹水、腹部包块、浅表淋巴结肿大等往往提示晚期病变。

4. 胰腺癌的鉴别诊断

(1) 原发性胰头癌造成胰腺导管的梗阻、扩张，胰头癌常直接浸润胆总管下端各壁而发生梗阻性胆管扩张，引起黄疸。而转移癌是原发癌细胞脱落后，通过血行或淋巴转移至胰腺，其癌细胞并非起源于腺管上皮，所以一般不造成胰腺管扩张，也不浸润胆总管壁，除非肿物较大，外压胆总管，可引起梗阻性扩张。

(2) 转移性胰腺癌：肺、乳腺、卵巢、前列腺、肝、肾和胃肠道的癌肿均可转移到胰腺。胰腺是转移癌的多发部位。转移性胰腺癌的 CT 表现多种多样，大致分为 3 种情况，即单发不规则肿物、多发肿物和胰腺弥漫性肿大。其中以单发肿块最多见，而单发肿块多位于胰头部。转移灶的大小依检查时间早晚不同各异，其形态大多呈不规则状，部分可见分叶，密度上表现为低密度及中等密度，但以低密度为主。形态与密度改变没有明显特异性，但从局部表现很难与原发肿瘤区别，必须密切结合临床及其他一些间接征象加以辨别。

(3) 胰腺多发肿物比较容易引起转移，如果原发灶确定，可以诊断为胰腺癌。但是胰腺癌应与急性胰腺炎、全胰癌鉴别。急性坏死性胰腺炎有时因低密度坏死与胰实质紧贴在一起似胰腺多发性弥漫转移，但造影剂强化后实质边界不清，胰周有低密度水肿带，临床症状典型可以鉴别。部分全胰癌表现为胰腺多发病灶和局灶性弥漫性肿大时，二者鉴别较困难，须紧密结合临床病史。

(4) 部分慢性胰腺炎表现为胰腺局限性肿大，特别是位于胰头部的胰腺增大与胰头癌极为相似，以下几点可以与胰腺癌鉴别：①胰头增大，外形光滑无分叶；②增强表现为密度均匀；③胆总管正常或扩张，但形态规则；④胰周血管或脏器无明显侵犯；⑤胰头部可见到钙化。

总之，胰头癌表现形态多种多样，诊断时须密切结合临床，以提高诊断率。

5. 胰腺癌辅助检查

(1) 实验室检查：①血清生化检查：继发胆道梗阻或出现肝转移，常出现血清胆红素升高，以直接胆红素升高为主。②免疫学检查：诊断胰腺癌常用的肿瘤标志物有糖链抗原 CA199、癌胚抗原 CEA 和 POA，其中 CA199 对胰腺癌的敏感性和特异性较好，也可用于疗效判断、术后随访、监测肿瘤复发及评估预后。

(2) 影像学检查：①B 超是首选检查方法，可发现直径≥2 cm 的胰腺癌，可显示胆、胰管扩张。②内镜超声、CT 是诊断胰腺癌的重要手段。③ERCP 可显示胆管或胰管狭窄或扩张，并能进行活检；还可经内镜放置鼻胆管或内支架引流，以减轻胆道压力和黄疸。④经皮肝穿刺胆管造影(Percutaneous transhepatic cholangiography, PTC)和经皮肝穿刺胆道引流术(Percutaneous transhepatic cholangial drainage, PTCD)适用于深度黄疸且肝内胆管扩张者。⑤MRI 显示胰腺肿块的效果较 CT 更好，诊断胰腺癌的敏感性和特异性较高。⑥MRCP 可显示胰胆管扩张、梗阻情况，具有重要诊断意义。

(3) 细胞学检查：做 ERCP 时收集胰液查找癌细胞，以及在 B 超或 CT 引导下经皮细针穿刺胰腺病变组织行细胞学检查，是很有价值的诊断方法。

第　二　幕

患者入院后血报告提示：白细胞 12.12×10^9 mmol/L，中性粒细胞 81.8×10^9 mmol/L，谷丙转氨酶：687 U/L，血胆红素：226.7 μmol/L，白蛋白 28 g/L。给予抗炎，解痉，保肝，补充维生素 K_1，少量多次输血，补液支持治疗。因患者有重度黄疸及肝功能异常，医生建议其先行经皮肝穿刺胆道引流术(PTCD)，根据肝功能的改善情况，限期行根治性手术。

患者经过10天的治疗后，疼痛、肝功能等情况好转。行MRI提示：胰头占位性病变，恶性肿瘤可能。拟行“胰十二指肠切除术”。患者知道了自己的病情，情绪一下子暴躁起来，不配合治疗，拔针、拒绝吃药，说：“我身体一直很好的，老天爷怎么这么不公平，让我得了这疾病。”最后，在医生、护士、家属的共同劝说安抚下，患者才慢慢接受了这个现实，表示要好好配合治疗。责任护士详细地为患者讲解了手术前的准备，简单地介绍了手术方法，手术后的康复情况。

问题导引

1. 什么是胰十二指肠切除术？
2. 结合该患者的情况，术前需要完善哪些准备工作？
3. 作为一名病房护士，如何在术前保证患者处于最佳心理状态？

教师注意事项

在本幕，经过实验室检查、磁共振等辅助检查，确诊患者为“胰头占位”。胰头癌作为一种恶性程度很高的疾病，多数发现就是晚期，能争取到手术的只有不到20%，手术创伤很大，难度系数高，并发症多，术后恢复慢。患者往往表现出担心和焦虑，学生学习时应注意做好此类患者的心理护理。本幕主要引导学生掌握胰十二指肠切除术的术前准备，了解手术方式等。

学习目标

1. 掌握胰十二指肠切除术的术前准备。
2. 掌握对肿瘤患者的心理护理。
3. 了解胰十二指肠切除术的手术方法。

提示用问题

1. 胰十二指肠切除术是什么？
2. 患者手术前，护士需要为他做好哪些术前准备？
3. 患者知道自己得癌症之后，心理经历了哪些变化？

教师参考资料

1. 胰十二指肠切除术的手术方法

手术切除范围：切除胰头(包括钩突部)、远端胃、十二指肠全部、部分空肠，同时清除肝十二指肠韧带内、腹腔动脉旁、胰头周围及肠系膜血管根部淋巴结，然后进行胆、胰、胃肠重建。目前一般以Child法重建最为多见。即先做胰-空肠端端吻合，然后做胆总管-空肠端侧吻合，最后做胃-空肠端侧吻合。术中留置胃管、空肠营养管、双套管、胰管等。

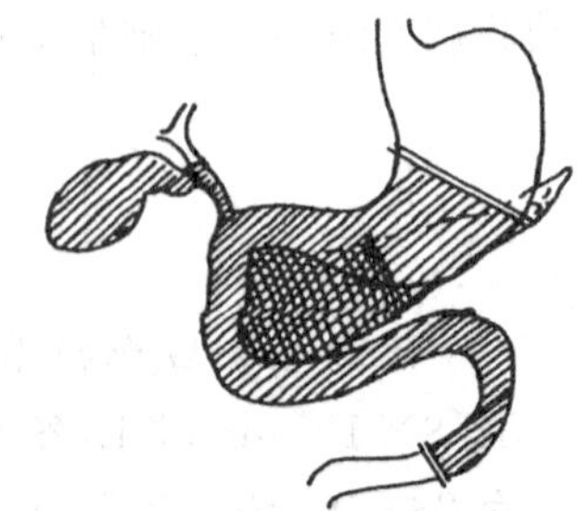

图 3-20-1　胰头十二指肠切除术的切除范围(阴影部分)

2. PTCD 术前准备

(1) 一般护理：做好入院宣教，加强营养，低脂饮食，注意保暖，预防上呼吸道感染，戒烟戒酒。指导患者有效咳嗽。给予心理护理，消除紧张、恐惧心理，增强信心。

(2) 专科护理：①纠正全身情况，进高热量、高蛋白饮食，辅以胆盐和胰酶，以助消化吸收。②阻塞性黄疸：术前减黄，PTCD 引流胆汁，改善肝功能；遵医嘱使用减黄药物；维生素 K_1 肌注，改善凝血功能。③皮肤护理：因梗阻后胆盐沉积，引起皮肤瘙痒，可温水擦浴，切忌用手抓，也可使用止痒药外涂，影响睡眠时，给予镇静药物。④胆道梗阻后，为了改善凝血功能，解除肝内感染，术前应常规应用抗生素，以预防感染。⑤肠道准备：术前 3 天予无渣半流质食物，术前晚口服复方聚乙二醇电解质散(恒康正清或福静清)等导泻药，必要时清洁灌肠。

3. 肿瘤患者的心理护理

(1) 提高家属对于家属参与的重要性的认识，他们的关心、鼓励和支持能使患者的心灵得到很大的安慰，使患者积极地配合接受治疗，可帮助、督促、观察和安慰患者，配合医护强化心理治疗；并鼓励家属和患者一起参与护理计划的实施，使护理效果事半功倍。

(2) 对恐惧、紧张的患者，采取温和、体贴、理解的语言和态度，给患者以精神支持；对焦虑的患者，应用科学的解释，说明疾病的知识，以减少不必要的烦躁、忧虑，坚定信心，安心接受治疗；对治疗取得效果的患者，及时鼓励，促使保持乐观向上的良好心态，坚持配合治疗和护理。

(3) 对治疗产生怀疑的患者，由患者信任的医护人员给予充分的解释，排解其疑虑，增强对治疗的信心。

第　三　幕

患者在全麻下行“胰头十二指肠切除术”，经过六个多小时的手术，安返病房。责任护士协助家属将患者安置到病床，此时患者生命体征平稳，伤口敷料清洁干燥。根据医嘱予患者一级护理、心电监护、吸氧、双套管接墙式负压，妥善固定胰管、胃肠减压管、空肠营养管、导尿管、深静脉导管。

家属见到患者身上有很多导管，特别紧张，问护士：“我们能给他翻身吗？我们都不敢碰他，怕把他的管子拉掉。这里还有一根很细的是什么管子啊？”面对家属的疑问，护士给了详细的解答并告知如何保护好导管，以及术后的注意事项。

问题导引

1. 术后如何做好病情观察，确保患者术后安全？
2. 术后导管的有效引流很关键，导管的护理要点有哪些？
3. 你认为该患者术后潜在并发症是什么？怎么预防？

教师注意事项

本幕主要讲的是术后护理的情况，术后严密的病情观察和护理是确保患者康复的必要条件，引导学生学习如何做好病情观察，预防术后并发症的发生；如何做好导管的护理。

学习目标

1. 掌握该手术的术后护理要点。

2. 掌握导管的护理要点。

3. 掌握术后潜在并发症的观察和护理。

提示用问题

1. 作为责任护士，该患者术后要重点观察些什么？

2. 作为责任护士，如何做好该患者导管的护理，尤其是胰管？

3. 该患者的术后潜在并发症有哪些？

教师参考资料

1. 胰十二指肠切除术的术后护理

(1) 心理护理：安慰患者，鼓励患者树立战胜疾病的信心。

(2) 疼痛护理：疼痛剧烈者，及时使用止痛药，评估镇痛药疗效，保证患者良好的睡眠及休息。

(3) 体位：神志清醒后给予垫枕头，也可给予半卧位。

(4) 引流管护理：各种引流管妥善固定，勿滑脱、折叠；精准记录引流液量、颜色、性状，有无沉淀及浑浊；保持引流管通畅(包括空肠营养管通畅)；注意有无吻合口瘘发生(胰瘘、胆瘘、胃肠吻合口瘘)；注意有无导管相关性感染发生，动态监测腹液胰淀粉酶值并做细菌培养。

(5) 皮肤：保持皮肤的清洁干燥，协助患者翻身，防止压疮的发生。

(6) 监测血糖：按医嘱给予胰岛素微泵推注或皮下注射胰岛素，控制血糖在正常范围内或稍高水平(6～10 mol/L)，防止发生低血糖。

(7) 饮食护理：禁食、清流、流质、低脂半流质遵医嘱逐渐过渡，近期 1～2 周内禁食产气食物(牛奶、豆浆等)，禁过甜、过咸、过油食物。

(8) 活动度：早期进行床上活动，腹腔双套管改单管后可循序渐进进行床边、病室内、室外活动，预防肠粘连发生。

2. 胰管的护理要点

(1) 妥善固定，防胰管滑脱。胰管通常需放置较长时间，一般为 3～6 周，需向患者及家属耐心、细致地解释，充分讲解胰管外引流管的作用和重要性，胰管外引流管的外径一般较细，容易滑脱，并指导患者及家属协助管理和保护胰管外引流管及引流袋。同时教会患者下床活动时引流袋的处理方法，避免发生意外导致胰管外引流管脱落。

(2) 密切观察引流液的色、质、量，并准确记录。

(3) 正常时胰液呈透明清亮无色状，如引流液呈淡血色或者血性时，应立即通知医生。一般而言，胰液引流量基本在 150～400 mL/天，如术后发现 24 h 内胰液的总量少于 10 mL，甚至无胰液引出，应考虑胰管支架管堵塞的可能。应告知医生，查明原因并立即处理以确保引流通畅(如可适度挤压外引流管或用无菌注射器抽取 5 mL 生理盐水轻轻冲洗胰管外引流管)，冲洗过程中动作轻柔，同时严格遵守无菌操作规范。

(4) 每天定时更换引流袋，操作时确保严格遵循无菌原则，防止感染。

 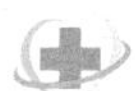

(5) 保持有效引流。术后对患者进行腹带加压包扎时，注意避免压迫胰管支撑管外引流管，并经常观察外引流管的情况，防止受压、打折、弯曲、折叠，确保引流管的通畅。

3. 术后潜在并发症的观察及护理

(1) 出血：①症状：面色苍白、血压先上升后下降、脉搏细弱；引流管内或切口处有大量鲜红血液，且>100 mL/h 即可诊断为存在活动性出血。②护理：按医嘱使用止血药物，血液制品；建立两条静脉通道，进行胶体扩容；监测生命体征；保持引流管通畅；做好急诊手术止血准备。

(2) 胆道感染：①症状：腹痛、高热，严重者有败血症存在(高热、寒战、发冷、发抖)。②护理：观察患者体温变化，注意保暖；充分引流或冲洗腹腔，保持引流管通畅；遵医嘱使用抗生素、保肝利胆药物；评估疼痛，镇痛并记录。

(3) 消化道瘘：①症状：胰瘘：腹腔引流液淀粉酶测定值大于正常血清淀粉酶测定值，或有腹膜刺激征，引流液混浊；胆瘘：切口处或引流管内有黄绿色胆汁样引流物，每小时50 mL以上，或有腹膜刺激征；肠瘘：引流管内有未消化食物或含粪便样内容物流出，有粪臭味。②护理：禁食、胃肠减压；遵医嘱使用抑制腺体分泌药物，如生长抑素等；充分引流，使用引流管持续负压吸引；有腹膜刺激征者消炎、镇痛、腹腔冲洗；引流液定时进行淀粉酶测定和细菌培养；皮肤护理，外瘘至皮肤时，注意保护皮肤，外涂金霉素眼药膏、鞣酸软膏、氧化锌软膏；加强静脉营养支持，如 TPN；做好疼痛护理(评估、镇痛、记录)。

(4) 术后梗阻：①症状：进食后上腹饱胀、呕吐、疼痛。②护理：胃肠减压，禁食，加强营养支持，保持水、电解质平衡，如为吻合口水肿引起的梗阻可从引流管内注入高浓度的氯化钠。如数月仍不能解除梗阻则需手术。

(5) 延迟性胃排空：①症状：术后胃肠蠕动功能未恢复，或进食流质后发生恶心、呕吐。②护理：给予禁食、胃肠减压，全肠外营养，TPN，胃管注入胃动力药如多潘立酮片(吗丁啉)；中医针灸，理疗照光。

(6) 营养不良：①症状：多为脂肪泻、消瘦。与术后胰酶外分泌减少有关。②护理：视消化情况调整胰酶剂量，在进餐过程中分多次服用，使胰酶中脂肪酶、蛋白酶、淀粉酶与食物充分混合，促进食物消化吸收。

第 四 幕

患者在手术后 10 天出现腹痛，近 3 天胰液增加至 80 mL 左右，引流液培养示胰淀粉酶是正常的 5 倍。立即给予禁食，继续静滴生长抑素维持，予肠内外营养，经治疗病情基本稳定。由于多日卧床，术前没戒烟，患者出现咳嗽症状，予雾化吸入，并指导患者如何进行有效咳嗽。术后 15 天，患者胰液减少至 20 mL 左右，疼痛消失，腹腔引流液培养示淀粉酶正常。家属为患者送来鸽子汤、鱼汤等食物，认为患者手术后消耗了大量的体力应该好好补补。护士给予饮食指导。经过细心照顾，患者终于康复出院了。

问题导引

1. 患者术后 10 天发生了什么情况？如何判断？如何处理？

2. 家属给患者大量进补的做法是否正确?

3. 患者要出院了,如何进行出院宣教?

学习目标

1. 掌握胰瘘的原因、分级及处理。
2. 掌握胰腺癌术后的出院指导。

教师注意事项

本幕主要描述患者术后发生了胰瘘,经紧急处理,病情稳定,逐渐康复的过程。学生在本幕应学习胰瘘的相关知识,并学习担任康复师的角色,做好健康宣教,帮助患者建立良好的生活习惯,指导患者做好疾病预后的康复锻炼。

提示用问题

1. 根据本幕提供的信息,你认为患者出现了什么症状?
2. 患者在手术恢复期该如何饮食?
3. 患者出院回家后如何进行自我保健?

教师参考资料

1. 胰瘘的定义、病因、分级标准、处理

(1) 定义:①上腹部持续 3 天引流出含淀粉酶的引流液量>10 mL/天,淀粉酶水平超过血清淀粉酶水平 3 倍。②胰腺切除手术 10 天后,每天腹腔引流液量>50 mL,淀粉酶测定大于血浆正常最高值 3 倍或影像诊断胰肠吻合口破裂。

(2) 发生原因:①术中吻合不良、血运不良、张力过大、远端梗阻。②患者营养状况差。③胰管引流不畅(最主要的原因)。

(3) 胰瘘分级标准:①A 级:短暂性,引流液淀粉酶升高(>正常 3 倍)、无症状、不需特别治疗。②B 级:如腹痛、发热、进食不佳、胃肠道症状、CT 示胰周液体存留,需处理,常住院>3 周。③C 级:严重临床症状、胰周液体积存、感染、需积极治疗或再手术。

(4) 处理:①观察患者有无发热、腹胀、腹腔引流管或伤口流出无色清亮液体。②取半卧位,保持引流通畅。③根据胰瘘程度,采取禁食、胃肠减压、静脉泵入生长抑素等措施。④严密观察引流液颜色、量和性状,准确记录。⑤保护腹壁瘘口周围皮肤,用凡士林纱布覆盖或氧化锌软膏涂抹。⑥加强营养,输注白蛋白,增强免疫力。

2. 胰腺癌患者饮食指导

合理安排饮食,以高热量、高维生素、低脂肪、适量优质蛋白为原则。并使其达到清淡、易消化、营养丰富、质地可口、增进食欲的目的。

宜:①饮食宜清淡易消化、低脂肪,少吃多餐。②宜吃谷类(大米、面粉)及瘦猪肉、鸡、鱼、虾、蛋和豆制品、蔬菜、水果等。③宜吃含蛋白质丰富的食物,如牛奶、鸡蛋等。

忌:①忌油腻性食物及高动物脂肪食物。②忌暴饮暴食、饮食过饱,蛋白质、糖也要适当控制。③忌烟、酒及酸、麻、辛辣刺激性食物。④忌霉变、油煎炒炸、烟熏、腌制食物。⑤忌坚硬、黏滞不易消化食物,禁止摄入高热量、高能量、高脂肪、激素类的药品及食品。

3. 胰腺癌患者术后的出院指导

(1) 指导患者建立有规律的生活方式,每日保证充足的睡眠和良好的休息。指导其家

 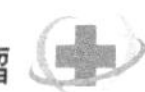

属为患者提供安静、舒适、温湿度合适的休养环境，避免一切不良刺激。

(2) 适当参加一些力所能及的家务劳动和体育锻炼，特别注意要多参加户外活动，以呼吸新鲜空气，调节情绪，分散注意力，增进食欲，促进睡眠。

(3) 保持良好的心理状态，要远离有竞争性的活动、纠纷及不良信息，适当参加一些力所能及的娱乐活动。在条件许可时，可参加抗癌俱乐部活动，以调节情绪，增强体质，提高机体的免疫力。

(4) 遵医嘱按时进行放疗、化疗或其他治疗。

(5) 定期到医院复诊，一般情况下，出院后每个月复查 1 次血常规，血生化，肝，肾功能，AFP 定量及肝、胆、脾 B 型超声，半年后每 2 个月复查 1 次，之后根据情况或遵医嘱合理安排。

(6) 注意自我观察，如发现身体某部位出现硬结或肿块，或出现恶心、腹痛、黑粪或便血、小便量多、口渴、周身水肿、体重在短时间内迅速下降等异常情况，及时到医院检查和治疗。

4. 预防胰腺癌复发的措施

其发病与生活方式关系密切。近年来，胰腺癌之所以快速增长，与人们生活条件改善，不良生活方式增多有关。所以，要预防胰腺癌，就要从生活方式上注意。

(1) 要避免高动物蛋白高脂肪饮食。研究显示，这类食物摄入过多，患胰腺癌概率明显升高。欧美等发达国家居民胰腺癌发病率相对较高，多与此有关。

(2) 人们应保证饮食中肉、蛋、蔬菜、水果、粮食的合理搭配，不偏食、挑食，少吃煎、炸、烤制食品，适当增加粗粮和蔬菜、水果的摄入。并戒烟，烟草中含多种致癌物质，会增加患胰腺癌风险。

(3) 坚持锻炼身体，保持良好情绪，对抵抗癌症也有作用。

(4) 忌暴饮暴食和酗酒。暴饮暴食和酗酒是导致慢性胰腺炎的主要原因，而胰腺在慢性炎症的长期刺激下，患癌概率也会增加。

(5) 少接触萘胺和苯胺等有害化学物质。研究显示，长期接触这些化学物质者，患胰腺癌概率较常人高约 5 倍。

参考文献

[1] 王刚，孙备，姜洪池，等. 胰十二指肠切除术后早期胰管支撑管内引流及外引流的疗效比较[J]. 中华外科杂志，2014，52(5)：333-337.

[2] 周婧英. 胰十二指肠吻合术后引流护理[J]. 内蒙古医学杂志，2014，46(8)：1016-1018.

[3] 孙海微. 综合护理干预在胰十二指肠切除术后胰管外引流管中的应用[J]. 护士进修杂志，2016，31(5)：470-472.

第四章　女性生殖系统恶性肿瘤

第二十一节　宫　颈　癌

教案摘要

患者,68 岁,现已绝经十余年。2 月前因阴道少量出血来院就诊,经宫颈活检等检查确诊“宫颈癌”;术后行紫杉醇＋顺铂静脉化疗。现为进一步治疗,门诊予收治入院。患者入院完善各项检查后行“宫颈癌根治术及盆腔淋巴清扫术”,术后经过相关治疗及护理后,病情逐渐好转,予以出院。通过本教案,使学生学习宫颈癌的诊疗方法,掌握宫颈癌典型临床表现及围术期护理。

关键词

宫颈癌(Cervical cancer);人乳头瘤病毒(Human papilloma virus, HPV);护理(Nursing)

主要学习目标

1. 掌握宫颈癌的定义。
2. 掌握宫颈癌的临床表现。
3. 掌握宫颈癌的围手术期护理。
4. 掌握宫颈癌的出院指导。

次要教学目标

1. 了解宫颈癌的病因。
2. 了解宫颈癌的诊断方法。
3. 了解宫颈癌的治疗原则。

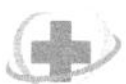

第一幕

患者，68 岁，体健，已婚已育，2-0-6-2，顺产一胎，产钳助产分娩一胎。平时月经周期规则，现已绝经十余年。因两个月前突然有少量阴道出血来院门诊治疗，现为进一步治疗，门诊收住入院。入院后，患者紧锁眉头，床位医生拍拍患者的肩头，安慰她："阿姨您好，我们联系了您的丈夫，他说今天有事没有来，说您知晓自己的病情，我们就直接跟你沟通，好吗？"患者点点头。"阿姨，上次您住院做的 LEEP 刀病理报告出来了，您看一下。"患者戴起老花镜，赫然看到病理提示(宫颈锥切组织)浸润性淋巴细胞癌，基底切缘、内口切缘、外口切缘均可见癌累及。患者焦虑、气愤各种情绪涌上心头，说道："上次住院手术，这次又要住院手术，还一次比一次大，苦头又不是你们医生吃，如果这次不好，你们是不是还要再拉我进来开刀啊！"医生听闻后，顿了顿，说道："阿姨，上次住院我们做了 1 次化疗，这次住院呢，是根据您的病情及上次病理结果决定的，一切都是为了阿姨您的健康着想，我们一起探讨一个您能接受的最佳方案，可以吗？我们一起努力，做好充分准备，打败这个坏东西。"患者点点头："好吧，等下我跟我老伴商量一下，刚刚情绪有点激动，真的是生病太痛苦了。"

教师注意事项

本幕描述患者因阴道少量出血来院就诊，经过一系列的检查，再次收治入院的过程。学习本幕时应引导学生学习宫颈癌的定义、病因、临床表现，了解明确疾病的诊断方法。此外应关注患者的情绪变化，做好心理护理。

学习目标

1. 掌握宫颈癌的定义。
2. 掌握宫颈癌的临床表现。
3. 了解宫颈癌的病因。
4. 了解宫颈癌的诊断方法。
5. 了解宫颈癌的治疗原则。

提示用问题

1. 患者最可能是哪种疾病？诊断依据是什么？
2. 该疾病可能会出现哪些临床症状？
3. 引起该疾病的病因有什么？
4. 该疾病应如何治疗？

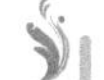

教师参考资料

1. 宫颈癌的概念

宫颈癌也称子宫颈癌，指发生在子宫阴道部及宫颈管的恶性肿瘤，是女性常见恶性肿瘤之一,发病率位于女性肿瘤的第二位。宫颈癌好发于宫颈外口处的鳞状上皮交界部,多为鳞状上皮癌,其次为腺癌,宫颈癌的发生和发展过程可分为:宫颈不典型增生(癌前病变)、宫颈原位癌和浸润癌三个阶段。

2. 宫颈癌的病因

(1) 不洁性行为、早婚、早产、多产。

(2) 宫颈慢性炎症。

(3) 不良的生活习惯如吸烟、营养不良、卫生条件差等。

(4) 病毒或真菌感染,如单纯疱疹病毒Ⅱ型、人乳头瘤病毒、人巨细胞病毒以及真菌感染,可能与宫颈癌的发生有关。

人乳头瘤病毒(HPV)感染,特别是高危型的持续性感染是引起子宫颈癌前病变和宫颈癌的根本原因,也是宫颈癌发生的主要危险因素。

3. 宫颈癌的临床表现

(1) 阴道流血:早期表现为接触性出血,发生在性生活、妇科检查及便后,出血量可多可少,一般根据病灶大小、侵及间质内血管的情况而不同,早期出血量少,晚期病灶较大表现为大量出血,一旦侵蚀较大血管可能引起致命性大出血,年轻患者也可表现为经期延长、周期缩短、经量增多等,老年患者常主诉绝经后不规则阴道流血。

(2) 阴道排液:阴道排液增多,呈白色或血性,稀薄如水样或米汤样,有腥臭味,晚期因癌组织破溃,组织坏死,继发感染等,有大量脓性或米汤样恶臭白带排出。

(3) 疼痛:为晚期症状,根据病灶侵犯范围出现继发性症状,病灶波及盆腔结缔组织、骨盆壁,压迫输尿管、直肠或坐骨神经时,常诉尿频、尿急、肛门坠胀、大便秘结、里急后重、下肢肿痛等,严重时导致输尿管梗阻、肾盂积水,最后引起尿毒症,到了疾病末期,患者可出现消瘦、贫血、发热及全身器官衰竭。

4. 宫颈癌的辅助检查

(1) 宫颈刮片细胞学检查:普遍用于筛检宫颈癌。必须在宫颈移行带区刮片检查。防癌涂片用巴氏染色,结果分 5 级:Ⅰ级正常,Ⅱ级炎症引起,Ⅲ级可疑,Ⅳ级可疑阳性,Ⅴ级阳性。Ⅲ、Ⅳ、Ⅴ级涂片者应重复刮片检查并行阴道镜下宫颈活组织检查,Ⅱ级涂片需先按炎症处理后重复涂片进一步检查。

(2) 宫颈脱落细胞 HPV-DNA 检测法:宫颈脱落细胞 HPV-DNA 检测联合细胞学检查,能够有效提高宫颈病变筛查的准确性。HPV-DNA 检测能直接反映宫颈病变的早期细胞学筛查结果。HPV 检测方法的医疗成本较低,检查操作相对简便,可在医疗条件不理想或经济欠发达地区使用。HPV 检测的特异度较低但敏感性较高,可作为宫颈癌的初筛方法,但不能作为单独筛查方式,需要与其他筛查方式相结合,如阴道镜检查等。

(3) 碘试验:正常宫颈或阴道鳞状上皮含有丰富的糖原,可被碘液染为棕色,而宫颈管柱状上皮、宫颈糜烂及异常鳞状上皮区(包括鳞状上皮化生、不典型增生、原位癌及浸润癌区)均无糖原存在,故不着色。临床上用阴道窥器暴露宫颈后,擦去表面黏液,以碘液涂抹宫颈及穹窿,如发现不正常碘阴性区即可在此区处取活体组织送病理检查。

(4) 宫颈和宫颈管活体组织检查:在宫颈刮片细胞学检查为Ⅲ～Ⅳ级以上涂片,但宫颈活检为阴性时,应在宫颈鳞-柱交界部的 3、6、9、12 点处取四点活检,或在碘试验不着色区及可疑癌变部位,取多处组织,并进行切片检查,或用小刮匙搔刮宫颈管,将刮出物送病理检查。

(5) 阴道镜检查：阴道镜目前已经成为宫颈癌影像学筛查的必要程序，在细胞学检查和人乳头瘤病毒检查结果阳性后，再用阴道镜辅助确诊，阴道镜在检查过程中对于患者没有伤害，并且可以详细观察患者微小病变，再与其他宫颈癌筛查技术联合使用，可提高宫颈癌病变的诊断率，利于宫颈癌的早期诊断准确性。

(6) 宫颈锥形切除术：当宫颈刮片多次检查为阳性，而宫颈活检为阴性；或活检为原位癌，但不能排除浸润癌时，均应做宫颈锥切术，并将切下的宫颈组织分成 12 块，每块做 2～3 张切片检查以确诊。宫颈锥切可采用冷刀切除、环状电凝切除(LEEP)或冷凝电刀切除术。

当宫颈癌确诊后，根据具体情况，可进行肺摄片、淋巴造影、膀胱镜、直肠镜检查等，以确定宫颈癌临床分期。

5. 宫颈癌的治疗原则

早期发现、早期诊断、早期治疗(三早)，是提高宫颈癌治愈率的关键。宫颈癌治疗包括手术、化疗、激素治疗、放疗和(或)免疫治疗。

(1) 肿瘤局限在子宫颈：①肿瘤直径≤4 cm 者，适合手术者首选根治性子宫切除＋盆腔淋巴结切除＋腹主动脉旁淋巴结取样，术后行化疗(依托泊苷＋顺铂或依托泊苷＋卡铂)或同期放化疗(盆腔外照射加顺铂＋依托泊苷同期化疗，顺铂不能耐受者改为卡铂＋依托泊苷)；亦可选择同期放化疗＋近距离放疗，后续考虑联合其他全身治疗。②肿瘤直径＞4 cm 者，可选择同期放化疗＋近距离放疗，后续考虑联合其他全身治疗。

(2) 局部晚期(ⅠB3～ⅣA 期)：首选同期放化疗＋阴道近距离放疗＋辅助性化疗(依托泊苷＋顺铂或依托泊苷＋卡铂)。治疗结束后评估，病情缓解后随访；若局部病灶持续存在或局部复发，考虑全身治疗/姑息支持治疗/盆腔廓清术。

(3) ⅣB 期或远处转移：①若适合局部治疗，可考虑局部切除/消融结合个体化放疗，也可考虑辅助性系统性治疗。②不适合局部治疗者，给予全身系统性治疗或支持治疗。

第　二　幕

入院后床位医生跟患者说："入院后你还需要进行一些肠道准备，为顺利手术做好万全准备。"患者听得云里雾里，询问护士："刚刚医生跟我说要做肠道准备，什么是肠道准备啊?"护士耐心解释说："肠道准备其实就是通过控制饮食及服用泻药，清洁肠道。我们一般手术前 3 日就开始吃一些少渣半流质、含纤维素较少的食物比如白粥、面条、鸡蛋、鱼类等易消化的食物。坚果、碳酸饮料这种容易肠道积气的食物不要吃，粗纤维比如玉米等也不要吃，手术前 1 日我们会给你吃泻药来灌肠，这样手术过程中医生的手术视野才清楚，方便手术的顺利进行。"患者吃惊地说："我平时就吃很多的，现在又让我只能吃这点东西，还要灌肠？这怎么受得了啊?"护士劝道："阿姨，您就当给肠道做了一次排毒，况且您再想想，肠道准备做得充分，医生的医疗技术也能得到最大化发挥，这种一举两得的美事，何乐不为呢?"患者表示理解，配合护士做好了术前的相关准备工作。

教师注意事项

本幕主要描述患者在确定手术后，护士为其实施心理疏导及术前准备的过程。根据本幕引导学生学习妇科手术前准备的要点，使患者以最佳的状态迎接手术。

学习目标

掌握宫颈癌的术前准备。

提示用问题

1. 手术前，护士该如何为患者做肠道准备？
2. 针对患者术前紧张焦虑的情绪，如何对其进行心理护理？
3. 如何进行术前宣教？

教师参考资料

宫颈癌根治术的术前护理

（1）肠道准备：术前 3 日饮食逐渐过渡为无渣半流、流质、禁食，按医嘱给肠道抑菌药物，如甲硝唑片、庆大霉素。术前 1 日下午口服复方聚乙二醇电解质散清洁肠道，晚上给予清洁灌肠。术前 2 h 禁食清淡流质，术前 6 h 禁食清淡饮食，术前 8 h 禁食肉类、油炸及高脂饮食。术晨日若需服用高血压、心脏病药物，可随一小口水送服；手术日当天若为接台手术者，如感到饥饿可遵医嘱给予口服或静脉补液。必要时术前当日晨再次予以清洁灌肠。

（2）皮肤准备：术前 1 日备皮，剃除自剑突下至大腿上 1/3 处及会阴部，两侧至腋中线范围内的所有汗毛和阴毛，并彻底清洁脐孔。

（3）用物准备：腹带(根据个人腹围尺寸)、沙袋、一次性床垫、全棉高腰宽松短裤、润唇膏、吸管。

（4）自身准备：术前日修剪指甲，取下各类首饰、手表，如金银、玉器等贵重物品，术日晨嘱患者着病员服，上衣反穿，取下活动性假牙、眼镜等。

（5）备血：宫颈癌根治术常规配 800～1 000 mL 血，以备手术中使用。

（6）休息与睡眠：应为患者提供安静、舒适的环境，保证患者术前得到充分的休息，为减轻患者的焦虑程度，可按医嘱给予适量镇静剂，晚上经常巡视患者，并做到“四轻”(说话轻、走路轻、操作轻、开关门窗轻)，避免影响患者休息。

（7）心理护理：稳定患者情绪，关心患者，多与其交谈，积极运用沟通技巧拉近护患之间的距离，取得患者的信任，以解除其紧张、恐惧的心理。耐心与患者讨论各种诊疗方案，讲解此病的相关知识，手术的必要性和安全性，解除患者的疑虑，使其能够采取积极的态度配合并接受诊治过程。指导患者完善各项术前检查，加强营养。

第 三 幕

入院后 3 日，护士完善术前准备后，医生为其进行了“宫颈癌根治术及盆腔淋巴清扫术”。术后患者安返病房，护士立即为其吸氧、心电监护。此时患者的女儿突然迎了上来，焦急地问道：“护士，我妈妈现在能动吗？有什么要注

 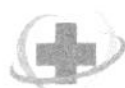

意的吗?”护士耐心地安抚她:“要等 2 h 之后可以喝一小口水,手脚动一动,挪挪屁股。如果后面没有恶心呕吐等不良反应的话,可以再吃点米汤等流质食物,循序渐进,注意翻身动一动,预防血栓。”

术后第 1 日,护士再次来到病房,询问患者情况,患者虚弱地回答:“护士啊,我现在伤口疼,肚子胀痛,你让我现在下床走走,我觉得实在动不了,而且有那个放在伤口里的球跟尿管,动起来也实在不方便。”护士说:“阿姨,您的手术很顺利!肚子有点胀不要太担心,排气后会有所好转的。伤口上的负压球以及尿管可以固定在您的衣服跟裤子上,我们可以慢慢来,先在床边走走,如果感觉体力可以,我们可以扶着您在走廊走动。早期下床活动有利于您的康复。”

教师注意事项

本幕描述了患者手术安返病房后,护士为其实施术后护理的经过。引导学生学习宫颈癌术后的护理措施及病情观察,同时掌握引流管的护理要点。

学习目标

掌握宫颈癌的术后护理。

提示用问题

1. 患者术后发生了腹胀的现象,应如何指导她的术后饮食与活动。
2. 假如你是当班护士,患者引流液突然增多,患者可能出现了什么情况,如何护理?

教师参考资料

1. 病情观察

(1) 严密观察患者的生命体征,包括体温、心率、血压、呼吸及血氧饱和度的情况。术后常规使用心电监护、吸氧,待生命体征平稳后可撤去监护仪。

(2) 观察手术切口敷料有无渗出及阴道流血情况,腹部沙袋加压止血 6 h。

(3) 观察疼痛性质、程度,根据病情给予止痛剂。

2. 体位与活动指导

(1) 全麻术后 2 h 内,给予去枕平卧位,6 h 后改为半卧位,有利于盆腔引流,使感染局限化。

(2) 鼓励患者在床上翻身及活动四肢等,防止肠粘连及下肢静脉血栓形成。

(3) 24 h 后鼓励患者离床活动,先在床上坐起,无不适后再下床活动。

(4) 教会患者深呼吸及有效咳嗽,练习排痰;教会患者在床上使用便盆,防止尿潴留及便秘发生。

3. 饮食指导

(1) 肛门未排气前,进无糖、流质食物,饮少量橘子汁以促进排气,避免腹胀发生。

(2) 肛门排气后第 1 日进流质饮食,第 2 日进半流质饮食,第 3 日改为普食,避免进食含糖量高的食物,防止腹胀发生。

(3) 以清淡、易消化、高蛋白、高维生素、营养丰富食物为宜,以保证机体正常需要,增强机体抗病能力和组织修复能力。

4. 导管护理

(1) 导尿管护理:①妥善固定,防止脱落。②留置导尿管期间每日会阴护理 2 次,留置时间长者,期间可在会阴擦洗后使用金霉素眼膏涂抹尿道口,预防尿路感染。③鼓励患者多饮水,每日饮水量达 2 000 mL/天以上,以稀释尿液,达到冲洗膀胱的作用。④术后第 7 天开始夹闭尿管,每 2 至 3 h 开放 1 次,晚间一直开放,以锻炼膀胱收缩功能。⑤尿管拔出后,嘱患者每 1～2 h 排尿 1 次;拔管后仍不能自行排尿者,或拔管后测残余尿量大于 100 mL 时,应重新留置导尿管,继续训练膀胱功能。⑥拔除尿管后嘱患者穿全棉高腰宽松短裤。

(2) 引流管护理:①保持引流管管道通畅,随时注意观察,不要受压和扭曲,折转成角,以免影响引流。②妥善固定引流管,避免移位、脱出,注意保持各种引流管与伤口或黏膜接触部位的洁净,以防感染。③引流管堵塞时,不可用生理盐水冲洗,应及时更换。④做好引流液颜色、性状及量的记录,并及时报告医生,正常情况下引流量应少于 100 mL/h,开始为血性,以后颜色为浅红色,不易凝血。若引流量多、颜色为鲜红色或暗红色,性质较黏稠、易凝血则疑为胸腔内活动性出血。

5. 心理护理

设法分散患者注意力,如听音乐、聊天等以减轻疼痛。及时给予患者关心、爱护及生活上的照顾,帮助其建立治愈的信心,争取早日康复。

第 四 幕

术后 5 日,护士告知患者:"你现在病情平稳了,这几天也没有发热等现象,伤口愈合得很好,明天可以出院了。"护士还没说完,患者急切询问:"那回家还要注意些什么呢?"护士说:"回去后不要大补,正常饮食就可以了,活血的食物不要吃;多休息,尽量避免重体力劳动;洗澡时注意保护伤口,只能淋浴不能盆浴。最重要的是一定要记得定期复查,防止疾病复发,有任何不适及时来医院。"患者点点头。

教师注意事项

本幕主要描述了患者病情稳定,逐渐康复及出院宣教的过程。通过本幕提供的信息引导学生学习宫颈癌患者的相关出院指导。

学习目标

1. 掌握宫颈癌的出院指导。
2. 了解宫颈癌的预防。

提示用问题

1. 出院前应如何对患者进行健康宣教?
2. 若你是患者,如何帮助身边的家人朋友做好宫颈癌预防呢?

 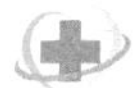

教师参考事项

1. 宫颈癌的出院指导

(1) 饮食：营养均衡，每日补充蛋白质、蔬菜、水果等食物，避免暴饮暴食，保持大小便通畅，贫血者多食含铁量较高的食物，如猪肝、香菇、血糯米等。

(2) 休息：术后应注意劳逸结合，忌长期卧床和过早体力劳动，避免重体力活动 3 个月，3 个月内尽量避免下蹲等增加腹压的动作。

(3) 术后 1 周伤口无异常可淋浴，禁止盆浴及性生活 3 个月。保持外阴清洁，及时更换内衣裤及卫生护垫。

(4) 术后 1 个月左右，如有少量暗褐色阴道出血，是伤口残端肠线脱落引起的，无需担心；如有大量鲜红色阴道流血，及时来院就诊。

(5) 告知患者肿瘤随访的目的和重要性，使其积极配合随访。①随访时间：第 1 年内，出院后 1 个月行首次随访，以后每 2～3 个月复查 1 次。第 2 年每 3～6 个月复查 1 次。3～5 年后，每半年复查 1 次。从第 6 年开始每年复查 1 次。出现不适症状应立即就诊。②随访内容：妇科检查、鳞癌抗原、细胞角蛋白等肿瘤标志物检测和子宫颈或阴道残端细胞学、人乳头瘤病毒检查。必要时行阴道镜检查及活体组织病理学检查、胸片、胸部 CT、盆腔 MRI、超声、全身浅表淋巴结超声检查。根据症状、体征怀疑复发时可进行相关实验室、影像学检查，如血常规、血尿素氮、肌酐等。根据检查结果，必要时行阴道镜检查及活体组织病理学检查、胸片、胸部 CT、盆腔 MRI、超声、全身浅表淋巴结超声检查。

2. 宫颈癌的预防

(1) 普及防癌知识、开展性卫生教育。

(2) 注重高危因素及高危人群，有异常症状者应及时就医。

(3) 积极治疗性传播疾病，早期发现及诊治宫颈癌前病变，阻断宫颈浸润癌的发生。

(4) 健全及发挥妇女防癌保健网的作用，做到早期发现、早期诊断、早期治疗。开展妇科普查，30 岁以上妇女初诊常规做宫颈刮片检查。

参考文献

[1] 周晖，刘昀昀，罗铭，等.《2021 NCCN 子宫颈癌临床实践指南(第 1 版)》解读[J]. 中国实用妇科与产科杂志，2020，36(11)：1098-1104.

[2] 潘锋. 推进三级预防策略，推动《加速消除宫颈癌全球战略》[J]. 中国当代医药，2021，28(7)：1-3.

[3] 赵博，陈红. 宫颈癌癌前病变及宫颈癌筛查方法研究进展[J]. 临床军医杂志，2020，48(8)：983-985.

第二十二节　子宫内膜癌

教案摘要

患者，女，57 岁，已绝经 4 年，近半年来白带增多，阴道再次出血，遂来医院就诊。医生询问病史，B 超、磁共振(MRI)、分段诊刮术等相关检查提示子宫内膜复杂性增生伴非典型性增生，局灶癌变。拟收治入院并予以手术治疗，择期在腹腔镜下行“全子宫伴双附件切除术”，经过精心的护理及治疗，患者康复出院。

关键词

子宫内膜癌(Endometrial carccinoma)；腹腔镜(Laparoscopy)；护理(Nursing)

主要学习目标

1. 掌握子宫内膜癌的临床表现。
2. 掌握子宫内膜癌的围手术期护理。
3. 掌握子宫内膜癌的潜在并发症及观察要点。
4. 掌握子宫内膜癌的出院健康宣教。

次要学习目标

1. 了解子宫内膜癌的病因。
2. 了解子宫内膜癌的诊断及鉴别诊断。
3. 了解子宫内膜癌的分型及手术-病理分期。
4. 了解子宫内膜癌的治疗。

第　一　幕

患者，女，57 岁，已绝经 4 年，因“阴道出血”来医院就诊。医生询问相关病史，了解到近半年来患者自感下体白带增多，刚开始患者并没在意，自以为老毛病阴道炎犯了，自行从药店里买消炎药使用。由于对疾病的不重视，断断续续用了几个月的药，并未见好转，近来发现白带里混有血丝，时多时少，淋漓不尽。

医生行妇科检查，结果显示阴道：畅；宫颈：光；宫体：前位，肥大，无压痛，未及明显包块及压痛；B 超显示子宫内膜厚 20 mm，宫腔偏右见一个高回声结构，大小 14 mm×10 mm，内部回声尚均匀，边界清晰。液基薄层细胞检测(TCT)：良性反应性改变；人乳头瘤病毒(HPV)：阴性；磁共振(MRI)：子宫体后上壁内膜局限性改变，考虑子宫内膜癌可能。医生行分段诊刮术，病理结果示：子宫内膜复杂性增生伴非典型性增生，局灶癌变。为进一步治疗，门诊将患者收治入院。

教师注意事项

本幕描述的是患者来院就诊时的一些基本情况及相关检查结果，引导学生仔细收集相关病史资料，根据患者主诉及检查结果思考绝经女性白带增多、阴道再出血，可能和哪些疾病因素有关；同时思考通过哪些临床表现及检查可以作出初步判断，引导学生掌握该疾病的临床表现、诊断等，从而为后续治疗制订方案。

学习目标

1. 掌握子宫内膜癌的临床表现。
2. 掌握子宫内膜癌的诊断及鉴别诊断。
3. 了解子宫内膜癌的病因。

提示用问题

1. 子宫内膜癌有哪些临床症状？
2. 该疾病应该与哪些疾病相鉴别？
3. 导致该疾病发生的可能原因有哪些？

教师参考资料

1. 子宫内膜癌的病因

(1) 内源性雌激素增高：①肥胖、糖尿病与高血压三者并存于子宫内膜癌患者，称为“子宫内膜癌的三联征”或“子宫内膜癌综合征”。三者可能与高脂饮食有关，而高脂饮食与子宫内膜癌有直接关系。②多囊卵巢综合征(Polycystic ovarian syndrome，PCOS)：表现为不排卵，而使子宫内膜处于高水平的、持续的雌激素作用之下，缺乏孕激素的调节和周期性的子宫内膜剥脱，从而发生增生改变。PCOS 患者发生子宫内膜癌的风险是正常者的 4 倍。③月经异常及不孕：初潮提前、绝经延迟、闭经、无排卵性功能失调性子宫出血以及不孕均是子宫内膜癌的高危因素，可能与子宫内膜暴露于雌激素时间较长有关。

(2) 外源性雌激素增高：①口服避孕药：多数学者认为长期大量服用雌激素类避孕药可增加子宫内膜癌发生风险，口服雌孕激素合剂可降低子宫内膜癌的发病风险，但存在肥胖、高血压、糖尿病、不规则阴道出血等子宫内膜癌高危因素者应慎用避孕药。②激素替代治疗(Hormone replacement therapy，HRT)：选择联合应用雌孕激素，每月孕激素用量不少于 10 天，避免长期口服大剂量雌激素，可降低子宫内膜癌的发生风险。③他莫昔芬(Tamoxifen，TMX)：是一种选择性受体调节剂，在乳腺具有抗雌激素作用，作用在子宫内膜具有微弱雌激素作用。故对应用 TMX 的乳腺癌患者应定期做阴道 B 超，必要时行子宫内膜活检，以便及早发现子宫内膜癌。

(3) 癌基因及抑癌基因突变：由于在子宫内膜增生及子宫内膜癌中均发现 KRAS 基因

及 PTEN 突变，而在浆液性癌中未发现 KRAS 及 PTEN 突变。因此，有学者认为 KRAS 癌基因及抑癌基因 PTEN 与Ⅰ型子宫内膜癌的发生有关。

(4) 遗传因素：近年发现一些子宫内膜癌患者具有明显的遗传因素，子宫内膜癌是遗传性非息肉病性结直肠癌Ⅱ型中最常见的肠外表现。

2. 子宫内膜癌的临床表现

(1) 症状：①阴道流血：主要表现为绝经后阴道流血，量一般不多。尚未绝经者可表现为月经增多、经期延长或月经紊乱。②阴道排液：多为血性液体或浆液性分泌物，合并感染则有脓血性排液、恶臭。因阴道排液异常就诊者约占 25%。③下腹疼痛及其他：若癌肿累及宫颈内口，可引起宫腔积脓，出现下腹胀痛及痉挛样疼痛，晚期浸润周围组织或压迫神经可引起下腹及腰骶部疼痛。晚期可出现贫血、消瘦及恶病质等相应症状。

(2) 体征：早期无明显异常。晚期子宫增大、质软；晚期偶见癌组织自宫口脱出，质脆，触之易出血；合并宫腔积脓，子宫明显增大，极软。癌灶向周围浸润，子宫固定，在宫旁或盆腔内可扪及不规则结节样物。

3. 子宫内膜癌的鉴别诊断

(1) 功能失调性子宫出血以月经紊乱(经量增多、经期延长及不规则阴道流血)为主要表现。妇科检查无异常发现，诊断性刮宫和活组织检查可以确诊。

(2) 萎缩性阴道炎主要表现为血性白带。检查时可见阴道黏膜充血或有出血点、分泌物增多等表现。B 型超声检查宫腔内无异常发现，治疗后可好转。必要时可先行抗感染治疗后再作诊断性刮宫。

(3) 原发性输卵管癌主要表现为阴道排液、阴道流血和下腹疼痛。

(4) 子宫黏膜下肌瘤或内膜息肉多表现为月经过多及经期延长。及时行分段刮宫、宫腔镜检查及 B 型超声检查等，确诊并不困难。

(5) 宫颈管癌、子宫肉瘤均表现为不规则阴道流血及排液增多。宫颈管癌病灶位于宫颈管内，宫颈管扩大形成桶状宫颈。子宫肉瘤一般多在宫腔内以致子宫增大。分段刮宫及宫颈活检即能鉴别。

(6) 老年性子宫内膜炎合并宫腔积脓常表现为阴道排液增多，呈浆液性、脓性或脓血性。子宫正常大或增大变软，扩张宫颈管及诊刮即可明确诊断。扩张宫颈管后即见脓液流出，刮出物见炎性细胞，无癌细胞。内膜癌合并宫腔积脓时，除有脓液流出外，还应刮出癌组织行病理检查。

4. 子宫内膜癌的诊断

除根据临床表现和体征外，确诊依据是病理组织学检查。其他相关检查如下。

(1) 影像学检查：B 超检查可了解子宫大小、子宫内膜厚度、有无回声不均或宫腔内赘生物，有无肌层浸润及其程度等。由于子宫内膜癌患者肥胖者甚多，因此经阴道超声比经腹部超声更具优势。由于 B 超检查方便及无创，因此成为诊断子宫内膜癌最常规的检查，也是初步筛查的方法。MRI 可较清晰地显示子宫内膜癌的病灶大小、范围、肌层浸润以及盆腔与腹主动脉旁淋巴结转移情况等，从而较准确地估计肿瘤分期。CT 可协助判断有无宫外转移。

(2) 分段诊刮：是确诊子宫内膜癌最常用、最有价值的方法。不仅可以明确是否为癌，子宫内膜癌是否累及宫颈管，还可鉴别子宫内膜癌和子宫颈腺癌，从而指导临床治疗。对于围绝经期阴道大量出血或出血淋漓不断的患者，分段诊刮还可以起到止血的作用。

(3) 宫腔镜检查：宫腔镜下可直接观察宫腔及宫颈管有无癌灶存在，癌灶部位、大小、病变范围及宫颈管是否受累等；直视下对可疑病变取材活检，有助于发现较小的或较早期的病变，减少了对子宫内膜癌的漏诊率。

(4) 其他：①子宫内膜抽吸活检；②有子宫外转移者，CA125 可明显升高，并可作为该患者的肿瘤标志物，检测病情进展和治疗效果。

第 二 幕

入院后医生与患者和家属就疾病治疗方案进行了探讨分析，最后决定手术治疗，拟在全麻腹腔镜下行全子宫伴双附件切除术＋盆腔淋巴结清扫术。手术前1日护士为患者备皮，做术前准备，携用物至患者床旁，拉围帘，告知患者："您好，我现在要为您备皮，就是要把下面的阴毛刮掉，请您脱掉一条裤腿好吗?"患者疑惑地问："为什么要刮毛呢? 医生不是跟我说从肚子上打洞吗? 一般要打几个洞?"护士耐心地解答了患者的问题。

晚上，护士巡病房时发现患者一个人在楼道里泣不成声，等患者情绪平稳下来，护士前去询问："怎么啦，是有哪里不舒服吗?"患者说："一想到明天要手术就感觉难受，现在感觉头晕晕的。"随即护士说服患者，扶她至病床休息，并为其测量生命体征，BP 168/90 mmHg，考虑患者并没有高血压病史。这时，患者告诉护士："我害怕，我会不会上了手术台再也下不来了，电视都是这么演的。如果我切掉子宫和卵巢了，我就不再是完整的女人了。"经过护士耐心的安抚与鼓励，患者终于平静了下来，复测血压恢复了正常。

教师注意事项

本幕描述的是护士为患者进行术前准备以及术前患者的心理活动状态。教师要引导学生观察患者的生理状态，并关心患者的心理状态，尤其是癌症患者，其身心状态与后期的恢复息息相关。同时要引导学生掌握子宫内膜癌的术前准备及护理要点，了解子宫内膜癌的相关治疗等。

学习目标

1. 掌握子宫内膜癌的治疗方法。
2. 掌握子宫内膜癌患者的术前护理。

提示用问题

1. 医生采用了哪种治疗方法?
2. 如何做好患者的术前护理?

教师参考资料

1. 子宫内膜癌的治疗

子宫内膜癌治疗以手术为主，放疗和化疗是常用的辅助治疗方式。制定治疗方案应结合患者的年龄、肿瘤累及的范围、组织学类型、高危因素和体能状态等综合考虑决策。手术可采用开腹、经阴道、腹腔镜或机器人手术系统等方式。

(1) 手术治疗：手术可明确病灶范围，正确进行临床分期。Ⅰ期者通常做筋膜外全子宫切除加双侧附件切除术；Ⅱ期者则做广泛性子宫切除术加双侧盆腔淋巴结清扫术。Ⅲ、Ⅳ期者，凡有手术可能则先手术，尽量切除病灶，缩小瘤体，术后辅以放疗或孕激素治疗。否则，宜先行孕激素治疗、放疗和(或)化疗待有手术可能时再手术。术后仍需辅以其他治疗。

(2) 放射治疗：腺癌对放疗敏感度不高，单纯放疗效果不佳。但对老年患者或合并有严重内科疾病不能接受手术治疗或禁忌手术时，放疗仍不失为一种有一定疗效的治疗。放疗包括腔内及体外照两种。腔内照射，目前多采用^{137}CS、^{60}CO等。体外照射多用^{60}CO直线加速器等。

(3) 孕激素治疗：多用于手术或放疗后复发或转移的病例，也用于腺癌分化好、早期、年轻、需要保留生育功能的患者。孕激素类药物作为综合治疗的一个组成部分，值得推荐。孕激素还可降低术后阴道复发率，故还可广泛地用于手术后或放疗后的辅助治疗。

(4) 化疗：为晚期或复发子宫内膜癌综合治疗措施之一，也可用于术后有复发高危因素患者的治疗，以期减少盆腔外的远处转移。常用化疗药物有顺铂、阿霉素、紫杉醇、环磷酰胺、氟尿嘧啶、丝裂霉素、依托泊苷等。可单独或联合应用，也可与孕激素联合应用。

(5) 抗雌激素药物治疗：三苯氧胺(Three phenoxy ammonia)为一种非甾体类抗雌激素药物，本身有轻微雄激素作用。它与雌二醇竞争雌激素受体(Estrogen receptor，ER)，占据受体而起抗雌激素的作用。通常用于晚期病例、术后复发或转移者。

(6) 中药治疗：早期子宫内膜癌患者病灶局限，症状较轻，在行手术及放化疗手术后，配合中医治疗可帮助手术后患者恢复体质，减轻放化疗的不良反应，增强放化疗的抗肿瘤作用。子宫内膜癌发展到中后期时病情多发生了不同程度的扩散转移，中药可有效地控制转移病灶的肿瘤细胞扩散，改善转移病灶的症状，防止病情发展。常用药物：活血化瘀药，如丹参、红花、桃仁、三棱等；清热解毒药，如白花蛇舌草、蒲公英、泽兰等；健脾补益药，如白术、茯苓、人参、山药等。

2. 子宫内膜癌的术前护理

(1) 焦虑、恐惧：与不熟悉住院环境，担心手术效果、术后影响夫妻关系有关。

护理措施：①热情地向患者做好入院宣教，消除对环境的陌生感。②提供一个安静舒适的环境，保证充足睡眠。③做好心理护理，安慰患者，解释手术治疗的必要性。④介绍手术医生的技术及以往手术的成功率。⑤讲解麻醉的效果，说明术后疼痛的程度、持续时间及应对措施。⑥耐心解答患者各种疑问，关心、鼓励、支持患者，为其提供术后有关性生活的资料。

(2) 知识缺乏：缺乏与子宫内膜癌术前准备、术后功能锻炼等有关的知识。

护理措施：①通过各种渠道向患者介绍疾病的相关知识及预后。②详细介绍术前准备目的及其重要性。③详细介绍术后应注意和配合的事项，如术后需做深呼吸、咳嗽、翻身和床上活动双下肢，预防下肢静脉血栓、促进肠蠕动，增进食欲、预防坠积性肺炎等。④讲解术后恶心呕吐与麻醉有关。⑤讲解各种引流管留置的目的及注意事项，保持引流通畅。

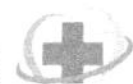

第　三　幕

术后患者神志清楚，安返病房，给予一级护理，氧气低流量吸入，心电监护，留置导尿，伤口负压引流，腹部沙袋加压包扎，给予补液消炎治疗。家属询问："身上这个管子是干吗用的啊？我们需要注意些什么吗？"护士为家属进行了详尽的术后宣教，打消了家属的疑虑。

术后4 h，护士巡视病房发现患者正在呕吐，呕吐物为胃内容物。患者询问护士："我怎么老是想吐，本来伤口就疼，这一吐我这伤口疼得更厉害，真的太受罪了，有没有什么办法可以让我不吐呀？"护士安抚了患者并告知医生上述情况，遵医嘱予胃复安10 mg肌注后，症状有所缓解。

第2日早上查房的时候，患者急切询问医生："我的病理报告出来了吗？验出来好不好啊？"医生告知患者："不用着急，等报告出来了会第一时间通知你的。"护士评估了患者的情况，鼓励其下床活动，患者充满困惑，问道："我身上带着管子怎么能下床走呢？这些管子什么时候能拔掉呀？"护士安慰患者，告诉她会根据她的恢复情况来决定，患者表示理解。

教师注意事项

本幕描述的是患者术后的治疗及护理观察侧重点，引导学生学习子宫内膜癌的术后护理，掌握术后护理问题及处理措施，从而思考分析患者可能出现的并发症及如何预防。

学习目标

1. 掌握子宫内膜癌的术后护理。
2. 掌握子宫内膜癌的潜在并发症及观察要点。

提示用问题

根据本幕描述信息，分析患者术后应侧重观察哪些内容？

教师参考资料

1. 子宫内膜癌术后护理

（1）病房环境：病房应舒适安静，为患者提供一个良好的休息环境。

（2）卧位指导：采取去枕平卧位，予以氧气吸入。

（3）病情观察：持续心电监护，严密监测生命体征。

（4）饮食指导：术后1日进食流质，肛门排气后进半流饮食，排便后进普通饮食。

（5）伤口护理：注意敷料有无渗血渗液，及时报告医生。

（6）管路护理：尿管、腹腔引流管保持引流通畅，妥善固定，防滑脱。记录引流液量。术后患者每小时尿量至少50 mL，如有异常，及时通知医生处理。

（7）功能锻炼：术后床上活动双下肢，预防静脉血栓形成。鼓励患者早期下床活动，促进肠蠕动，避免腹胀，促进肠功能早日恢复。

(8) 疼痛护理：做好心理护理，遵医嘱给药，控制疼痛，提高患者舒适感。

2. 子宫内膜癌术后并发症及相应护理措施

(1) 活动无耐力：与手术创伤、术后进食少有关。

护理措施：①根据其耐受力与患者共同制定渐进式活动计划。②根据肠功能恢复情况，制定饮食计划，逐渐增加营养的摄入。如手术当日禁饮食，术后 6 h 进流质饮食，肛门排气后进半流质饮食，排便后进普通饮食。遵循少食多餐，由少到多，由稀到稠的原则，逐渐增加营养摄入，达到机体需要量。③宣教适量活动的好处。④视需要提供有关协助。

(2) 疼痛：与出血的淤积，刺激子宫不规则收缩而引起阵发性疼痛、术后伤口疼痛有关。

护理措施：①做好心理护理，耐心倾听患者的诉说，并对其疼痛不适表示理解，每日评估其情绪状态和疼痛的程度，做出处理。②与患者共同探讨疼痛发作的诱因及规律性，说明疼痛与情绪状态有关，保持稳定情绪。③列举以往治疗成功的类似病例，以增加其治疗信心，帮助患者勇敢面对，积极配合。④术后留置镇痛泵缓解疼痛，术后 24 h 疼痛会逐渐缓解，必要时遵医嘱应用镇痛药物，缓解疼痛。

(3) 腹胀：与术中肠管受到激惹使肠蠕动减弱有关。

护理措施：①前 3 日予无渣半流质饮食，术前晚和术日晨行清洁灌肠，使肠道处于空虚状态。②术后 6 h 床上翻身活动，24 h 下床活动，促进肠蠕动恢复。③肛门排气前，禁食牛奶、豆浆、糖等产气食物。④如果术后 48 h 肠蠕动仍未恢复，可热敷下腹部，或针刺足三里或遵医嘱皮下注射新斯的明、肛管排气等。系缺钾引起者积极补钾。

(4) 有感染的危险：与长期阴道流血，留置引流管、导尿管有关。

护理措施：①保持会阴部清洁干燥，勤换内裤。②术前做好会阴冲洗，预防阴道残端感染。③每日擦洗会阴两次，预防上行感染。④术后做好引流管护理，妥善固定经阴道腹腔引流管及导尿管，保持通畅，引流袋低于引流口平面，鼓励患者多饮水，防止逆行感染。⑤遵医嘱适当应用抗生素。

(5) 伤口血肿、感染、裂开。

护理措施：①加强观察，保持伤口敷料清洁干燥，如有渗血渗液及时更换。②重视患者的主诉，发现伤口异常及时通知医生处理，若患者伤口恢复良好，如期拆线。

(6) 尿潴留。

护理措施：①膀胱功能锻炼，在拔管前 3 天，定时夹闭尿管，做抬臀和提肛运动。讲解肛提肌训练及排尿训练的目的和方法，指导患者做肛门会阴收缩运动即腹部、会阴、肛门同时收缩，每次持续 20～30 s，3 次/天。②拔尿管前，做好患者的思想工作，消除其顾虑和紧张情绪，拔管后 0.5～1 h 让患者试排尿，指导患者多饮水(达 2 000～3 000 mL)，勤上厕所。③去除导尿管后，患者若仍不能排尿或排尿不通而不畅，则可采用心理疗法、水流声诱导、膀胱区热敷或按摩加压等处理，大多能自行排尿，若 B 超显示残余尿＜100 mL，则膀胱功能正常，无尿潴留；若＞100 mL，则继续留置导尿。

(7) 下肢静脉血栓。

护理措施：①床上被动活动。②穿弹力袜。③床上主动活动，尽早下床活动。④观察患肢有无肿胀、疼痛，皮肤的温度以及触摸足背动脉的脉搏情况。

第 四 幕

病理报告示：子宫内膜肿瘤组织不规则腺体排列，浸润性生长至肌层下0.1 cm处。颈体交界、双侧宫旁组织均未见囊肿累及。慢性宫颈炎；双侧输卵管慢性增生，右侧输卵管慢性囊肿。左侧淋巴结7枚反应性增生，右侧淋巴结11枚反应性增生。所幸患者及时接受治疗，癌细胞还没有扩散。拔除引流管以后，各项指标都恢复良好，患者病情稳定，予以出院。出院时患者家属询问："回去以后，有什么忌口的吗？有哪些需要注意的？"

教师注意事项

本幕主要讲述的是患者在积极接受治疗后的术后病理报告情况，术后病情逐步稳定之后出院时的情况，教师在本幕中主要做的是引导学生了解子宫内膜癌的分期、关注患者的日常护理、重点需要观察的项目、如何解答家属的问题，以及掌握出院宣教相关内容。

学习目标

1. 了解子宫内膜癌的分型及手术-病理分期。
2. 掌握子宫内膜癌术后的健康宣教。

提示用问题

1. 患者属于哪一期子宫内膜癌？
2. 患者出院后还有哪些注意事项？如何进行出院健康宣教？

教师参考资料

1. 子宫内膜癌的分型

(1) 局限型：癌灶局限于宫腔的某部分，多见于宫底或宫角部，呈息肉或小菜花状，为坚实灰白色，易侵犯肌层。早期病变较小，诊断性刮宫可将癌灶刮干净，晚期扩散于整个宫腔。

(2) 弥散型：子宫内膜大部分或全部被癌组织侵犯，病灶呈不规则菜花样物突出宫腔，为灰白色或淡黄色，表面有出血、坏死，有时形成溃疡。较少侵及肌层。晚期可侵犯肌壁全层，并扩展至宫颈管，一旦癌灶阻塞宫颈管可导致宫腔积脓。

2. 子宫内膜癌手术-病理分期

子宫内膜癌手术-病理分期见表4-22-1(FIGO,2009)。

表4-22-1　子宫内膜癌手术-病理分期

分期	肿瘤范围
Ⅰ期	癌局限于宫体
Ⅰa期	癌局限于子宫内膜
Ⅰb期	癌侵犯肌层≤1/2

（续表）

分期	肿瘤范围
Ⅰc期	癌侵犯肌层＞1/2
Ⅱ期	癌累及宫颈，无子宫外病变
Ⅱa期	仅宫颈黏膜腺体受累
Ⅱb期	宫颈间质受累
Ⅲ期	癌播散于子宫外的盆腔内，但未累及膀胱、直肠
Ⅲa期	癌累及浆膜和（或）附件和（或）腹腔细胞学检查阳性
Ⅲb期	阴道转移
Ⅲc期	盆腔淋巴结和（或）腹主动脉淋巴结转移
Ⅳ期	肿瘤侵及膀胱和（或）直肠黏膜，和（或）远处转移
Ⅳa期	癌累及膀胱和（或）直肠黏膜
Ⅳb期	远处转移，包括腹腔内转移和（或）腹股沟淋巴结转移

3. 出院健康宣教

（1）随访：术后1个月复查病理。术后1年内每月复查1次，第2年每3个月1次，第3～5年每4～6个月1次，第6年开始每年复查1次，随访内容包括盆腔检查、肿瘤标志物、影像学检查等。

（2）饮食：营养均衡，每日补充蛋白质、蔬菜、水果等，避免暴饮暴食，保持大小便通畅，贫血者多食铁质含量较高的食物，如猪肝、香菇、血糯米等。

（3）休息：术后应注意劳逸结合，忌长期卧床和过早体力劳动，避免重体力活动3个月，3个月内尽量避免下蹲等增加腹压的动作。

（4）洗浴：术后1周伤口无异常可淋浴，禁止盆浴及性生活3个月。保持外阴清洁，及时更换内衣裤及卫生护垫。

（5）注意事项：术后1个月内，如有少量褐色阴道出血，是伤口残端缝线愈合引起，属于正常现象。如出现阴道出血多（同月经量）、腹痛、发热或伤口红肿、疼痛，请立即就诊。

参考文献

[1] 中国抗癌协会妇科肿瘤专业委员会. 子宫内膜癌诊断与治疗指南（2021年版）[J]. 中国癌症杂志，2021，31(6)：501-512.

[2] 夏伟，王志启，王建六. 子宫内膜癌围手术期症状性静脉血栓栓塞症23例临床特征分析[J]. 中国妇产科临床杂志，2021，22(2)：128-130.

[3] 程傲霜，李晶，林仲秋.《2020 ESGO-ESTRO-ESP 子宫内膜癌患者管理指南》解读[J]. 中国实用妇科与产科杂志，2021，37(3)：336-341.

[4] 黄红娜. 临床护理路径在子宫内膜癌患者围手术期护理中的应用效果观察[J]. 首都食品与医药，2020，27(9)：168.

[5] 谢幸，孔北华，段涛. 妇产科学[M]. 第9版. 北京：人民卫生出版社，2018：306-310.

[6] 安力彬，陆虹. 妇产科护理学[M]. 第6版. 北京：人民卫生出版社. 2017：357-362.

 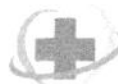

第二十三节　卵巢上皮性肿瘤

教案摘要

患者，女，52岁，近日在家洗澡时扪及左侧腹部有一硬块样肿物，偶尔隐隐作痛，随即来院就诊。通过门诊医生问诊及检查，拟“卵巢肿瘤”收治入院。入院后，完善各项术前检查，拟在全麻下行腹腔镜手术，术后在医护人员的悉心照护下，患者康复出院。

通过该案例，指导学生学习卵巢肿瘤的临床表现及护理，培养学生的临床护理思维能力，提高临床胜任力。

关键词

卵巢肿瘤(Ovarian tumor)；良性肿瘤(Benign tumor)；腹腔镜手术(Laparoscopic surgery)

主要学习目标

1. 掌握卵巢肿瘤的定义。
2. 掌握卵巢肿瘤的临床表现。
3. 掌握卵巢肿瘤患者的围手术期护理。
4. 掌握卵巢肿瘤患者的出院健康指导。

次要教学目标

1. 了解卵巢肿瘤的病因。
2. 了解卵巢良恶性肿瘤的鉴别。
3. 了解卵巢肿瘤的辅助检查。
4. 了解卵巢肿瘤的治疗。

第一幕

患者，女，52岁，已绝经1年。既往体健，两周前，患者在家洗澡时摸到腹部有一个硬块，劳累时小腹还会隐隐作痛。患者联想到家中姐姐3个月前也查出有妇科疾病，自己年纪也大了，比较担忧，于是来医院就诊。妇科门诊医生询问其病史，通过妇科检查，医生发现左侧附件区可扪及一大约3 cm×5 cm的包块，活动度良好，无明显压痛。B超提示：左附件区有一无回声的混合性包块，大小：3.5 cm×5.5 cm×6.5 cm；查血：CA125：10.2 u/mL。医生建议入院手术治疗。

患者来到妇科病房，情绪激动，抛出很多问题给责任护士："我为什么会得这毛病？会不会是什么不好的东西啊？会不会转移啊？要不要紧啊？"护士给予了相关的知识指导，患者在护士的安慰下情绪逐渐平稳。

教师注意事项

本幕描述患者的体征，以及在发现疾病时患者因对疾病不了解而出现的焦虑情绪。要注意引导学生掌握卵巢肿瘤的定义、临床表现，了解该疾病的病因、良恶性肿瘤的鉴别。

学习目标

1. 掌握卵巢肿瘤的定义。
2. 掌握卵巢肿瘤的临床表现。
3. 了解卵巢肿瘤的病因。
4. 了解卵巢良恶性肿瘤的鉴别。

提示用问题

1. 根据本幕信息，患者可能出现什么问题？
2. 根据现在的诊断，患者可能出现哪些临床症状？
3. 哪些病因会引起上述临床表现？
4. 卵巢良恶性肿瘤的区别有哪些？

教师参考资料

1. 卵巢肿瘤的概念

卵巢肿瘤是指发生于卵巢上的肿瘤，它是女性生殖器常见的肿瘤之一。多见于生育年龄的妇女。卵巢肿瘤的组织学类型极为复杂，部分良性肿瘤可发生恶变，可转化为卵巢癌或其他恶性度较高的肿瘤，给该病的根治带来困难。

2. 卵巢肿瘤的临床表现

(1) 卵巢良性肿瘤：肿瘤较小时多无症状，常在妇科检查时偶然发现。肿瘤增大时，感腹胀。腹部可扪及肿块。肿瘤增大占据腹腔时，可出现尿频、便秘、气急、心悸等压迫症状。检查见腹部膨隆，包块活动度差，叩诊实音，无移动性浊音。双合诊和三合诊检查可在子宫一侧或双侧触及圆形或类圆形肿块，多为囊性，表面光滑、活动，与子宫无粘连。

(2) 卵巢恶性肿瘤：早期常无症状。晚期主要症状为腹胀、腹部肿块、腹腔积液及其他消化道症状；部分患者可有消瘦、贫血等恶病质表现。肿瘤向周围组织浸润或压迫，可引起腹痛、腰痛或下肢疼痛；压迫盆腔静脉可出现下肢水肿；功能性肿瘤可出现不规则阴道流血或绝经后出血。三合诊检查可在直肠子宫陷凹处触及质硬结节或肿块，肿块多为双侧、实性或囊实性，表面凹凸不平，活动度差，与子宫分界不清，常伴有腹腔积液。有时可在腹股沟、腋下或锁骨上触及肿大淋巴结。

3. 卵巢上皮性肿瘤的病因

(1) 机体因素：卵巢瘤在月经初潮早、绝经晚、未产的妇女中发病率高，而分娩次数多，哺乳和口服避孕药的妇女发病危险减少。这种“不断排卵”致癌学说，认为排卵造成卵巢上皮细胞的损伤，反复损伤和修复过程促发癌变。

(2) 遗传因素：该病为常染色体显性遗传疾病。

4. 卵巢良恶性肿瘤的鉴别

卵巢良性肿瘤与恶性肿瘤的鉴别见表 4-23-1。

表 4-23-1　卵巢良性肿瘤与恶性肿瘤的鉴别

鉴别内容	良性肿瘤	恶性肿瘤
病史	病程长，逐渐增大	病程短，迅速增大
体征	多为单侧，活动，囊性，表面光滑，常无腹水	多为双侧，固定，实性或囊实性，表面不平（结节状），常有腹水，多为血性，可查到癌细胞
一般情况	良好	恶病质
B超检查	为液性暗区，可有间隔光带，边缘清晰	液性暗区内有杂乱光团、光点，肿块边界不清

第　二　幕

入院 2 天后，患者配合医护人员完成了术前的各项检查，同时，护士为患者做了详细的术前宣教工作，包括疾病治疗、用物准备、饮食指导、用药指导。在宣教过程中，患者表现得很紧张。对于部分宣教内容，她总是重复询问。责任护士安慰她：“您放松一点，知道大概流程就行，记不住没关系的，等下再给您一份宣传手册，有不懂的地方随时问我们，后面我们也会再跟您进行健康宣教的。”术日晨，护士指导患者手术前更换衣服，护送其至手术室。

教师注意事项

本幕中，患者出现了焦虑紧张的情绪，此时需要护士完善术前准备及做好术前护理。在护理过程中着重强调心理护理，并告知患者该疾病的治疗方式，以平复患者紧张焦虑的情绪，以更好地配合治疗。

学习目标

1. 掌握卵巢肿瘤患者的术前护理。
2. 了解卵巢肿瘤的治疗方法。

提示用问题

1. 如何协助患者做好术前准备工作？
2. 该疾病有哪些治疗方式？

教师参考资料

1. 卵巢肿瘤患者的术前准备

(1) 心理护理：手术不论大小对患者都是一种严重的心理应激源，并且患者对腹腔镜的了解比较缺乏。因此，心理护理应贯穿整个治疗护理过程中，有 3 个关键点：即患者入院、手术前 1 日和手术当日麻醉清醒时，及时传递信息，满足患者的需求。主动介绍腹腔镜手术的有关知识，宣传其优越性，减轻患者对手术的忧虑。针对妇科腹腔镜手术前患者焦虑的主要因素，宣传内容应包括：术前的各种准备、麻醉和手术方式，术后可能出现的异常情况及处理方法，术后恢复的过程，早期下床的益处，疼痛产生的原因及如何克服术后伤口疼痛等。向患者介绍病区手术成功案例，增强患者的信心。

(2) 常规检查：完善必要的检查。还应注意心电图、B 型超声及胸部 X 线检查情况，并告知阳性检查结果。

(3) 皮肤护理：手术区域皮肤准备：上至剑突，下至大腿上 1/3，两侧至腋前线，包括脐孔清洁及会阴部毛发。腹腔镜比传统开腹手术对脐部的要求更严，因为脐部是腹腔镜手术的一个重要路径，该部位凹陷于体表，不易清洗，特别有利于细菌生长，所以脐部一定要清洁干净，使用石蜡油及 75%酒精去污消毒脐孔，保证术野皮肤无损伤、无菌，预防术后切口感染。

(4) 肠道准备：①术前晚 22:00 起禁食、禁饮，手术前 1 日，用恒康正清泡水口服，达到排空肠道内积便、积气的目的。②术前 1 日口服甲硝唑，预防感染。③手术前晚上与当日晨间，用肥皂水灌肠，排除结肠内积粪。

(5) 阴道准备：术前两日晚使用甲硝唑泡腾片阴塞。

(6) 术前 1 日晚 20:00 予安定镇静。

(7) 术日晨测量生命体征，如患者发热，或有月经来潮应报告医生。

(8) 手术当日晨排空大小便，更换衣服，去除身上的饰物及假牙等。

(9) 遵医嘱予术前用药，如有高血压，口服降压药物；如有哮喘，备药应带至手术室。

2. 卵巢肿瘤的治疗

(1) 手术治疗：①全面分期手术：适用于临床Ⅰ、Ⅱ期的卵巢癌患者，包括不保留生育功能和保留生育功能的全面分期手术。②再次全面分期手术：当患者因各种原因，在首次手术时未进行全面分期手术，且术后未进行化疗，则应考虑再次手术，完成全面分期手术。该手术主要针对早期低危（ⅠA 期 G1 或ⅠB 期 G1）、术后无需化疗的患者。若为早期高危患者（ⅠA 期 G2/G3 或ⅠB 期 G2/G3，ⅠC，Ⅱ期或透明细胞癌），可先做 CT 或 MRI 等检查，有残留病灶则行再次全面分期手术，无残留病灶可进行化疗。③肿瘤细胞减灭术：初始肿瘤细胞减灭术（Primary debulking surgery，PDS）适用于临床评估为中晚期（部分Ⅱ期、Ⅲ期和Ⅳ期）的患者；中间性肿瘤细胞减灭术（Interval debulking surgery，IDS）适用于新辅助化疗后肿瘤缩小，经评估后可能满意减灭的晚期患者，或首次减灭手术后肿瘤残留病灶较多较大、经 2～3 个疗程化疗后再次手术的患者；最大程度的 PDS 在患者可耐受手术或无严重内科合并症的前提下进行。④腹腔镜探查术：腹腔镜探查在晚期卵巢癌能否满意切除的评估中，具有一定的优势，但腹盆腔探查判断能否满意减瘤的标准国内外尚无统一意见，需要进一步研究。⑤再次减瘤术：指对完成初次或间隔减瘤术并接受化疗后复发患者进行的再次肿瘤细胞减灭术。手术适应证为铂敏感复发患者，即一线化疗末次治疗结束后至复发的间隔时间大于 6 个月者，且预计复发病灶可以切除，达到满意减瘤。⑥辅助性姑息手术：对接受姑息治疗的晚期卵巢癌患者，必要时可行以下辅助性手术：合并胸腹水者行胸腔或腹腔穿刺引流术；肿瘤压迫或侵犯输尿管导致肾盂输尿管积水时可考虑放置输尿管支架或肾造瘘术；肿瘤侵犯肠道导致肠穿孔可考虑近端造瘘术；盆底肿瘤压迫或侵犯直肠导致大便困难或直肠阴道瘘者可考虑结肠造瘘术。⑦降低风险输卵管-卵巢切除术（Risk reducing

salpingo-oophorectomy，RRSO)：推荐 BRCA1/2 突变携带者在完成生育后接受 RRSO 手术。参考国外的资料和指南，对于 BRCA1 携带者，推荐接受 RRSO 手术的年龄在 35～40 岁。鉴于 BRCA2 携带者卵巢癌发病年龄较 BRCA1 携带者晚 8～10 年，BRCA2 携带者接受 RRSO 的年龄可推迟至 40～45 岁。

(2) 化疗：①适应证：化疗是晚期卵巢癌的重要治疗措施，必须及时、足量和规范。化疗是手术疗效的保证，两种方法缺一不可。卵巢恶性肿瘤除ⅠA 高分化外，其余ⅠB 期及ⅠB 期以上者，术后均应辅助化疗。对ⅠA 期病理 3 级(G3)也应考虑化疗。化疗疗效与初次肿瘤细胞减灭术残余瘤大小有关，残余瘤越小，疗效越好。②常用的化疗药物：美法仑、环磷酰胺、异环酰胺、塞替派、六甲蜜胺、多柔比星、氟尿嘧啶、甲氨蝶呤、顺铂、卡铂、紫杉醇、放线菌素 D、博莱霉素、托布特肯、长春新碱、依托泊苷、硝卡芥。③常用化疗方案：治疗卵巢癌的化疗方案较多，应根据肿瘤的病理类型选择不同的方案。一般认为联合化疗优于单药化疗，通常多采用联合化疗：以顺氯氨铂为基础的联合化疗方案已被广泛用于治疗卵巢癌，其总有效率为 70%～80%，40%～50%可达临床完全缓解，其中的 25%无瘤存活达 5 年以上。上皮性卵巢癌Ⅰ期首选卡柏＋紫杉醇方法，Ⅱ-Ⅳ期首选卡柏＋紫杉醇或卡柏＋紫杉醇＋贝伐珠单抗；恶性生殖细胞肿瘤首选 BEP 方案(博来霉素＋依托泊苷＋顺铂)性索间质肿瘤一线化疗方案首选 TC 方案(卡柏＋紫杉醇)；黏液性肿瘤首选 5-氟尿嘧啶＋四氢叶酸＋奥沙利铂(＋贝伐珠单抗)或卡培他滨＋奥沙利珀(＋贝伐珠单抗)，低级别浆液性癌首选芳香化酶抑制剂(阿那曲唑、来曲唑、依西美坦)。④化疗途径：化疗途径应以全身化疗为主(静脉或口服)，也可配合腹腔化疗及动脉插管化疗或介入化疗。

第 三 幕

中午，患者安返病房。责任护士与手术室护士进行转运交接，并给予患者吸氧，心电监护，固定各类导管。家属在一旁手足无措，急切地询问道："微创手术怎么还那么痛？她什么时候可以垫枕头啊？她什么时候可以吃饭、喝水，有东西需要忌口吗？补液今天要吊多少？"护士一一耐心作答，家属心里一下子踏实了很多。

术后第 5 日，在医护人员的精心照顾下，患者健康状况良好，顺利出院。

教师注意事项

本幕主要讲述护理人员在术后对患者采取的一系列护理措施，由此引导学生掌握卵巢疾病的术后护理以及出院相关健康指导。

学习目标

1. 掌握卵巢肿瘤的术后护理。
2. 掌握卵巢肿瘤的出院健康指导。

提示用问题

1. 本幕中，护士术后应如何护理患者？
2. 针对患者的情况，出院时护士如何给予患者健康宣教？

教师参考资料

1. 腹腔镜手术的术后护理

(1) 严密观察生命体征：术后应对患者进行心电监测及血氧饱和度测定，给予持续低流量吸氧4 h；同时密切观察生命体征变化，以早期发现有无腹腔内出血和术后感染。如遇生命体征改变，应及时向医生报告。

(2) 体位护理：腹腔镜手术以全麻为主，术后采取垫枕平卧6 h，头偏向一侧，以防呕吐物误吸造成窒息，次日可采取半卧位。患者术后第1日或第2日，视病情鼓励患者早下床活动，减少肺部合并感染的概率，促使胃肠蠕动早期恢复，减少腹胀的发生。

(3) 饮食护理：①手术当日禁食6 h后遵医嘱予流质饮食，禁糖水、牛奶等容易胀气的食物，恢复排气后进少量流食、半流食，逐渐过渡到普食，以免因进食过早使胃肠道反应加重。②术后一般24～48 h恢复排气，如腹胀严重，可协助患者翻身，必要时肌内注射新斯的明或肛管排气。

(4) 腹部切口的护理：①观察腹部伤口，保持腹部伤口的干燥，由于腹壁伤口切口小，各种腹腔液易从伤口渗出，影响伤口愈合，因此应密切观察伤口有无渗血、渗液。伤口有渗出时及时更换敷料。发现问题及时报告医生处理。②切口疼痛时可安慰患者，转移其注意力，必要时遵医嘱予止痛药物。

(5) 导尿管的护理：保持导尿管通畅，观察尿量、尿色，并做好记录。每日擦洗会阴2次，保持会阴部清洁，预防泌尿道感染。

(6) 负压引流护理：应保持引流管的通畅，注意观察引流液的量并做好记录。

2. 卵巢肿瘤的出院健康宣教

(1) 大力开展卫生宣教工作。鼓励摄取高蛋白、富含维生素A的食物，避免高胆固醇饮食。

(2) 高危妇女口服避孕药可预防卵巢癌的发生。

(3) 30岁以上的妇女每年进行1次妇产科检查，高危人群每半年检查1次，同时配合B超、肿瘤标志物检测，发现异常者需随访；对实质性或囊实相间，或直径＞8 cm的囊性附件包块，尤其对发现于绝经后或伴有消化道症状者，应通过肿瘤标志物和影像学等检查，必要时行腹腔镜检查，明确有恶性征象时及早手术，切忌盲目观察随访。

(4) 卵巢癌患者治疗后，应长期随访和检测。乳腺癌、胃肠道肿瘤患者治疗后应定期接受妇科检查，确定有无卵巢转移。

(5) 预防性卵巢切除。遗传性卵巢癌综合征家族成员是发生卵巢癌的高危人群，与BRCA基因突变有关，因此，对该基因突变者行预防性卵巢切除可预防卵巢癌。

参考文献

[1] 李宁，吴令英. 中国临床肿瘤学会《卵巢癌诊疗指南(2021年版)》更新要点[J]. 中国实用妇科与产科杂志，2021，37(7)：720-723.

[2] 郭海英. 腹腔镜手术治疗卵巢良性肿瘤中临床护理路径的实施方法及效果分析[J]. 中国冶金工业医学杂志，2021，38(1)：57-58.

第二十四节　绒　　癌

教案摘要

患者，女，42 岁，自述半年前无明显诱因下经期延长 10 天，未重视，25 天前月经来潮经量明显增多，伴下腹痛，恶心呕吐头晕，急诊来院就诊。医生通过询问病史，结合实验室检查、B 超、盆腔 MRI 等相关检查，提示恶性肿瘤可能。遂予收治入院，进行相关检查确诊后予择期在腹腔镜下行“全子宫切除术＋双侧输卵管切除术”，经过医护人员专业的照护及治疗，患者恢复良好，顺利出院。

关键词

绒癌(Choriocarcinoma)；化疗(Chemotherapy)；护理(Nursing)

主要学习目标

1. 掌握绒癌的临床表现。
2. 掌握绒癌的围手术期护理。
3. 掌握化疗药物的常见不良反应及护理。
4. 掌握绒癌的出院健康宣教。

次要学习目标

1. 了解绒癌的病因。
2. 了解绒癌的诊断。
3. 了解绒癌的治疗。
4. 了解疼痛护理中沟通技巧的应用。

第一幕

患者，女，42 岁，半年前无明显诱因下出现经期延长至 10 天，并未引起重视，25 天前月经来潮，经量明显增多，1 小时就需要换 1 片卫生巾，下腹部也感觉隐隐作痛，还感觉恶心想吐，头也感觉晕乎乎的，家人连忙带着患者来急诊就诊，医生了解情况后急查血常规：血红蛋白 51 g/L，血小板 267×10^9/L，白细胞 9.09×10^9/L，中性粒细胞 79%，hCG-β 218 835 mIU/mL，尿 hCG 阳性，拟蛇毒血凝酶止血、输血4 u,吸氧、补液,阴道出血较前缓解。医生行妇科检查,显示阴道内有少量积血,宫颈口处见赘生物,大小3.5 cm×3.5 cm,质脆,触血(+);宫体中位,如孕1+月大小,B超显示子宫前壁峡部肌层内见一个低回声区,形态不规则,大小57 mm×40 mm×43 mm,内部回声不均匀,边缘欠清晰。盆腔增强MRI示宫体下部、宫颈及阴道中上段区占位,考虑恶性肿瘤可能,医生与患者及家属沟通后决定收入病房进一步治疗。

教师注意事项

本幕描述的是患者前来就诊时的一些基本情况及相关检查结果,引导学生仔细收集相关病史资料,根据患者主诉及检查结果思考女性异常阴道出血可能和哪些疾病因素有关;同时了解鉴别诊断,通过哪些检查可以做出初步判断,引导学生掌握该疾病的临床表现等。通过医生一系列的检查,最终确诊的过程。指导学生了解绒癌的诊断方法,从而为后续治疗制定合理方案,也为判断预后提供依据。

学习目标

1. 掌握绒癌的临床表现。
2. 了解绒癌的诊断。
3. 了解绒癌的病因。

提示用问题

1. 作为责任护士,您觉得该患者可能的诊断是什么?依据有哪些?
2. 为确诊该疾病还需要做哪些检查?
3. 诱发该疾病的原因有哪些?

教师参考资料

1. 绒癌的定义

绒毛膜癌是恶性妊娠滋养细胞肿瘤(Gestational trophoblastic neoplasia, GTN)中的一种,多数继发于葡萄胎,也可继发于流产、足月产,由滋养细胞成片状高度增生侵入子宫肌层形成,出血及坏死显著,缺乏绒毛和水泡状结构。

2. 绒癌的临床表现

(1) 无转移滋养细胞肿瘤:多继发于葡萄胎后。①不规则阴道流血:常在葡萄胎清除后、流产或足月产后出现。②子宫复旧不全或不均匀增大:葡萄胎排空后4～6周子宫未恢复正常大小,质软,也可因子宫肌层内病灶部位和大小的影响表现为子宫不均匀性增大。③卵巢黄素化囊肿:在葡萄胎排空、流产或足月产后,由于人绒毛膜促性腺激素(Human chorionic gonado-tropin, hCG)持续作用,卵巢黄素化囊肿可持续存在。④腹痛:一般无腹痛,若肿瘤组织穿破子宫,可引起急性腹痛和腹腔内出血症状。黄素化囊肿发生扭转或破裂时也可出现急性腹痛。⑤假孕症状:由于肿瘤分泌hCG及雌、孕激素的作用,表现为乳房增大,乳头、乳晕着色,甚至有初乳样分泌,外阴、阴道、宫颈着色,生殖道质地变软。

 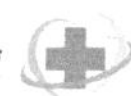

（2）转移性妊娠滋养细胞肿瘤：更多见于非葡萄胎妊娠后或未经组织学证实的绒毛膜癌，主要经血行播散，转移发生较早而且广泛。最常见的转移部位是肺，其次是阴道、盆腔、肝、脑等。共同特点是局部出血。①肺转移：常见症状为咳嗽、血痰或反复咯血、胸痛及呼吸困难。少数情况下，可因肺动脉滋养细胞瘤栓形成造成急性肺梗死，出现肺动脉高压和急性肺功能衰竭。当转移灶较小时也可无任何症状。②阴道转移：转移灶常位于阴道前壁。局部表现紫蓝色结节，破溃后引起不规则阴道流血，甚至大出血。③肝转移：多同时伴有肺转移，表现为上腹部或肝区疼痛，若病灶穿破肝包膜可出现腹腔内出血，导致死亡。④脑转移：为主要死亡原因。按病情进展可分为三期。瘤栓期：表现为一过性脑缺血症状，如暂时性失语、失明、突然跌倒等；脑瘤期：瘤组织增生侵入脑组织形成脑瘤，表现为头痛、喷射性呕吐、偏瘫、抽搐直至昏迷；脑疝期：瘤组织增大及周围组织出血水肿，表现为颅内压升高，脑疝形成，压迫生命中枢而死亡。⑤其他转移：包括脾、肾、膀胱、消化道、骨等，症状视转移部位而异。

3. 绒癌的诊断

（1）病史：流产、分娩、异位妊娠后出现症状或转移灶，并有 hCG 升高。hCG 是 GTN 诊断、评价治疗效果及随访的特异性肿瘤标志物。

（2）实验室检查：hCG-β 水平变化。

（3）影像学检查：B 超、X 线胸片、CT、MRI 组织学诊断仅见大片分化不良的滋养细胞和合体滋养细胞以及出血坏死，而未见绒毛结构。

第　二　幕

入院后查双肺、纵隔及心脏 CT 未见明显异常，考虑宫颈妊娠、妊娠滋养细胞疾病。医生与患者和家属探讨分析决定手术治疗，拟次日在全麻腹腔镜下行“子宫动脉阻断术＋无痛刮宫术＋子宫颈部分切除术”，完善术前相关检查，排除手术禁忌证。

手术前 1 日护士为患者做术前准备时患者满心担忧，询问护士子宫动脉栓塞术会对今后的生活造成什么影响？护士微笑着回答：“不用太担心，子宫动脉阻断术的切口只有针孔大小，我们把供血血管栓塞住，直接封堵血供来源。”接着护士又为其讲述了手术的详细过程及相关注意事项，患者这才眉头舒展，如释重负。

教师注意事项

本幕描述的是护士为患者进行术前准备时患者的心理活动及护士对其进行心理疏导的过程。引导学生学习疾病相关治疗及护理，强调在护理过程中不仅要观察患者的生理状态，还应关注患者的心理状态，具有同理心，设身处地地为患者着想，有针对性地进行健康照护。

学习目标

1. 掌握绒癌的术前护理。

2. 了解绒癌的治疗。

提示用问题

1. 医生采用了何种治疗方法?
2. 对该患者实施疾病治疗前应评估哪些内容?
3. 针对该患者,作为责任护士应该如何做好术前护理?

教师参考资料

1. 绒癌的治疗

化疗为主,手术和放疗为辅。根据 FIGO 分期、预后评分、年龄、对生育的要求和经济情况等综合考虑实施分层或个体化治疗。①化疗:常用一线化疗药物有甲氨蝶呤(MTX)、氟尿嘧啶(5-Fu)、放射菌素 D(Act-D)或过长放射菌素 D(更生霉素,KSM)、环磷酰胺(CTX)、长春新碱(VCR)、依托泊苷(VP-16)。方案的选择原则是低危患者选择单一药物,高危患者选择联合化疗,其中联合化疗首选 EMA-CO 方案或氟尿嘧啶为主的联合化疗方案。②手术治疗:对控制大出血等各种并发症、切除耐药病灶、减少肿瘤负荷和缩短化疗疗程方面有一定的作用。③放射治疗:应用较少,主要用于肝、脑转移和肺部耐药病灶的治疗。

2. 绒癌的护理评估要点

(1) 与疾病相关病史/致病因素:重点了解有无葡萄胎病史、孕产史、月经史。

(2) 身体状况:症状评估,了解在葡萄胎排空、流产或足月产后,有无不规则阴道流血;有无转移灶症状。护理体检观察患者有无贫血症状;测量生命体征;检查腹部有无压痛、反跳痛。

(3) 心理-社会支持:了解患者及家属的心理情绪状态,尤其对尚未生育的患者和家庭,应关注其是否存在消极情绪。

(4) 辅助检查:①血 β-hCG 测定。②B 超、X 线、CT 和磁共振的提示有意义。③组织的病理检查结果。

3. 绒癌的术前护理

(1) 一般护理:协助患者取舒适卧位,嘱患者注意休息,保证睡眠时间及质量。每日清洗外阴并更换内裤,保持外阴清洁。

(2) 心理护理:对患者做好环境、医护人员的介绍,减轻患者的陌生感。评估患者及家属对疾病的心理反应,部分患者对手术存在恐惧,不仅担心手术和麻醉带来的痛楚和不适,还担心手术能否将肿瘤彻底切除,还有一些患者害怕手术切除子宫和卵巢后出现性征改变或变成男性等,针对这种焦虑和恐惧,医生和护士应给予详细的术前咨询,保持亲切、关心的态度,而且充满信心,说明所做的一切都是为了切净肿瘤,力争取得良好效果,使患者感到医护所做的一切都是必要的,从而对医护更加信任,并主动配合。

(3) 治疗配合:手术治疗者按妇科腹腔镜手术前患者的护理常规实施护理。

(4) 疼痛的护理:观察患者腹胀、腹痛的程度和性质,了解有无诱因及伴发症状,协助患者选择舒适体位。在未明确诊断前不滥用止痛药,对诊断明确者遵医嘱给予止痛剂。

第 三 幕

术后患者安返病房，予吸氧、心电监护，固定引流管，遵医嘱予补液治疗。

次日晨间护理时责任护士发现患者神情疲惫，询问得知因为担心止痛药用多了成瘾，所以忍着疼痛，导致一晚上都没睡好，现在还是比较痛。护士告诉患者："吃药是不会成瘾的，而且疼痛会影响你的睡眠、情绪、食欲，严重降低你的生活质量，所以我们一定要把疼痛控制好，有质量地活着。"患者点点头，回答道："我听你的。"护士顿了顿，继续说道："既然疼痛来了，我们就一起面对它，我教你怎么根据自己的疼痛情况评分。还记得我告诉你 0 分表示不痛，10 分表示无法忍受的极度疼痛，1～3 分表示轻度疼痛，不影响睡眠，4～6 分表示中度疼痛，影响睡眠，7～9 分表示重度疼痛，睡眠严重受干扰。分数越高表示越痛。你觉得现在你的疼痛达到几分？"患者确定地说："6 分。"护士将患者情况和医生沟通后，遵医嘱使用止痛药后疼痛有所缓解。

术后 7 天，病理提示宫内物：见异型性明显的滋养细胞，宫颈纤维基层见浸润，符合绒毛膜癌。宫腔：绒毛膜癌，伴有坏死。拟二次手术行"腹腔镜下全子宫切除术＋双侧输卵管切除术"，术后血 hCG 逐渐下降，病理示宫体下段绒毛膜癌，伴大片坏死，肿瘤浸润肌壁全层至周围软组织，累及部分宫颈，可见脉管内瘤栓，双侧输卵管未见癌累。术后患者恢复良好，无发热等不适。

教师注意事项

本幕描述的是患者术后的护理、治疗及重点观察内容，引导学生学习绒癌的术后护理，掌握术后护理问题及处理措施，思索沟通技巧在护理中发挥的作用。

学习目标

1. 掌握绒癌的术后护理。
2. 了解疼痛护理中沟通技巧的应用。

提示用问题

1. 根据本幕描述信息，分析患者术后观察要点是什么？
2. 疼痛护理中责任护士应掌握哪些沟通技巧？

教师参考资料

1. 绒癌的术后护理

(1) 病情观察：术后注意患者生命体征，补充血容量。出现高热时可物理降温，改善环境温度。若体温仍不能下降至正常或手术后 3 天体温仍在 38℃以上，应积极寻找发热原因，一般提示患者已有感染存在，宜用广谱抗生素治疗。

(2) 转移症状护理：①阴道转移患者的护理：卧床休息，监测阴道出血量、生命体征并记录。严禁做不必要的检查和妇科窥阴器检查。做好急救准备工作，如配血备用、准备好抢救物品。如出现破溃大出血，立即报告医生，并准备消毒长纱条填塞阴道压迫止血，同时建立静脉通道，遵医嘱输血、输液，使用抗生素等。填塞阴道的纱条须在 24～48 h 内取出，取出后要继续观察阴道出血。②肺转移患者的护理：嘱患者卧床休息，呼吸困难者取半坐卧位，吸氧，监测生命体征并记录。遵医嘱给予镇静药及化疗药物，化疗药物一般吸入给药，效果好。如大量咯血，易窒息、休克，甚至死亡，应立即取头低侧卧位，轻击背部等，以利引流保持呼吸道通畅，并通知医生。做好急救准备。③脑转移患者的护理：监测生命体征、出入量、观察有无脑转移症状及电解质紊乱的表现，并记录。遵医嘱静脉输液、吸氧，用止血药及脱水药等。采取预防坠床、吸入性肺炎、压疮等并发症的护理措施。做好 hCG 测定、腰穿、CT 等检查的配合工作。对昏迷、偏瘫的患者提供相应的护理。

2. 疼痛护理中沟通技巧的应用

(1) 语言沟通：①针对性语言沟通：用通俗易懂的语言与患者进行交流；要耐心解释，正确引导。②开放式沟通提问：通过密切观察患者的生命体征，对患者的身体状况进行评估，采取恰当的护理措施。交流时可以运用开放式提问方法，了解患者的服务需求，如“您今天感觉怎样”等，让患者感受到护理人员的真诚，强化沟通效果，减少纠纷、矛盾。③沟通时语调柔和，语速适中。

(2) 非语言沟通：①微笑服务，能够缩短护患距离，消除护患沟通之间的障碍；②关爱的眼神，给予患者鼓励与爱护；③认真倾听，患者对疼痛的倾诉是维持心理平衡、减轻心理压力及病痛的一种手段；④恰当的肢体语言，护士在沟通中恰当地运用肢体语言可增强患者对护士的信任感，有助于语言表达。

(3) 创新沟通手段：如黑板报、宣传栏、微信、QQ 群、疼痛患者教育宣传手册等均可以增进患者对疼痛知识的了解。

第 四 幕

术后 2 周予更生霉素 0.4 mg+5-氟尿嘧啶 1.75 g 静脉化疗 7 天，化疗后 10 天出现化疗后骨髓抑制 3 度，查白细胞在 2.0×10^9/L，血红蛋白 78 g/L，血小板 48×10^9/mL，入院遵医嘱使用重组人粒细胞刺激因子。责任护士告诉患者：“您现在的抵抗力有些差，身体非常容易出现感染，我们需要将您安置在单人房间。”患者低着头回答：“好吧。”护士接着又向患者及家属讲解了一些注意事项，如保持口腔、皮肤清洁，注意饮食卫生，对饮水，还特地强调因为血小板有些低，容易出血，要小心磕碰，大便不能用力等。患者虽然情绪低落，但也听得仔细。用药 6 天后，患者白细胞升至 4.5×10^9/L，血小板升至 61×10^9/L，当护士把结果告诉患者时，患者露出灿烂的笑容说：“终于不用关在笼子里啦。”

医生查看患者一般情况良好，顺利出院，责任护士为其讲解了出院注意事项，患者及家属满意离开。

教师注意事项

本幕主要讲述的是患者在积极接受治疗后，术后病情逐步稳定之后出院时的情况。教师在本幕中主要做的是引导学生了解绒癌的分期，关注患者的日常护理及观察要点中重点

 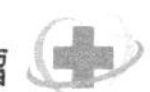

需要观察的项目。引导学生学习如何解答家属的问题，掌握出院宣教相关内容。

学习目标

1. 掌握化疗药物的常见不良反应及护理。
2. 掌握绒癌的出院健康宣教。

提示用问题

1. 患者在化疗中可能会发生哪些不良反应？
2. 患者化疗后出现骨髓抑制、情绪低落，作为护士应如何对其进行护理？
3. 患者出院后需要注意些什么？

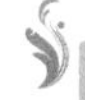

教师参考资料

1. 化疗药物常见的不良反应及护理措施

(1) 造血系统反应：①白细胞减少：密切观察生命体征，定期检查血常规，保持环境清洁；嘱患者注意口腔卫生，增加蛋白质、维生素类食物摄入，保持外阴清洁；遵循无菌操作原则，必要时使用抗生素和升白细胞药。②血小板减少：限制活动，有出血倾向的患者要绝对卧床休息，使用软毛牙刷或用盐水和硼酸水漱口，避免出现便秘，必要时输注血小板。

(2) 消化道反应：①恶心、呕吐：化疗后进食清淡易消化的食物，少量多餐，遵医嘱使用镇静、止吐药物，同时应记录呕吐量。②口腔溃疡：应保持口腔卫生，进食前后可用消毒液漱口，饮食宜清淡，疼痛难以进食时也可用消毒液漱口。③腹泻：出现腹泻应详细记录大便次数、性质和量，做大便检查。急性患者应禁食。必要时静脉补充水分、电解质，怀疑假膜性肠炎的患者，应做床边隔离。

(3) 药物中毒性肝炎：表现为血清转氨酶升高、肝区疼痛、黄疸等。定期监测肝功能，停药后可恢复正常。

(4) 泌尿功能损伤：主要为膀胱炎表现，如尿频、尿急、血尿等。定期监测尿常规，鼓励患者多饮水。

(5) 皮疹、脱发：表现为皮肤干燥、皮炎、头发脱落等。避免使用刺激性洗发水，洗发后避免用高温的吹风机吹头发，避免烫发和染发。脱发期间可以戴假发、帽子、头巾等来保护头皮。

2. 化疗患者的心理护理

(1) 安排舒适、清洁的病房，室内光线要柔和，减少不良刺激，避免与其他焦虑患者同住。

(2) 经常巡视病房，解决患者生活需要，耐心解答患者的提问，建立良好的护患关系。

(3) 与患者及家属讲解疾病相关知识、治疗、护理方案，以取得理解和合作。向患者介绍所用药物及可能出现的毒副反应及可采取的应对措施，让其有安全感。

(4) 安排访问已康复的患者，增加患者治愈的信心。

3. 出院健康宣教

(1) 随访：出院后严密随访，出院后 3 个月第一次随访，后每 6 个月 1 次直至第 3 年，此后每年 1 次直至第 5 年，此后每 2 年 1 次。随访内容包括 hCG，观察有无异常阴道流血、咳嗽、咯血及其他转移灶症状，并做妇科检查、盆腔检查、肿瘤标志物检查、影像学检查等。随访期间应严格避孕。

（2）饮食：鼓励患者进高蛋白、高维生素易消化饮食，以增强机体抵抗力。

（3）休息：术后应注意劳逸结合，忌长期卧床和过早体力劳动。

（4）预防感染：保持外阴清洁，及时更换内衣裤及卫生护垫。

（5）注意事项：如出现阴道出血多（同月经量）、腹痛、发热或伤口红肿、疼痛，请立即就诊。

参考文献

[1] 中国抗癌协会妇科肿瘤专业委员会. 妊娠滋养细胞疾病诊断与治疗指南（2021 年版）[J]. 中国癌症杂志，2021，31(6)：520-532.

[2] 王丽娟，林海雪，林仲秋.《2021 NCCN 妊娠滋养细胞肿瘤临床实践指南（第 2 版）》解读[J]. 中国实用妇科与产科杂志，2021，37(5)：564-569.

[3] 余慧，王伟红，熊莉莉，等. 40 岁以上妊娠滋养细胞肿瘤患者的临床特征及预后分析[J]. 现代妇产科进展，2021，30(7)：488-492.

第二十五节　外　阴　癌

教案摘要

患者，62 岁，已绝经 12 年。5 个月前自觉外阴疼痛，有约 2 cm 的外阴肿物，医生拟将患者收治入院，经检查后拟行静脉麻醉下外阴活组织检查，确诊外阴恶性肿瘤后完善术前准备，在全麻下行“外阴癌根治术”。术后在医护人员的治疗护理及康复指导下，患者情况良好，予出院。

通过本幕，学生可以学习外阴癌疾病的相关知识，包括病理生理、诊断治疗、护理以及康复，从而思考外阴癌疾病的预防及健康促进策略；通过对外阴癌患者全程、动态的健康照护，实现以患者为中心的整体护理。

关键词

外阴恶性肿瘤（Malignant tumor of the vulva）；外阴癌（Carcinoma of vulvar）；根治术（Radical operation）；围手术期护理（Perioperative nursing）

主要学习目标

1. 掌握外阴癌的临床表现。
2. 掌握外阴癌的围手术期护理。

3. 掌握外阴癌的出院指导。

次要教学目标

1. 了解外阴癌的病因。
2. 了解外阴癌的诊断。
3. 了解外阴癌的治疗方法。

第　一　幕

患者，女，62岁，已婚已育，1-0-0-1，36年前因"妊高症"行剖宫产术终止妊娠。平时月经周期规则，已绝经12年，绝经后无异常阴道流血流液。患者5个月前突然感觉外阴疼痛，外阴肿物约2 cm，偶有破溃，少量鲜红色出血，想着大概内裤不够宽松透气，更换了之后再加上用药有所缓解，1个月前自觉瘙痒加剧，用各种清洁剂烫洗内衣内裤，买激素类的药膏涂抹，仍不见缓解，遂来院就诊，查体发现：小阴唇尿道口可见一新生物（约3 cm×4 cm），活动度可，为进一步治疗，门诊拟"外阴肿物"收治入院。

教师注意事项

本幕描述患者因外阴疼痛无缓解来院就诊及收治入院的场景。根据本幕中患者存在的具有特征性的临床表现，引导学生学习外阴癌的定义、病因、临床表现，了解疾病的诊断方法。

学习目标

1. 掌握外阴癌的临床表现。
2. 了解外阴癌的病因。
3. 了解外阴癌的诊断。

提示用问题

1. 根据本幕信息，患者最可能发生了什么疾病？
2. 需要做哪些检查确诊？
3. 该疾病可能会出现哪些临床症状？
4. 你认为是什么原因导致疾病的发生？

教师参考事项

1. 外阴瘙痒的常见原因

(1) 分泌物的刺激：这是外阴瘙痒最常见的原因，多见于年轻患者。因为感染滴虫、真菌等致病菌，引起阴道炎等生殖道炎症，导致白带增多，再加上尿液、粪便等分泌物的刺激，导致出现外阴瘙痒的症状。

(2) 全身性疾病：糖尿病、过敏反应等全身性疾病，也有可能造成外阴瘙痒的症状。

(3) 外阴寄生虫病：如阴虱、疥螨的感染。

(4) 外阴各种疾病：包括外阴良性病变(如外阴湿疹、外阴癣、外阴神经皮炎、外阴尖锐湿疣、外阴白斑等)或外阴的恶性病变(外阴癌)。

(5) 其他：对于已经绝经的女性，有时也会出现外阴瘙痒。当排除上述情况后，可能是由于体内雌激素低下所引起的外阴及阴道瘙痒。

2. 外阴癌的临床表现

(1) 不易治愈的外阴皮肤瘙痒是其主要临床表现。

(2) 肿瘤累及尿道(口)、肛门和直肠，可出现尿频、尿急、尿痛、血尿、便秘、便血等症状。

(3) 肿瘤合并感染或晚期癌可出现疼痛、渗液、出血。

(4) 外阴病灶位于大阴唇最为多见，其次是小阴唇、阴蒂、会阴、尿道口、肛门周围等，形态不同，如丘疹或斑块、结节、菜花、溃疡等。

3. 外阴癌的确诊方法

组织病理学检查是诊断外阴恶性肿瘤的金标准。

(1) 术前确诊：对有多年外阴瘙痒史并伴有外阴白斑或经久不愈的糜烂、外阴结节、乳头状瘤、尖锐湿疣及溃疡等可疑病变，应及时取活体组织行组织病理学检查。必要时在阴道镜指导下行病变部位活检。肿瘤直径>2 cm 的外阴癌可直接在肿瘤部位钳夹取活检。对肿瘤直径≤2 cm的早期外阴恶性肿瘤可在局部麻醉下行肿物完整切除活检，包括肿瘤、肿瘤周围皮肤和皮下组织，或采用 Keyes 活检器，经连续病理学切片检查，准确评价肿瘤的浸润深度，以指导早期外阴恶性肿瘤的个体化治疗。

(2) 术后病理学诊断：病理学报告需包括肿瘤的病理学类型、组织分级、浸润深度、有无淋巴脉管间隙浸润(Lymphovascular space invasion，LVSI)、手术切缘和肿瘤基底切缘有无病灶、手术切缘和肿瘤基底切缘与肿瘤边缘的距离、淋巴结转移的部位和数目及是否扩散到包膜外等，以明确肿瘤分期，并指导术后辅助治疗。

4. 外阴癌的辅助检查

(1) 常规检查：血、尿、粪常规检查，此外，还需检查肝、肾功能和血清肿瘤标志物(如鳞癌需检查鳞状上皮细胞癌抗原，腺癌需检查癌胚抗原、糖类抗原 19-9)等指标。

(2) 影像学检查：常规行胸部 X 线/CT 检查排除肺转移；晚期肿瘤需行外阴、腹股沟区和盆腔增强 CT、MRI 或 PET/CT 等影像学检查。

(3) HPV 检测及细胞学检查：外阴 HPV 阴性者多为单一病灶或为大、小阴唇表面溃疡，HPV 阳性者常为多点病灶或同时存在宫颈肿瘤。HPV 阳性者时需进行宫颈 HPV 和细胞学检查，有助于发现宫颈、阴道同时存在的病灶。

(4) 超声引导下细针穿刺活检：该检查是诊断腹股沟淋巴结转移的方法，诊断的灵敏度为 77%～93%。

(5) 其他：晚期外阴癌患者，应行膀胱镜和(或)直肠镜检查，了解尿道、膀胱和直肠黏膜侵犯情况。

5. 外阴癌的发病因素

(1) 人乳头瘤病毒(Human papilloma virus，HPV)感染。

(2) 非 HPV 感染相关病变，如外阴硬化性苔藓、分化型外阴鳞状上皮内瘤变等。

第二幕

入院后，责任护士携患者至床边，热情向其进行入科宣教，并告知住院注意事项。

B超提示：左侧腹股沟部分淋巴结构异常。外阴活组织检查显示：中-高分化鳞状细胞癌。医生向患者及其家属告知检查结果，建议患者手术治疗。

患者点点头，眉头紧锁，一边走一边反复念叨："哎，早知道是这个坏东西，我就应该早点来的，现在好了，要开刀了，怎么办啊？以后会不会影响我的大小便啊？"越说越急，不禁潸然泪下，责任护士巡视病房时了解患者的情况，拍拍她的肩膀，安慰道："别担心，在医院我们一起面对，你不是一个人在战斗，我们一起把坏东西消灭掉。"患者擦擦眼泪，点了点头，说："你说得对，我不能先垮了，让坏东西得逞！"接下来，患者积极配合地进行了术前相关准备，对于手术过程及注意事项都已了如指掌，5天后进行了择期手术治疗。

教师注意事项

本幕通过查体、超声、外阴活检等一系列检查，确诊患者为"外阴鳞状细胞癌"。手术治疗是最根本的治疗方法。但对于术后外阴的缺失，患者表现出担心和焦虑，学习时应注意患者的心理干预。本幕要引导学生学习外阴癌手术治疗的重要性及术前准备，包括心理干预的方法等。

学习目标

1. 掌握外阴癌患者术前护理要点。
2. 了解外阴癌的治疗方法。

提示用问题

1. 结合患者的疾病特点，目前最适合她的首选治疗方案是什么？
2. 患者可能会存在的心理问题，责任护士该如何进行干预？
3. 患者术前应做好哪些准备？

教师参考资料

1. 外阴癌的治疗方法

外阴癌的治疗以手术治疗为主。早期外阴癌推荐个体化手术治疗，而局部晚期（或）晚期外阴癌则推荐手术＋放疗＋化疗的综合治疗。包括外科手术治疗、放射治疗、化学药物治疗。

（1）手术治疗：手术前需明确病理学类型。肿瘤直径≤2 cm的患者需明确浸润深度以确定是否行腹股沟淋巴结切除术。手术范围包括外阴肿瘤切除和腹股沟淋巴结切除，必要时切除增大的盆腔淋巴结。

（2）放射治疗：外阴癌单纯放疗的效果较差，局部复发率高。对于局部晚期的外阴癌，放化疗联合手术的综合治疗可以降低超广泛手术的创伤和改善外阴癌患者的预后。主要采取调强适形放疗(Intensity-modulated radiotherapy, IMRT)技术。

(3) 化学药物治疗：可作为较晚期或复发癌的综合治疗手段。

2. 外阴癌的手术治疗

(1) 外阴手术：①根治性外阴切除术：包括根治性全外阴切除术及根治性部分外阴切除术，适用于外阴癌ⅠB～Ⅲ期，目前，根治性部分外阴切除术已成为外阴癌外阴切除术的最基本术式。②单纯部分外阴切除术：适用于外阴癌前病变、ⅠA 期患者，皮肤切缘离肿瘤病灶边缘的宽度至少 1 cm，切除深度比较表浅，超过皮下 1 cm 即可。对术后病理检查报告显示手术切缘阳性的患者，可以再次行手术切除，也可以直接补充放疗。③手术切缘：手术切缘状态是外阴癌复发的重要预测因素。初次手术必须达到足够的大体手术切缘(至少 1 cm)，以保证镜下 8 mm 以上的安全切缘。初次手术时切缘靠近浸润癌者可密切随访。切缘阳性考虑再次手术切除，也可辅助行局部放疗。当切缘阳性累及尿道、肛门或阴道时，切除过多组织可能会导致较多的并发症和功能障碍，建议选择辅助放疗。另外，切缘阳性或切缘邻近病灶是否选择再次手术需考虑淋巴结状态，当合并腹股沟淋巴结转移时，术后已有需要补充外照射放疗±同期化疗的明确指征，不宜选择再次手术。

(2) 腹股沟淋巴结切除术：①外阴癌除ⅠA 期外，其他采用手术治疗的各期患者均需要行腹股沟淋巴结切除。分为腹股沟浅淋巴结切除术和深淋巴结切除术。推荐采用独立分开的腹股沟横直线切口。单侧外阴癌可考虑只切除同侧腹股沟淋巴结，中线部位肿瘤及患侧腹股沟淋巴结阳性需切除对侧腹股沟淋巴结。②腹股沟前哨淋巴结活检术：外阴肿瘤＜4 cm 的单灶性病变、临床无腹股沟淋巴结转移证据的患者可以采用前哨淋巴结活检术。前哨淋巴结阴性，则不需再切除剩余的淋巴结；肿瘤累及中线时，必须进行双侧前哨淋巴结切除。如果仅在一侧检出前哨淋巴结阳性，对侧也应进行腹股沟淋巴结切除或放疗。③腹股沟淋巴结活检术：若腹股沟区出现明显肿大的淋巴结，可用细针抽吸细胞学检查或切除肿大的淋巴结送病理学检查以明确其性质。如没有融合、可活动的淋巴结可以完整切除；已经融合固定的淋巴结可只行部分组织切除术。病理学检查明确淋巴结转移后可予以放化疗。④腹股沟淋巴结穿刺活检术：对于已经固定的腹股沟病灶或患者体质不能耐受腹股沟肿大的淋巴结切除者，可取活体组织进行病理学检查，明确为阳性后予以放化疗。

3. 外阴癌的术前护理

(1) 心理护理：患者不仅需直面生理疼痛，女性特征外表的变化也会使她们感到焦虑。为此，我们应加强与患者的沟通交流，为患者讲解外阴癌相关知识，针对患者存在的问题给予耐心解释，做好患者的术前指导，包括手术过程及注意事项，使患者积极面对，配合治疗。此外，还应注意家庭及社会支持的重要性，向家属讲解疾病相关知识，获得其理解与支持，邀请同病种患者现身说法，消除患者恐惧焦虑的负性情绪，帮助患者树立信心。

(2) 术前准备：①遵医嘱完善术前各项检查。②皮肤准备：术前 1 日需做好个人卫生，如洗澡、修剪指甲等，备皮时去除自剑突下至大腿上 1/3 处及会阴部，两侧至腋中线范围内的所有汗毛和阴毛，用碘伏棉签擦净脐内污垢，注意动作轻柔，清洁完毕后用 75%酒精消毒。③肠道准备：在术前 3 天，使用高锰酸钾按照 1∶5 000 的稀释液坐浴，一日 2 次。术前 3 天，为患者选择半流质饮食并且服用肠道抗生素，手术前 1 日口服聚乙二醇电解质进行导泄，保证患者排便次数大于 5 次，必要时可行灌肠。④术前训练：a. 指导患者练习有效咳嗽、深呼吸，促进排痰，减少肺部并发症发生；b. 练习床上翻身、排便等；c. 特殊体位的训练，如截石位、外展屈膝位；d. 术前晚必要时口服镇静药物，保证患者有充足的睡眠。

第三幕

患者术后安返病房，责任护士妥善安置并进行术后评估，包括伤口和引流管情况、肢体末端血液循环情况等，并予以记录。

术后第 1 天，责任护士巡视病房时，发现患者平卧在床，原来是因担心导管移位影响伤口恢复，不敢动弹，责任护士为患者及家属进行解释，告知早期活动的重要性，并协助患者翻身活动，消除其顾虑。术后第 4 天，患者无发热、无腹痛，肛门已排气，无不适主诉，查看手术穿刺处无红肿，切缘无渗血，24 h 腹腔负压引流量(右)155 mL，(左)154 mL，畅，色红，持续导尿畅，色清。术后 7 天，患者无特殊不适，予拔除伤口引流管及尿管。患者切口无渗血、渗液，愈合良好。术后 12 天，经悉心照料，患者恢复良好，予出院，患者担心回去后自己无法护理好伤口，也担心会影响生活质量，责任护士对患者进行了针对性的健康宣教，安抚了她的情绪，患者这才安心。

教师注意事项

本幕讲的是患者术后病情观察、伤口护理及康复过程的情况，术后严密的病情观察和护理是确保患者疾病恢复的必要条件。教师应引导学生学习如何做好病情观察及早期康复锻炼，并及时反馈患者的情况，学习如何正确为患者提供专业的出院指导，使患者快速康复并早日恢复正常的生活。

学习目标

1. 掌握外阴癌术后的护理要点。
2. 掌握外阴癌的出院指导。

提示用问题

1. 患者进行外阴癌根治术后，责任护士的病情观察和护理应侧重哪些方面？
2. 若患者伤口未引流出液体，可能是发生了什么情况？
3. 患者术后可以采取哪些措施促进伤口愈合？
4. 该如何指导患者正确随访，预防疾病的复发？

教师参考资料

1. 外阴癌根治术的术后护理

(1) 监测生命体征的变化：术后密切观察生命体征变化，术后取平卧外展屈膝位，腘窝垫软垫。在术后第 2 日，保持患者的屈膝半坐卧位，嘱咐患者双腿不可过分外展，降低切口张力。充分止痛，根据患者疼痛评分对症处理。

(2) 导管护理：①确保导管通畅，标识清晰，妥善固定，翻身时注意避免管路脱出；②观察引流液的色、质、量，嘱患者多饮水；③严格无菌操作，每日行会阴护理，每次大小便后注意会阴部的清洁;④外阴癌患者腹股沟淋巴结切除术后应持续引流至引流量小于 30～50 mL/天,伤口与皮肤紧贴,手指按压伤口周围皮肤无空虚感时,可考虑拔除引流管。导尿管通常在术后 5～7 天内拔除,拔尿管前应训练膀胱功能,拔除导尿管后督促患者自行排尿。

(3) 会阴伤口护理:观察伤口有无渗血,皮肤有无红、肿、热、痛,术后需加压包扎好切口,避免渗血和皮下无效腔。包扎时注意在髂骨、耻骨、骶骨等骨突位置垫上棉垫,避免出现压力性损伤。观察下肢血液状况,避免产生血液循环障碍问题。术后 2～3 天,需要减除加压包扎,并且每天进行 1～2 次换药,术后 2 天开始即可用红外线照射会阴部及腹股沟伤口,促进伤口愈合。

(4) 饮食护理:术后 2 h 清醒时进少量水,术后 1～5 天,根据患者情况采用流质或半流质的饮食。术后指导其食用高纤维素食物,避免增加腹压,必要时使用缓泻剂,保持大便通畅。

(5) 并发症的预防:每日按摩患者双下肢,鼓励患者做屈伸动作,观察下肢血运以及淋巴回流的状况,患者在感到舒适的同时还能预防血栓。

(6) 功能锻炼及康复指导:术后早期进行功能锻炼,让患者进行双腿的练习,加强外阴肌肉锻炼,并且保证动作轻柔,减小活动范围。避免因伤口出现瘢痕或挛缩,致使阴道口狭窄。

2. 外阴癌根治术患者出院宣教

(1) 复查时间:第 1 年每 1～2 个月 1 次;第 2 年每 3 个月 1 次;每 3～4 年每半年 1 次,第 5 年及以后每年 1 次。如出现伤口渗血、渗液、发热等不适,随时就诊。可行子宫颈/阴道细胞学筛查(可包括 HPV 检测)以早期发现下生殖道上皮内病变。若有疑似复发的症状或体征,需行影像学检查及实验室检查(血常规、血尿素氮、肌酐)。

(2) 复查内容包括治疗的效果、不良反应及有无肿瘤复发的征象等。

(3) 因外阴癌根治术手术创面大,往往需数月伤口才能愈合,可多食高蛋白质、低脂肪的饮食促进伤口愈合。

(4) 告知患者术后 2 个月内禁止性生活、盆浴。

(5) 指导患者保持心情舒畅,告知家属应给予患者心理支持,帮助患者树立正确的人生态度,促进身心全面康复。

3. 外阴癌的预防对策

(1) 加强卫生宣传,养成良好习惯,内裤和卫生用品要干净舒适,保持外阴清洁,尤其处于月经期时。

(2) 预防感染,不滥用药物,如发现外阴有肿块、瘙痒、白斑等不适及时就诊。

(3) 定期随访,早期发现疾病的复发迹象,及时干预。

(4) 注意饮食,多吃蔬菜和水果,增强自身抵抗力和免疫力。

参考文献

[1] 中国抗癌协会妇科肿瘤专业委员会. 外阴恶性肿瘤诊断和治疗指南(2021 年版)[J]. 中国癌症杂志,2021,31(6):533-545.

[2] 谢玲玲,林荣春,林仲秋.《2021.2 NCCN 外阴鳞癌临床实践指南》解读[J]. 中国实用妇科与产科杂志,2020,36(3):1172-1176.

[3] 李静然，隋龙，吴瑞芳，等. 外阴鳞状上皮内病变诊治专家共识[J]. 中国妇产科临床杂志，2020，21(4)：441-445.

[4] 黎敏贞，黄婷婷. 外阴癌根治术患者的综合围手术期护理[J]. 中西医结合心血管病电子杂志，2020，8(32)：121，123.

[5] 谢幸，孔北华，段涛. 妇产科学[M]. 9 版. 北京：人民卫生出版社，2018.

[6] 安力彬，陆虹. 妇产科护理学[M]. 6 版. 北京：人民卫生出版社，2017.

第五章 泌尿和男性生殖系统恶性肿瘤

第二十六节 肾 癌

教案摘要

老李，男，59 岁，2 年前出现右腰胀痛，伴随血尿，当时诊断为输尿管结石，手术治疗后痊愈。2 个月前出现无痛性全程肉眼血尿，偶有腰部胀痛，最近 1 周血尿越来越频繁，疼痛阵发性加剧，未向其他部位放射，为求进一步治疗来院就诊。通过询问、体格检查等，患者确诊为早期肾癌，建议老李住院手术治疗。经过完善的术前准备，老李在腹腔镜下行"肾癌根治术"，术后在医护人员的精心照护及康复指导下，老李如期康复，顺利出院。通过本教案，学生可以学习肾癌流行病学相关知识、诊断治疗、护理以及健康促进，从而思考该疾病的预防及健康促进策略；通过对肾癌患者全程、动态的健康照护问题的评估和分析，进行连续性照护，从而实现以患者为中心的整体护理。

关键词

肾细胞癌（Renal cell carcinoma）；以患者为中心（Patient-centered）；围手术期护理（Perioperative nursing）；健康促进（Health promotion）

主要学习目标

1. 掌握肾癌的定义及临床表现。
2. 掌握肾癌的术前护理要点。
3. 掌握肾癌的术后护理要点。
4. 掌握肾癌的健康指导。
5. 熟悉肾癌的治疗原则。
6. 熟悉肾癌的临床分期。

次要学习目标

1. 了解肾癌的鉴别诊断。

2. 了解肾癌的相关辅助检查。
3. 了解肾癌的流行病学特点。
4. 了解肾癌的病因。
5. 了解肾癌的病理及分型。
6. 了解肾癌的预后情况。

第一幕

老李，男，59 岁，2 年前出现右腰胀痛，偶有小便发红，诊断为输尿管结石，经输尿管镜激光碎石术后康复出院。近 2 个月老李再次发现小便发红，不同于上次的是这次疼痛症状不明显，偶有右腰部隐痛，老李只当是结石复发，自行吃了一段时间排石冲剂。最近 1 周血尿越来越频繁，疼痛阵发性加剧，未向其他部位放射，老李心里有点慌了，赶紧去了门诊。门诊预检台的护士详细询问了老李的病情后进行了预检分诊，告知其应该去泌尿外科就诊。门诊医生详细地询问了病史后为其做了体格检查，然后安排他进行血常规、尿常规、B 超等检查。查体：T：37.3℃，P：78 次/分，R：20 次/分，BP：136/80 mmHg，精神可，腹软无压痛，叩击右肾区叩击痛。实验室检查提示：RBC 4.8×10^{12}/L、WBC 5.13×10^{9}/L、Hb 96 g/L；尿常规示：隐血 3＋；生化示：钠 124 mmol/L，肌酐 90 umol/L；血沉 25 mm/h。B 超及腹部 CT 均提示：右肾上极实质性占位(51 mm×42 mm)。既往无高血压、糖尿病及过敏史。门诊医生将其收治入院。

问题导引

1. 请分析本幕给出的有助于疾病诊断的信息。
2. 你从这些信息中能得到哪些诊断？
3. 还需要做哪些辅助检查？

教师注意事项

本幕描述的是肾癌患者就诊的情形。门诊的护士应学会对疾病的预检分诊，血尿、腰痛的鉴别疾病有很多，如：肾囊肿、肾错构瘤、肾脏淋巴瘤、肾脏黄色肉芽肿、肾结石等。因此，在询问病史时应仔细询问患者患病的经过、生活及工作习惯、伴随症状、既往史等。本例中的老李是有泌尿系统结石病史的血尿患者，最近出现肉眼可见的全程无痛性血尿，右腰部隐痛。教师应引导学生学习掌握肾癌的定义、临床表现，了解鉴别诊断及相关检查和病理。

学习目标

1. 掌握肾癌的定义。
2. 掌握肾癌的临床表现。
3. 熟悉肾癌的临床分期。
4. 了解肾癌的鉴别诊断。

5. 了解肾癌的相关辅助检查。

6. 了解肾癌的病理及分型。

提示用问题

1. 肾癌的定义是什么?

2. 肾癌的临床表现有哪些?

3. 临床肾癌如何分期?

4. 患者的症状有几种可能的鉴别诊断?

5. 你认为以上的信息可以确诊了吗?还需要做哪些辅助检查?

6. 肾癌的病理是什么?

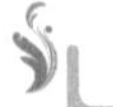

教师参考资料

1. 肾癌的定义

肾癌是源于肾实质泌尿小管上皮系统的恶性肿瘤,全称为肾细胞癌,又称肾腺癌,简称肾癌。包括起源于泌尿小管不同部位的各种肾细胞癌亚型,但不包括来源于肾间质的肿瘤和肾盂肿瘤。

2. 肾癌的临床表现

肾癌的表现可以多种多样,肾癌典型的“三联征”表现为血尿、腰痛和肿块。当肾癌侵犯至肾盂则有血尿;疼痛主要因肾癌肿块增大,充胀肾包膜引起,常为钝痛,肾癌侵犯周围脏器和腰肌所造成的疼痛相对较重并呈持续性,如血块堵塞输尿管,则为绞痛。一般肿块表面光滑、质硬,无压痛。如可触及,则说明肾癌已达相当大的体积。多数患者只有其中的 1～2 个病症,三症俱全者少见,占 10%左右。全身症状:约有 1/3 患者伴有全身症状(即肾癌的肾外表现),如发热、高血压、血沉快、贫血、肝功能异常、免疫系统改变、激素水平改变、尿多胺升高、血癌胚抗原升高、精索静脉曲张等,这些全身症状不仅可作为发现肾癌的线索,也是影响预后的重要因素。

3. 肾癌的临床分期

Ⅰ期:病变限于肾实质内。

Ⅱ期:病变浸润肾周围组织,但局限于肾筋膜囊内。

Ⅲ期:肾静脉有血栓或有区域淋巴结转移。

Ⅳ期:累及邻近器官或远处转移。

4. 肾癌的鉴别诊断

(1) 肾囊肿:典型的肾囊肿在影像学上很容易与肾癌相鉴别。但当囊肿内有出血或感染时,往往轻易被误诊为肿瘤。

(2) 肾错构瘤:又称肾血管平滑肌脂肪瘤。是一种较为常见的肾脏良性肿瘤,在 B 超和 CT 图像上都有特征性表现,临床上可轻易与肾癌鉴别。典型的错构瘤内由于有脂肪成分存在,B 超示肿块内有中强回声区,CT 示肿块内有 CT 值为负值的区域,增强扫描后仍为负值。

(3) 肾脏淋巴瘤:肾脏淋巴瘤少见但并不罕见,肾脏淋巴瘤在影像学上缺乏特点,呈多发结节状或弥漫性湿润肾脏,使肾脏外形增大,腹膜后淋巴结多受累。

(4) 肾脏黄色肉芽肿:是一种少见的严重慢性肾实质感染的特殊类型。形态学上有两

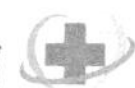

种表现：一种为弥漫性，肾脏体积增大，形态失常，内部结构紊乱，不容易与肿瘤混淆；另一种为局灶性，肾脏出现局限性实质性结节状回声，缺乏特异性，有时与肿瘤难以鉴别。但这部分患者一般都具有感染的症状，肾区可及触痛性包块，尿中有大量白细胞或脓细胞。只要仔细观察，鉴别诊断并不困难。

(5) 肾结石：肾及输尿管结石血尿常伴疼痛，但个别也可无痛，X线、B超检查可发现结石。

(6) 肾结核：肾结核以血尿为主要表现，伴有明显的膀胱刺激症状，易误诊为泌尿系统感染。但如患者经过积极抗炎治疗后，仍然有尿频、排尿不适感或尿沉渣异常，应高度重视有无肾结核，仔细检查是否有肺结核或盆腔结核的存在，同时做皮肤OT试验、血结核抗体检查、尿沉渣涂片找抗酸杆菌和结核培养，如为阳性，应诊断为肾结核。

5. 肾癌的辅助检查

(1) 超声检查(B超)：是最简便无创伤的检查方法，可作为常规体检的一部分。肾脏内超过1 cm肿块即可被超声扫描所发现，重要的是鉴别肿块是不是肾癌。肾癌为实性肿块，由于其内部可能有出血、坏死、囊性变，因此回声不均匀，一般为低回声。

(2) X线平片：可以见到肾外形增大，轮廓改变，偶有肿瘤钙化，在肿瘤内局限的或广泛的絮状影，亦可在肿瘤周围成为钙化线、壳状，年轻人肾癌多见。

(3) 静脉尿路造影：是常规检查方法，由于不能显示尚未引起肾盂、肾盏变形的肿瘤，以及不易区别肿瘤是否为肾癌。肾血管平滑肌脂肪瘤，肾囊肿，所以其重要性下降，必须同时进行超声或CT检查进一步鉴别。但静脉尿路造影可以了解双侧肾脏的功能以及肾盂、肾盏、输尿管和膀胱的情况，对诊断有重要的参考价值。

(4) 肾动脉造影：可发现泌尿系统造影未变形的肿瘤，肾癌表现有新生血管，动静脉瘘，造影剂池样聚集(Pooling)包膜血管增多。血管造影变异大，有时肾癌可不显影，如肿瘤坏死、囊性变、动脉栓塞等。肾动脉造影必要时可向肾动脉内注入肾上腺素、正常血管收缩而肿瘤血管无反应。

(5) MRI检查：是比较理想的肾脏检查。可查明肾癌侵犯范围、周围组织包膜，尤其是肾癌出现肾静脉、下腔静脉内癌栓和淋巴结转移。

(6) CT扫描：对肾癌诊断有重要作用，能显示肿瘤部位、大小、邻近器官有无受累，是目前诊断肾癌最可靠的影像学方法。还可鉴别肾内其他病变，如血管平滑肌脂肪瘤和肾囊肿。在肿瘤较小或难以鉴别时，应做肾血管造影检查，可显示肿瘤内有无病理性新生血管、动静脉瘘、造影剂池样聚集与包膜血管增多等。早发现和及时的治疗对患者恢复健康非常有帮助的。

6. 肾癌的病理

肾癌源于肾小管上皮细胞，外有包膜，切面呈亮黄色，如瘤体伴有出血则呈红色、棕色或褐色，常有囊性变及中心坏死，如有钙化，状如皮革。显微镜下所见常有两种类型，一种为透明细胞癌，癌肿主要由大的多角形细胞组成，胞浆含有较多的胆固醇，由于在切片过程中胆固醇被溶解，因此细胞在镜下呈透明状，这类癌细胞分化较好；另一类为颗粒细胞癌，细胞较小，胞浆内含有嗜酸性颗粒，此类细胞分化程度差，恶性程度也较高。

第二幕

经过各项实验室检查及影像学检查，考虑诊断为“肾癌”。医生向老李及其家属告知了诊断结果：“老李啊，这次检查出来的结果不太好，可能是肾癌，你要住院手术治疗了。”老李听后情绪非常激动，他说：“怎么会这样？我还以为只是个小结石而已，没想到竟然是肾癌！我怎么会得这个毛病？这可如何是好，唉……”门诊护士注意到了老李的沮丧，她耐心地疏导老李。老李听后表示很感谢，一定积极配合医生的检查及治疗。

当天老李就住进了泌尿外科。在完善了各项术前检查后，医生告知老李要行腹腔镜下“肾癌根治术”。老李和家属商量后，最终决定接受手术治疗。

手术前一晚，责任护士小王在巡房的时候发现老李情绪低落，就问道：“老李，你怎么啦，怎么这么愁眉苦脸的，有什么事和我说说吧？”老李对小王说：“我是家里的顶梁柱，如果手术做得不好，没办法工作，以后怎么养家啊？钱搭进去也就算了，命要是没了那就全完了，腹腔镜手术可靠不，医生技术怎么样，我都愁死了……”小王听后耐心向老李讲解了有关手术的知识，并对其进行了心理疏导。傍晚，手术室的护士对老李进行了术前访视，老李仍然不断询问有关手术的事情。晚上，夜班护士小张查房时，看到老李在病床上辗转反侧，难以入睡。护士小张上前询问，“老李，你怎么还不睡啊？明天就要手术了。”老李说：“我从来没开过刀，心里就怕有个三长两短的。”经过护士再次耐心疏导，老李放下了心中的负担，渐渐入睡了。

问题导引

1. 结合第一幕及第二幕，思考肾癌有哪些流行病学特点？
2. 目前肾癌有哪些治疗手段？
3. 本幕中，患者术前发生了什么？你如何应对？

教师注意事项

在本幕，经过一系列影像学辅助检查，确诊老李为“肾恶性肿瘤”，肾肿瘤分为良性及恶性，其中恶性占绝大多数。因为是肿瘤，患者往往明显地表现出担心和焦虑，学生学习时应注意做好此类患者的心理护理。本幕主要引导学生熟悉肾癌的诊断原则，对患者获知诊断后进行心理疏导；通过对该疾病流行病学及病因的学习，引导学生思考该病的治疗原则。引导学生关注患者术前的心理变化，讨论和分析患者心理变化的原因、从而引出如何针对性地做好术前宣教。

学习目标

1. 掌握肾癌患者的术前护理要点。
2. 熟悉肾癌的治疗原则。
3. 了解肾癌的流行病学特点及病因。

 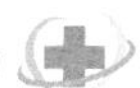

提示用问题

1. 肾癌的流行病学特点是什么？病因有哪些？
2. 肾癌的治疗原则有哪些？
3. 本幕中，患者术前发生了什么问题？你如何为患者做术前护理？

教师参考资料

1. 肾癌的流行病学及病因

(1) 流行病学：肾癌约占成人恶性肿瘤的 2%～3%，占成人肾脏恶性肿瘤的 80%～90%。世界范围内各国或各地区的发病率各不相同，总体上发达国家发病率高于发展中国家，城市地区高于农村地区，男性多于女性，男女患者比例约为 2∶1，发病年龄可见于各年龄段，高发年龄为 50～70 岁。据全国肿瘤防治研究办公室和卫生部卫生统计信息中心统计我国试点市、县肿瘤发病及死亡资料显示，我国肾癌发病率呈逐年上升趋势，至 2008 年已经成为我国男性恶性肿瘤发病率第 10 位。

(2) 病因：目前已经明确的与肾癌发病相关的因素有遗传、吸烟、肥胖、高血压及抗高血压治疗等。

2. 肾癌的治疗原则

对局限性或局部进展性(早期或中期)肾癌患者采用以外科手术为主的治疗方式，对转移性肾癌(晚期)应采用以内科为主的综合治疗方式。外科手术治疗肾癌通常是首选治疗方法，也是目前被公认可治愈肾癌的手段。对早期肾癌患者可采用保留肾单位手术(保留肾脏的手术)或根治性肾切除术。这些手术可以采用腹腔镜手术或传统的开放性手术进行。对中、晚期肾癌患者通常采用根治性肾切除术，这类手术通常采用开放性手术进行。对年老体弱或有手术禁忌证的小肾癌(肿瘤直径≤4 cm)患者可选用能量消融(射频消融、冷冻消融、高强度聚焦超声)治疗。对于不能耐受手术治疗的肾癌患者通过介入治疗的方法进行肾动脉栓塞可起到缓解血尿症状的作用，这是一种姑息性治疗方法。目前，早期和中期肾癌患者手术后尚无可推荐的辅助治疗方案用来有效预防复发或转移。晚期肾癌应采用以内科治疗为主的综合治疗。外科手术切除患侧肾脏可以起到明确肾癌的类型和减少肿瘤负荷的作用，可以提高免疫治疗(如干扰素-α)或靶向治疗的有效率。

3. 肾癌的术前护理

(1) 加强健康教育。术前 1 日下午，责任护士对次日手术患者及其家属进行术前宣教，告知手术当日的配合准备及术后体位、饮食、观察、休息等护理内容，帮助患者及家属了解疾病相关知识。

(2) 护士应注意与患者建立良好的护患关系，及时评估其心理问题及心理顾虑。护士可通过自己的言语、表情、态度和行为去影响患者，彼此建立信任感，使患者产生安全感，增加患者的信心。

(3) 注意促进病友间良好的交往，彼此间相互鼓励与安慰对消除患者的不良情绪是极其有利的。

(4) 护士应重视家属、亲友的配合，他们的言语、举止和情绪直接影响患者，他们良好的情绪能使患者得到安慰和支持。

(5) 注重医护协作，对于采集来的心理问题，护士应及时向医生反应，使医生在术前谈话时能针对性地对患者进行手术、康复、预后等知识的告知，最大限度地缓解患者焦虑的情绪。

第三幕

在手术室，手术医生、麻醉医生和手术室护士对老李的信息进行了认真的核对。经过 2 个多小时的手术，老李安返病房。将老李搬运至病床后，手术室护士与病房护士核对交接，随即护士小王为老李安置了各种监护仪器及氧气设备，妥善固定了各导管。家属着急地问："护士，他情况怎么样啊？""他可以吃东西吗？可以吃什么东西？""什么时候可以下床？"护士小王进行了详细的解答，并做了术后健康宣教。

术后第 1 天，老李一般情况可，只是伤口有点疼痛，肚子有些胀。负压引流畅，为暗血性液体。留置导尿颜色也是澄清的，但他总觉得大手术后不能乱动，生怕会大出血，所以躺在床上不敢动弹。护士小王巡视病房时，老李问："护士，我老躺着有点难受，肚子还有些胀，我能动一动吗？"小王说："可以啊，床上活动有利于肠蠕动恢复，但是不能动作过猛过快啊。"

术后第 3 天，老李已经觉得好多了，伤口的疼痛已明显好转，拔了导尿管及后腹膜引流管，护士小王告诉他可以下床走走了。

问题导引

1. 术后如何做好病情观察，确保患者术后安全？
2. 你认为患者行该手术可能存在的并发症是什么？如何防止此类并发症的发生？

教师注意事项

本幕主要讲的是围手术期护理的情况，注意术后的观察及安全核查是重点，强调手术安全的重要性；术后严密的病情观察和护理是确保患者康复的必要条件，引导学生学习如何做好病情观察，预防术后并发症的发生。

学习目标

1. 掌握腹腔镜肾癌根治术术后护理诊断及措施。
2. 掌握术后并发症的观察及护理。

提示用问题

1. 患者术后主要护理诊断是什么？
2. 患者术后的护理措施是什么？
3. 肾癌术后可能出现哪些并发症？

教师参考资料

1. 常见护理诊断

(1) 疼痛：与肿瘤压迫邻近组织有关。

(2) 血尿：与肾肿瘤侵犯组织有关。

(3) 焦虑：与担心疾病严重程度有关。

(4) 睡眠形态紊乱：与疾病引起的不适有关。

(5) 有感染的危险：与术后免疫力低下有关。

2. 术后护理

(1) 一般护理：全麻术后应去枕平卧 6 h，头偏向一侧，麻醉期过后，生命体征平稳，可取半卧位，协助患者床上翻身活动，术后第 3 天可下床活动。其他手术患者应该适当的多卧床数日，特别是肾实质切开或肾部分切除的患者，至少应卧床 1 周，以防术后继发出血以及肾脏下垂。

(2) 饮食与营养：术后禁食，如已排气可给流质饮食。饮食护理应遵照少食多餐、循序渐进、营养均衡、搭配合理和个体化原则，肾功能正常，无并发高血压、水肿者，应鼓励患者多饮水，每日入量 3 000 mL，达到自行冲洗的目的。

(3) 导管护理：注意每日的尿量、颜色、性质，必要时留取标本化验。留置导尿期间每日 2 次会阴护理。注意观察腹腔闭式引流是否通畅、引流量及性质、伤口渗血情况。防止引流管脱落、渗血或漏尿过多，敷料浸湿应及时更换。对尿失禁、尿漏者，应保持会阴部清洁干燥。一般肾切除手术在术后 1～2 天；行肾造口引流的在术后 2～3 天；肾脏外伤后肾周围血肿以及尿外渗明显或手术后引流液较多的可根据实际情况在术后 3～7 天拔除。肾盂或肾造口引流管的拔除日期，则应根据引流目的而定，一般肾盂或肾造口术后无梗阻的，在手术后 10 天左右拔除。若为整形术后有支架引流，则应该留置 3～4 周以上。拔除前应该先行泌尿系统造影检查或压力测定，检查尿路是否通畅，或先夹管 1～2 天，如果无腰胀、发热、血尿等情况，才可以拔管。

(4) 密切注意有无手术后出血和休克：有出血可能来自肾蒂或下腔静脉的损伤，亦可能来自肾实质切口或肾盂肾盏的手术损伤。严重的出血除有休克症状外，肾周围血肿较大者可在手术侧腰腹部出现肿块，或有严重血尿，严重出血常需再次手术处理。

(5) 观察肾功能：手术后尿量的观察非常重要。由于肾脏直接接受手术的影响，少数患者可能在手术后发生少尿或无尿，而慢性肾功能不全或急性尿路梗阻的患者，又往往在手术后发生多尿，两者都可能造成体内水和电解质紊乱。手术后 12 h 尿量过少或过多的患者，都应该及时做血尿生化检查，并根据临床表现以及血、尿生化测定的结果，调整水和电解质的摄入量。

(6) 心理护理：建立良好的护患沟通，增加彼此的信任感，使患者产生安全感，增加对抗疾病的信心。护士应注意与家属的沟通，家属的支持及鼓励可消除患者的不良情绪；向患者讲述类似疾病康复的案例，可增强其康复的信心；做好健康宣教工作，告知其需要配合治疗的注意事项，缓解担忧的心理情绪。

3. 术后并发症

(1) 出血：多由肾切缘面渗血或血管结扎线脱落所致。表现为肾周引流或腹腔后引流管短时间内引出较多鲜红色液体，血条，血块，伤口渗血多，严重时出现出血性休克的症状。

护理：术后每 1～2 小时应观察引流液的性质、量、颜色，并保持引流管通畅。如 1 小时出现鲜红色血性液体量≥100 mL，需及时报告医生处理。此外，还应注意手术侧腰腹部情况，如局部胀痛、饱满或包块，压痛较明显，应考虑手术肾出血或腹膜后血肿。如是手术创面渗血引流不畅引起，予调整引流管位置，保持引流管通畅，嘱患者绝对卧床休息，按医嘱用抗炎止血药控制输液滴数，如果出血量少或出血得到控制，输液速度应控制在 60 滴/分以内，以免单位时间内液体量增加，使肾脏负担增加而加重出血。

（2）感染：表现为手术后患者的体温略升高，一般不超过38℃，临床称之为外科手术热。但若术后3～6天仍持续发热，则提示存在感染或其他不良反应。

护理：加强观察和监测，如血常规、胸部X线摄片、伤口分泌物的涂片和培养、血培养、尿液检查等；给予物理降温，必要时可应用解热镇痛药物；此外，保证患者有足够的液体摄入；及时更换潮湿的被服。

（3）尿外渗：表现为伤口渗液多。

护理：关注引流液色、质、量情况，保持通畅，切口处红肿及持续性疼痛应该警惕。及时使用抗生素预防感染，延长拔管时间，必要时手术探查。

（4）短暂性肾功能不全：手术引起肾组织缺血或肾实质损伤。表现为尿量骤减，肌酐升高，出现恶心呕吐症状，电解质失衡。

护理：避免失血量过大，术后监测肾功能，积极治疗原发病，积极控制感染，控制输液量及速度，必要时透析治疗。

（5）深静脉血栓：表现为腓肠肌疼痛，腹股沟压痛，下肢肿胀，活动受限。

护理：术前对高危人群加强预防，嘱患者做下肢运动，避免同一部位的反复穿刺，注意保暖。抬高患肢并制动，遵医嘱抗凝治疗、溶栓治疗、手术治疗。

（6）其他并发症：如肾脏周围脏器损伤、胸膜损伤等，应注意预防和适当处理。术前应向患者及家属充分告知手术风险。

第四幕

术后第5日，医生在查房时详细地检查并询问了老李的情况。老李排尿正常，伤口愈合好，无发热等不适，医生告诉老李："您恢复得很好，可以出院了……"护士小王也为他感到高兴："老李，恭喜你呀，您可以出院了！"但老李心中仍有疑惑，便问："这个病还会复发吗？这次手术花费了我家里很多钱，后续还要放疗化疗吗，手术后我肯定不能立马去工作，我儿子还没结婚，好多地方要用钱，这可怎么办呀……"护士小王告知了老李有关肾癌术后的预后情况还是很好的，随后老李在家人的陪伴下高兴地出院了。

问题导引

1. 出院前，患者出现了什么问题？你如何解决？
2. 肾癌的预后情况如何？

教师注意事项

本幕主要描述了患者的康复过程及出院场景，完善的康复锻炼是确保患者康复必不可少的措施，学生在本幕应学习做好康复师的角色，指导患者做好各项术后康复锻炼。最后，患者出院时引导学生站在患者的角度思考此时患者迫切需要得到哪些方面的护理，学习如何为患者提供专业出院指导、使患者快速康复并早日恢复正常生活。引导学生深入思考护理人员在疾病预防和患者康复中的作用。

 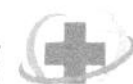

学习目标

1. 掌握肾癌的出院指导及健康促进策略。
2. 了解肾癌术后的预后情况。

提示用问题

1. 患者的出院指导及健康促进策略有哪些?
2. 肾癌术后的预后情况如何?

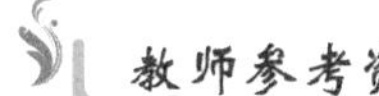

教师参考资料

1. 出院宣教

(1) 饮食：对于食欲不振、胃口差、食量少的患者，首先饮食上应尽量做到色、香、味、形俱佳，少量多餐，避免盲目忌口。可在医生指导下服用一些助消化药物。有腹胀的，应注意调整饮食结构，避免进食不易消化和产气食物。同时注意口腔卫生，定期用淡盐水或漱口液漱口，避免烟、酒及辛辣、油煎等刺激性食物。肾癌患者应注意摄取适量蛋白质，蛋白质摄取量以每天每千克体重 0.6 千克为宜。控制蛋白质的同时，需配合足够热量的摄取，以维持理想体重为原则。每天摄取的蛋白质中的 50%～75%来自动物性蛋白质，如鸡、鸭、鱼、肉类、鸡蛋、牛奶。其余的蛋白质由米、面、蔬菜、水果供给。

(2) 伤口护理：术后 7～9 天拆线，拆线后 3 天或结痂自行脱落后可以洗澡，使用中性肥皂，不能用力擦切口处的皮肤；发现切口处有红、肿、胀痛或者有发热的情况时应及时就医。

(3) 用药：按照医嘱服用药物，注意用药的剂量、时间、用法、注意事项。

(4) 生活起居：动静结合，起居有常，生活有节。养成良好的生活习惯，合理安排睡眠、工作、学习、活动、娱乐及进餐等，“拨准”自己的生物钟。尽可能让患者起床活动，生活自理或部分自理，防止过早卧床不起。但又要注意避免过度疲劳、过度运动。预防受凉感冒等。

(5) 疼痛护理：使用药物镇痛是目前治疗癌痛的主要手段。但患者除有躯体上的痛苦外，还可能因为精神过度紧张和情绪焦虑而加重疼痛，所以心理护理也可缓解患者的疼痛。如一旦疼痛发作，亲朋家属来到患者面前会给患者带来精神上的安慰。患者情绪的稳定，良好的心境，可增强对疼痛的耐受性。另外，分散注意力也可有效减轻疼痛。最后，保持环境的安静，减轻不良刺激，常可减少镇痛剂用量和延长用药间隔。

(6) 随访：第一次随访可在术后 4～6 周进行。Ⅰ期、Ⅱ期肾癌患者手术后每 3～6 个月随访一次，连续 3 年，以后每年随访一次；Ⅲ期、Ⅳ期肾癌患者治疗后应每 3 个月随访一次，连续 2 年，第 3 年每 6 个月随访一次，以后每年随访一次；VHL 综合征治疗后应每 6 个月进行腹部和头部 CT 扫描 1 次；每年进行一次中枢神经系统的 MRI 检查，尿儿茶酚胺测定，眼科和听力检查；晚期肾癌行靶向治疗后每 4～6 周随访一次，每 6～8 周行 CT 扫描，随访方案应根据患者一般情况、服药时间、剂量、不良反应等因素适当调整。

2. 预后情况

肾癌是一种常见恶性肿瘤，对人们的健康危害极大，不同时期、性质、大小都会对肾癌的生存率造成影响。

(1) 在肿瘤尚局限于肾内的Ⅰ期患者，5 年存活率为 60%～80%；

(2) 肾周脂肪已有蔓延者(Ⅱ期)5 年存活率为 45%；

(3) 区域淋巴结有转移者(Ⅲ期)5 年存活率降至 35%～40%;

(4) 已有远处转移者(Ⅳ期)5 年存活率不足 10%;

(5) 单发肿瘤的 5 年存活率为 54%,10 年为 40%;

(6) 多发性肿瘤的 5 年存活率为 50%,10 年为 20%;

(7) 肿瘤质量小于 500 g 者,5 年存活率比大于 1 000 g 者高 2 倍;

(8) 透明细胞癌的恶性程度较低,预后较好;

(9) 颗粒细胞癌恶性程度较高,预后较差;

(10) 梭形细胞癌分化最差,恶性程度最高,常在早期即有转移,预后恶劣。

3. 肾癌预后特别说明

(1) 很多肾癌的类型是混合的,在这种情况下,以恶性程度最高的一类癌细胞估计其预后。

(2) 在肾切除术后相隔一定时间才出现远处转移者的预后与肾癌初次诊断时就发现转移者(Ⅳ期)相差很大,前者如能将局限的转移灶切除,5 年存活率可高达 33%。

(3) 在Ⅰ期和Ⅱ期肿瘤患者(未侵及淋巴结),肾静脉的侵入并不影响预后。

参考文献

[1] 陈艳,王毅,陈晓松.加速康复外科理念在老年患者腹腔镜肾癌根治术手术期护理中的应用[J].现代泌尿生殖肿瘤杂志,2020,12(1):49-51.

[2] 赵鹏,李华英.围手术期液体管理的研究进展[J].护士进修杂志,2017,32(11):1006-1008.

[3] 沈望平,沈玲丽.快速康复护理在早期胃癌根治术患者围手术期中的对照研究[J].当代护士(上旬刊),2017,24(10):57-59.

第二十七节 膀 胱 癌

教案摘要

老李,男性,64 岁,退休油漆工人。最近 1 个月小便时总会看到一些血丝,但没有其他的不适症状,两次过后,也就没有尿血的症状情况了。由于一起上班的同事患有前列腺增生,便以为这与前列腺增生有关,也就不以为意了。此次家里装修房子,自己负责油漆工作。再次出现血尿症状,又觉得可能是累了,休息几天即可,仍然没有在意。然而 1 周后,再次出现肉眼血尿、排尿疼痛等,在家人的催促下,来门诊就诊。经医生检查后拟"膀胱肿瘤"收治入院。患者入院完善术前准备后,在全麻下行"原位新膀胱术",术后责任护士针对该患者,做好围手术期的护理及康复指导,患者如期康复,顺利出院。

通过本教案,学生可以学习膀胱肿瘤的病因、临床表现,学习原位新膀胱术的护理要点,术后并发症的观察和护理,健康宣教,以及健康促进。

 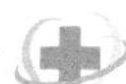

关 键 词

膀胱肿瘤(Bladder tumor);以患者为中心(Patient-centered);围手术期护理(Perioperative nursing);康复锻炼(Rehabilitation exercise);健康促进(Health promotion)

主要学习目标

1. 掌握膀胱肿瘤的临床表现。
2. 掌握膀胱镜检查的目的。
3. 掌握原位新膀胱术前护理要点。
4. 掌握原位新膀胱术后各类导管的护理。
5. 掌握膀胱肿瘤术后并发症及其护理。
6. 掌握膀胱肿瘤患者常见健康照护问题。

次要学习目标

1. 了解膀胱肿瘤的鉴别诊断。
2. 了解膀胱肿瘤的病因。
3. 了解如何选择膀胱肿瘤的治疗方案。

第　一　幕

老李,男性,64岁,退休油漆工人,喜爱烟酒,无肉不欢,最近一个月上厕所时,总会看到一些血丝,但没有其他的不适症状,两次过后,也就没有尿血的情况了。由于之前同事患有前列腺增生,便以为这与前列腺增生有关,也就不以为意了。此次家里装修房子,自己负责油漆工作。再次出现血尿症状,又觉得可能是累了,休息几天即可,仍然没有在意。然而一周后,再次出现肉眼血尿,在家人的催促下,来我院门诊就诊。

医生询问老李病史并做了体格检查后,为其安排了尿常规、心电图等各项检查。

问题导引

1. 分析本幕老李的症状和生活习惯,哪些可作为疾病的诊断依据?
2. 需要哪些辅助检查来确定诊断?

教师注意事项

本幕描述的是膀胱肿瘤患者初次就诊的情形,通过本幕提供的信息,引导学生学会通过询问病史了解患者患病的经过、生活及工作习惯、伴随症状、既往史等。从而对疾病进行预检分诊。

学习目标

1. 掌握该疾病的临床表现。
2. 了解该疾病的鉴别诊断。

3. 了解该疾病的辅助检查。

提示用问题

1. 你认为患者怎么了？你是如何判断的？
2. 可能有哪些疾病会导致患者产生肉眼血尿？
3. 为了明确诊断患者还应进行哪些辅助检查？

教师参考资料

1. 鉴别诊断

(1) 肾、输尿管肿瘤：血尿特点也为全程无痛性肉眼血尿，与膀胱癌类似，可单独发生或与膀胱癌同时发生，上尿路肿瘤引起的血尿可出现条形或蚯蚓状血块，明确诊断需要 B 超、CT、泌尿造影等检查。

(2) 泌尿系统结核：除了血尿外，主要症状为慢性膀胱刺激症状，伴有低热、盗汗、消瘦、乏力等全身症状，通过尿找抗酸杆菌、IVP、膀胱镜检查等与膀胱癌鉴别。

(3) 前列腺增生：主要症状为进行性排尿困难及尿频，有时出现肉眼血尿，在老年人，膀胱癌可以和前列腺增生同时存在，需要行尿脱落细胞学、B 超、CT、膀胱镜检查等鉴别。

(4) 尿石症：血尿多为镜下血尿，上尿路结石可出现肾、输尿管绞痛，膀胱结石可出现排尿中断现象，通过泌尿系统 X 线平片、B 超、膀胱镜检查等鉴别，由于膀胱结石对局部黏膜的刺激，可导致肿瘤发生，必要时行膀胱镜检查及活检。

(5) 腺性膀胱炎：有明显的膀胱刺激症状，需要膀胱镜检查及活检确诊，单纯膀胱镜检有时会误诊。

(6) 前列腺癌：血尿在癌肿浸润膀胱时出现，经直肠指诊、B 超、CT、活组织检查等确诊。

2. 膀胱癌的诊断

对于 40 岁以上出现无痛性肉眼血尿者，应考虑泌尿系肿瘤的可能性，特别是膀胱癌。综合患者既往史、家族史，结合症状和体格检查做出初步判断，并进一步进行相关检查。检查方法包括尿常规检查、尿脱落细胞学、尿肿瘤标志物、腹部和盆腔 B 超等检查。根据上述检查结果决定是否行膀胱镜、静脉尿路造影、盆腔 CT 和/或盆腔 MRI 等检查明确诊断。其中，膀胱镜检查是诊断膀胱癌的最主要方法。

3. 膀胱癌的临床表现

(1) 血尿：血尿为膀胱癌最常见的首发症状，85%的患者可出现反复发作的无痛性间歇性肉眼血尿。出血量可多可少，严重时带有血块。在膀胱癌发病的全过程 100%(或早或晚)出现血尿。肉眼血尿中约 68%为全程血尿，28%为终末血尿，4%为初始血尿。

(2) 膀胱刺激症状：癌肿本身的浸润、癌组织溃疡、坏死及感染和瘀血块等均可成为刺激因素使膀胱肌肉收缩而产生尿意；出现尿频、尿急、尿痛及持续性尿意感，持续腰胀痛，癌肿侵及括约肌时出现尿失禁。对缺乏感染依据的膀胱刺激症患者，应采取积极全面的检查措施，以确保早期做出诊断。凡出现膀胱刺激症状者，一般为预后不良的征兆。

(3) 排尿困难：癌组织脱落或肿瘤本身以及血块阻塞膀胱内口处，导致排尿困难。

(4) 上尿路阻塞症状：癌肿侵及输尿管口时，引起肾盂及输尿管口扩张积水，甚至感染，而引起不同程度的腰酸、腰痛、发热等。如双侧输尿管口受侵，可发生急性肾功能衰竭症状。

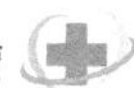

(5) 下腹部肿块：以此为首发症状者约占3%，多为膀胱顶部腺癌或其他部位恶性度高的膀胱实体癌。直肠(或阴道)指检可检出高低不平的硬块，可用于了解肿瘤浸润膀胱壁的范围、深度，对肿瘤的分期估计有一定的帮助。

(6) 全身症状：恶心、食欲不振、发热、消瘦、贫血、衰弱、恶病质、类白血病反应等。

(7) 转移症状：肿瘤扩展到盆腔、腹膜后腔或直肠，引起腰痛，下腹痛放射到会阴部或大腿，直肠刺激症状等。以盆腔淋巴结转移多见。

第　二　幕

通过门诊的初步检查，老李的尿常规报告为：红细胞(镜检)28个/μL，白细胞(镜检)10个/μL，尿隐血5+。医生建议他入院做进一步的检查，以确诊疾病。入院后，在完善各项检查后，老李在局麻下做了膀胱镜检查，并且留取标本。膀胱镜检示：膀胱内多发新生物，大约4 cm×4 cm；病理报告提示：(全膀胱)浸润性尿路上皮癌，高级别，癌组织浸润至膀胱固有层，其余大部分为乳头状尿路上皮癌。

医生建议老李行手术治疗，择期为他进行了原位新膀胱术。老李虽然知道手术的必要性，可是心里还是不淡定了，害怕手术中的种种风险以及手术后的康复情况，这么大的手术，万一有个什么怎么办，紧张得整夜睡不着。

问题导引

1. 为什么需要做膀胱镜检查？患者需要注意什么？
2. 膀胱癌的病因有哪些？

教师注意事项

本幕主要描述为明确诊断进行膀胱镜检查。通过本幕，引导学生了解膀胱镜检查的目的、方法，膀胱肿瘤的手术指征、手术方式，并思考护理人员在其中的作用；通过对该疾病流行病学及病因的学习，引导学生思考该病的防治及健康促进策略。

学习目标

1. 掌握膀胱镜检查的目的。
2. 了解该疾病的病因。
3. 了解该疾病的分期。
4. 了解该疾病的手术治疗方案。

提示用问题

1. 结合第一幕，你认为老李的生活习惯与得病有什么关联吗？
2. 老李为什么需要做膀胱镜检查？
3. 目前老李可选择的治疗方案有哪些？他该如何选择？

教师参考资料

1. 膀胱镜检查

将膀胱镜经自然腔道(尿道)或非自然腔道(造瘘口)置入膀胱以直接观察膀胱和尿道内

及泌尿系统邻近器官病变的检查方法。还可以行逆行造影诊断某些上尿路疾病，并对某些疾病进行简单的治疗。

2. 膀胱镜检查的目的

电灼小的膀胱肿瘤，异物取出，结石粉碎及取出，放置输尿管导管或支架管，输尿管狭窄的预防性治疗等。

3. 膀胱癌的病因

既有内在的遗传因素，又有外在的环境因素。较为明确的两大致病危险因素是吸烟和职业接触芳香胺类化学物质。吸烟是目前最为肯定的膀胱癌致病危险因素，30%～50%的膀胱癌由吸烟引起，吸烟可使膀胱癌患病率增加 2～6 倍，随着吸烟时间的延长，膀胱癌的发病率也明显增高。

另一重要的致病危险因素是与一系列职业或职业接触有关。现已证实苯胺、二氨基联苯、2-萘胺、1-萘胺都是膀胱癌的致癌物，长期接触这类化学物质者患膀胱癌的概率增加，职业因素所致的膀胱癌患者约占膀胱癌患者总数的 25%。与膀胱癌相关的职业有铝制品、煤焦油、沥青、染料、橡胶、煤炭气化等行业。

4. 膀胱癌的分期

原位癌 Tis：肿瘤局限于黏膜；

Ta：肿瘤累及黏膜下层，未及肌层；

T1：肿瘤累及固有层；

T2：肿瘤累及浅肌层；

T3：肿瘤累及深肌层或穿透膀胱壁；

T4：肿瘤累及前列腺或膀胱邻近组织。

5. 膀胱癌的治疗方法

(1) 手术治疗：包括经尿道膀胱肿瘤电灼术、膀胱部分切除术、膀胱癌根治性切除＋原位新膀胱术(Studer)、膀胱癌根治性切除＋回肠膀胱术(Bricker)、输尿管皮肤造口术。

(2) 非手术治疗：①膀胱内注射卡介苗(Bacillus Calmette-Guerin vaccine，BCG)，口服 BCG；②膀胱内灌注丝裂霉素、阿霉素。

第 三 幕

责任护士小张在知道老李的情绪波动后，立即耐心地安抚了老李焦急的心情，教会了他如何做提肛运动以及利用腹部的压力来协助排尿，并且告知了老李术前的各种注意事项，缓解了老李及其家人的焦虑。

手术前 3 天，医生为老李开了无渣饮食，并给予补口服庆大霉素 8 万 U，tid；口服甲硝唑 0.4 g，tid；口服 25%硫酸镁 10 mL，tid。术前 1 天，禁食，静脉补充营养，术日晨行清洁灌肠，并留置胃管行胃肠减压。

完善术前准备后，老李在全麻下行“原位新膀胱术”，术后返回病房，责任护士小张为老李进行吸氧，心电监护，妥善固定各类导管(包括胃管、深静脉导管、腹腔双套管、盆腔双套管、双侧输尿管支架管、负压球、造瘘管、导尿管等)。同时告知老李家属术后的观察要点及注意事项。

问题导引

1. 膀胱癌手术患者术前的胃肠道准备、心理护理如何实施？
2. 患者术前、术后的饮食、运动、药物的指导事项有哪些？

教师注意事项

本幕主要描述患者围手术期产生的一些问题，教师要引导学生关注患者术前的心理变化，针对性地做好术前宣教；同时学习胃肠道准备、术前功能锻炼的重要性及学习如何做好病情观察，预防术后并发症的发生。

学习目标

1. 掌握原位新膀胱术术前胃肠道准备的目的。
2. 掌握原位新膀胱术的术前其他护理。
3. 掌握原位新膀胱术后各类导管的观察和护理。
4. 掌握原位新膀胱术的术后并发症及处理。
5. 了解原位新膀胱术后并发症的原因。

提示用问题

1. 老李手术之前，你需要如何告知，指导他注意什么？
2. 为什么要为患者做如此仔细的胃肠道准备？
3. 术后如何做好各类导管的观察和护理？
4. 术后可能出现的并发症有哪些？ 如何处理？

教师参考资料

1. 原位新膀胱术的术前护理

(1) 心理护理：患者因肿瘤出现血尿，产生紧张情绪，故责任护士需为其说明术前准备，包括禁食禁水、胃肠道准备、术前功能锻炼等及各项检查的目的、意义。

(2) 胃肠道准备：术前3天无渣饮食，口服抗生素，使用硫酸镁导泻。术前1天禁食，并在术日晨清洁灌肠，胃肠减压。由于手术中需要使用患者的回肠来代替膀胱，故术前胃肠道准备情况直接影响患者的手术质量和伤口愈合。

(3) 术前功能锻炼：教会患者做提肛运动及腹压排尿训练。①提肛运动可增加盆底肌及肛提肌张力，促进术后控尿能力。每次收缩盆底肌与肛门时吸气，放松时呼气，各保持5 s为一个提肛运动，每日训练3次，每次5～10 min。②腹压排尿训练可锻炼腹直肌，为术后腹压排尿做准备。患者采取蹲位或坐位姿势排尿，每次排尿时屏气并收缩腹肌向下用力，借助腹肌的收缩，增加腹压，使排尿速度尽量加快。③术后因创伤大、引流管多、切口疼痛等原因，患者需处于被动体位，故应向患者解释咳嗽咳痰的重要性，指导患者练习有效咳嗽咳痰，以保护伤口，减轻疼痛。

2. 原位新膀胱术的术后护理

(1) 注意观察患者的病情变化。

(2) 体位：待患者血压平稳后，给予半卧位，有利于引流。翻身，按摩下肢，预防压疮及下肢静脉血栓形成。

(3) 饮食：术后严格禁食，防止腹胀，肠蠕动恢复前静脉补充营养和水分，排气后可拔除胃管。拔胃管当日可少量试饮水，无不适后进少量流质、半流质逐渐过渡到普食，要求患者多饮水，每日 2 000～3 000 mL，起到冲洗新膀胱黏液的作用。

（4）导管护理：①胃管：一般留置 3～5 天，待患者肛门排气，无腹胀后拔出。②尿管、膀胱造瘘管：术后特别注意保持留置导尿管及膀胱造瘘管通畅，维持新膀胱内低压，有利于新膀胱愈合。术后第 2 天开始行新膀胱冲洗，用 5%碳酸氢钠及生理盐水交替冲洗，2 次/天。即由导尿管注入，从膀胱造瘘管吸出。冲洗应缓慢、少量，以防吻合口裂开。术后 7～15 天肠黏液分泌达高峰，冲洗次数可增加。冲洗时严格遵守无菌操作原则。一般术后 14 天行新膀胱造影，无吻合口漏可拔出膀胱造瘘管，尿管待造瘘口愈合后拔除。③腹腔引流管：可引流切口渗液，促进切口愈合，同时根据引流液的量及性质观察新膀胱有无漏尿。需要定时挤压，保持通畅。如引流量突然增多需及时汇报医生，考虑是否有尿漏或吻合口漏。④输尿管支架管：需记录 24 h 尿量，观察肾功能，一般术后 10～12 天拔除。⑤盆腔引流管：标记好左右盆腔引流管名称，妥善固定，经常挤压，保持通畅，防止引流管扭曲造成逆性感染，及时观察记录引流液量、颜色、性质变化，观察有无引流液排出情况，一侧盆腔引流管一般在术后 4～5 天拔除，另一侧可根据引流液的颜色、量、性状决定，一般在术后 1 周左右拔除。

（5）心理护理：由于担心预后、复发等问题，以致患者情绪不好，睡眠不佳。多数膀胱癌患者希望获知自己疾病的有关信息，护士及时提供相关信息可使患者全面了解和认识自身疾病的诊断、治疗及预后情况，从而更好地配合治疗，无形中增加了患者的自我护理能力。

3. 原位新膀胱术后并发症的预防与护理

（1）尿漏与尿瘘：漏尿处经久不愈可形成尿瘘；切口处有大量淡黄色液体渗出或耻骨后引流管引出大量淡黄色液体，导尿管引流出的尿液突然减少，也可诊断为尿瘘。

处理：需要持续通畅引流尿液，冲洗新膀胱可以避免堵塞尿管。切开引流保持切口周围皮肤清洁，勤换敷料，防止皮肤破溃。

（2）尿失禁：不完全尿失禁日间和夜间均可见。

处理：指导患者功能训练。术后 2 周定时放尿，膀胱容量达 150 mL 左右即可拔尿管，拔管后多饮水，3～4 h 排尿 1 次。夜间睡前少饮水，闹钟唤醒排尿。加强肛提肌训练。

（3）黏液分泌过多：能导致新膀胱的破裂、愈合欠佳、新膀胱瘘、新膀胱内结石的形成。

处理：每天严格消毒更换引流袋，用 5%碳酸氢钠和生理盐水交替冲洗新膀胱，冲洗时宜量少（20 mL/次）、动作轻柔。

（4）代谢性酸中毒：膀胱不能完全排空和肾功能减退发生率加大。

处理：多饮水，多排尿。术后患者应口服碳酸氢钠片，导尿，纠正脱水、酸中毒。定期检查电解质及肾功能。

（5）新膀胱破裂：腹部疼痛，无尿，进而可能发生急性腹膜炎、脓毒血症。

处理：嘱患者每 3～4 h 排尿一次，告知患者若因黏液栓堵塞而无法排尿时应就近行导尿术。

（6）慢性尿潴留。

处理：让患者掌握自我排尿的方法，功能训练可术后第 3 周开始，嘱憋尿以训练新膀胱伸缩性，用手压迫下腹部，靠腹压排出尿液，以逐步形成定时排尿的习惯。

 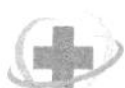

第 四 幕

术后老李已经慢慢康复，两周后便可以自行下床活动，小张告知老李活动须循序渐进，不能急功近利。下床的时候应注意导管的固定，防止导管滑脱。

经过一个月左右的治疗与护理，患者终于可以如愿出院了，此时的患者又开始担心，目前自己控制小便的能力还不是很好，这样就可以出院了吗？回家后还要注意些什么呢？自己真的康复，远离癌症了吗？小张为其讲解了出院后的注意事项，并帮老李答疑解惑。

问题导引

1. 患者术后康复需要注意什么？
2. 如何对出院患者进行宣教？

教师注意事项

本幕描述了患者术后恢复的情况，学生在本幕应学习做好康复师的角色，指导患者做好各项术后康复锻炼。同时引导学生站在患者的角度思考此时患者迫切需要得到的护理，学习如何为患者提供专业出院指导、使患者快速康复并早日恢复正常生活。

学习目标

1. 掌握术后康复锻炼内容。
2. 掌握出院后的健康宣教。
3. 了解疾病的预防及保健措施。

提示用问题

1. 术后老李还需要做功能锻炼吗？
2. 老李术后可以进行哪些康复锻炼？如何开展？

教师参考资料

1. 重建膀胱功能锻炼

(1) 各管拔除后，白天嘱患者多饮水，尽可能憋尿，延长排尿间隔，增加膀胱容量，开始排尿时指导患者收缩腹肌，增加腹压，必要时可做蹲式排尿，附加排大便的动作，让乙状结肠充分收缩，充分排空膀胱。

(2) 指导患者做肛提肌收缩运动。4～6 次/天，每次 30 min 内收缩 10 次，深吸气同时收缩，保持 3～4 s，呼气时放松，反复进行。

(3) 有规律地锻炼腹肌，即呼气时收缩腹肌，吸气时放松，练习 4～6 次/天。

(4) 养成定时排尿的习惯。提前或推迟排尿均会影响重建膀胱功能的稳定性。

(5) 出院后嘱患者继续做腹肌和提肛运动，持续 3 个月。

2. 出院注意事项

(1) 定期复查：术后第 1 年每 3 个月复查 1 次；之后每半年复查 1 次；1 年后每年复查 1 次。

(2) 多喝水，勤排尿，不要接触染料等化学致癌物。

(3) 适当锻炼身体，增强抵抗力。

(4) 限制钠盐的摄入，每日低于6 g。

(5) 保证充足钾、钙摄入。

(6) 减少脂肪摄入，补充适量优质蛋白质。

(7) 增加粗纤维食物摄入，防止便秘。

参考文献

[1] 张之. 针对性护理配合在膀胱全切原位回肠代膀胱术中的应用效果[J]. 医学信息，2019，32(20)：178-179，187.

[2] 花丹. 腹腔镜膀胱癌根治性切除术围手术期快速康复模式护理的应用[J]. 实用临床护理学电子杂志，2020，5(18)：29，80.

[3] 周海洁. 优质护理干预在根治性膀胱全切除原位回肠新膀胱术患者中的应用[J]. 中外医疗，2020，39(19)：159-161.

[4] 刘宇. 老年膀胱癌患者行无管化腹腔镜全膀胱切除原位回肠代膀胱术的围术期护理[J]. 天津护理，2019，27(1)：70-73.

[5]贺海蓉，李莉，冯敖梓，等. 1990—2017年全球膀胱癌发病率和死亡率的研究[J]. 中国循证医学杂志，2020，20(11)：1257-1265.

第二十八节 前列腺癌

教案摘要

李大爷，70岁，因4个月前开始出现排尿困难、尿频、尿急、排尿不尽、断断续续，最近一周加重，遂来院就诊。肛门指检提示为：前列腺三度增生，质地坚硬，有凹凸不平的结节，查血：PSA 22.17 ng/mL，前列腺穿刺提示前列腺腺癌，医生建议其住院接受进一步治疗。患者入院完善相关检查后，在全麻下行"腹腔镜下前列腺癌根治术"，经过医护人员的精心照护，患者康复出院。通过本教案，学生可以学习前列腺的临床表现、辅助检查、手术方式、护理要点及并发症的预防及处理，促进患者康复。

关键词

前列腺癌(Carcinoma of prostate)；血清前列腺特异性抗原(Prostate specific antigen, PSA)；腹腔镜前列腺癌根治术(Laparoscopic radical prostatectom, LRP)；定期复查(Periodic review)

 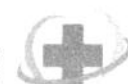

主要学习目标

1. 掌握前列腺癌的临床表现。
2. 掌握前列腺癌围手术期的护理要点。
3. 掌握前列腺癌术后并发症的护理。
4. 熟悉前列腺癌的诊断标准。
5. 熟悉前列腺癌术后引流管的护理要点。
6. 熟悉前列腺癌术后的健康宣教。

次要学习目标

1. 了解前列腺的解剖结构及功能。
2. 了解前列腺癌的病因。
3. 了解前列腺癌主要的处理原则。
4. 了解前列腺癌的辅助检查。
5. 了解前列腺癌主要的手术方式。
6. 了解盆腔引流管的拔管指征。

第　一　幕

李大爷，男，70 岁，化工厂退休工人，有 50 余年的吸烟喝酒史，约每天 20 支，每顿半斤酒，每天进食必有鱼肉，身高 168 cm，体重 89 kg。身体素质好，一直坚持锻炼。既往无高血压、糖尿病及过敏史。因 4 个月前开始出现排尿困难、尿频、尿急、排尿不尽，夜尿 2～3 次，自觉可以忍受。最近一周加重，尿频尿急明显，夜尿 10 余次，担心下发现最近一个月体重减轻了 9 kg，严重影响了生活。

为了解决这个问题，家人陪同其来我院泌尿外科就诊。门诊医生详细地询问病史后，为其做了体格检查，肛门指检提示为：前列腺三度增生，质地坚硬，有凹凸不平的结节，随后让护士带去抽血、留尿标本，血报告提示：PSA 22.17 ng/mL，医生要将其收治入院。“老李，你有一项指标很高，它是肿瘤标志物，接下来需要你住院进行详细的检查才能判定……”李大爷一听焦虑了起来：“医生你别吓我，不就小便费点劲吗？怎么就肿瘤了，那我究竟是哪里有问题呀？我都搞糊涂了，我该怎么办？”面对患者的疑问，医生耐心地解释并取得了患者的配合。

问题导引

1. 根据本幕提供的患者信息，请给出初步诊断，哪些信息有助于诊断疾病？
2. 哪些因素可能会导致前列腺癌的发生？
3. 为了明确诊断，患者还应进行哪些检查？

教师注意事项

本幕描述的是前列腺癌患者就诊的情形。通过本幕提供的信息,引导学生根据患者的临床表现及实验室检查的结果,判断患者发生了何种疾病,并学会与其他相似的疾病相鉴别,同时引导学生学习该疾病的主要诱因及辅助检查。

学习目标

1. 掌握前列腺癌的临床表现。
2. 熟悉前列腺癌的诊断标准。
3. 了解前列腺的解剖结构及功能。
4. 了解前列腺癌的病因。
5. 了解前列腺癌的辅助检查。

提示用问题

1. 根据本幕给出的信息,你认为患者最可能的诊断是什么?
2. 为了明确诊断,患者还应进行哪些检查?

教师参考资料

1. 前列腺的解剖和功能

(1) 解剖:前列腺是男性特有的性腺器官。前列腺是不成对的实质性器官,由腺组织和肌组织构成。前列腺如栗子,底朝上,与膀胱相贴,尖朝下,抵泌尿生殖膈,前面贴耻骨联合,后面依直肠,所以前列腺肿大时,可做直肠指检,触知前列腺的背面。前列腺腺体的中间有尿道穿过,扼守着尿道上口,所以,前列腺有异常,排尿首先受影响。

(2) 功能:前列腺是人体非常少有的,具有内、外双重分泌功能的性分泌腺。作为外分泌腺,前列腺每天分泌约 2 mL 前列腺液,是构成精液的主要成分;作为内分泌腺,前列腺分泌的激素称为“前列腺素”。

2. 前列腺癌的病因

前列腺癌的发生与遗传因素有关,如果家族中无前列腺癌患者的相对危险度为 1,绝对危险度为 8;而遗传型前列腺癌家族成员患前列腺癌的相对危险度为 5,绝对危险度为 35～45。此外,前列腺癌的发病与性活动、饮食习惯有关。性活动较多者患前列腺癌的风险增加。高脂肪饮食与发病也有一定关系。此外,前列腺癌的发病与种族、地区、宗教信仰可能有关。

3. 前列腺癌的病理

(1) 分级:目前应用最广泛的是 Gleason 分级,按照前列腺癌细胞的分化程度由高到低分为 1～5 级。在此基础上建立 Gleason 评分系统,一般为 2～10 分,分数越高则分化越差。2～4 分属于分化良好癌;5～7 分属于中等分化癌;8～10 分为分化差癌或未分化癌。

(2) 分期:最常采用 2002 年 AJCC 的 TNM 分期系统:T0 期为没有原发瘤的证据,T1 期为不能被扪及和影像发现的临床隐匿肿瘤,T2 期肿瘤局限于前列腺内,T3 期肿瘤穿透前列腺包膜,T4 期肿瘤固定或侵犯精囊以外的组织。N、M 代表有无淋巴结转移或远处转移。

4. 前列腺癌的临床表现

前列腺癌早期常无症状,随着肿瘤的发展,前列腺癌引起的症状可概括为两大类。

（1）压迫症状：逐渐增大的前列腺腺体压迫尿道可引起进行性排尿困难，表现为尿线细、射程短、尿流缓慢、尿流中断、尿后滴沥、排尿不尽、排尿费力，此外，还有尿频、尿急、夜尿增多，甚至尿失禁。肿瘤压迫直肠可引起大便困难或肠梗阻，也可压迫输精管引起射精量少，压迫神经引起会阴部疼痛，并可向坐骨神经放射。

（2）转移症状：前列腺癌可侵及膀胱、精囊、血管神经束，引起血尿、血精、阳痿。盆腔淋巴结转移可引起双下肢水肿。前列腺癌常易发生骨转移，引起骨痛或病理性骨折、截瘫。前列腺癌也可侵及骨髓引起贫血或全血细胞减少。

5. 前列腺癌的辅助检查

（1）直肠指检：发现坚硬结节，准确率可达 80%。

（2）前列腺穿刺活检是确诊前列腺癌的重要手段。穿刺途径有经会阴、经直肠两种。适应证：①直肠指检触及硬结，怀疑肿瘤；②B 超发现前列腺低回声结节或 MRI 发现异常信号，怀疑肿瘤；③血清前列腺特异性抗原（PSA）>10.0 ng/mL。

术后注意事项：①观察有无血尿及便血；②穿刺后多饮水，并持续使用抗生素 1～3 天；③观察术后有无血尿及大便带血，出血多于 6～48 h 内自行停止，持续性血尿或术后出现尿潴留，可插管导尿并起到压迫前列腺止血目的。持续性大便带血可适量应用止血药。

（3）血 PSA 检查：是检测前列腺癌的重要指标，对前列腺癌的早期诊断及治疗有重大意义，由于前列腺癌患者早期大多无症状，或者表现出良性前列腺增生相仿的症状，因此常常不容易被发现。

（4）B 超，同位素扫描：前列腺均有改变。

（5）X 线：尿道造影后见尿道膀胱颈移位；脊椎、骨盆、股骨、胸骨摄片见有转移性骨质破坏病灶。

6. 前列腺癌的诊断

（1）临床诊断前列腺癌主要依靠直肠指检、血清 PSA、经直肠前列腺超声和盆腔 MRI 检查，CT 对早期前列腺癌的敏感性低于 MRI。因前列腺癌骨转移率较高，在决定治疗方案前通常还要进行核素骨扫描检查。确诊前列腺癌需要通过前列腺穿刺活检进行病理检查。

（2）前列腺癌的恶性程度可通过组织学分级进行评估，最常用的是 Gleason 评分系统，依据前列腺癌组织中主要结构区和次要结构区的评分之和将前列腺癌的恶性程度划分为 2～10 分，分化最好的是 1+1=2 分，最差的是 5+5=10 分。

第　二　幕

入院后李大爷完成 CT、MRI、前列腺穿刺活检等检查，前列腺穿刺结果提示前列腺癌，Gleason 评分 3+3=6 分，MRI 提示局限性前列腺癌。医生向老李及其家属告知了诊断结果：“老李啊，这次检查出来的结果不太好，是肿瘤，下面有几个治疗方案，我来详细讲解一下，您也可以和家里其他人商量一下，选择何种治疗方法，我建议最好手术治疗。”老李听后情绪非常激动，说：“怎么会这样？我还一直祈祷只是前列腺增生，竟然真是癌！还要开刀！不要痛死啊！我怎么会得这个毛病？这要怎么弄……”

和家属商讨后最终老李决定手术治疗，不过整天唉声叹气，晚上护士查房也发现他不睡觉。责任护士小张在知道老李的情绪波动后立即耐心地开导他……

在完善相关术前准备后，择期行腹腔镜下前列腺癌根治术(LRP)。

问题导引

1. 前列腺癌的治疗方法有哪些?
2. 何为 LRP 术? 该手术方式有何优点?
3. 患者在手术前需要完善哪些术前准备?
4. 术后如何做好盆腔引流管的护理?

教师注意事项

本幕主要描述患者在完善相关检查后，立即入院行手术治疗的过程。通过本幕主要引导学生学习腹腔镜下前列腺癌根治术的手术方式，学习腹腔镜前列腺癌根治术的术前准备及术后的护理要点。

学习目标

1. 了解前列腺癌的处理原则。
2. 掌握前列腺癌根治术的术前准备。
3. 掌握各类引流管的护理要点。
4. 了解前列腺癌主要的手术方式。

提示用问题

1. 患者在行腹腔镜下前列腺癌根治术需要完善哪些术前准备?
2. LRP 的全称是什么? 该手术是如何实施的?
3. 患者术后留置了盆腔引流管一根，作为责任护士如何做好导管留置期间的护理工作?

教师参考资料

1. 前列腺穿刺活检的注意事项

(1) 检查前准备：患者应在穿刺前进行评估，抽血查血常规和凝血功能，了解是否有凝血功能异常，检查近一周内有无全身感染和尿路感染症状。①对高血压、冠心病患者，控制好血压，做心电图检查。②建议糖尿病患者餐前、餐后血糖控制在 10 mmol/L 左右，维持 3 天以上。③术前 1 天应用抗生素，术日晨起低位清洁灌肠。

(2) 适应证：①直肠指检触及硬结，怀疑肿瘤。②B 超发现前列腺低回声结节或 MRI 发现异常信号，怀疑肿瘤。③PSA>10.0 ng/mL。

(3) 穿刺后观察：①观察有无血尿及便血。②穿刺后多饮水，并持续使用抗生素 1～3 天。③观察术后有无血尿及大便带血，出血多于 6～48 h 自行停止，持续性血尿或术后出现尿潴留，可插管导尿并起到压迫前列腺止血目的。持续性大便带血可适量应用止血药。

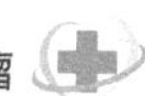

2. 前列腺癌的处理原则

对于早期前列腺癌患者可采用根治性治疗方法，能够治愈早期前列腺癌的方法有放射性粒子植入、根治性前列腺切除术、根治性外放射治疗。

(1) 放射性粒子植入的适应证应满足以下 3 个条件：①PSA＜10 ng/mL；②Gleason 评分为 2～6；③临床分期为 T1～T2a 期。

(2) 根治性前列腺切除术的适应证应满足以下 4 个条件：①PSA＜20 ng/mL；②Gleason评分≤7；③临床分期 T1～T2c；④预期寿命≥10 年的患者。

(3) 根治性放疗适用于局限性前列腺癌患者。主要采用三维适形放疗和调强适形放疗等技术。此外，外放射治疗还可用于根治性前列腺切除术后病理为 T_3～T_4、精囊受侵、切缘阳性或术后 PSA 持续升高患者的辅助性治疗；也可用于晚期或转移性前列腺癌患者的姑息性治疗。

对于中期前列腺癌患者应采用综合治疗方法，如手术＋放疗、内分泌治疗＋放疗等。

对激素敏感型晚期前列腺癌患者以内分泌治疗为主，内分泌治疗的方法包括去势(手术去势或药物去势)和抗雄激素治疗(比卡鲁胺或氟他胺)或去势＋抗雄激素治疗。手术去势或药物去势的疗效基本相同。但几乎所有患者最终都会发展为激素非依赖性前列腺癌或激素抵抗性前列腺癌。对去势抵抗性前列腺癌患者可采用二线内分泌治疗或新型内分泌治疗药物(阿比特龙、恩杂鲁胺等)。对激素抵抗性前列腺癌患者应持续保持去势状态，同时采用以多烯紫杉醇、米托蒽醌为基础的化疗。对于有骨转移的前列腺癌患者应联合骨保护剂(主要是双膦酸盐类药物)治疗，预防和降低骨相关事件、缓解骨痛、提高生活质量、提高生存率。体外放射治疗或放射性核素也可改善局部骨痛。

3. LRP 术

LRP 是指在电视腹腔镜窥视下，通过腹壁的 3～4 个小戳孔，将腹腔镜手术器械插入腹腔行前列腺切除术。在下腹部正中作 2 cm 切口，于左右麦氏点和左右侧脐于髂前上棘连线内 1/3 处各置入穿刺套管，注入 CO_2，建立气腹。切断前列腺蒂时夹闭前列腺蒂并用剪刀剪断前列腺蒂。处理耻骨后血管复合体及前列腺尖，游离前列腺。在无张力状态下吻合膀胱颈后壁，精细对合，并将吻合后的膀胱颈前壁与耻骨前列腺韧带缝合。依次用可吸收缝合线做尿道与膀胱颈连续缝合。吻合完毕，预先插入双腔尿管。待后吻合完毕后经尿管向膀胱内注入 120 mL 生理盐水，检查吻合口是否渗漏，明显渗漏者缝合修补。检查手术创面有无渗血，耻骨后置入引流管，排尽腹腔内二氧化碳气体，清点手术器械，缝合切口。该手术方式具有伤口小、疼痛轻、恢复快、住院时间短、出血少等优点。

4. LRP 术的术前护理

(1) 完善检查：遵医嘱完成患者全面的术前准备，完善各项临床辅助检查，以了解患者病情及身体器官的功能状态。

(2) 饮食护理：指导患者合理进食高蛋白、高热量、丰富维生素、易消化的饮食。术前 1 日晚餐嘱患者进食清淡饮食。

(3) 活动与休息：鼓励患者参加适当的活动，如散步、听音乐等，以不劳累为宜。为患者提供良好的环境，保证充足的休息。睡眠欠佳者，术前晚可遵医嘱应用镇静药，以保证充足的睡眠。

(4) 适应性训练：教会患者自行调整卧位和床上翻身的方法，进行床上排尿、排便训练,指导踝关节功能锻炼,部分患者还应练习术中体位。

(5) 呼吸道准备:①戒烟:吸烟者术前 2 周戒烟,防止呼吸道分泌物过多引起窒息。②深呼吸运动:对腹部手术者,指导其进行胸式呼吸训练,先用鼻深吸气,使胸部隆起,略微停顿,然后由口呼气。③有效咳嗽:患者坐位,双脚着地,身体稍前倾,双手环抱一个枕头,进行数次深而缓慢的腹式呼吸,深吸气并屏气,然后缩唇(撅嘴),缓慢呼气,在深吸一口气后屏气 3~5 s,身体前倾,从胸腔进行 2~3 次短促有力咳嗽,张口咳出痰液,咳嗽时收缩腹肌,或用自己的手按压上腹部,帮助咳嗽。④控制感染:已有呼吸道感染者,术前给予有效治疗。

(6) 胃肠道准备:为防止麻醉或手术中呕吐,术前 8 h 禁食,4 h 禁饮。

(7) 心理护理:腹腔镜下前列腺癌根治术是一项新开展的微创手术,患者常顾虑手术的安全性、有效性及费用,紧张、焦虑、恐惧等心理问题尤其突出。护理人员应针对性地为患者实施心理护理。解释病因和临床症状、手术方法;解释腹腔镜下前列腺癌根治术的优越性;请术后的患者现身说法,以消除患者顾虑,增强其心理承受力,并建立良好的护患关系。

(8) 术前准备工作:①术前 1 日做好药物过敏试验(如青霉素、头孢类),根据手术情况备血。②术前 1 日晚测量呼吸、脉搏、体温,如有发热、感冒、咳嗽,及时报告医生。③皮肤准备:手术前 1 日视患者情况指导患者沐浴,按手术范围剃去毛发,清洁皮肤。④术日晨准备:测量体温、脉搏、呼吸、血压,取下假牙、眼镜、首饰等,根据医嘱留置胃管、尿管,术前半小时给予麻醉前用药。备好手术需要的病历、X 线片及药品等,与手术室人员做好交接。

5. LRP 术后的护理要点

(1) 体位护理:按全麻术后常规护理,去枕平卧 6 h,禁食,持续低流量吸氧、心电监护,密切观察患者的生命体征。

(2) 饮食护理:待肠蠕动恢复后进少量流质饮食,但进食当日忌牛奶、豆浆、过甜流质等产气食物摄入,防止术后肠胀气。如有恶心、呕吐、腹胀等不适,进食可适当延迟,逐步过渡到半流质。

(3) 病情观察:术后要严密观察患者的生命体征(体温、心率、血压、呼吸及血氧饱和度),严格记录引流液的色、质、量,并且密切观察有无出血、感染等。

(4) 伤口护理:严密观察腹壁穿刺口,是否有渗血、渗液情况,及时更换敷料以防切口感染。

(5) 盆腔引流管的护理:①严格执行无菌技术操作,引流管应低于出口平面,防止逆行回流造成感染。观察引流口周围有无引流液外漏,皮肤有无红肿、破损。②观察记录引流液的量、色、质。若出现血压下降、脉搏加快,短时间引出鲜血,每小时超过 100 mL,应及时告知医生处理;如引流量突然减少,患者感到腹胀,伴发热,应及时检查引流管有无堵塞或脱落。③要妥善固定引流管,防止扭曲、受压、折叠。④一般情况下,引流管术后 3~5 天拔除。

第 三 幕

术后第 4 天中午,患者突然发生全身发抖,断断续续地对家属说:"我太冷了,你去找护士再拿一条被子来。"家属找护士说明情况,责任护士立即告知床位医生,到病房拿出备用被给患者盖上,并安抚患者说:"李大爷,被子给您盖

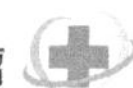

上了，等会儿会暖和点，这种情况我们也遇到过，您现在不要太紧张啊。"过了一会儿，患者渐渐停止抖动，面色潮红、烦躁不安，对床位医生说："我现在浑身不舒服，口渴、头痛，医生你救救我啊。"责任护士给患者测体温为 39.2℃，血压 100/62 mmHg，立即根据医嘱予心电监护，对症处理，加强巡视。

问题导引

1. 根据患者术后第 4 天的生命体征变化，你认为该患者发生了什么并发症？
2. 患者发生该并发症的原因是什么？
3. 患者发生该并发症后护士应如何处理？

学习目标

1. 掌握 LRP 术后的常见并发症。
2. 掌握 LRP 术后的护理措施。
3. 了解感染发生的原因及护理要点。

教师注意事项

本幕主要描述患者术后病情发展的过程，通过本幕提供的信息，引导学生学习腹腔镜前列腺癌根治术后常见并发症的观察要点；以及当患者术后发生并发症时，如何配合医生进行治疗及护理等。

提示用问题

1. 根据患者生命体征，判断该患者术后发生了何种并发症？
2. 哪些原因导致了该并发症的发生？
3. 患者发生该并发症后，作为责任护士，应如何配合医生治疗及护理？

教师参考资料

LRP 术后并发症的观察及护理

(1) 皮下气肿：人工气腹的 CO_2 残留于疏松组织可引发皮下气肿，多发生于胸腹部、阴囊等，轻者有背痛、肩痛，中重度可有胸腹胀痛、呼吸增快、浅促，气肿局部有握雪感、捻发音，一般给予持续低流量吸氧、半卧位可缓解。

(2) 高碳酸血症：其诱因多是弥散 CO_2 入血，表现为呼吸浅慢、PCO_2 升高，因此，术后常规给予持续低流量吸氧是必不可少的。

(3) 呕吐：呕吐是全麻手术患者常见的症状。呕吐一般分中枢性和反射性呕吐，早期呕吐通常是麻醉药物刺激中枢所致，术中大量注入 CO_2 气体及手术本身的刺激干扰胃肠道功能及术后的镇痛药物也可引起恶心、呕吐。此外，若频繁地呕吐伴有腹痛、腹胀等腹膜刺激征应考虑有腹膜炎等器质性病变，应及时报告医生处理。

(4) 出血：若患者术后腹腔引流管短时间内引流出大量的鲜红色液体，每小时量 100 mL，持续 3 h 以上，常提示出血。此时应密切观察生命体征，特别是血压、脉搏的变化；监测凝血功能，及时遵医嘱给予止血药物。

(5) 感染：发生的常见原因包括手术部位感染、切口感染、尿路感染、肺部感染。

措施：密切监测体温、血压等情况，遵医嘱查血培养、血常规等，应用抗生素及营养支持治疗。保持切口清洁，敷料渗湿及时更换，保持引流管固定良好，引流通畅，更换引流袋时严格遵守无菌操作规范。若体温升高、伤口处疼痛、引流液有脓性分泌物或有恶臭，并伴有血白细胞计数升高、中性粒细胞比例升高，尿常规示有白细胞时，多提示有感染，应及时报告医生并协助处理。

(6) 下肢静脉血栓：由于前列腺癌患者多为老年人，平常活动少、可能有基础疾病，再加上手术时间较长，极易导致下肢静脉血栓，因此应鼓励患者早期活动，协助翻身或应用气压泵以预防。

(7) 尿失禁：尿道外括约肌受损是造成尿失禁的主要原因，应指导患者进行盆底肌功能锻炼，鼓励多饮水，保持会阴部的清洁。

(8) 勃起功能障碍：遵医嘱使用西地那非治疗，期间注意观察有无心血管并发症。

第 四 幕

术后第 4 日晨，护士告知医生盆腔引流管引流液只有 5 mL，色淡红，生命体征平稳。床位医生拔除了盆腔引流管，随后老李就跳下床，迫不及待要下楼吸烟。护士吓了一跳赶紧制止，并讲解了相关的注意事项，老李不耐烦地说："知道了知道了。"

晚上家属送来了排骨汤、烤鸭、汉堡等，开心地说："老伴啊，我又带来了好吃的赶紧吃吧！回去还要坚持拉单双杠锻炼身体！"护士赶忙制止……

术后第 10 天，医生拔除了导尿管。2 min 后老李红着脸匆匆赶来说："护士小姐，不得了了，我尿裤子了！之前一直不把你的话当回事，没文化还执拗，你不要介意啊，我儿子已经批评过我了，你能再仔细和我讲讲注意事项吗？接下来我一定按你说的做，争取早日出院。"

问题导引

1. 根据患者引流液色、质、量，你认为患者是否可以拔管？
2. 你认为拔管后有哪些注意事项？
3. 作为责任护士你如何给患者进行出院健康指导？

学习目标

1. 了解 LRP 术后拔管指征。
2. 掌握 LRP 术后出院的健康宣教。

教师注意事项

本幕主要描述了患者病情稳定，逐渐康复的过程。通过本幕引导学生学习前列腺癌术后的健康宣教，以及如何帮助患者建立良好的生活习惯，防止疾病的复发。引导学生深入思考护理人员在疾病预后和康复中的作用。

 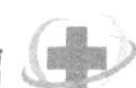

提示用问题

1. 请根据患者术后恢复情况，判断患者是否可以拔除腹腔引流管？
2. 作为责任护士，如何给患者进行康复指导？

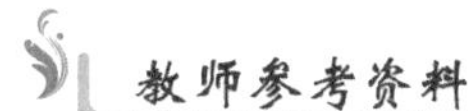

教师参考资料

1. 盆腔引流管的拔管指征

患者盆腔引流管量逐渐减少，24 h 少于 20 mL，颜色由鲜红转为淡红或淡黄甚至无色时，可考虑拔管。

2. 盆腔引流管拔管后的注意事项

密切观察患者拔管后的生命体征，保持伤口敷料干燥，做好引流管口皮肤的护理。

3. 出院指导

(1) 合理饮食。忌辛辣刺激性食物，避免进食高脂肪饮食，特别是动物脂肪、红色肉类；豆类、谷物、蔬菜、水果等富含纤维的食物及维生素 E、雌激素等有预防前列腺癌的作用。保持大便通畅，必要时可用润肠剂，切忌强行用力。

(2) 适当锻炼。注意休息，3 个月内避免剧烈活动、提重物和性生活。

(3) 盆底肌功能锻炼。训练前排空尿液，不要憋尿训练。做几次深呼吸，保持全身放松，将精力集中在盆底肌。可采用站立或者端坐姿势。站立时两腿分开与两肩同宽，端坐时腰要坐直，双臂放松，深吸一口气(不需要憋气)，然后做提肛运动。呼气时收紧耻骨和尾骨之间的盆底肌群，感到由外向内、由下往上的收紧和提升，感觉尿道口和肛门之间的会阴部向内紧缩并向上提升。吸气时放松，将提升上来的盆底肌轻柔地放下来。

(4) 术后一段时间内仍有控尿不佳，一般会逐渐好转，需要每日饮水 2 500～3 000 mL，注意加强提肛锻炼促进控尿恢复。预防尿道狭窄，定期扩张。若有排尿不畅或血尿、尿痛、发热等情况，请及时就诊。

(5) 定期随访。根治术后定期门诊复诊，每月复查 PSA、睾酮等，每 6～12 月复查腹部盆腔增强 CT 或 MRI、骨扫描等，根据检查结果调整治疗方案。

参考文献

[1] 田孟真，马宏慧，阿丽亚·买提库尔班，等. 康复新液在治疗前列腺癌根治术后淋巴漏的护理应用[J]. 护士进修杂志，2017，32(7)：629-631.

[2] 王丽艳，余美玲，黄玉婵. 前列腺癌术后患者盆底肌康复锻炼的干预性护理研究[J]. 临床护理杂志，2019，18(6)：18-20.

[3] 杨珊珊. 早期康复护理预防前列腺癌患者根治术后尿失禁 106 例分析[J]. 医学食疗与健康，2019(12)：10，12.

[4] 宋真，阚志芸，张青云，等. 综合护理模式对前列腺癌患者根治术后尿失禁改善情况的研究[J]. 现代泌尿生殖肿瘤杂志，2019，11(4)：238-239.

[5] 陈丹丹. 前列腺癌根治手术后尿失禁患者施予优质护理干预的价值及效果观察[J]. 中外医学研究，2019，17(17)：102-104.

[6] 庄文磊. 综合护理干预对前列腺癌根治术后尿失禁影响的研究[J]. 临床医药文献电子杂志，2019，6(1)：113-114.

[7] 林柳晶，曾洁玲. 护理行为干预对前列腺电切术后患者尿失禁症状改善的探讨[J]. 世界最新医学信息

文摘,2018,18(71):278-279.

[8] 陈青,马玲平,李葆华.个性护理对改善前列腺癌腹腔镜根治术患者心理状况和降低术后并发症的作用[J].中国农村卫生事业管理,2018,38(1):75-76.

第二十九节 输尿管癌

教案摘要

孙大爷,55岁,因2个月前开始出现无痛性肉眼血尿,最近一周加重,血量增多,有时呈块状,伴随腰痛,为求进一步诊治来院就诊。门诊彩超示:左肾积水、膀胱下壁显示不清。全腹部增强CT示:双肾盂积水、左输尿管迂曲、扩张,左输尿管壁段占位。医生建议其住院接受进一步治疗。患者入院完善相关检查后,在全麻下行"腹腔镜下左输尿管癌根治术",经过医护人员的精心照护,患者康复出院。通过本教案,学生可以学习输尿管癌的临床表现、辅助检查、手术方式、护理要点及并发症的预防及处理,促进患者康复。

关键词

输尿管癌(Ureteral carcinoma);腹腔镜输尿管癌根治术(Laparoscopic radical ureteral carcinoma);围手术期护理(Perioperative nursing);定期复查(Periodic review)

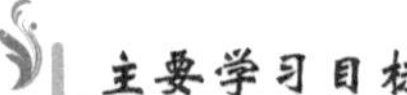

主要学习目标

1. 掌握输尿管癌的临床表现。
2. 掌握输尿管癌的围手术期护理要点。
3. 掌握输尿管癌术后主要并发症的护理。
4. 熟悉输尿管癌术后引流管的护理要点。
5. 掌握输尿管癌术后的健康宣教。

次要学习目标

1. 了解输尿管的解剖结构及功能。
2. 了解输尿管癌的病因。
3. 了解输尿管癌的主要处理原则。
4. 了解输尿管癌的辅助检查。
5. 了解输尿管癌的主要手术方式。
6. 了解出血发生的原因及护理要点。

 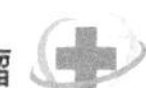

第一幕

孙大爷，55岁，石油工人。既往有吸烟喝酒史，平均每天1包，喜欢大鱼大肉、腌制品等重口味食物。身体素质好，一直坚持锻炼。既往无高血压、糖尿病及过敏史。因2个月前开始出现无痛性肉眼血尿，自觉可以忍受，以为是工作太累了水喝少了的缘故，自己服用些头孢后感觉症状又稍有好转。最近一周加重，出血量明显增多，甚至有长条状血块随尿液排出，同时伴随腰痛，担心下食欲不振，人整个消瘦了一圈，严重影响了生活。

为了解决这个问题，家人陪同其来泌尿外科就诊。门诊医生详细询问病史后，为其做了检查，让护士带去抽血、留尿标本，做了一系列检查，医生要将其收治入院。"老孙，根据你的症状来看，有肿瘤可能，接下来需要你住院进行详细的检查……"孙大爷一听大叫了起来："医生你再好好看看，不就小便出点血吗，怎么就肿瘤了，这下怎么弄？我要怎么办？"面对患者的疑问，医生耐心地解释并取得了患者的配合。

教师注意事项

本幕描述的是输尿管癌患者就诊的情形。通过本幕提供的信息，引导学生根据患者的临床表现及实验室检查的结果，判断患者发生了何种疾病，并学会与其他相似的疾病相鉴别，同时引导学生学习该疾病的主要诱因及辅助检查。

学习目标

1. 了解输尿管的解剖结构和功能。
2. 了解输尿管癌的诱因。
3. 掌握输尿管癌的临床表现。
4. 熟悉输尿管癌的诊断标准。
5. 了解输尿管癌主要的处理原则。
6. 了解输尿管癌的辅助检查。

提示用问题

1. 患者的工作与疾病有什么关系？患者的病情与他的生活习惯有什么联系吗？
2. 你认为孙大爷可能得了什么病？哪些信息可以用来判定该疾病？
3. 患者的症状有几种可能的诊断？如何以病史和体格检查确定或排除这些诊断？
4. 你认为以上的信息可以确诊了吗？还需要做哪些检查？

参考资料

1. 输尿管的解剖结构和功能

(1) 解剖结构：输尿管左右各一条，中端起于肾盂，在腰大肌表面下降，跨越髂总动脉和静脉，进入盆腔，沿盆腔壁下降，跨越骶髂关节前上方，在坐骨棘转折向内，斜行穿膀胱壁，开口于膀胱，全长20～30 cm。输尿管有三个狭窄，第一狭窄在肾盂与输尿管移行处(输尿管起始处);第二狭窄在跨越髂动脉入小骨盆处;第三狭窄在穿入膀胱壁处。当肾结石随尿液下行时,容易嵌顿在输尿管的狭窄处,并产生输尿管绞痛和排尿障碍。输尿管按其走行位置,可分为 3 部分:①输尿管腹部;②输尿管盆部;③输尿管精索部。

(2) 功能:肾盂输尿管的主要作用是将肾脏排泄的尿液引入膀胱。输送尿液的力量是滤过压及肾盂输尿管平滑肌收缩的力量。输尿管(Ureter)是一对细长的肌性管道,起自肾盂,终于膀胱,成人输尿管长为 25~30 cm。

2. 疾病定义

原发性输尿管癌为起源于输尿管黏膜上皮的恶性肿瘤,肿瘤发展可以侵犯输尿管周围的淋巴和其他组织器官。

3. 流行病学

输尿管癌多见于 40~70 岁,极少发生在 40 岁之前,我国输尿管癌的平均发病年龄为 55 岁,男性比女性多,输尿管癌大多发生在输尿管下 1/3 段,占输尿管癌的 75%。

4. 病因

病因尚未明了,一般认为能引起肾盂癌、膀胱癌的致癌物质,均可引起输尿管癌,输尿管癌可能与某些致癌物质有关。有以下诱发因素。

(1) 吸烟:吸烟是上尿路肿瘤最重要的可控制危险因素。研究表明,吸烟人群上尿路上皮癌的发病率是非吸烟人群的 3 倍。上尿路上皮癌的发病率还与吸烟量有关,长期吸烟人群(>45 年)是非吸烟人群的 7.2 倍。

(2) 职业:目前认为,从事化工、石油、塑料制品等行业的工人,以及接触煤或焦炭、沥青的人群是输尿管癌的高危人群。苯胺染料、β-苯胺、联苯胺是重要的致癌剂,这些致癌剂所致输尿管癌的潜伏期一般为 15 年以上。

(3) 遗传:遗传性输尿管癌一般发病年龄较年轻,女性多见。Li-Fraumen 是一种罕见的染色体显性遗传综合征,可出现双侧上尿路上皮癌。

(4) 巴尔干肾病:巴尔干肾病是一种退行性肾间质疾病,该病常有家族史。在某些地区,巴尔干肾病患者罹患尿路上皮癌的概率要增加 100~200 倍,巴尔干肾病引起的肾盂、输尿管癌多为双侧,并且癌分化较好,分级低,生长较缓。

(5) 镇痛药:目前的研究已经证实,滥用镇痛药(特别是非那西丁)是肾盂、输尿管癌的危险因素之一。

(6) 含马兜铃酸的中草药:含马兜铃酸的中草药以马兜铃、关木通、广防己、青木香、天仙藤等药物中含量较高。目前研究显示,该类中草药具有显著的致癌作用,其容易引起肾盂、输尿管癌。

(7) 其他:其他危险因素,包括乌脚病、尿毒症长期透析,应用环磷酰胺,尿路感染和结石等。

5. 疾病类型

输尿管肿瘤按肿瘤性质可分为良性输尿管肿瘤和恶性输尿管肿瘤,其中恶性肿瘤占大多数。

良性输尿管肿瘤见于息肉、乳头状瘤、炎性假瘤等,恶性输尿管肿瘤多见于移行细胞癌,鳞状细胞癌少见,腺癌更少见。

输尿管肿瘤为尿路上皮肿瘤,发病率约占整个上尿路肿瘤的 1%~3%,其中 9%为单侧发生,左右输尿管发病率无明显差异。

6. 临床症状

58%～98%的肾盂、输尿管癌患者以肉眼血尿为首发症状，肉眼血尿的特点是无痛性、间歇性、肉眼全程血尿，有些患者可由于短时间内出血量稍多，在输尿管内塑形成长条状血块，也有人称之为"蚯蚓状血块"，从尿液中排出。

少数患者因肿瘤阻塞肾盂输尿管交界处后可引起腰部不适、隐痛及胀痛，偶可因凝血块或肿瘤脱落物通过输尿管时引起肾绞痛。因肿瘤长大或梗阻引起肾盂、输尿管积水时患者表现为腰部钝痛，但出现腰部包块者少见。

晚期患者出现贫血、肾功能不全、下肢水肿、体重下降、衰弱等恶病质表现。近年来由于大家注重健康检查，也有报告称有 10%～15%的患者无临床症状，仅在健康检查或检查其他疾病时偶然发现。

7. 诊断依据

(1) 患者有明显的间歇性肉眼血尿伴血块。

(2) 尿脱落细胞中发现肿瘤细胞。

(3) 影像学检查发现输尿管实性肿物。

(4) 病理证实为输尿管癌。

8. 相关检查

发现肾盂癌或输尿管癌的主要方法是通过影像学检查发现肾盂或输尿管内充盈缺损或占位性病变，或经肾盂输尿管镜检查发现肿瘤，再经细胞学或病理学检查(包括肿瘤活检或手术后病理检查)方能确诊。

临床上常用的诊断或鉴别肾盂和输尿管癌的检查方法包括尿常规检查，证实有无血尿。尿脱落细胞学检查尿液中有无癌细胞，当然，尿液中发现的癌细胞也可能来自膀胱和尿道，如果是在检查输尿管中尿液或肾盂尿中发现癌细胞就能诊断输尿管癌或肾盂癌。肾盂或输尿管肿瘤的影像学检查方法主要包括以下几种。

(1) 尿脱落细胞检查：诊断准确率为 60%～70%，近年来，尿脱落细胞荧光原位杂交检测有效地提高了阳性率，临床逐渐得到广泛应用。

(2) 膀胱镜检查：常用于观察患侧输尿管口有无喷血及膀胱内有无肿瘤。

(3) 排泄性尿路造影：是诊断肾盂或输尿管癌的基本检查方法之一。肾盂或输尿管内见充盈缺损是肾盂或输尿管癌比较典型的表现。但应注意与结石、血块相鉴别。由于肿瘤可引起肾盂或输尿管内梗阻，导致患侧肾脏无功能，可使患者肾脏及输尿管不能显影。排泄性尿路造影检查显影不良时应配合逆行性上尿路造影或其他检查。

(4) 静脉或逆行肾盂输尿管造影：是通过膀胱镜将导管插入输尿管及肾盂，再注入造影剂使上尿路显影的检查方法。

其优点在于：①该项检查不受患者肾功能好坏以及是否对含碘造影剂过敏的影响，肾盂及输尿管内显影更清晰，尤其是排泄性造影显影不良时；②该项检查需在膀胱镜检查时进行，可以同时检查膀胱内有无肿瘤，还可以观察患侧输尿管口有无喷血，如果输尿管肿瘤向下从输尿管口突入膀胱也可被发现；③可以收集患侧肾盂或输尿管中的尿液做尿脱落细胞学检查。

(5) B 超检查：是最常用的检查方法，可发现肾盂或输尿管内肿瘤以及肾盂、输尿管积水，鉴别结石与软组织病变。由于输尿管管腔细小，经腹盆超声检查对发现输尿管内占位性病变有时较困难，特别是下段输尿管内病变，如果经直肠或阴道做超声检查就比较容易显示下段输尿管内病变。

(6) CT 扫描：CT 扫描具有高分辨率，在平扫及增强扫描后，能清楚地显示病变部位、大小、密度浸润范围及周围器官的关系，对肾盂肿瘤的诊断正确率可达 90%以上。肾盂癌和输尿管癌典型 CT 表现为：①肾盂或输尿管内发现软组织肿瘤，可伴有肾盂或输尿管积水，还能发现肾或输尿管周围浸润和区域淋巴结转移；②增强后肿瘤强化不明显。早期小肿瘤难以发现，较大肿瘤 CT 扫描可以确诊，CT 扫描还可了解肿瘤浸润的范围。

(7) 磁共振(MRI)检查：与 CT 扫描相比，MRI 具有优良的软组织对比度以及多轴位的扫描方式的优势，尤其是 MRI 泌尿系统水成像检查更有利于诊断肾盂癌和输尿管癌。

(8) 输尿管镜检查：需要在麻醉下进行，如果输尿管肾盂镜能够顺利导入，可以看到输尿管或肾盂内有无肿瘤，并可以通过刷取细胞学或活检病理学检查明确诊断，还可以通过输尿管肾盂镜进行治疗。但输尿管肾盂镜检查需要麻醉下进行，也可能不能顺利导入病变部位，甚至有造成输尿管穿孔导致肿瘤移植的危险。

因此，目前输尿管肾盂镜检查并不是常规检查项目，通常用在常规影像学检查不能明确诊断或需要肉眼观察决定是否能够做保留肾功能的手术时。输尿管镜可直接到达肿瘤部位，观察肿瘤的形态、大小和取小块肿瘤组织送切片病理检查。

(9) 手术探查：目前很少采用，少数患者由于术前诊断困难，可行手术探查，在术中取组织快速病理切片，以明确肿瘤性质及进一步确定手术方案。

9. 鉴别诊断

(1) 结石：阴性结石位于输尿管可见到充盈缺损，这种情况也可产生输尿管及尿内细胞异型性改变，因此，它容易误诊。B 超和 CT 平扫有助于鉴别结石和肿瘤。

(2) 输尿管息肉：输尿管息肉属于输尿管良性肿瘤，造影检查也表现为充盈缺损，但息肉的充盈缺损呈边缘光滑长条状，患者病程长，尿脱落细胞检查阴性等有助鉴别。

(3) 血块：输尿管内有血块，造影检查也可见到充盈缺损，但血块可在数日后排出或吸收，复查静脉尿路造影充盈缺损可消失或变形。

第 二 幕

入院后孙大爷完成 CT、MRI 等检查，彩超示：左肾积水、膀胱下壁显示不清。全腹部增强 CT 示：双肾盂积水、左输尿管迂曲、扩张，左输尿管壁段占位。医生向孙大爷及其家属告知了诊断结果："老孙啊，这次检查出来的结果不太好，是输尿管肿瘤，下面有几个治疗方案，我来详细讲解一下，您也可以和家里其他人商量一下，选择何种治疗方法，我建议首选手术治疗。"

孙大爷听后情绪非常激动，说："怎么会这样？我还一直祈祷着呢，最后竟然真是癌！我年纪还轻，还没退休，这一旦开了刀怎么弄！不治了不治了……"

经过家属和医生的劝解，最终孙大爷决定手术治疗，不过整天愁容满面，也不和病房里的病友交流。责任护士小刘在知道老李的情绪波动后立即耐心地开导他……

在完善相关术前准备后，择期行腹腔镜下输尿管根治术。

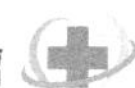

教师注意事项

本幕主要描述患者在完善相关检查后，立即入院行手术治疗的过程。通过本幕主要引导学生学习目前腹腔镜下输尿管癌根治术的手术方式，学习患者的术前准备及术后的护理要点。

学习目标

1. 掌握输尿管癌术前的护理措施。
2. 了解输尿管癌主要的处理原则。
3. 了解输尿管癌的手术方式。

提示用问题

1. 患者入院后出现了什么护理问题？如何护理？
2. 目前输尿管癌的主要治疗方式有哪些？
3. 患者在行腹腔镜下前列腺癌根治术前需要完善哪些术前准备？
4. 患者术前主要护理问题及护理措施是什么？

参考资料

1. 输尿管癌的治疗

目前，肾盂或输尿管尿路上皮癌患者的标准治疗方法仍为外科手术治疗，切除范围包括患侧肾＋输尿管全长＋输尿管开口周围部分膀胱。但对于解剖性（先天孤立肾）或功能性（对侧肾脏无功能）的孤立肾或双肾同时有肾盂或输尿管尿路上皮癌的患者，如果肿瘤活检病理检查证实癌细胞属于低期低级，病变局限者可考虑行保留肾脏的手术，如内镜下电灼术、内镜下切除术和部分输尿管切除术。

标准的基本治疗方法是根治性肾输尿管全切术，切除范围包括患侧胃、全段输尿管以及输尿管在膀胱的开口周围部分膀胱，是否行区域性淋巴结清扫尚有争议。

低级别低分期的原发性输尿管癌，可行经输尿管镜电灼或切除术，也可行输尿管节段切除再吻合或输尿管膀胱吻合，孤立肾或者双肾病变患者，有时候只能采取保守手术以尽可能保留功能。

对于不能手术的晚期肾盂或输尿管尿路上皮癌患者可以考虑全身化疗。原发性输尿管癌化疗或放疗效果均不理想。

(1) 手术治疗：①开放根治性肾输尿管全切除术：是传统的基本治疗方法。手术切除必须包括患肾、输尿管全长及输尿管开口处的膀胱壁，如果手术保留一段输尿管或其在膀胱的开口，肿瘤在残留输尿管或其开口的复发率为33%～75%。②腹腔镜根治性肾输尿管全切除术：目前，输尿管肿瘤的腹腔镜辅助根治手术，可经腹腔途径或经腹膜后途径。③姑息性开放手术：该手术适用于需姑息性手术治疗但通过内镜不能完全切除的肿瘤，医生为了避免肿瘤扩散，应选用开放手术而非腹腔镜手术，输尿管肿瘤可以根据具体情况选择姑息性输尿管肿瘤切除术。④经皮肾镜治疗：该治疗适用于低分级肿瘤，且肿瘤局限，未浸润周围组织患者；双侧上尿路肿瘤患者；各种原因导致的无法经输尿管途径切除的近端输尿管肿瘤。

(2) 放疗：由于输尿管位于腹、盆腔，术前难以精确地评估肿瘤分期。同时，输尿管癌对放疗不敏感，并且腹盆腔存在小肠、膀胱等重要脏器，这些限制了其应用。

（3）化疗：临床上常用的化疗方案，类似于膀胱癌化疗，化疗方案包括新辅助化疗和辅助化疗。①新辅助化疗：就是在确定局部性治疗（如手术或放疗）之前，采用的一种辅助性化疗。医生在术前给予新辅助化疗，可有效地缩小肿瘤体积、增加手术切除率、降低手术风险，或减少手术损伤、降低手术并发症，并且可清除或抑制可能存在的微转移灶、减少不良预后因素。术前化疗对肿瘤细胞的杀伤最为有效，肿瘤的血管床未被破坏，这可有利于化疗药物的渗入，术前化疗可使手术时肿瘤细胞活力降低，降低肿瘤细胞播散入血的概率。②辅助化疗：是对肿瘤晚期有转移无法手术的患者或患者肿瘤切除术后采用的化疗。

化疗的并发症包括局部反应、胃肠毒性、免疫抑制、肾毒性、肝损伤、心脏毒性、肺毒性、神经毒性、脱发等，处理措施包括严格控制化疗指征、控制给药剂量和速度、加强对症处理、及时调整化疗方案，必要时可停止化疗。

（4）中医治疗：该疾病的中医治疗暂无循证医学证据支持，但一些中医治疗方法或药物可缓解症状，建议到正规医疗机构治疗。

（5）其他治疗：无法手术切除或者晚期输尿管尿路上皮癌可采用免疫治疗，新的药物包括免疫检查点抑制剂等。

2. 输尿管肿瘤患者的术前护理

（1）心理护理：①多数患者确诊为肿瘤后可出现焦虑、悲观、绝望等各种负面情绪，或担心预后等出现厌食、睡眠不佳从而影响生活质量。②应与患者多沟通，根据患者的具体情况，耐心讲解输尿管肿瘤的相关知识及所要接受的手术方式、治疗措施，稳定患者的情绪。③腹腔镜下输尿管癌根治术是一项新开展的微创手术，患者常顾虑手术的安全性、有效性及费用，即紧张、焦虑、恐惧等心理问题尤其突出。护理人员应针对性地为患者实施心理护理，解释病因和临床症状、手术方法；解释手术的优越性；请术后的患者现身说法，以消除患者顾虑，增强其心理承受力，并建立良好的护患关系。

（2）病情观察及护理：①观察患者排尿情况，注意有无血尿，血尿颜色、量及有无血块，注意有无尿频、尿急等膀胱刺激症状。血尿患者注意观察生命体征，必要时遵医嘱使用止血药物并观察效果。②观察患者有无疼痛以及疼痛的部位、性质和程度。若患者出现剧烈肾绞痛，遵医嘱给予药物止痛并评估效果。③观察患者重要脏器功能情况，有无转移灶的表现及消瘦、乏力、贫血等恶病质。

（3）术前常规准备：①完善检查：遵医嘱完成全面的术前准备，完善各项临床辅助检查，以了解患者病情及身体器官的功能状态。②饮食护理：指导患者合理进食高蛋白、高热量、丰富维生素、易消化的饮食。术前 1 日晚餐嘱患者进食清淡饮食。③活动与休息：鼓励患者参加适当的活动，如散步、听音乐等，以不劳累为宜。为患者提供良好的环境，保证充足的休息。睡眠欠佳者，术前晚可遵医嘱应用镇静药，以保证充足的睡眠。④适应性训练：教会患者自行调整卧位和床上翻身的方法，进行床上排尿、排便训练，指导踝关节功能锻炼，部分患者还应练习术中体位。⑤呼吸道准备：a. 戒烟：吸烟者术前 2 周戒烟，防止呼吸道分泌物过多引起窒息。b. 深呼吸运动：指导腹部手术者进行胸式呼吸训练，先用鼻深吸气，使胸部隆起，略微停顿，然后由口呼气。c. 有效咳嗽：患者坐位，双脚着地，身体稍前倾，双手环抱一个枕头，进行数次深而缓慢的腹式呼吸，深吸气并屏气，然后缩唇（撅嘴），缓慢呼气，在深吸一口气后屏气 3～5 s，身体前倾，从胸腔进行 2～3 次短促有力咳嗽，张口咳出痰液，咳嗽时收缩腹肌，或用自己的手按压上腹部，帮助咳嗽。d. 控制感染：已有呼吸道感染者，术前给予有效治疗。⑥胃肠道准备：为防止麻醉或手术中呕吐，术前 8 h 禁食，术前 4 h 禁饮。⑦术前准备工作：a. 术前 1 天做好药物过敏试验(如青霉素、头孢类抗生素)，根据手术情况备血。b. 术前 1 天晚测量呼吸、脉搏、体温，如有发热、感冒、咳嗽，及时报告医生。c. 皮肤准备：手术前 1 天视患者情况指导患者沐浴，按手术范围剃去毛发，清洁皮肤。d. 术日晨准备：测量体温、脉搏、呼吸、血压，取下假牙、眼镜、首饰等，根据医嘱留置胃管、导尿管，术前半小时给予麻醉前用药。备好手术需要的病历、X 线片及药品等，与手术室人员做好交接。

第三幕

患者术中留置了一根盆腔引流管、导尿管和深静脉置管，患者于 16：20 安返病房，护士立即给予心电监护、吸氧吸入、妥善固定导管，生命体征：T：37℃，P：78 次/分，R：20 次/分，BP：152/80 mmHg。氧饱和度 98%，术后白细胞是 4.1×10^9/L，血红蛋白 113 g/L，负压球引流出 50 mL 暗血性液体，尿量 800 mL，家属看见患者身上插了这么多导管很紧张，急忙问护士："他身上这么多导管那他能动吗？我们要注意什么？"小刘听完家属的疑惑后，耐心地向其讲解了术后的注意事项及导管的护理要点，家属听后总算放心了。

17:00 护士床边交接班时发现患者面色苍白，浑身湿冷，查看负压球发现引流量有 110 mL，色鲜红。立即告知床位医生，急查血常规，家属担心地说："刚刚下来还好好的呀，怎么回事！"护士立即进行安抚解释。此时血压 89/60 mmHg，心率 110 次/分，氧饱和度 94%，尿量为 350 mL，血报告血红蛋白 78×10^9 g/L，立即根据医嘱给予措施……经过全体医护人员的细心照护，第 2 天患者血常规指标趋于正常。

教师注意事项

本幕主要描述患者术后病情发展的过程，通过本幕提供的信息，引导学生学习腹腔镜输尿管癌根治术后常见并发症的观察要点；以及当患者术后发生并发症时，如何配合医生进行治疗及护理等。

学习目标

1. 掌握术后护理要点。
2. 掌握术后的常见并发症及护理措施。
3. 了解出血发生的原因及护理要点。

提示用问题

1. 患者身上导管应如何护理？护士如何做好术后宣教？
2. 根据患者生命体征，判断该患者术后发生了什么情况？哪些原因导致？
3. 患者发生该并发症后，作为责任护士，应如何配合医生治疗及护理？
4. 患者术后还可能发生什么情况？

参考资料

1. 术后护理

(1) 术后观察要点：①心电监护，密切观察患者生命体征(体温、血压、脉搏、心率、脉氧)，疼痛及呼吸情况。②观察患者伤口情况，如有渗血渗液应及时通知医生。③观察患者末梢循环情况(肢体温度、疼痛、感觉异常等)。④妥善固定各种导管，观察引流液的颜色、质、量，并准备记录，如有异常及时通知医生。

(2) 疼痛的观察及护理：术后因手术创伤、麻醉作用消失后患者会感术区疼痛，应及时给予止痛处理，避免因疼痛而影响患者休息，进而影响患者的康复，可采用止痛剂及自控镇痛泵止痛。

(3) 术后切口及切口引流管的观察及护理：注意保持腹膜后引流管通畅，观察引流液量，如果 24 h 引流液不减少，每小时超过 100 mL，甚至达 300～500 mL，提示可能有活动性出血，应密切观察血压、脉搏的变化，必要时做再次手术准备。术后应仔细观察切口渗出情况及有无红肿保持切口敷料干燥，有渗出时应按无菌操作要求换药并给予抗感染治疗。

(4) 饮食及活动：患者排气前禁食，给予静脉补充营养维持机体内环境的稳定。肛门排气后，指导患者进流质饮食，再逐渐过渡到半流质饮食、软质饮食、普食，以高营养、高维生素、易消化食物为主，控制油腻食物的摄入。手术后鼓励患者下床活动，年老体弱者协助其在床上活动，以预防下肢静脉血栓形成。

(5) 术后导尿管的监测及护理：患者行肾、输尿管及膀胱部分切除术后有可能出现急性肾衰竭、术后出血等情况，应观察导尿管是否通畅、尿液颜色、尿量，记录液体出入量。导尿管不通畅应及时处理，如出现血尿逐渐加重，应及时报告医生，给予冲洗或再次手术。而尿量的多少反映着术后肾功能代偿的情况，如尿量过少，液体出入量悬殊，应报告医生给予必要的处理，避免出现电解质、酸碱平衡失调，甚至水中毒、心力衰竭的发生。留置导尿管是尿路感染最主要的危险因素，因此，应保持尿道外口、导尿管周围清洁、干燥。以 0.5%碘伏棉球擦拭尿道外口，每天 2 次，每周更换抗反流引流袋。严格无菌操作，预防尿路感染。

2. 术后并发症的观察及护理

(1) 高碳酸血症：由于术中二氧化碳气体进腹后，二氧化碳在组织间隙中弥散被大量吸收对循环、呼吸系统有一系列的影响，可发生一过性高碳酸血症，严重者可发生脑栓塞或肺栓塞。

处理：术后应密切观察患者意识、面色、呼吸情况，常规给予低流量氧气持续吸入，以提高氧分压，降低二氧化碳分压。鼓励患者深呼吸、翻身叩背，促进二氧化碳排出。

(2) 出血：表现为引流液颜色由暗变红，或量由少变多，每小时量 100 mL，持续 3 h 以上，常提示出血。伤口敷料持续有新鲜血液渗出，患者脉搏增快、血压下降、面色苍白、尿量减少。

处理：密切监测生命体征尤其是脉搏、血压的变化。保持伤口引流管引流通畅，观察引流液的颜色及量。发现异常及时告知医生，遵医嘱应用止血药并评估效果，必要时遵医嘱给予输血，应用升压药。保守治疗无效时，手术止血，做好术前准备，监测血常规变化。

(3) 尿外渗：表现为伤口引流增多、进出量有明显差异；伤口敷料可有淡黄色液渗出，盆腔引流在术后早期有大量淡血性液体，2～3 天后仍有淡黄色液体流出，且患者主诉腹胀、

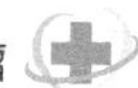

腹痛或腰部胀痛。

处理：密切观察引流情况，保持盆腔及尿管引流通畅，准确记录出入量，发现尿外渗症状及时告知医生。

(4) 感染：感染发生的常见原因为手术部位感染、切口感染、尿路感染、肺部感染。

处理：密切监测体温、血压等情况，遵医嘱查血培养、血常规等，应用抗生素及营养支持治疗。保持切口清洁，敷料渗湿及时更换，保持引流管固定良好，引流通畅，更换引流袋，严格执行无菌操作。若体温升高、伤口处疼痛、引流液有脓性分泌物或有恶臭，并伴有血白细胞计数升高、中性粒细胞比例升高、尿常规示有白细胞时，多提示有感染，应及时报告医生并协助处理。

(5) 下肢静脉血栓：表现为患侧肢体肿胀、疼痛，局部感觉异常等缺血改变。

处理：术前严格执行深静脉血栓风险评估，对于高风险患者穿防深静脉血栓弹力袜，提前预防，指导患者尽早活动，若病情需要绝对卧床休息，指导患者床上进行踩泵运动，可使用双下肢气压治疗或遵医嘱予低分子肝素抗凝治疗预防血栓形成。

(6) 肺部感染：表现为咳嗽、咳痰、胸痛、呼吸费力、气喘等不适，伴有体温升高。

处理：定期复查血常规、胸片或胸部 CT，协助患者翻身扣背，指导早期下床活动，鼓励有效咳嗽自主排痰，常规给予雾化吸入，加强呼吸道管理，必要时使用抗生素。

(7) 肾功能不全：对侧肾功能不能代偿，表现为尿量减少，眼眶四周凹陷。下肢凹陷性水肿，可伴有气喘、不能平卧等水钠潴留症状。

处理：密切观察记录 24 h 尿量，监测肾功能，发现上述情况，及时告知医生，控制液体输入量，遵医嘱给予利尿、保肾处理，必要时行透析治疗。

第四幕

术后第 5 日晨，查房时护士告知医生，患者盆腔引流管引流液只有 8 mL，色暗红，生命体征平稳。随即床位医生拔除了盆腔引流管，老孙就迫不及待跳下床，要下楼吸烟。护士吓了一跳赶紧制止并讲解了相关的注意事项，老孙不耐烦地说："知道了知道了。"随后老孙给家属打电话说想吃猪肘子和红烧肉，护士赶忙制止……

教师注意事项

本幕主要描述了患者病情稳定，逐渐康复的过程。通过本幕信息引导学生学习输尿管癌术后的健康宣教，帮助患者建立良好的生活习惯，防止疾病的复发。引导学生深入思考护理人员在疾病预后和康复中的作用。

学习目标

1. 掌握出院后的注意事项。
2. 了解术后拔管指征。

提示用问题

1. 请根据患者术后恢复情况，判断患者是否可以拔除腹腔引流管？

2. 患者的行为合理吗？

3. 如何指导患者做功能锻炼？

4. 作为责任护士，如何给患者进行康复指导？

参考资料

1. 盆腔引流管的拔管指征

患者盆腔引流量逐渐减少，24 h 少于 20 mL，颜色由鲜红转为淡红、淡黄甚至无色时，可考虑拔管。

2. 盆腔引流管拔管后的注意事项

密切观察患者拔管后的生命体征，保持伤口敷料干燥，做好引流管口皮肤的护理。

3. 健康教育

(1) 加强营养，饮食宜清淡易消化，多饮水，每日尿量达到 2 000～3 000 mL。注意观察尿液颜色，如出现血尿，不要过分紧张，应注意血尿持续的时间及血尿程度。

(2) 保持大便通畅，多食蔬菜水果，同时注意补充膳食纤维，戒烟戒酒，指导患者勿憋尿，有尿意时应及时排空膀胱。

(3) 指导患者积极乐观地生活，树立战胜疾病的信心。根据患者身体情况选择适宜的体育锻炼，3 个月内不宜进行重体力劳动。

(4) 注意保护健侧肾脏的功能，定期复查肾功能，尽量避免使用对肾脏有损害的药物。

(5) 定期复查，告知患者定期复查胸片、B 超等，必要时复查膀胱镜，以便早期发现肿瘤复发。出院后，如有严重的血尿、腰部胀痛、发热等不适，应及时就诊。

4. 出院指导

(1) 预后：原发输尿管癌术后生存率与患者的 TNM 分期和肿瘤细胞分化的程度相关。术后 5 年生存率为 67%，有转移者生存率低于 3 年。

(2) 复发：输尿管尿路上皮癌患者容易出现膀胱癌，二者可同时出现，也可以在输尿管癌手术后出现。

由于原发性输尿管癌为尿路上皮肿瘤，具有多发性、多中心性的特点，术后一般应进行预防性膀胱灌注治疗以巩固治疗效果，预防肿瘤复发。一般于术后 2 周开始灌注，常用卡介苗、丝裂霉素或阿霉素等药物进行灌注。治疗时间较长，应向患者及家属讲解膀胱灌注的重要性、注意事项、具体的灌药时间及安排，以保证患者出院后连续不间断治疗。同时应嘱患者 3～6 个月复查膀胱镜 1 次，以便早期发现肿瘤复发。

参考文献

[1] 孙淑珍. 浅谈老年性输尿管肿瘤患者的护理[J]. 中国现代药物应用，2014，(19)：203-204.

[2] 周利群. 中国人群上尿路尿路上皮癌新进展[J]. 北京大学学报(医学版)，2014，46(4)：504-506.

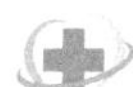

第三十节　阴　茎　癌

教案摘要

殷某，44岁，2年前发现龟头溃疡，约米粒大小，压痛，行梅毒两项、HIV检查未见异常，口服抗生素、外用软膏治疗，可是溃疡逐渐增大，并有角质层形成。8个月前患者自行用刀片切削角质层，导致溃疡扩大加快，并有隆起皮肤，为求进一步诊治来院就诊。入院后行活检提示(包皮、龟头)皮肤鳞状细胞癌。医生建议其住院接受进一步治疗。患者入院完善相关检查后，在全麻下行“阴茎部分切除术”，经过医护人员的精心照护，患者康复出院。通过本教案，学生可以学习阴茎癌的临床表现、辅助检查、手术方式、护理要点及并发症的预防及处理，促进患者康复。

关键词

阴茎癌(Penile cancer)；阴茎部分切除术(Partial penectomy)；围手术期护理(Perioperative nursing)；定期复查(Periodic review)

主要学习目标

1. 掌握阴茎癌的临床表现。
2. 掌握阴茎癌围手术期的护理要点。
3. 掌握阴茎癌术后主要并发症的护理。
4. 熟悉阴茎癌术后引流管的护理要点。
5. 掌握阴茎癌术后的健康宣教。

次要学习目标

1. 了解阴茎的解剖结构及功能。
2. 了解阴茎癌的病因。
3. 了解阴茎癌主要的处理原则。
4. 了解阴茎癌的辅助检查。
5. 了解阴茎癌主要的手术方式。

第　一　幕

殷某，44岁，既往体健。嗜好烟酒，离婚后独居，有不固定女伴。2年前发现龟头溃疡，约米粒大小，压痛，行梅毒两项、HIV检查未见异常，口服抗生素、外用软膏治疗，可是溃疡逐渐增大，并有角质层形成。8个月前患者自行用刀片切削角质层，导致溃疡扩大加快，并有隆起皮肤，为求进一步诊治来院就诊。

门诊医生询问其病史，并进行相关检查。专科查体：阴毛男性分布，男性外阴，包皮过长，龟头左侧黏膜可见直径约 1 cm×1 cm 大小溃疡，其下为硬结，高出皮面，约 2 cm×1.5 cm 大小，部分于冠状沟处与包皮粘连，溃疡面见少量渗出物，局部触痛。双侧睾丸无异常。双侧腹股沟区可扣及数枚肿大淋巴结，压痛。

医生建议入院手术治疗。患者情绪很激动，并提出了很多问题："我为什么会得这毛病？会不会是什么不好的东西啊？会不会转移啊？要不要紧啊？"医生给予相关的知识指导，患者在安慰下情绪逐渐平稳。

教师注意事项

本幕描述了患者的临床体征。患者在发现疾病时对疾病不了解，出现了焦虑情绪。要注意引导学生掌握阴茎癌的定义、临床表现，了解该疾病的病因，良恶性肿瘤的鉴别。

学习目标

1. 了解阴茎的结构和功能。
2. 了解阴茎癌的诱因。
3. 掌握阴茎癌的临床表现。
4. 熟悉阴茎癌的诊断标准。
5. 了解阴茎癌主要的处理原则。
6. 了解阴茎癌的辅助检查。

提示用问题

1. 根据本幕信息，患者可能出现了什么问题？
2. 根据你现在的诊断，患者可能出现哪些临床症状？
3. 哪些病因会引起以上临床表现？
4. 你认为根据以上信息可以确诊了吗？还需要做哪些检查？

教师参考资料

1. 阴茎的解剖结构

(1) 分根、体、头三部分。后部为阴茎根，附着于耻骨下支、坐骨支及尿生殖膈；中部为阴茎体，呈圆柱状，悬垂于耻骨联合前下方；前部膨大为阴茎头，头尖端有矢状位的裂口叫尿道外口，头与体交界处有一环状沟称阴茎颈或冠状沟。

(2) 阴茎海绵体为两端细的圆柱体，左、右各一，位于阴茎的背侧。左、右二者紧密结合，向前延伸，前端变细，嵌入阴茎头底面的凹陷内。

阴茎海绵体的后端分离，称阴茎脚，分别附于两侧的耻骨下腹支和坐骨支。尿道海绵体位于阴茎海绵体的腹侧，尿道贯穿其全长。其中部呈圆柱状，前端膨大成阴茎头，后端膨大称尿道球，位于两阴茎脚中间，固定于尿生殖膈下筋膜上。每个海绵体的外面包有一层坚厚的纤维膜，称海绵体白膜。海绵体内部由许多海绵体小梁和腔隙构成，腔隙实际上是与血管相通的窦隙。当这些腔隙充血时，阴茎即变粗变硬而勃起；反之则变软。

2. 阴茎癌概述

阴茎癌是起源于阴茎头、冠状沟和包皮内板黏膜以及阴茎皮肤的恶性肿瘤。是阴茎最常见的恶性肿瘤，占阴茎肿瘤的90%以上。最常见的病理类型是阴茎鳞状细胞癌，约占阴茎癌的95%。因此，阴茎癌几乎成为阴茎鳞状细胞癌的代名词，致使大家忽视了其他类型阴茎癌的存在。

3. 流行病学

阴茎癌的发病率与国家地区、民族、宗教信仰和卫生习惯有关，一般而言，阴茎癌发病率在经济较发达的国家/地区较低。20 世纪 50 年代以前，阴茎癌是我国常见的男性恶性肿瘤，随着经济发展、卫生状况改善，龟头癌在我国已是相对罕见的恶性肿瘤。

我国阴茎癌发病年龄为 50 岁左右，发病高峰年龄为 41～60 岁，龟头癌的发病率与年龄相关，随着年龄增加，发病率有一定升高。

4. 病因

阴茎癌的确切病因至今仍不清楚，大家公认的是与包茎和包皮过长关系密切，包皮垢以及慢性炎症刺激是阴茎癌的重要原因。大量的研究结果显示，婴幼儿期行包皮环切术可以预防阴茎癌的发生，而儿童期或成年以后再行包皮环切术并不能降低阴茎癌的发病率。

导致其发生的危险因素有：生活相对贫困(低收入人群)、大量吸烟、包茎和包皮过长，有不良的卫生习惯、有性传播疾病、性伴侣过多、感染人乳头瘤病毒(HPV)、龟头长期慢性炎症等。

5. 疾病类型

(1) 病理分类：阴茎癌的病理类型包括鳞状细胞癌、基底细胞癌、腺癌，黑色素瘤、肉瘤等，其中鳞状细胞癌最为常见，占95%，其余病理类型罕见。

(2) 肿瘤形态分类：①原位癌：常位于阴茎头和冠状沟，呈边界清楚的红色斑块突起，有脱屑、糜烂，显微镜下见癌细胞仅限于上皮，基底膜完整，与正常组织分界清楚。②乳头状癌：乳头状癌好发于包皮内板、阴茎头和冠状沟，呈乳头状或菜花样突起，伴有脓性分泌物及恶臭，质脆易出血，主要呈外向性生长，淋巴结转移少。③浸润癌：以冠状沟多见，呈湿疹样，有硬块状基底，中央有溃疡，有脓性或血性分泌物，浸润较深的可破坏阴茎筋膜达海绵体。

6. 临床症状

(1) 典型症状：患者主要表现为龟头部丘疹、溃疡或菜花样肿块。症状轻时自觉龟头刺痛或烧灼样痛，重时可有排尿困难。此外，还可能出现阴茎龟头或包皮下有出血迹象、有异常分泌物，伴性交时出血、异物感或疼痛等。

(2) 早期病变：可表现为阴茎头或包皮上皮增厚，或脱屑、浅表糜烂，常不易发现。多数病例表现为龟头部丘疹、溃疡、疣状突起或菜花样肿块，继而糜烂，边缘硬而不整齐，自觉刺痛或烧灼样痛，随着病情进展，阴茎前段常有脓性或血性分泌物流出，隔着包皮触摸，有肿块或结节感，局部有压痛。性交时可伴有出血、异物感或疼痛。

(3) 晚期病变：肿物可从包皮口及皮肤穿出，呈菜花样，继而侵犯整个阴茎海绵体和尿道海绵体，引起排尿困难。

(4) 伴随症状：晚期可伴有腹股沟淋巴结肿大，可出现淋巴结破溃、感染及出血，肿瘤远处转移可出现骨痛、肝功能损伤及食欲不振、全身消瘦、贫血等表现。

7. 临床诊断

典型的阴茎癌患者通过临床查体，诊断并不困难。确诊该病需要取病变处组织做病理学检查。显微镜下最常见的是角化型和中分化鳞状细胞癌。阴茎鳞状细胞癌中还有基底样癌、湿疣状癌、乳头状癌、肉瘤样癌、混合性癌和腺鳞癌 6 种亚型。其他类型阴茎癌较罕见。

8. 相关检查

(1) 查体：医生进行全身细致的查体，着重进行腹股沟淋巴结的触诊及龟头肿块的触诊。

(2) 实验室检查：①肿瘤标志物：由于阴茎癌大部分为鳞癌，鳞状上皮细胞癌抗原(SCC)的检查可以一定程度上反应肿瘤的负荷及监测治疗疗效。②血常规检查：检查白细胞计数等，鉴别是否为炎症感染。

(3) 影像学检查：①超声：适用于判断肿瘤有无侵犯阴茎海绵体白膜，及是否有腹股沟淋巴结转移，但对于早期病变的浸润深度评估欠佳。②磁共振成像(MRI)：对于病变部位检出较敏感，注射前列腺素诱导勃起后行 MRI 检查可提高其成像质量。

(4) 病理检查：阴茎肿物的病理检查是确诊阴茎癌的重要检查手段，对于可能有腹股沟淋巴结转移的患者可以考虑进行细针抽吸活组织检查或淋巴结切除活检，以此判断患者是否存在腹股沟淋巴结转移，这对于患者的治疗方式选择及预后判断有重要作用。

9. 鉴别诊断

阴茎癌的早期鉴别诊断主要与临床上或病理上有发展成癌可能性的病变即癌前病变相鉴别。阴茎癌应与乳头状瘤、黏膜白斑、增殖性红斑、尖锐湿疣、巨大尖锐湿疣、阴茎炎、阴茎头炎、阴茎结核以及性病等鉴别。对以上病变均应通过病理检查鉴别。

第 二 幕

入院后完善各项检查，给予抗炎治疗，局部药物浸泡，腹股沟淋巴结部分缩小或消失，于局麻下取左侧腹股沟淋巴结活检，病理示淋巴转移。拟行阴茎全切+淋巴清扫术治疗，殷某听后赶忙摇手表示拒绝接受该治疗方案：“医生，你有没有搞错啊，我还这么年轻，全切还不如让我死了算了！不治了不治了！”医生耐心地和他讲解了阴茎癌的相关治疗方法以及注意事项后并安抚他的情绪。最终患者要求仅进行阴茎癌肿切除治疗。

护士跟患者说：“殷某，入院后你还需要进行一些肠道准备，为手术顺利做准备。”患者：“什么是肠道准备啊？”护士耐心解释说：“肠道准备有清洁灌肠及开塞露灌肠。通俗地讲就是控制饮食及服用泻药，让你的肠子清理干净，大便解掉。我们一般手术前 3 日就开始给你吃没有渣的易消化的食物，并在手术前 1 日会给你吃泻药、灌肠，这样手术过程中医生的手术视野才能清楚，手术才能顺利进行。”患者吼道：“这哪跟哪？我又不是肠道有毛病还灌肠！拒绝！肯定是多收我钱！”护士劝道：“还真是为了你好，你想万一术后出现肠梗阻怎么办，万一术中或者回来后要大便你又不能下床呢？……”护士苦口婆心地讲了很久，患者终于表示理解，并配合护士完善术前的所有准备工作。

教师注意事项

本幕主要描述患者在确定手术后，护士为其实施心理疏导及术前准备的过程。由本幕引导学生学习阴茎癌手术术前准备的要点及疾病的治疗方法，使患者以最佳的状态迎接手术。

学习目标

1. 掌握阴茎癌术前的护理措施。
2. 了解阴茎癌主要的处理原则。
3. 了解阴茎癌的治疗方式。

提示用问题

1. 患者入院后出现了什么护理问题？如何护理？
2. 目前阴茎癌的主要治疗方式有哪些？
3. 患者在行阴茎部分切除术术前需要完善哪些准备？
4. 患者术前的主要护理问题及护理措施是什么？

参考资料

1. 治疗原则

阴茎癌治疗以手术、放射治疗为主。

手术治疗为目前主要治疗手段之一，越早确诊，尽早手术，越有利于清除癌变组织，预后越好。早期手术范围较小，更有利于保留性功能。对于癌变进展的患者，手术之外还需放化疗治疗。

（1）一般治疗：阴茎癌的一般治疗主要是抗感染治疗，患者常有癌肿部位破溃、流脓，若癌肿部位有明显红、肿、热、痛等感染情况，医生会对局部清洗换药及使用抗生素治疗，并进行脓液细菌培养，明确病原菌种类，指导抗生素的使用。

（2）放疗：放疗是阴茎癌重要治疗方式之一，放射治疗可以保存阴茎形态、性功能及患者站立排尿功能，并可提高患者生存率，也可作为术前、术后的辅助治疗应用在阴茎癌的治疗中。早期阴茎癌患者进行放射治疗后与手术治疗效果基本相当，放疗局部控制率在80%～90%，5年生存率在65%左右，且可保留患者阴茎正常功能。放射治疗失败后再做手术，仍可挽救部分患者生命。对仅做肿瘤局部切除，特别是年轻患者拒绝做更大范围手术者，术后必须配合放射治疗，防止复发；对做阴茎全切除的患者有残端复发的可能，为取得更好的疗效，在术前术后最好配合放射治疗；对晚期肿瘤已不适合手术治疗者，可行姑息性放射治疗控制病变发展，缓解症状，减轻痛苦。放疗常见并发症包括：①近期并发症如包皮嵌顿、黏膜和皮肤水肿、湿性脱皮和排尿困难，通常在治疗后2周内消退；②远期并发症如毛细血管扩张、纤维织炎和尿道狭窄。

（3）化疗：阴茎癌病理类型多为高分化癌，对化疗相对不敏感，化疗主要用于阴茎癌（龟头癌）的辅助治疗及联合治疗。对早期表浅的阴茎癌，可用平阳霉素或5-氟尿嘧啶软膏局部涂敷；对晚期有转移病灶的姑息疗法，主要依赖化学药物治疗，能使病情暂时缓解；对难治性阴茎癌（晚期癌、转移癌、复发）可采取联合治疗，可能取得一定治疗效果。

（4）手术治疗：①包皮环切术/肿瘤局部切除术：包皮环切术/肿瘤局部切除术适用于

局限于包皮的早期小肿瘤，深部无浸润，无淋巴结转移。注意，若仅行包皮环切术需要定期复查，严密观测。适合于肿瘤位于内板，体积较小并较浅者。大多数有包茎或包皮过长。所以对早期患者均需要做包皮环切手术，一方面有利于明确诊断；另一方面，对较小、较浅的肿瘤，环切术也是治疗方法。对于需做放射治疗的患者也需做包皮环切手术，以利于治疗和观察。包皮环切术即使是施行于很早期的肿瘤患者，但因为手术范围所限，其切缘距肿瘤太近，易复发，术后如能再配合放射治疗，则可达极满意的疗效。②阴茎部分切除术：阴茎部分切除术适用于早期局限于阴茎头、无淋巴结转移的患者。能保留部分性能力及直立排尿能力，生活质量高，5 年生存率 90%以上，阴茎部分切除术 2 年后如无明显复发征象，可行阴茎再造术，可一定程度恢复性能力及改善外观。③肿瘤局部切除术：包皮环切术也属肿瘤局部切除术的一种，其他肿瘤局部切除术仅适用于肿瘤局限于龟头或冠状沟处的浅表而小的症灶。手术局切范围必须包括肿瘤周围 1～2 cm 的正常组织。若为了多保留阴茎，手术切缘距肿瘤太近，常不易彻底清除病变，造成术后残端肿瘤复发或转移，反而给患者带来更大的痛苦和失去根治的机会。④阴茎全切术：阴茎全切术适用于浸润性阴茎，阴茎部分切除术后出现复发也应行阴茎全切术。⑤腹股沟淋巴结清扫：阴茎癌的主要转移方式为淋巴转移，腹股沟及髂血管淋巴结为阴茎癌的主要淋巴结转移区域。腹股沟淋巴结清扫的手术指征目前学界尚无定论，应根据患者情况进行淋巴结清扫术，对于有淋巴转移的阴茎癌患者应尽可能行淋巴清扫手术，而对于不能触及淋巴结转移的患者是否行淋巴清扫术尚有争议。

(5) 中医治疗：该疾病的中医治疗暂无循证医学证据支持，但一些中医治疗方法或药物可缓解症状，建议到正规医疗机构治疗。

(6) 其他治疗：对于较小的表浅肿瘤除可采取局部切除、包皮环切等手术切除治疗，还可采用电灼或激光疗法，可以控制病变还能保留阴茎的生理功能。但若仅行电灼或激光疗法需定期复查，严密观测。

(7) 前沿治疗：西妥昔单抗在龟头癌伴转移的患者中有抗肿瘤活性的功能，并且能增强以顺铂为基础的化疗方案的效果。

2. 预后

阴茎癌患者通过积极治疗一般可以获得长期生存。早期阴茎癌患者手术后治愈率可达 70%～80%，早期治疗可获得良好的生活质量，更有利于保留性功能。若发现较晚可能难以保留性功能，若癌细胞已侵犯邻近器官或组织，治疗效果较差。伴腹股沟淋巴结转移的患者治疗后 5 年生存率仅有 20%～30%。如不治疗一般在 2 年内死亡。

3. 术前护理

(1) 心理护理：①多数患者确诊为肿瘤后可出现焦虑、悲观、绝望等负面情绪，或担心预后等出现厌食、睡眠不佳从而影响生活质量。②应与患者多沟通，根据患者的具体情况，耐心讲解阴茎癌的相关知识及所要接受的手术方式、治疗措施，稳定患者的情绪。③由于疾病的特殊性，患者常顾虑手术的安全性、有效性及费用，即紧张、焦虑、恐惧等心理问题尤其突出。护理人员应针对性地为患者实施心理护理。解释病因和临床症状、手术方法；解释手术的优越性；请术后的患者现身说法，以消除患者顾虑，增强其心理承受力，并建立良好的护患关系。

(2) 术前准备：①协助患者完成各项检查，如心肺功能、血常规、凝血功能等。②做青

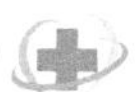

霉素或头孢唑啉、普鲁卡因的皮试。③预防感染：使用抗生素治疗局部感染，腹股沟淋巴结肿大者使用抗生素一周，控制局部感染。④呼吸道的准备：吸烟的患者术前两周停止吸烟，防止呼吸道分泌物增多，影响呼吸功能。指导患者掌握深呼吸、有效咳嗽和排痰的方法。即在排痰前，先轻轻咳几次，使痰液松动，再深吸一口气，用力咳嗽，使痰顺利排出。⑤心血管系统准备：心血管疾病可能影响患者对手术的耐受力，故对伴有心血管疾病的患者应经内科治疗控制后，加强对心脏功能的监测。如血压过高（超过 160/100 mmHg）的患者术前应用合适的降压药使血压平稳在一定水平，但并不要求一定要降至正常方可手术。心力衰竭的患者应在病情控制 3～4 周后再考虑手术。⑥肠道准备：成人术前 12 h 禁食，术前 6～8 h 开始禁饮，以防麻醉或术中呕吐引起窒息或吸入性肺炎。术前晚给予清洁灌肠或术前一天给予口服聚乙二醇电解质散，观察排便情况。⑦营养支持：鼓励其多摄取高营养易消化的食物，改善营养状况，增强患者耐受力。⑧用物准备：腹带（根据个人腹围尺寸）、沙袋、一次性床垫、全棉高腰宽松短裤、润唇膏和吸管。⑨自身准备：术前日修剪指甲，取下各类首饰、手表，如金银、玉器等贵重物品，术日晨嘱患者脱去自己衣物，着病员服，上衣反穿，取下活动性假牙、眼镜等。

（3）病情观察及护理：①观察患者负压引流及排尿情况，注意有无血尿，血尿颜色、量及有无血块，注意有无尿频、尿急等膀胱刺激症状。注意观察患者生命体征，必要时遵医嘱使用止血药物并观察效果。②观察患者有无疼痛以及疼痛的部位、性质和程度。若患者出现剧烈疼痛，遵医嘱给予药物止痛并评估效果。③观察患者重要脏器功能情况，有无转移灶的表现及消瘦、乏力、贫血等恶病质表现。

第　三　幕

患者择期在全麻下行阴茎部分切除术，手术顺利，术中出血约 20 mL，术后安返病房。

护士立即按照常规给其吸氧、心电监护。此时患者的女朋友突然迎了上来，焦急地问道："护士，他现在能吃东西吗？能动吗？今后有什么要注意的吗？……"护士耐心地安抚她："要等 6 h 之后可以喝一小口水，可以动动手脚，挪挪屁股。如果后面没有恶心、呕吐等不良反应的话，可以酌情考虑多饮水多翻身等。"术后第 1 日，护士再次来到病房，询问患者情况，患者虚弱地回答："护士啊，我现在伤口疼，想解大便，你让我现在下床走走吧，而且有球跟尿管，动起来也不方便。这什么沙袋拿走吧。"护士说："你的手术很顺利！肚子有点胀是正常的，排气后会有所好转，不用太担心。我们可以慢慢地床上坐坐，先床边站站，如果感觉体力可以，那么可以试着走走。早期下床活动有利于你的康复。"

教师注意事项

本幕描述了患者安返病房后，护士为其实施术后护理的经过。引导学生学习阴茎癌术后的护理措施及病情观察，同时掌握引流管的护理要点。

学习目标

掌握阴茎癌的术后护理。

提示用问题

1. 患者术后发生了腹胀的现象，应如何指导他的术后饮食与活动？
2. 假如你是当班护士，患者引流液突然增多，患者可能出现了什么情况，如何护理？
3. 患者术后还可能发生什么情况？

参考资料

1. 术后护理

(1) 疼痛护理：①为患者提供舒适的卧位和安静的环境。②给患者翻身时动作轻柔，防止管道滑脱或扭曲，操作中尽量避免给患者增加痛苦；阴茎部分切除的患者术后 3～5 天内，口服镇痛剂和己烯雌酚，防止夜间阴茎勃起引起的疼痛，也可避免术后出血和伤口崩裂。③观察疼痛的部分、性质、程度以及伴随症状，必要时遵医嘱用止痛药，观察药物疗效和不良反应。

(2) 引流管的护理：行双侧腹股沟淋巴结清扫术后，难免有一些淋巴液、组织液和一些渗血淤积在皮下，术后持续负压吸引可及时吸出积血、积液，并能迅速缩小无效腔，使皮瓣与肌肉组织紧密贴近。①护理人员应接好负压吸引，持续负压 8～12 kPa，一般持续负压 10 天～14 天，此时皮瓣基本愈合且淋巴管侧支循环建立。②妥善固定引流管，防止其受压、扭曲、脱落。③并及时记录引流液的颜色、性质和量，发现异常及时报告医生。④当引流液少于 10 mL时拔除。

(3) 尿道乳头的护理：①行阴茎全切者，密切观察乳头的活力、形态、大小，有无出血、坏死、水肿。②正常的乳头是鲜红或粉红色，平滑且湿润。③颜色苍白可能是患者的血红蛋白低。④颜色暗红或淡紫色，可能是术后早期缺血。⑤若外观局部或全部变黑，表示发生了缺血坏死。⑥保持乳头清洁，及时清除分泌物，做好会阴部护理，如有异常及时通知医生处理。

(4) 活动：①行双侧腹股沟淋巴结清扫术者，术后下肢制动，髋关节制动 5 天，防止皮瓣滑动漂浮。②注意观察下肢皮温、湿度和足背动脉搏动情况。③为促进血液、淋巴的回流，减少切口的张力，可采用双下肢外展屈膝位，抬高下肢半卧位，以防皮瓣滑动漂浮。④定时翻身，加强主、被动运动，指导患者脚趾的运动，脚腕的伸屈和旋转，促进下肢血液循环，预防下肢和阴囊水肿、静脉血栓等术后并发症。⑤撤除加压包扎后适时下床活动。

(5) 营养支持：术后 6 h 流质饮食，次日改半流质饮食并逐步过渡到普通饮食，选择高热量、高维生素、高蛋白，易消化的食物。多食新鲜蔬菜和水果，保证充足营养，多饮水，以利两侧腹股沟伤口的愈合。

2. 并发症的观察和护理

(1) 切口感染：行双侧腹股沟淋巴结清扫术后，由于手术部位皮瓣血液循环障碍及静脉、淋巴回流不畅。手术范围大，皮下脂肪去除，切口容易发生感染。

护理：①注意观察切口敷料是否干燥，如有潮湿者应及时更换，严格执行无菌操作。②观察伤口有无红肿，监测血常规、尿常规，体温变化时做引流液的细菌培养。③运用抗生

 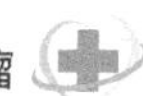

素预防感染，术后保持尿管和尿道外口连接部的清洁，每天消毒尿道口2次，避免尿道口感染，感染可能引起尿道口狭窄。

(2) 皮瓣坏死：术后必须严密观察皮瓣血运和伤口愈合情况，观察皮瓣色泽、温度，正常情况下色泽红润，如果色泽暗红，提示血运不佳，应及时报告医生。术后皮瓣下多有组织液、淋巴液及少量血液积聚，皮瓣坏死是腹股沟淋巴结清扫术中最严重的并发症，约占60%。

护理：①护士应严密观察患者伤口的体位引流，切口敷料有无渗血、渗液。②密切观察局部皮瓣的颜色、温度，发现皮瓣色泽暗紫，要及时报告医生进行处置。术后7天皮瓣坏死面积$<2\ cm^2$为轻度坏死；$2\sim5\ cm^2$为中度坏死；$>5\ cm^2$为重度坏死。③患者术后10天皮瓣为暗红色，水疱破溃，坏死面积$<2\ cm^2$，应在严格的无菌技术操作下给予换药，注意动作轻柔。

(3) 淋巴漏：是腹股沟淋巴结清扫术后常见并发症之一，淋巴漏会导致皮下积液。另外，淋巴漏后水、电解质和蛋白质的丢失，会加剧低蛋白血症和营养不良，从而影响伤口愈合甚至导致伤口感染。

护理：①术后早期伤口应加压包扎或沙袋压迫。②采取持续负压吸引，防止无效腔形成。③常用0.5 kg的沙袋压迫双侧腹股沟处即可，避免使用的压迫物过重。

(4) 淋巴水肿：由于淋巴清扫破坏了下肢正常淋巴回流，可能出现术后下肢水肿。

护理：指导患者抬高下肢，穿弹力袜或遵医嘱给予低分子右旋糖酐或复方丹参静脉滴入，促进淋巴回流和血管扩张，改善微循环。

(5) 下肢静脉血栓：术后患者需卧床休息1周，下肢制动3～5天，双侧腹股沟术野给予0.5 kg沙袋压迫48 h，以防止皮瓣滑动漂浮。护士应经常巡视病房，指导患者双下肢保持屈膝外展状态，适当抬高15°～20°，膝关节处分别给予垫软枕，严密观察患者双下肢血运情况，并及时记录。患者卧床制动期间，为改善下肢血液循环，促进淋巴回流，预防深部血栓形成，下肢需使用防血栓的弹力丝袜。

护理：指导患者进行双下肢活动，在床上行踝关节、脚趾的屈伸与旋转，每天2次，每次15～30 min，注意循序渐进，并在脚跟处给予棉垫保护，促进血液循环，防止下肢静脉血栓。

第 四 幕

术后5日，查房时医生告知患者："你现在病情平稳了，这几天也没有发热等现象，伤口愈合得很好，明天可以出院了。"还没说完，患者就很关切地问道："那我还有哪些需要注意的吗？"医生说："记得一定要定时复查随访，防止病情的复发，有任何不适及时就诊。接下来我们护士会和你详细宣教的。"

患者表示理解，医生又笑笑说："你身边应该有很多女性朋友，注意啊。"患者表示不好意思。

教师注意事项

本幕主要描述了患者病情稳定，逐渐康复及出院的过程。通过本幕提供的信息引导学生学习阴茎癌患者的相关出院指导。

学习目标

1. 掌握阴茎癌的出院指导。

2. 了解阴茎癌的预防。

提示用问题

1. 出院前应如何给患者进行健康宣教?

2. 如何指导患者做功能锻炼?

参考资料

1. 日常生活管理

阴茎癌患者的术后日常生活管理重在排尿的训练和定期复查。建议儿童及青少年行包皮环切术,包茎患者及时行包皮环切术可降低发病风险;避免不洁性行为,可降低 HPV 感染风险。

2. 家庭护理

(1) 心理护理:阴茎癌患者常因病变部位及手术切除阴茎感到羞耻,家人要积极与患者沟通,协助患者调整情绪,减少其思想压力及精神负担,帮助患者树立战胜疾病的信心。

(2) 营养护理:注意合理饮食,加强全身营养,结合患者喜好选择食物,并注意少食多餐、戒烟戒酒。

(3) 性生活护理:保留性功能的患者进行性生活时应注意轻柔及循序渐进,在专业医生及康复师的指导下进行性生活。

(4) 生活管理:①建立规律的生活作息习惯。②适当参加中低强度的体育锻炼,如慢跑等,在手术后恢复期应避免骑自行车、跨栏等骑跨类型的运动,运动心率保持在 110～140 次/分。③避免过度劳累及受凉。④保持饮水量;戒烟限糖,避免摄入酒精等刺激性饮品。⑤适当进食肉蛋奶等优质蛋白食物,增加新鲜蔬菜水果摄入量,避免过度油腻食物。

3. 居家病情监测

主要为自我检查,用手触诊手术切除部位或原发肿块部位,触诊有无肿块、硬物、溃疡等的出现。

4. 排尿功能的锻炼

阴茎全切术后患者需行尿道会阴造口,可能会存在尿道外口疾病的情况,患者应采取蹲位排尿,训练控制小便的能力。

5. 性功能的康复锻炼

阴茎部分切除术后,或阴茎再造术后患者可进行性生活,但应在专业医生及康复师指导下进行,不可操之过急。

6. 预防

儿童及青少年行包皮环切术可以预防此病。其他预防措施:①经常清洗包皮;②有包茎的患者应及时行包皮环切术;③对癌前期病变,如阴茎白斑、增殖性红斑、乳头状瘤、Bowen 病进行积极治疗和长期观察;④人类乳头瘤病毒(HPV)感染、吸烟,阴茎疹性病变或扯裂伤等与阴茎癌发病有关,需引起重视,并予以避免;⑤洁身自好,不要卖血及随意输血,以预防性传播疾病。

参考文献

[1] 吴阶平. 吴阶平泌尿外科学[M]. 济南：山东科学技术出版社，2004.
[2] 能蔚. 吴小候阴茎癌的治疗进展[J]. 重庆医学，2016，45(16)：2279-2282.
[3] 叶定伟. 阴茎癌诊断和治疗的规范与进展[J]. 上海医学，2017(40)：408-410.
[4] 王绿化，朱广迎. 肿瘤放射治疗学[M]. 北京：人民卫生出版社，2016.

第六章　血液、淋巴系统恶性肿瘤

第三十一节　急性早幼粒细胞白血病

教案摘要

患者，女，50 岁，喜爱染发，平均每月一次。既往有冠心病史、吸烟史、子宫肌瘤史。本次因月经淋漓不尽，持续 2 星期，一次爬楼梯后伴大汗淋漓、气促，由家属送入急诊就诊。入院后血压：92/60 mmHg。心电图检查提示：缺血性 ST 段改变。血常规示：血红蛋白：35 g/L，白细胞：100×10^9/L，血小板：50×10^9/，幼稚细胞：90%，纤维蛋白：0.5 g/L。医生综合检查结果，拟“急性白血病”将患者收入血液内科病房进一步诊治。患者住院后行骨髓穿刺术，报告提示：急性早幼粒细胞白血病 M3 型。医生针对检查结果决定实行化学药物疗法，化疗期间患者发生了维甲酸综合征的并发症，予以一系列治疗及护理措施后转危为安，最终病情稳定，顺利出院。通过对此案例患者全程、动态的探索、评估、分析，学生可以学习到急性白血病的临床表现、诊断、治疗、骨髓穿刺术的护理、化疗后的观察要点及并发症等相关知识，从而思考该疾病的健康照护及预防策略，实现以患者为中心的整体护理。

关键词

急性早幼粒细胞白血病（Acute promyelocytic leukemia）；骨髓穿刺术（Bone marrow puncture）；维甲酸综合征（Reti-noic acid syndrome）；以患者为中心（Patient-centered）；健康指导（Health guidance）

主要学习目标

1. 熟悉急性白血病的分型。
2. 掌握急性早幼粒细胞白血病的临床表现。
3. 掌握急性早幼粒细胞白血病的诊断依据。

 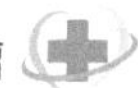

4. 掌握骨髓穿刺术的观察及护理要点。
5. 掌握急性早幼粒细胞白血病化疗期间的观察要点。
6. 掌握急性早幼粒细胞白血病化疗常见的并发症及处理。
7. 掌握急性早幼粒细胞白血病患者的康复指导。

次要学习目标

1. 了解急性早幼粒细胞白血病的诱因。
2. 了解急性早幼粒细胞白血病的治疗方法。

第一幕

患者，女，50 岁，既往有冠心病史、子宫肌瘤史，平素月经不规律，未予重视。有长期吸烟史，约 20 支/天，未戒。2015 年 1 月入住新装修的房子，每天搓麻将 6 小时。2015 年 6 月，患者出现月经淋漓不尽，持续 2 星期，卫生巾更换 7～8 片/天。2015 年 7 月，患者在一次爬楼梯后出现大汗淋漓、气促，回家躺下休息片刻后症状持续，不能有效缓解，家属随即把患者送至我院急诊就诊。急诊医生询问了病史，症状如上述，否认糖尿病、肝炎、结核病等病史，无药物过敏史，查体示：T：37.2℃，P：102 次/分，R：23 次/分，BP：92/60 mmHg。急查心电图、血常规及凝血功能，提示为窦性心律，缺血性 ST 段改变，心室率 102 次/分。急诊医生根据患者情况，给予低流量吸氧。半小时后，血常规示：血红蛋白：35 g/L，白细胞：100×10^9/L，血小板：50×10^9/L，幼稚细胞：90%，纤维蛋白：0.5 g/L。急诊医生根据患者情况给予转入血液内科病房进一步治疗。

问题导引

1. 根据这些信息，你认为患者最可能的诊断是什么？诊断依据有哪些？
2. 为确诊该诊断，最需要做哪些检查？
3. 你认为患者得此疾病的原因有哪些？
4. 血液科病房责任护士迎接患者的准备工作有哪些？

教师注意事项

本幕描述患者因月经淋漓不尽，在一次爬楼梯后出现大汗淋漓、气促入院的就诊情况。医生根据患者的贫血貌，心电图及血常规指标判断出患者是急性白血病，并及时收治入血液内科病房。引导学生学习急性白血病的诊断思路：诱因＋症状(血常规特点、贫血、出血、伴随症状)确诊需要行骨髓穿刺术。重点掌握急性白血病的鉴别流程与其他表现为出血性贫血的疾病做快速而准确的判断。

学习目标

1. 了解急性早幼粒细胞白血病的病因与发病机制。
2. 掌握急性早幼粒细胞白血病的临床表现。

提示用问题

1. 结合患者的病史及临床症状，你认为患者的疾病诊断是什么？
2. 还有哪些原因也会导致月经淋漓不尽？如何鉴别？
3. 患者的血常规、血凝指标有无异常？
4. 如果你是责任护士，如何做好接收新患者的准备？

教师参考资料

1. 急性白血病的定义

急性白血病是造血干细胞的恶性克隆性疾病，发病时骨髓中异常的原始细胞及幼稚细胞大量增殖并抑制正常造血，广泛浸润肝、脾、淋巴结等脏器。表现为贫血、出血、感染和浸润等征象。急性白血病若不经特殊治疗，平均生存期仅 3 个月，短者甚至在诊断数天后即死亡。

2. 急性白血病的病因与发病机制

白血病的病因迄今尚未明确，据国内外研究报道，白血病的发病与下列因素有关。

(1) 生物因素：主要包括病毒感染及自身免疫功能异常。目前已经证实，成人 T 细胞白血病是由 C 型逆转录病毒人类 T 淋巴细胞病毒Ⅰ型(Human Tlymphotropic virus-Ⅰ，HTLV-Ⅰ)引起的。相关研究中除可在这些患者的细胞培养株中分离出 HTLV-Ⅰ外，在患者的血清中均可发现 HTLV-Ⅰ抗体。具有传染性，可通过哺乳、性生活及输血而传播。此病毒在某些理化因素的诱发下或直接致病。此外，EB 病毒、HIV 病毒与淋巴系统恶性肿瘤相关。某些自身免疫性疾病，因其免疫功能异常而致白血病的危险度增加。

(2) 化学因素：包括苯及其衍生物和某些药物。长期接触苯及含有苯的有机溶剂的人群白血病发生率高于一般人群。某些抗肿瘤的细胞毒药物如氮芥、环磷酰胺、丙卡巴肼、依托泊苷等，都公认有致白血病的作用。亚硝胺类物质、保泰松及其衍生物、氯霉素、亚乙胺类的衍生物乙双吗啉等可能诱发白血病。

(3) 放射因素：包括 X 射线、Y 射线及电离辐射等。其致白血病与否主要取决于人体吸收辐射的剂量。其中全身或部分躯体受到中等或大剂量辐射后都可诱发白血病，小剂量的辐射能否引起白血病，仍不确定。日本广岛、长崎发生原子弹爆炸后，受严重辐射地区白血病的发病率是未受辐射地区的 17～30 倍。

(4) 遗传因素：家族性白血病约占白血病的 7/1 000。当家庭中有一个成员发生白血病时，其近亲发生白血病的概率比一般人高 4 倍。单卵孪生者中如一个患白血病，另一个发生率为 1/5～1/4，比双卵孪生者高 12 倍。此外，21-三体综合征、Bloom 综合征(面部红斑侏儒综合征)、Fanconi 贫血(先天性再生障碍性贫血)等患者白血病的患病率均较高，表明白血病与遗传因素有关。

(5) 其他：某些血液病如骨髓增生异常综合征、淋巴瘤、多发性骨髓瘤等，最终均可能发展为白血病。

白血病的发病机制较复杂。上述各种因素均可促发遗传基因的突变或染色体的畸变，而使白血病细胞株形成，联合人体免疫功能的缺陷，使已形成的肿瘤细胞不断增殖，最终导致白血病的发生。

3. 急性白血病的临床表现

(1) 贫血：常见面色苍白、疲乏、困倦和软弱无力，呈进行性发展，与贫血严重程度相关。

（2）出血：半数以上白血病有出血，程度轻重不一，部位可遍及全身，表现为淤点、淤斑、鼻出血、牙龈出血、月经过多和眼底出血等，急性早幼粒细胞白血病常伴有弥散性血管内凝血而出现全身广泛出血。

（3）发热：有程度不同的发热。常见的感染是牙龈炎、口腔炎、咽峡炎、上呼吸道感染、肺炎、肠炎、肛周炎等，严重感染有败血症等。

（4）浸润：①淋巴结和肝脾大：急性淋巴细胞白血病较急性非淋巴细胞白血病多见，肿大程度也较显著。②骨骼和关节疼痛：常有胸骨下端压痛。白血病细胞浸润关节、骨膜或在髓腔内过度增殖可引起骨和关节痛，儿童多见，急性淋巴细胞白血病较急性非淋巴细胞白血病常见且显著。③皮肤和黏膜病变：急性单核细胞性白血病和急性粒-单核细胞白血病较常见。特异性皮肤损害表现为弥漫性斑丘疹、紫蓝色皮肤结节或肿块等。白血病细胞浸润可出现牙龈增生、肿胀。④中枢神经系统：急性淋巴细胞白血病较急性非淋巴细胞白血病常见，急性早幼粒细胞白血病也较多见。可表现为头痛、头晕、烦躁，严重时出现呕吐、颈项强直、视神经乳头水肿、脑神经瘫痪、脊髓瘫痪等。

4. 急性白血病的检查

（1）血常规、血型、出血时间、凝血时间。

（2）骨髓象及染色体检查。

（3）根据不同病例可做尿常规、便常规、胸部X线检查、心电图、肝功能、肾功能、乙肝五项、免疫功能等项目。

第二幕

患者拟“急性白血病”收入血液科病房后仍存在明显月经淋漓、气促等症状，责任护士遵医嘱给予患者低流量吸氧和一系列的止血、平喘药物治疗。次日白天，责任护士完成术前准备后，医生予以患者行骨髓穿刺术，患者术中情绪紧张，责任护士一直陪同在旁密切观察，并积极配合医生顺利完成手术。术后，予无菌纱布覆盖伤口止血。当日骨髓报告提示：急性早幼粒细胞白血病M3型。

问题导引

1. 行骨髓穿刺术前，需要完善哪些术前准备？
2. 作为责任护士，骨髓穿刺术中的护理观察要点有哪些？
3. 骨髓穿刺术后的护理要点有哪些？

教师注意事项

在本幕，患者在确诊急性白血病后行骨髓穿刺术，结果示急性早幼粒细胞白血病M3型。本幕主要引导学生，掌握骨髓穿刺术前的准备工作，术中及术后的护理观察要点。

学习目标

1. 掌握急性早幼粒细胞白血病的诊断依据。

2. 掌握骨髓穿刺术的观察及护理要点。

提示用问题

1. 什么是骨髓穿刺术?
2. 患者行骨髓穿刺术前,护士需要为她做好哪些术前准备?
3. 作为责任护士,该如何做好病情观察?

教师参考资料

1. 急性白血病的诊断依据

(1) 临床表现具有贫血、出血、发热、感染及白血病细胞浸润症状,如肝、脾、淋巴结肿大,胸骨压痛等。

(2) 白细胞数可高可低,分类可见到数量不等的原始及幼稚细胞。红细胞及血小板可不同程度地减少。

(3) 骨髓象增生Ⅰ～Ⅱ级,分类中原始细胞明显增多,至少＞30%。

2. 骨髓穿刺术

骨髓穿刺术(Bone marrow puncture)是一种常用诊断技术,其检查内容包括细胞学、原虫和细菌学等几个方面。

适用于各种血液病的诊断、鉴别诊断及治疗随访;不明原因的红细胞、白细胞、血小板数量增多或减少及形态学异常;不明原因发热的诊断与鉴别诊断,可做骨髓培养、骨髓涂片找寄生虫等。

骨髓穿刺术的术后护理:①穿刺点用无菌纱布局部加压1～2 min;血小板计数低下者,局部压迫时间不少于10 min。②观察穿刺点有无出血倾向。③3天内不宜洗澡,保持局部干燥,防止感染。

第 三 幕

在医生的建议下,患者及其家属选择化疗法治疗疾病,使用盐酸伊达比星10 mg第1～3天,阿糖胞苷75 mg第1～7天,联合使用三氧化二砷10 mg第1～14天及维甲酸诱导分化。患者在化疗后的第4天出现恶心、呕吐及脱发现象,同时还有肌肉骨骼疼痛,肝功能异常,皮肤及口唇干燥。她泄气地对责任护士说道:"护士,你去找找医生,跟他说我实在受不了了,这个药太折磨人了,还不如让我直接死掉算了。"责任护士听后立即给予心理安抚并遵医嘱停用三氧化二砷及维甲酸,使用激素及保肝药物,密切关注患者的生命体征及监测肝功能的情况。3天后患者主诉骨骼疼痛的症状有所好转。

问题导引

1. 化疗期间患者的病情观察及护理要点有哪些?
2. 本幕患者化疗期间出现了什么情况? 应如何处理?
3. 作为责任护士,如何在化疗期间保证患者的心理状态良好并配合治疗?

教师注意事项

本幕主要讲的是患者化疗期间的情况，引导学生关注患者的心理变化，讨论和分析患者心理变化的原因、从而针对性地做好疾病宣教；化疗期间严密的病情观察和护理是确保患者康复的必要条件，引导学生学习急性白血病化疗期间的护理常规及心理护理。化疗期间发生维甲酸综合征若不及时处理后果严重。需引导学生掌握急性早幼粒细胞白血病患者的病情观察要点及并发症，以及患者出现严重并发症时的抢救配合措施。

学习目标

1. 了解急性早幼粒细胞白血病的治疗方法。
2. 掌握急性早幼粒细胞白血病化疗期间的观察要点。
3. 掌握急性早幼粒细胞白血病化疗常见的并发症及处理。

提示用问题

1. 如果你是患者的责任护士，你如何为患者做好化疗期间的心理护理？
2. 你如何帮助患者度过化疗期间的不适感？
3. 对于患者的悲观情绪，你如何帮助她重拾战胜疾病的信心？
4. 急性早幼粒细胞白血病的并发症有哪些？如何早期发现？

教师参考资料

1. 急性白血病的治疗

总的治疗原则是消灭白血病细胞群体和控制白血病细胞的大量增生，解除因白血病细胞浸润而引起的各种临床表现。

（1）支持治疗：①注意休息：高热、严重贫血或有明显出血时，应卧床休息。进食高热量、高蛋白食物，维持水、电解质平衡。②感染的防治：严重的感染是主要的死亡原因，因此防治感染甚为重要。病区中应设置“无菌”病室或区域，以便将中性粒细胞计数低或进行化疗的人隔离。注意口腔、鼻咽部、肛门周围皮肤卫生，防止黏膜溃疡、糜烂、出血，一旦出现要及时对症处理。③纠正贫血：显著贫血者可酌情输注红细胞或新鲜全血。④控制出血：对白血病采取化疗，使该病得到缓解是纠正出血最有效的方法。但化疗缓解前易发生血小板减少而出血。有严重的出血时可输单采血小板。急性白血病（尤其是M3）易并发弥散性血管内凝血。⑤高尿酸血症的防治：对白细胞计数很高的患者在进行化疗时，可因大量白细胞被破坏、分解，使血尿酸增高，有时会引起尿路被尿酸结石梗阻，所以要特别注意尿量，在治疗上应鼓励患者多饮水。

（2）化疗：化疗是治疗急性白血病的主要手段。化疗可分为缓解诱导和维持治疗两个阶段，其间可增加强化治疗、巩固治疗和中枢神经预防治疗等。

（3）骨髓移植：①同基因骨髓移植，供者为同卵双胞胎。②同种异基因骨髓移植，供者为患者的兄弟姐妹。③自体骨髓移植，不需选择供者，易推广。

2. 急性早幼粒细胞白血病化疗期间的观察要点

（1）评估患者血常规、各脏器功能。

（2）评估患者的生命体征，有无其他慢性疾病。

(3) 评估患者皮肤黏膜情况。

(4) 了解患者有无药物过敏史。

(5) 了解患者的化疗方案以及所用化疗药物的性质。

(6) 了解患者的外周静脉条件，有意识地保护静脉。

3. 急性早幼粒细胞白血病的并发症

(1) 感染是最常见的并发症，包括细菌、病毒、真菌感染。主要表现为发热，感染的部位常见于口腔、肺部、皮肤，严重者可出现败血症、感染中毒性休克。

(2) 急性早幼粒细胞白血病弥散性血管内凝血发生率高，大约 60%。近年随着维甲酸和砷剂应用的应用，弥散性血管内凝血的发生率已明显下降。

(3) 急性早幼粒细胞白血病在应用维甲酸治疗过程中会合并高白细胞症、维甲酸综合征，可同时给予羟基脲、小剂量阿糖胞苷或减量的 AA 方案(阿柔比星＋阿糖胞苷)、DA 方案(柔红霉素＋阿糖胞苷)。

4. 维甲酸综合征

维甲酸综合征是维甲酸诱导治疗急性早幼粒细胞白血病时发生的最严重并发症。于诱导治疗的第 1～3 天早期进行化疗，其发生率为 6%～15%，病死率为 6%。其发生机制可能与细胞因子大量释放和黏附因子表达增加有关。临床表现为发热、体重增加、肌肉骨骼疼痛、呼吸窘迫、肺间质浸润、胸腔积液、心包积液、皮肤水肿、低血压、急性肾衰竭甚至死亡。其他不良反应有头痛、颅内压增高、骨痛、肝肾功损害、皮肤与口唇干燥、阴囊皮炎溃疡等。

第 四 幕

患者在住院一月后生命体征平稳，病情基本稳定，开始进行洗漱、下床如厕、室内走动等日常生活。住院后期，家属开始为患者每天送来鸽子汤、骨头汤等食物，认为患者在经历了疾病以及化疗后消耗了大量的体力，应该好好补补。同时，患者每天频繁与朋友电话联系，谈笑风生，并在走廊偷偷吸烟。这一切都被责任护士看在眼里："阿姨，你这毛病可是要打持久战的，刚刚好一点，你怎么就又开始不爱惜自己了。我看着都好难受。"经过责任护士的耐心指导解释，患者及家属终于积极配合治疗，最终病情稳定出院。

问题导引

1. 患者的家属给她大量进补的想法是否正确？
2. 患者在病房偷偷抽烟，你觉得对她的疾病恢复是否有影响？

教师注意事项

本幕主要描述了患者病情稳定，逐渐好转的过程。学生在本幕应学习做好康复师的角色，做好健康宣教，帮助患者建立良好的生活习惯，指导患者做好疾病预后的康复指导。引导学生深入思考护理人员在疾病预后和康复中的作用。

学习目标

掌握急性早幼粒细胞白血病的健康宣教。

 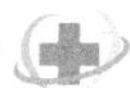

提示用问题

1. 你如何指导患者进行康复活动?
2. 患者在疾病恢复期该如何饮食?
3. 如何指导患者养成良好的生活习惯?
4. 患者今后是否还能吸烟,为什么?
5. 患者出院回家后如何进行疾病自我监测?

教师参考资料

急性白血病患者的健康教育

(1) 饮食护理:宜高蛋白、高热量、高维生素、清淡、易消化、少渣饮食。避免辛辣刺激性食物,防止口腔黏膜损伤。多饮水,多食蔬菜、水果,以保持大便通畅。

(2) 休息和活动:保证充足休息和睡眠,适当加强体育锻炼,以提高机体抵抗力。

(3) 皮肤护理:剪短指甲,避免搔抓而损伤皮肤;沐浴时水温以37~40℃为宜,以防水温过高促进血管扩张,引起皮下出血。

(4) 用药指导:向患者说明急性白血病缓解后仍应坚持定期巩固强化治疗,可延长急性白血病的缓解期和生存期。

(5) 预防感染和出血:注意保暖,避免受凉;讲究个人卫生,少去人群拥挤的地方;经常检查口腔、咽部有无感染,学会自测体温。勿用牙签剔牙,刷牙用软毛刷;勿用手挖鼻孔,空气干燥时可用薄荷油滴鼻腔;避免创伤。定期门诊复查血常规,发现出血、发热要及时去医院检查。

参考文献

[1] 丁敏,檀红.集束化护理对急性白血病化疗期预防感染的作用[J].江苏医药,2014,40(9):1113.

[2] 周元,顾则娟,蒋秀美,等.急性白血病患者标准护理方案的构建[J].中华护理杂志,2016,51(3):261-266.

[3] 李唐菲,李良兰.全环境保护护理模式对急性白血病化疗过程中院内感染的影响[J].重庆医学,2016,45(6):3.

第三十二节 淋 巴 瘤

教案摘要

患者，女，64 岁，半年前搬入新居，上月洗澡时偶然发现右侧腹股沟肿块，鸽子蛋大小，偶有肿痛，患者未予以重视。两周后患者右侧腹股沟淋巴结进行性增大并伴有消瘦、乏力、盗汗，患者立即前往医院就诊，确诊为“(右腹股沟)淋巴结滤泡性淋巴瘤 3b 级”。患者入院后经过化疗病情得到控制，最终顺利出院。通过对此案例患者全程、动态健康问题的探索、评估、分析，学生可以学习到淋巴瘤的分型、临床表现、诊断、治疗、护理、并发症及相关护理措施等相关知识，从而思考该疾病的健康照护及预防策略，实现以患者为中心的整体护理。

关 键 词

淋巴瘤(Lymphoma)；霍奇金淋巴瘤(Hodgkin lymphoma，HL)；非霍奇金淋巴瘤(Non Hodgkin lymphoma，NHL)；化疗(Chemotherapy)；健康指导(Health guidance)

主要学习目标

1. 熟悉淋巴瘤的分型。
2. 掌握淋巴瘤的临床表现。
3. 掌握淋巴瘤的诊断标准。
4. 掌握淋巴瘤患者的观察和护理要点。
5. 掌握淋巴瘤患者的心理护理。
6. 掌握淋巴瘤化疗患者常见的并发症及处理。
7. 掌握淋巴瘤患者的健康教育。

次要学习目标

1. 了解淋巴瘤的病因。
2. 了解淋巴瘤的治疗原则。

第 一 幕

患者，女，64 岁，半年前搬入新居，上月洗澡时偶然发现右侧腹股沟肿块，鸽子蛋大小，偶有肿痛，患者未予以重视。两周后患者右侧腹股沟淋巴结进行性增大并伴有消瘦、乏力、盗汗，患者立即前往医院就诊。查体示：T 36.9℃，

P 88 次/分，R 18 次/分，BP 122/70 mmHg。轻度贫血貌，腹股沟淋巴结无痛性肿大，不粘连可活动。实验室检查：白细胞 1.81×10^9/L、红细胞 2.23×10^{12}/L、血红蛋白 63 g/L、血小板 101×10^9/L。腋窝腹股沟淋巴结 B 超：双侧腋下淋巴结可显示、双侧腹股沟淋巴结可显示。医生综合检查结果决定将患者收入血液内科病房继续治疗。

问题导引

1. 你认为哪些症状、体征有助于疾病的判断？初步判断是哪种疾病？
2. 诊断该患者是什么疾病需要行哪些检查？
3. 你认为患者发病的原因是什么？

教师注意事项

本幕主要描述淋巴瘤患者入院就诊的情形，根据淋巴瘤的典型临床表现，引导学生学习淋巴瘤的诊断思路，与其他疾病的鉴别诊断，作为血液内科的护士，思考如何做好迎接患者的准备。

学习目标

1. 掌握淋巴瘤的临床表现。
2. 了解淋巴瘤的病因。

提示用问题

1. 患者的症状有几种可能的诊断？如何从病史、临床表现确定或排除这些诊断？
2. 你认为以上信息可以确诊了吗？还需要做哪些检查？

教师参考资料

1. 淋巴瘤的定义

淋巴瘤源于淋巴结和淋巴组织，其发生大多与免疫应答过程中淋巴细胞增殖分化产生的某种免疫细胞恶变有关，是免疫系统的恶性肿瘤。临床上以无痛性进行性淋巴结肿大和局部肿块为特征。

2. 病因

病因和发病机制尚不清，主要以病毒学说为主。

（1）病毒感染：如 EB 病毒、逆转录病毒。

（2）免疫缺陷：宿主的免疫功能也与淋巴瘤的发病有关，如其他病原体感染，放射线、化学药物的使用，使机体长期处于免疫力低下状态，肿瘤发生率变高。

（3）其他因素：幽门螺杆菌可能是胃黏膜淋巴瘤的病因。

3. 鉴别诊断

（1）与其他淋巴结肿大疾病相鉴别，局部淋巴结肿大需排除淋巴结炎和恶性肿瘤转移。结核性淋巴结炎多局限于颈的两侧，可彼此融合，与周围组织粘连，晚期由于软化、溃破而形成窦道。

（2）以发热为主要表现的淋巴瘤与结核病、败血症、结缔组织病、坏死性淋巴结炎和恶性组织细胞病等鉴别。

(3) 结外淋巴瘤与相应器官的其他恶性肿瘤相鉴别。

(4) R-S 细胞对 HL 的病理组织学诊断有重要价值,但近年报道 R-S 细胞可见于传染性单核细胞增多症、结缔组织病及其他恶性肿瘤。因此在缺乏 HL 的其他组织学改变时,单独见到 R-S 细胞不能确诊 HL。

4. 临床表现

HL 多见于青年,儿童少见。NHL 可见于各年龄组,随年龄的增长而发病增多,男性多于女性。进行性、无痛性的淋巴结肿大或局部肿块是淋巴瘤共同的临床表现。临床表现因病理类型、分期及侵犯部位不同而错综复杂。

(1) 淋巴结肿大:多以进行性、无痛性的颈部或锁骨上淋巴结肿大为首发症状,其次是腋下、腹股沟等处的淋巴结肿大,且以 HL 多见。肿大的淋巴结可以活动,也可相互粘连,融合团块,触诊有软骨样的感觉。咽淋巴环病变可有吞咽困难、鼻塞、鼻出血及颌下淋巴结肿大。深部淋巴结肿大可引起局部的压迫症状,如纵隔淋巴结肿大可致咳嗽、胸闷、气促、肺不张及上腔静脉压迫综合征等;腹膜后淋巴结肿大可压迫输尿管,引起肾盂积水等,以 NHL 较为多见。

(2) 发热:热型多不规则,可呈持续高热,也可间歇低热,30%～40%的 HL 患者以原因不明的持续发热为首发症状,少数 HL 患者出现周期热。但 NHL 一般在病变较广泛时才发热,且多为高热。热退时大汗淋漓可为本病特征之一。

(3) 皮肤瘙痒:为 HL 较特异的表现,也可为 HL 唯一的全身症状。局灶性瘙痒发生于病变部淋巴引流的区域,全身瘙痒大多发生于纵隔或腹部有病变的患者。多见于年轻患者,特别是女性。

(4) 酒精疼痛:约 17%～20%的 HL 患者在饮酒后 20 min 病变局部发生疼痛。其症状可早于其他症状及 X 线表现,具有一定的诊断意义。当病变缓解后,酒精疼痛即消失,复发时又重现。酒精疼痛的机制不明。

(5) 组织器官受累:为肿瘤远处扩散及结外侵犯的结果,常见于 NHL。其中肝脏受累可引起肝大和肝区疼痛,少数可发生黄疸。胃肠道损害以回肠居多,其次是胃,可出现食欲减退、腹痛、腹泻、腹部包块、肠梗阻和出血。肾损害表现为肾肿大、高血压、肾功能不全及肾病综合征。骨骼损害以胸椎及腰椎最常见,主要表现为局部骨痛、压痛及脊髓压迫症等。口、鼻咽部等处受累可出现程度不同的吞咽困难及鼻塞;部分患者还会因肺实质浸润、胸腔积液等而出现相应的症状与体征。中枢神经系统病变多出现于疾病进展期,以累及脑膜及脊髓为主。部分 NHL 患者晚期会发展为急性淋巴细胞白血病。

第二幕

患者进入血液科病房后进一步行右侧腹股沟淋巴结切除活检,病理诊断报告示:(右腹股沟)淋巴结滤泡性淋巴瘤 3b 级,滤泡为主型约 60%,部分区域为弥漫性大 B 细胞淋巴瘤,约 40%,确诊为非霍奇金淋巴瘤。经与家人、医生商量后患者决定行 R-CHOP[利妥昔单抗(美罗华)+环磷酰胺+脂质体阿霉素+长春瑞滨(盖诺)+地塞米松]方案化疗,同时予以水化、碱化、保肝、保护心脏等处理。患者化疗第 5 天出现恶心、呕吐、脱发等症状,心情很低落,责任护士对她进行了相应的心理疏导并遵医嘱给予对症处理,这才让患者心情恢复了平和。

问题导引

1. 淋巴瘤的分型有哪些？
2. 淋巴瘤的化疗方案有哪些？
3. 淋巴瘤患者主要的观察和护理要点是什么？
4. 患者化疗第 5 天出现了什么情况？如何处理？

教师注意事项

本幕主要讲的是患者化疗期间的治疗及护理。引导学生关注患者的心理变化，讨论和分析患者心理变化的原因，从而针对性地做好疾病宣教；化疗期间严密的病情观察和护理是确保患者康复的必要条件，引导学生学习淋巴瘤化疗期间的护理常规及心理护理。

学习目标

1. 掌握淋巴瘤的分型。
2. 掌握淋巴瘤的诊断标准。
3. 了解淋巴瘤的治疗原则。
4. 掌握淋巴瘤患者的观察和护理要点。
5. 掌握淋巴瘤化疗患者常见的并发症及处理。

提示用问题

1. 如何区分淋巴瘤的分型？
2. 针对患者的疾病，责任护士的观察、护理要点有哪些？
3. 淋巴瘤化疗患者常见的并发症有哪些？如何处理？

教师参考资料

1. 淋巴瘤的分型

根据病理学特点，可分为霍奇金淋巴瘤（HL）和非霍奇金淋巴瘤（NHL）。

（1）霍奇金淋巴瘤：以细胞多样性及肿瘤组织中找到里-斯细胞（Reed-sternberg 细胞）为特征。以结节硬化型及混合细胞型最为常见，各型并非固定不变，尤以淋巴细胞为主型，易向其他各型转化，结节硬化型较为固定。

（2）非霍奇金淋巴瘤：1965 年 Rappaport 根据淋巴结病变是否有结节性，将其分为结节型与弥漫型。按细胞来源可分为 B、T 和 NT 细胞淋巴瘤。1982 年提出的国际工作分类法（Working Famulation），则是根据病理学与疾病的临床表现分成低度、中度及高度恶性。

2. 淋巴瘤的实验室及其他检查

（1）骨髓象及血液学检查。

（2）淋巴结活检（确诊依据）。

（3）影像学检查。

3. 淋巴瘤的治疗

以化疗为主、化疗与放疗相结合，联合应用相关生物制剂的综合治疗，是目前淋巴瘤治疗的基本策略。

（1）以化疗为主，联合放疗的综合治疗：HL 常用联合化疗方案有 MOPP/COPP 和 ABVD，其中以 ABVD 方案为首选。NHL 多中心发生且有跳跃性播散倾向，使其临床分期的价值不如 HL，故其治疗以化疗为主；惰性 NHL 发展缓慢，化疗及放疗均有效，但不易缓解；侵袭性 NHL 均应以化疗为主。CHOP 方案是治疗侵袭性 NHL 的基本方案，ESHAP 方案用于复发性淋巴瘤。常用联合化疗方案见表 6-32-1。

表 6-32-1　淋巴瘤常用联合化疗方案

	方案	药物
HL	ABVD(首选)	阿霉素、博来霉素、长春新碱、达卡巴嗪
	MOPP	氮芥、长春新碱、丙卡巴肼、泼尼松
	COPP	环磷酰胺、长春新碱、丙卡巴肼、泼尼松
NHL	CHOP(基本)	环磷酰胺、阿霉素、长春新碱、泼尼松
	R-CHOP	利妥昔单抗、环磷酰胺、阿霉素、长春新碱、泼尼松
	EPOCH	依托泊苷、阿霉素、长春新碱、泼尼松、环磷酰胺
	ESHAP	依托泊苷、甲泼尼松、阿糖胞苷、顺铂

(2) 生物治疗：凡 CD20 阳性的 B 细胞淋巴瘤均可用 CD20 单抗(利妥昔单抗)治疗，CD20 单抗联合 CHOP 组成 R-CHOP 方案治疗惰性和侵袭性 B 细胞淋巴瘤，可提高完全缓解率和延长无病生存期。干扰素对蕈样肉芽肿和滤泡性小裂细胞型有抑制作用，可延长缓解期。胃黏膜相关淋巴组织淋巴瘤经抗幽门螺杆菌治疗后部分患者症状改善，淋巴瘤消失。但合并严重活动性感染或免疫应答严重损害(如低免疫球蛋白血症，CD4 或 CD8 细胞计数严重下降)、严重心衰、类风湿关节炎的患者不应使用利妥昔单抗治疗。

(3) 骨髓或造血干细胞移植：对 55 岁以下、重要脏器功能正常的患者，如缓解期短、难治易复发的侵袭性淋巴瘤，经过 4 个疗程 CHOP 方案使淋巴结缩小超过 3/4 者，可考虑全淋巴结放疗及大剂量联合化疗后进行异基因或自身骨髓(或外周血造血干细胞)移植，以期获得长期缓解和无病生存。

(4) 其他：包括剖腹探查及脾切除。

4. 淋巴瘤的护理常规

(1) 休息：患者常有活动无耐力现象，需卧床休息，但一般不需绝对卧床。长期卧床者应常更换体位、预防压疮。

(2) 预防感染：见第六章三十四节第三幕 MDS 的护理措施。

(3) 出血护理：见第六章三十四节第三幕 MDS 的护理措施。

(4) 饮食：应多补充高蛋白食物，如瘦肉、蛋、牛奶等，为避免用力解便造成出血，应食用高纤维食品，如绿叶蔬菜、水果，每天饮水 2 000 mL 以上。禁食咖啡、烟、酒及辛辣刺激食物，以预防胃肠道受伤害。

(5) 疼痛护理：患者在疾病的不同阶段可能发生疼痛，应用药物减轻患者疼痛，提高生活质量，增强患者对治疗原发病的信心，所以应用止痛药是必须的，但应遵循以下几个原则。①三阶梯用药：止痛药按从弱到强、按序递增、逐级增加。如先用非阿片类药物、解热镇痛药(缓释布洛芬、吲哚美辛)，再用弱阿片类镇痛药(强痛定、氨酚待因)，最后用强阿片类镇痛药(吗啡、哌替啶)。②定时给药，是指有规律地给药，而不是患者要求才给，这样就能连续不断地解除疼痛。③先口服，再肌内，最后静脉给药，口服和肌内注射可以配合给药。目前临床上多见通过皮肤黏膜吸收的止痛药，如芬太尼透皮贴。④确定适用于个体的治疗剂量，达到让肿瘤患者不痛为原则，个体之间用药剂量差较大。

(6) 放疗时的皮肤护理：照射区的皮肤在辐射作用下一般有轻度损伤，对刺激耐受性低，易发生二次皮肤损伤，故应避免此处皮肤受到强热、强冷刺激，避免日光直射，不用刺激性的化学物品，放疗期间应穿着宽松柔软的纯棉或丝绸内衣，洗浴毛巾要柔软，擦洗照射区皮肤时应动作轻柔，减少摩擦，保持局部皮肤清洁，防止皮肤破损。局部发红、痒感时，应及早涂油膏保护皮肤。如皮肤干，可用 0.2%薄荷淀粉或氢化可的松软膏外涂；皮肤湿，可用 2%甲紫溶液、氢化可的松软膏外涂，也可硼酸软膏外涂后加压包扎 1～2 天，渗液吸收后暴露局部；如局部皮肤溃疡坏死，应全身给予抗感染治疗，局部外科清创、植皮。

(7) 用药指导：①利妥昔单抗(美罗华)的作用机制、不良反应及处理措施：利妥昔单抗有崭新的治疗非霍奇金淋巴瘤的作用机制。利妥昔单抗杀灭肿瘤细胞是一个“寻找和破坏”的过程。寻找：超过 90%的恶性 B 细胞表面存在一种特殊标记 CD20，美罗华寻找 CD20 并与之结合。破坏：介导自身的免疫细胞将肿瘤细胞杀死，同时美罗华也可干扰肿瘤细胞生长、诱导肿瘤细胞自行毁灭，并强化化疗药物对肿瘤细胞的杀伤力。美罗华能够有效地清除残余的肿瘤细胞，避免复发；美罗华还能使耐药的肿瘤细胞对化疗药物重新恢复敏感。②美罗华不良反应及处理措施：美罗华的不良反应有发热、寒颤、强直；潮红、血管性水肿、恶心、皮疹、疲乏、头痛、瘙痒、呼吸困难、咽喉刺激等；10%合并低血压和支气管痉挛、缺氧。处理措施包括立刻停止输液，更换液体及输液器；立刻报告医生，及时准确执行医嘱，配合抢救，对症治疗；安抚患者，做好心理护理。

第三幕

患者住院两周后生命体征平稳，病情基本稳定，每天在家属和朋友的陪伴下散步、聊天，情绪平稳，但家属一旦离开后她就开始愁眉苦脸、闷闷不乐，每天晚上都要打电话到深夜。夜班护士发现后给予患者讲述了疾病的康复过程及注意事项，患者听后安心地睡着了。经过几天的病情观察，医生告知患者可以出院，责任护士耐心对其进行了出院健康指导，患者及家属都很配合，最终患者顺利出院。

问题导引

1. 患者心情低落时该怎样对其进行心理护理？家属又该怎样配合？
2. 患者夜间失眠对其疾病恢复是否有不良影响？
3. 针对患者病情，护士的出院宣教有哪些要点？

教师注意事项

本幕主要描述了患者病情稳定，逐渐好转的过程。学生在本幕应学习做好康复师的角色，做好健康宣教，帮助患者调整心态，熟悉出院后注意点，建立良好的生活习惯，指导患者做好疾病预后的康复指导。引导学生深入思考护理人员在疾病预后和心理护理中的作用。

学习目标

1. 掌握淋巴瘤患者的心理护理。
2. 掌握淋巴瘤患者的健康教育。

提示用问题

1. 针对患者持续心情低落,护士该怎样做好心理护理帮助患者重拾信心?
2. 作为责任护士,该如何对患者进行疾病知识指导帮助其建立良好的生活习惯?
3. 该如何教会患者及其家属出院以后的用药指导及病情监测?

教师参考资料

1. 淋巴瘤患者的心理护理

因患者对疾病的不了解,患者易出现焦虑、恐惧、烦躁,应加强健康教育并疏导患者说出自己的忧虑,调整好自己的心态,放松心情,经常与他人交谈,解除紧张情绪,减轻心理负担。护士与家人应加倍地关爱与照顾患者,尽力缓和患者的精神压力,帮助患者正视现实,摆脱恐惧,保持情绪平稳。

2. 淋巴瘤患者的健康教育

(1) 指导患者正确的淋巴结触摸方式,及早发现淋巴结的大小、有无粘连、硬度等。

(2) 指导患者定时门诊随访,如发生头晕、胸闷、脉速、气急、面色苍白应及时就诊,可能发生了贫血。

(3) 放疗时避免日光照射,皮肤皮疹、瘙痒时,勿用手抓挠,防止感染;季节更替时避免外出,防止病毒感染。

(4) 如有脾肿大时,应嘱患者动作宜慢,防止碰撞引起出血。

参考文献

[1] 马晓娟,卢娜. 心理护理对恶性淋巴瘤患者不良情绪及遵医行为影响探讨[J]. 大家健康(学术版),2014,23:206-207.

[2] 冯羽飞. 个性化护理干预对恶性淋巴瘤患者化疗后生活质量的影响[J]. 中国医学创新,2015,7:93-95.

[3] 李喆,谭晓虹,岑洪. 局限期侵袭性非霍奇金淋巴瘤联合放化疗临床意义 Meta 分析[J]. 中华肿瘤防治杂志,2015,11:885-890.

 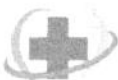

第三十三节　多发性骨髓瘤

教案摘要

患者，男，69岁，既往体健、无不良嗜好。2月前因劳累后出现腰部酸痛伴活动受限，呈阵发性，有压痛，自行予止痛膏对症处理，未见缓解。1月前疼痛突感加重，遂至医院就诊。门诊查骨髓细胞学检查提示：骨髓增生活跃，浆细胞比例明显增高（原幼浆占50%，浆细胞占4%），初步诊断为多发性骨髓瘤。医生将患者转入血液科进一步治疗，入院后查血免疫固定电泳示λ阳性，尿本周氏蛋白阳性。明确诊断为多发性骨髓瘤（分型分期为λ型，Durie-Salomn Ⅲ期，R-ISS分期Ⅱ期，A组）。患者住院期间给予VAD方案（硼替佐米＋长春新碱＋吡柔比星＋地塞米松）化疗。患者化疗期间出现恶心、呕吐、周围神经病变等症状，予以一系列治疗及护理措施后病情逐渐稳定，最终顺利出院。通过本教案，学生可以学习多发性骨髓瘤的临床表现、鉴别诊断、治疗及护理，从而思考该疾病的健康促进策略；通过对多发性骨髓瘤患者全程、动态的健康照护问题的评估和分析，进行连续性照护，从而实现以患者为中心的整体护理。

关键词

多发性骨髓瘤（Multiple myeloma，MM）；疼痛（Pain）；骨髓瘤细胞分泌单株免疫球蛋白（Monoclonal immunoglobulin，M蛋白）；化疗（Chemotherapy）；健康指导（Health guidance）

主要学习目标

1. 掌握多发性骨髓瘤的临床表现。
2. 掌握多发性骨髓瘤的诊断标准。
3. 掌握多发性骨髓瘤患者的心理护理。
4. 掌握多发性骨髓瘤化疗药物的不良反应。
5. 掌握多发性骨髓瘤的并发症及处理。
6. 掌握多发性骨髓瘤患者的健康教育。

次要教学目标

1. 了解多发性骨髓瘤的发病机制。
2. 了解多发性骨髓瘤的治疗方案。

第一幕

患者，男，69岁，既往体健，无不良嗜好。2月前因劳累后出现腰部酸痛伴活动受限，呈阵发性，有压痛，自行予止痛膏对症处理，未见缓解。1月前疼痛突感加重，遂至医院就诊。患者影像学报告示：颈椎X线：颈椎退行性改变，伴颈4椎体轻度不稳。胸椎X线示：胸椎退行性改变，伴骨质疏松改变。腰椎X线示：腰3椎体压缩性改变，腰椎退行性改变，伴骨质疏松改变。骨盆X线示：骨盆诸骨退行性改变，伴骨质疏松改变。骨髓细胞学检查提示：骨髓增生活跃，浆细胞比例明显增高(原幼浆占50%，浆细胞占4%)。综合检查结果，医生将患者转入血液科进一步治疗。

问题导引

1. 根据这些信息，你认为患者的疾病诊断是什么？诊断依据有哪些？
2. 哪些检查能够确诊该患者是什么疾病？
3. 患者发病的原因有哪些？

教师注意事项

本幕描述多发性骨髓瘤患者初次就诊的情况。医生根据患者的主诉、血常规、骨髓细胞学检查、其他检查指标判断出患者是多发性骨髓瘤，并进一步获取治疗。引导学生学习多发性骨髓瘤的诊断思路：症状(血常规、骨髓细胞学检查、其他检查指标特点及伴随症状)，确诊需要行骨髓穿刺术。重点掌握多发性骨髓瘤的典型临床表现与特征性实验室检查。

学习目标

1. 掌握多发性骨髓瘤的临床表现。
2. 了解多发性骨髓瘤的发病机制。

提示用问题

1. 结合患者的病史及临床症状，你认为该患者的疾病诊断是什么？如何诊断？
2. 该患者的血常规、骨髓细胞学检查、其他检查指标有无异常？
3. 该患者的疾病有哪些特征性的临床表现？

教师参考事项

1. 骨髓瘤的临床表现

多发性骨髓瘤起病缓慢，早期可数月至数年无症状。

(1) 骨髓损害：主要表现为骨痛、病理性骨折及高钙血症。这与骨髓瘤细胞在骨髓腔内大量增生的同时，由基质细胞衍变而来的成骨细胞过度表达IL-6，激活破骨细胞，使骨质溶解、破坏有关。骨痛是最常见的早期症状，发生率为70%以上，随病情的发展而加重。疼痛部位多在腰骶部，其次是胸廓和肢体。若活动或扭伤后出现剧烈疼痛，可能为病理性骨折，多发生在肋骨、锁骨、下胸椎和上腰椎，可多处骨折同时存在。骨髓瘤细胞浸润骨骼时可引起局部肿块，发生率高达99%，好发于肋骨、锁骨、胸骨及颅骨，胸、肋、锁骨连接处出现串

 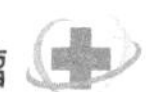

珠样结节为本病的特征性表现。少数病例仅有单个骨骼损害，称为孤立性骨髓瘤。高钙血症可表现为疲乏、恶心、呕吐、多尿、脱水、头痛、嗜睡、意识模糊，严重者可致心律失常、昏迷等。

（2）肾损害：为本病的重要表现之一。主要表现为程度不等的蛋白尿、管型尿和急、慢性肾衰竭。与骨髓瘤细胞直接浸润、M 蛋白轻链沉积于肾小管及继发性高钙血症、高尿酸血症等有关。其中肾衰竭是本病仅次于感染的致死原因。脱水、感染和静脉肾盂造影等则是并发急性肾损伤的常见诱因。

（3）感染：是 MM 患者首位致死原因，主要与正常多克隆免疫球蛋白及中性粒细胞的减少、免疫力下降有关，患者易继发各种感染。其中以细菌性肺炎及尿路感染较常见，严重者可发生败血症而导致死亡。亦可见真菌、病毒感染。病毒感染以带状疱疹多见。

（4）贫血：90%以上患者会出现程度不同的贫血，并随着病情的进展而日趋严重。部分患者可以贫血为首发症状。贫血的发生主要与骨髓瘤细胞浸润，正常的造血功能受抑制及并发肾衰竭等有关。

（5）出血倾向：以程度不同的鼻出血、牙龈出血和皮肤紫癜多见。出血的机制：①血小板减少，且 M 蛋白包在血小板表面，影响血小板的功能；②凝血障碍，M 蛋白与纤维蛋白单体结合，影响纤维蛋白多聚化，M 蛋白尚可直接影响因子Ⅷ的活性；③血管壁因素，高免疫球蛋白血症和淀粉样变性损伤血管壁。

（6）高黏滞综合征：发生率为 2%～5%。主要表现为头昏、眩晕、眼花、耳鸣、手指麻木、冠状动脉供血不足、慢性心衰、不同程度的意识障碍甚至昏迷。这与血清中 M 蛋白增多，尤以 IgA 易聚合成多聚体，可使血液黏滞性过高、血流缓慢，从而致使机体组织出现不同程度的瘀血和缺氧有关。其中以对视网膜、中枢神经和心血管系统的影响尤为显著。

（7）淀粉样变性和雷诺现象：少数患者，尤其是 IgD 型，可发生淀粉样变性。主要表现为舌、腮腺肿大，心脏扩大，腹泻或便秘，皮肤苔藓样变，外周神经病变以及肝、肾功能损害等。若 M 蛋白为冷球蛋白，则可引起雷诺现象。

（8）神经损害：因胸、腰椎破坏压迫脊髓所致截瘫较常见，其次为神经根受累，脑神经瘫痪较少。周围神经病变可能是过量 M 蛋白沉积所致，表现为双侧对称性远端皮肤感觉异常（如麻木、烧灼样疼痛、触觉过敏、针刺样疼痛、足冷）、运动障碍（肌肉无力）及自主神经失调（如口干、便秘）等。若同时有多发性神经病变、器官肿大、内分泌病、单株免疫球蛋白血症和皮肤改变者，称为 POEMS 综合征（骨硬化骨髓瘤）。

（9）其他：①髓外浆细胞瘤，部分患者仅在软组织中出现孤立病变，如口腔及呼吸道等；②浆细胞白血病，系骨髓瘤细胞浸润外周血所致，浆细胞超过 $2.0\times10^{9}/L$ 时即可诊断，大多属 IgA 型，其症状和治疗同其他急性白血病；③肝、脾、淋巴结肿大，系骨髓瘤细胞浸润所致，可见肝、脾轻中度肿大，颈部淋巴结肿大。

2. 骨髓瘤的发病机制

迄今尚未明确。可能与病毒感染（人类 8 型疱疹病毒）、电离辐射、接触工业或农业毒物、慢性抗原刺激及遗传因素等众多因素有关。进展性骨髓瘤患者骨髓中细胞因子白细胞介素 6（IL－6）异常升高，提示以 IL－6 为中心的细胞因子网络失调可引起骨髓瘤细胞增生。现认为 IL－6 作为 MM 细胞极为重要的生长因子，与骨髓瘤疾病的形成与恶化密切相关。

第二幕

患者入院后查体：T：37℃，P：76 次/分，R：20 次/分，BP：135/85 mmHg。轻度贫血貌，全身皮肤黏膜未见明显瘀点瘀斑，全身浅表淋巴结未及肿大。血免疫固定电泳示阳性。尿本周氏蛋白阳性。医生为进一步明确诊断再次行骨髓穿刺术，骨髓细胞学示：多发性骨髓瘤倾向。流式细胞学：可见约 12.0%的单克隆浆细胞，且伴免疫表型异常。骨髓穿刺活检：浆细胞瘤。免疫组化结果：确诊为“多发性骨髓瘤”，分型分期为 λ 型，Durie-Salomn Ⅲ期，R-ISS 分期Ⅱ期，A 组。患者得知病情后茶饭不思，夜不能寐，责任护士给患者进行了心理疏导，使患者理解治疗的意义，树立战胜疾病的信心。经与家人、医生商量后患者决定通过化疗治疗疾病，拟行 DVD 方案。患者女儿对此方案不解，找到责任护士问道：“这个方案真的有效果吗？我们是第一次化疗，有什么需要注意或者配合的吗？”责任护士耐心地向患者女儿解释了化疗的目的及注意事项。

问题导引

1. 如何做好该类患者的心理护理？
2. 多发性骨髓瘤的治疗方法有哪些？

教师注意事项

在本幕患者确诊多发性骨髓瘤后决定住院化疗，对化疗期间的治疗及护理患者及家属不甚了解。本幕主要引导学生掌握多发性骨髓瘤患者的心理护理，告知患者化疗的目的及注意事项，使患者理解治疗的意义，树立战胜疾病的信心。

学习目标

1. 掌握多发性骨髓瘤的诊断标准。
2. 掌握多发性骨髓瘤患者的心理护理。
3. 了解多发性骨髓瘤的治疗方案。

提示用问题

1. 你如何帮助该患者减轻对本病及即将进行的化疗的恐惧？
2. 该疾病的化疗方案有哪些？

教师参考资料

1. 多发性骨髓瘤的诊断标准

(1) 血常规：①贫血：常见正细胞、正色素型贫血，为红细胞缗线排列，可有少数幼粒、幼红细胞，血沉显著增快。晚期骨髓瘤细胞在血中大量出现，形成浆细胞白血病，可有全血细胞减少。②血清生化检查：血清钙，明确有无高钙血症；血尿素氮和血清肌酐，评价肾功能；乳酸脱氢酶，与肿瘤细胞活动有关；C 反应蛋白，反应疾病的严重程度；β2 微球蛋白和血清白蛋白，用于评估肿瘤负荷及预后。

(2) 骨髓细胞学检查：①主要为浆细胞系异常增生>30%(至少占有核细胞数10%)，并有质的改变。核旁淡染区消失，但不呈车轮状排列。病灶呈散在分布，骨穿者最好自骨压痛处或多部位穿刺，可提高阳性率。②活组织检查证实为骨髓瘤。③血清中有M蛋白：IgG>35 g/L，IgA>20 g/L或尿中本-周蛋白>1 g/24 h。

(3) 其他：本病骨病变X线检查表现为：①早期：骨质疏松，多在脊柱、肋骨和盆骨。②典型：为圆形、边缘清楚如凿孔样的多个大小不等的溶骨性损伤，见于肋骨、肩胛骨、颅骨、盆骨、脊柱、股骨、肱骨等处病理性骨折。

2. 治疗原则

(1) 化疗(诱导化疗)：包括MPT、VAD、DT-PACE、LAD等化疗方案；多为靶向药物+传统化疗药物。

(2) 支持治疗：骨质破坏的治疗，抑制破骨细胞，减少疼痛，修复骨质。

(3) 外周造血干细胞移植术。

3. 多发性骨髓瘤常用化疗药物的注意事项

(1) 激素类药物消化道症状的观察与护理：观察患者有无腹痛，大便颜色；进食清淡、少渣、易消化和少刺激性的食物，应避免油腻、粗糙、带刺、辛辣的食物。

(2) 环磷酰胺引起的出血性膀胱炎预防与护理：①大剂量补液时，应24 h匀速输入，避免循环负荷过重。②遵医嘱按时应用保护膀胱黏膜药物；碱化尿液，应用利尿剂。③鼓励患者每日饮水2 000 mL以上。④准确记录出入量，观察尿液的颜色、性状、量、pH以及有无刺激征。

4. 多发性骨髓瘤患者的心理护理

该病病程长，病情重，患者易出现焦虑、恐惧、烦躁，应疏导患者说出自己的忧虑，加倍关爱与照顾患者，尽力缓和患者的精神压力，帮助患者正视现实，摆脱恐惧，平稳情绪。

第三幕

患者使用立幸20 mg第1～2天+长春瑞滨(盖诺)10 mg第1～4天+地塞米松30 mg第1～4天化疗。患者在化疗后的第4天出现恶心、呕吐及脱发现象，患者心情低落，责任护士根据患者的实际情况对他进行了相应的心理疏导并及时遵医嘱使用了止吐的药物，这才让患者的心情恢复了平和。经过积极治疗一周后患者化疗结束，尿量逐渐增多，泡沫减少，腰痛有所缓解。医生告知患者可以出院，患者觉得回家后得不到专业看护，内心焦虑不安向责任护士求助，责任护士详细告知了患者出院的注意事项及随访时间，最终患者顺利出院。

问题导引

1. 化疗患者的观察要点及护理措施有哪些？
2. 本幕中患者化疗期间出现了什么情况？应该如何应对？
3. 如何对化疗患者进行出院后的健康指导以增强诊疗效果？

教师注意事项

本幕主要讲的是患者化疗期间的情况，严密的病情观察和护理是确保患者康复的必要条件，引导学生学习多发性骨髓瘤化疗期间药物引起的不良反应，应给予患者的护理常规及心理护理。引导学生关注患者的生命体征、心理变化，讨论和分析患者出现药物不良反应、心理变化的原因，从而针对性地做好疾病宣教。

学习目标

1. 掌握多发性骨髓瘤化疗药物的不良反应。
2. 掌握多发性骨髓瘤的并发症及处理。
3. 掌握多发性骨髓瘤患者的健康教育。

提示用问题

1. 如果你是该患者的责任护士，你如何为该患者做好化疗期间的护理？
2. 你如何帮助该患者度过化疗期间的不适感？
3. 对于该患者的焦虑情绪，你如何帮助他重拾战胜疾病的信心？
4. 如何做好该患者的出院指导？

教师参考资料

1. 多发性骨髓瘤的护理诊断

(1) 疼痛：与浆细胞对骨骼和骨髓的浸润有关。

(2) 躯体移动障碍：与骨质疏松、骨折、化疗后虚弱有关。

(3) 有感染的危险：与疾病本身和大剂量化疗后引起的免疫力下降有关，如中性粒细胞减少等。

(4) 排尿异常：与免疫球蛋白沉积有关。

(5) 焦虑：与疾病对躯体的威胁有关。

(6) 恐惧：与超大剂量化疗造成自理能力下降及各种不良反应有关。

(7) 营养失调：与肿瘤对机体的消耗、大剂量化疗后引起的胃肠道反应如慢性反复呕吐等有关。

(8) 活动无耐力：与超大剂量化疗后免疫力下降，或者乏力、虚弱、少动有关。

(9) 潜在并发症：感染性休克、肾衰竭、出血及化疗后骨髓抑制。

2. 多发性骨髓瘤的护理措施

(1) 一般护理：①环境：MM 患者多有呼吸道感染和肺炎，其次为泌尿道感染，故应保持病室空气清新，温湿度适宜，注意保暖，防止受凉，减少探视，防止交叉感染，协助翻身排背，促进痰液排出。②个人卫生：协助患者洗漱、大小便及做好个人卫生等，每天用温水擦洗全身皮肤，保持皮肤清洁干燥；做好会阴护理和肛周护理；患者恶心呕吐时，应协助患者漱口，做好口腔护理，预防细菌和真菌感染。③饮食：进食高蛋白、高维生素的饮食，如猪肉、牛肉、鱼肉、排骨、新鲜蔬菜、水果等。避免食用富含油脂及辛辣的食物。④休息与活动：协助患者每 2 h 变换体位，预防压疮；睡硬板床，翻身时动作轻柔，防止拖、拉、推，以免病理性骨折；将患者常用的物品和呼叫器放在床头；用床栏保护，避免坠床；保持患者于肢体功能位，定时按摩肢体，预防下肢深静脉血栓。

 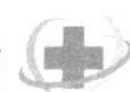

（2）疼痛护理：随着病情进展，骨痛症状难以缓解，程度轻重不一，如肋骨、胸骨等。可因神经根受压出现神经痛。要关心体贴患者，尽量减轻患者痛苦。协助患者采取舒适的体位，可适当按摩病变部位，以降低肌肉张力，但避免用力过度，以防病理性骨折；减少病室的噪声、减弱光线；指导患者采用放松、正念疗法、音乐疗法等，转移对疼痛的注意力；必要时使用止痛药，并指导患者遵医嘱使用止痛药——消炎痛栓（第一阶梯非阿片类）备用，肛塞时动作轻柔，避免肛周皮肤破损；遵医嘱按剂量正确使用加巴喷丁（人工合成氨基酸，用于治疗神经病理性疼痛的新型药），注意观察患者有无嗜睡的反应，一旦发生及时告知医生，以调节药量。

3. 多发性骨髓瘤化疗药物的不良反应

（1）硼替佐米（万珂）治疗多发性骨髓瘤的机制和不良反应：①硼替佐米是人工合成的二肽硼酸盐类似物，属可逆性蛋白酶体抑制剂。常用于复发难治性多发性骨髓瘤的治疗，它能选择性地与蛋白酶体活性位点的苏氨酸结合，抑制蛋白酶体20S亚单位的糜蛋白酶/胰蛋白酶活性。②不良反应包括恶心、呕吐、食欲减退或厌食、便秘、腹泻等消化道症状；血小板减少、贫血等血液毒性反应；神经系统的周围神经病变。所有这些不良反应都是可以预测的，无脱发和直接的肝肾心毒性反应，以及其他化疗药物常见的不良反应。硼替佐米的不良反应通过对症处理和调整硼替佐米的剂量方案，能很好地控制。

（2）沙利度胺（反应停）治疗多发性骨髓瘤的机制和不良反应：①沙利度胺能够抑制骨髓瘤异常血管增生，促进瘤细胞凋亡、调理免疫等。②常见不良反应包括皮疹、便秘、嗜睡、乏力、头晕、水肿等。

（3）环磷酰胺引起的出血性膀胱炎预防与护理：①大剂量补液时，应24 h匀速输入，避免循环负荷过重。②按时遵医嘱应用保护膀胱黏膜的药物；碱化尿液，应用利尿剂。③鼓励患者每日饮水2 000 mL以上。④准确记录出入量，观察尿液的颜色、性状、量、pH以及有无刺激征。

4. 多发性骨髓瘤的并发症及处理

（1）淀粉样病变对症护理：细胞外淀粉样物质沉积于患者的血管壁及组织中，会出现舌肥大、腮腺肿大、心脏扩大。需密切观察病情，注意患者心率变化，警惕淀粉样病变浸润心脏传导系统，导致心脏骤停；加强夜间巡视，防止因舌肥大导致阻塞性呼吸睡眠暂停。

（2）高钙血症和高尿酸血症的对症护理：如有高钙血症和高尿酸血症，应鼓励患者多饮水，每日液体摄入量不应少于3 000 mL，使每日的尿量保持在2 000 mL以上，以预防或减轻高钙血症和高尿酸血症。

（3）病理性骨折的对症护理：为防止病理性骨折，应给患者睡硬板床，忌用弹性床，使患者保持舒适卧位，避免受伤，特别是坠床受伤。

5. 多发性骨髓瘤患者的健康指导

（1）家庭成员应帮助患者树立战胜疾病的信心，正视现实，共同分忧，努力分担患者的痛苦。

（2）指导患者保持良好的情绪。因容易出现病理性骨折，故应注意卧床休息，使用硬板床或硬床垫，忌用弹性床。使患者保持舒适卧位，避免受伤，并定时协助翻身，每2 h翻身一次，动作要轻柔，以免造成骨折。受压处皮肤应给予温热毛巾按摩或理疗，保持床铺干燥、平整，防止压疮发生。适度活动以促进肢体血液循环和血钙在骨骼的沉积，减轻骨骼的脱钙；注意劳逸结合，避免过度劳累、快速变化体位。在患者病情平稳后协助并督促患者早日进行肢体功能锻炼，循序渐进活动。鼓励患者适当地活动，避免骨骼进一步脱钙。

(3) 指导患者养成良好的生活习惯。保持病室内空气新鲜，每天开窗通风 2 次，用软毛牙刷，禁剔牙。饮水、食物、沐浴水温不宜过高，一般在 40℃左右，叮嘱患者不要搔抓皮肤，不要挖鼻孔，保持大便通畅，每次便后清洗外阴及肛周。

(4) 用药指导与病情监测。遵医嘱用药，不可随意更改或加减药物剂量，定期复查与治疗；若活动后出现剧烈疼痛，可能为病理性骨折，应立即就医。注意预防各种感染，一旦出现发热等症状，应立即就医。

参考文献

[1] 尤黎明. 内科护理学[M]. 北京：人民卫生出版社，2012.

[2] Dubrey S W，Comenzo R L. Amyloid heart disease：current and futuretherapies[J]. Quarterly Journal of Management，2012，105(7)：617-631.

[3] Rajkumar S V，Dimopoulos M A，Palumbo A，et al. International Myeloma Working Group updated criteria for the diagnosis of multiple myeloma[J]. Lancet Oncol，2014，15：538-548.

第三十四节　骨髓增生异常综合征

教案摘要

张女士，女，56 岁，退休职工。平时家里大大小小的活都是张女士一人大包大揽。2021 年 5 月，张女士发现四肢有大小不一的瘀斑，未予重视。后张女士取出假牙后经常有牙龈出血，同时伴有乏力，偶有头晕症状。故到医院就诊，查血常规示：白细胞 2.59×10^9/L，红细胞 3.07×10^{12}/L，血红蛋白 88 g/L，血小板 18×10^9/L，红细胞平均血红蛋白浓度 308 g/L，单核细胞 12.4%，嗜酸性粒细胞 0.1%，中性粒细胞数 1.17×10^9/L，淋巴细胞数 1.09×10^9/L，骨穿提示 MDS(RAEB2)(原始细胞占 18.5%)。化疗期间患者出现了骨髓抑制，予以一系列的治疗及护理措施后转危为安，顺利出院。通过此案例，学生可以学到 MDS 的定义、分类、病因、临床表现、治疗及其护理，使护理专业学生快速进入到临床实践状态，同时通过对此案例患者全程、动态的健康照护问题的评估和分析，进行连续性照护，从而实现以患者为中心的整体护理。

关键词

骨髓增生异常综合征(Myelodysplastic syndromes，MDS)；白血病(Leukemia)；急性白血病(Acute leukemia)；急性髓系白血病(Acute myelogenous leukemia，AML)；难治性贫

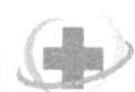

血(Refractory anemia, RA);环形铁粒幼细胞性难治性贫血(RA with ringed sideroblasts, RAS/RARS);难治性贫血伴原始细胞增多(RA with excess blasts, RAEB);难治性贫血伴原始细胞增多转变型(RAEB in transformation, RAEB-t);慢性粒-单核细胞性白血病(Chronic myelomonocytic leukemia, CMML);骨髓穿刺术(Bone marrow puncture);无菌层流病房(Laminar flow sterile ward);化学性静脉炎(Chemicalphlebitis)

主要学习目标

1. 熟悉 MDS 的定义。
2. 熟悉 MDS 的病因及发病机制。
3. 熟悉 MDS 的临床表现。
4. 熟悉 MDS 的实验室检查。
5. 熟悉 MDS 的治疗。
6. 熟悉 MDS 的护理措施。

次要学习目标

1. 了解 MDS 的分型。
2. 了解 MDS 的诊断及鉴别诊断。

第一幕

张女士,女,56 岁,退休职工,身高 168 cm,体重 64 kg。平时家里大大小小的活都是张女士一人大包大揽。2021 年 5 月张女士发现四肢有大小不一的瘀斑,未予重视。后张女士取出假牙后经常有牙龈出血,同时伴有乏力,偶有头晕症状。故到医院就诊,查血常规白细胞 2.59×10^9/L,红细胞 3.07×10^{12}/L,血红蛋白 88 g/L,血小板 18×10^9/L,红细胞平均血红蛋白浓度 308 g/L,单核细胞 12.4%,嗜酸性粒细胞 0.1%,中性粒细胞数 1.17×10^9/L,淋巴细胞数 1.09×10^9/L,血液科医生告知患者:“你现在需要转入血液内科行进一步检查。”于是医生拟“全血细胞减少”将张女士转入血液内科进一步诊治。

问题导引

1. 根据这些信息,你认为患者最可能的诊断是什么?诊断依据有哪些?
2. 为确诊该疾病,最需要做哪些检查?
3. 你认为患者得此疾病的原因有哪些?
4. 血液科病房责任护士迎接患者的准备工作有哪些?

教师注意事项

本幕描述患者因四肢瘀点瘀斑、牙龈出血入院的就诊情况。医生根据患者的血常规指标判断出患者可能是血液系统疾病，并及时收入血液内科病房。引导学生学习 MDS 的诊断思路：诱因＋症状（血常规特点、贫血、出血、伴随症状），确诊需要行骨髓穿刺术。重点掌握 MDS 的鉴别流程（与其他表现为出血性贫血的疾病做快速而准确的鉴别）。

学习目标

1. 熟悉 MDS 的定义。
2. 熟悉 MDS 的病因及发病机制。
3. 熟悉 MDS 的临床表现。

提示用问题

1. 张女士得了什么病？
2. 作为血液专科护士，你想采集哪些信息来帮助你进一步诊断？
3. 哪些血液系统疾病会在血常规中出现大量幼稚细胞？
4. 患者的血常规提示了什么？
5. 患者的牙龈出血跟什么疾病有关？是如何形成的？
6. 你认为张女士入院后还需要做哪些辅助检查？

教师参考资料

1. MDS 的定义

骨髓增生异常综合征（Myelodysplastic syndromes，MDS）是一组起源于造血干细胞，以血细胞病态造血，高风险向急性髓系白血病（AML）转化为特征的异质性髓系肿瘤性疾病。任何年龄男、女均可发病，约 80％患者大于 60 岁。

2. MDS 的病因及发病机制

原发性 MDS 的确切病因尚不明确，继发性 MDS 见于烷化剂、拓扑异构酶抑制剂、放射线、有机毒物等密切接触者。

MDS 是起源于造血干细胞的克隆性疾病，异常克隆细胞在骨髓中分化、成熟障碍，出现病态、无效造血，并呈现高风险向 AML 转化趋势。部分 MDS 患者可发现造血细胞中有基因突变、表观遗传学改变、染色体异常或骨髓造血微环境异常，这些异常改变可能参与 MDS 的多因素、多步骤、连续动态的发生发展过程。

3. MDS 的临床表现

几乎所有的 MDS 患者都有贫血症状，如乏力、疲倦。约 60％的 MDS 患者有中性粒细胞减少，由于同时存在中性粒细胞功能低下，使得 MDS 患者容易发生感染，约有 20％的 MDS 患者死于感染。40％～60％的 MDS 患者有血小板减少，随着疾病进展可出现进行性血小板减少。

RA 和 RARS 患者多以贫血为主，临床进展缓慢，中位生存期 3～6 年，白血病转化率 5％～15％。RAEB 和 RAEB－2 多以全血细胞减少为主，贫血、出血及感染易见，可伴有脾大，病情进展快，中位生存时间分别为 12 个月和 5 个月，RAEB 的白血病转化率高达 40％以上。

CMML 以贫血为主，可有感染和（或）出血，脾大常见，中位生存期约 20 个月，约 30％转变为 AML。

第 二 幕

入院后责任护士小李给张女士安排到重症病房，张女士纳闷道："我怎么会被安排到重症病房？"护士小李给张女士做入院指导并且告知："你现在血小板低，需要绝对卧床休息。"张女士听后有些不以为意："我没事的！医生也跟我说住院再做个检查看看，做完检查就好了。"之后没多久，张女士准备起身下床，小李发现后及时给予制止了，张女士嘟囔道："上厕所也不行吗，大小便都要在床上解决，怎么会这么麻烦？"接着床位医生进一步完善了检查，骨穿提示小粒可见，有核细胞增生极度活跃。粒系各期均见，原始细胞占18.5%，这类细胞形态大小不均一，圆形、椭圆形、不规则形，胞体大，胞核染色质细密，胞质含量较丰富，奥氏小体易见。中期粒细胞胞质内颗粒减少或缺如，红系中晚幼红可见。巨核细胞仅见1只，血小板少见。POX染色：阳性、弱阳性。染色体核型分析：47，XX+11【8】46，XX，del(20)(q11.2)【3】/46，XX【9】。进一步诊断为：MDS(RAEB2)(原始细胞占18.5%)。医生建议张女士行化疗。一听要化疗，张女士顿时慌了手脚："怎么还要化疗？这个病有这么严重吗？最近家里特别忙，我儿子最近忙考试，我还要回去给他烧饭烧菜呢！"小李笑着说："张女士，你先不要着急，这个病需要休息，家里的事先缓一缓。"张女士一听，一下子沉默了。到了下午探视时见着老公，急忙拉着他的手："你帮我去问问，这个病会不会影响到我以后的生活？"老公一时之间也找不着人问。张女士愈发沉默、夜间睡不安稳。责任护士小李发现了张女士的异常……

问题导引

1. 行骨髓穿刺术前，需要完善哪些术前准备？
2. 作为责任护士，骨髓穿刺术中的护理观察要点有哪些？
3. 骨髓穿刺术后的护理要点有哪些？

教师注意事项

患者因疑似血液恶性肿瘤行骨髓穿刺术，结果示MDS(RAEB2)(原始细胞占18.5%)。本幕主要引导学生掌握骨髓穿刺术前的准备工作，术中及术后的护理观察要点。

学习目标

1. 熟悉MDS的实验室检查。
2. 了解MDS的分型。
3. 了解MDS的诊断及鉴别诊断。

提示用问题

1. 患者入院后现阶段存在的护理问题是什么？诊断的依据是什么？
2. 护士该如何对患者做好相关指导？

3. 骨穿的目的是什么？什么样的患者需行骨穿检查？

4. 骨穿前需准备什么？骨穿后如何护理？

5. 对于即将化疗的患者，护士需要做好哪些准备？

6. 患者再次出现情绪异常时，是什么原因导致的？护士如何应对？

7. 作为责任护士，该如何做好病情观察？

教师参考资料

1. 实验室检查

（1）血常规和骨髓细胞学检查：持续一系或多系血细胞减少，血红蛋白<100 g/L、中性粒细胞<1.8×10^9/L、血小板<100×10^9/L。骨髓增生度多在活跃以上，少部分呈增生减低。MDS 患者的病态造血见表 6-34-1。

表 6-34-1　　MDS 的常见病态造血

红系	粒系	巨核系
细胞核		
核出芽	核分叶减少	小巨核细胞
核间桥	（假 Pelger-Huët；pelgeriod）	核少分叶
核碎裂	不规则核分叶增多	多核（正常巨核细胞为单核分叶）
多核		
核多分叶		
巨幼样变		
细胞质		
环状铁粒幼细胞	胞体小或异常增大	
空泡	颗粒减少或无颗粒	
PAS 染色阳性	假 Chediak-Higashi 颗粒	
	Auer 小体	

（2）细胞遗传学检查：40%～70%的 MDS 有克隆性染色体核型异常，多为缺失性改变，以+8、$-5/5q^-$、$-7/7q^-$、$20q^-$最为常见。利用荧光原位杂交技术，可提高细胞遗传学异常的检出率。

（3）病理检查：骨髓病理活检可提供患者骨髓内细胞增生程度、巨核细胞数量、原始细胞群体、骨髓纤维化及肿瘤骨髓转移等重要信息，有助于排除其他可能导致血细胞减少的因素或疾病。

（4）免疫学检查：流式细胞术可检测到 MDS 患者骨髓细胞表型存在异常，对于低危组 MDS 与非克隆性血细胞减少症的鉴别诊断有一定价值。

（5）分子生物学检查：使用高通量测序技术，多数 MDS 患者骨髓细胞中可检出体细胞性基因突变，对 MDS 的诊断及预后判断有潜在应用价值。

2. MDS 的分型

法美英(FAB)协作组主要根据 MDS 患者外周血、骨髓中的原始细胞比例、形态学改变及单核细胞数量，将 MDS 分为 5 型：难治性贫血(Refractory anemia，RA)，环形铁粒幼细胞性难治性贫血(RA with ringed sideroblasts，RAS/RARS)，难治性贫血伴原始细胞增多(RA with excess blasts，RAEB)，难治性贫血伴原始细胞增多转变型(RAEB in

 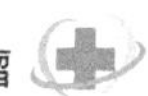

transformation，RAEB-t）、慢性粒-单核细胞性白血病（Chronic myelomonocytic leukemia，CMML），MDS 的分型见表 6-34-2。

表 6-34-2　　MDS 的 FAB 分型

FAB 类型	外周血	骨髓
RA	原始细胞<1%	原始细胞<5%
RAS	原始细胞<1%	原始细胞<5%，环形铁幼粒细胞>有核红细胞 15%
RAEB	原始细胞<5%	原始细胞 5%～20%
RAEB-t	原始细胞≥5%	原始细胞 20%～30%；或幼粒细胞出现 Auer 小体
CMML	原始细胞<5%，单核细胞绝对值>1×10^9/L	原始细胞 5%～20%

世界卫生组织（WHO）提出了新的 MDS 分型标准，认为骨髓原始细胞达 20%即为急性白血病，将 RAEB-t 归为 AML，并将 CMML 归为 MDS/MPN（骨髓增生异常综合征/骨髓增殖性肿瘤）。2016 年版 WHO 标准更加强调病态造血累及的细胞系和骨髓中原始细胞比例，删除了“难治性贫血”命名。将有 5 号染色体长臂缺失伴或不伴其他一种染色体异常（除外 7 号染色体异常）的 MDS 独立为伴有孤立 $5q^-$ 的 MDS；增加了 MDS 未能分类（MDS-U）。目前临床 MDS 分型中平行使用着 FAB 和 WHO 标准，见表 6-34-3。

表 6-34-3　　MDS 2016 年 WHO 修订分型

分型	病态造血	细胞减少系列[1]	环形铁粒幼细胞	骨髓和外周血原始细胞	常规核型分析
MDS 伴单系病态造血（MDS-SLD）	1	1 或 2	<15%或<5%[2]	骨髓<5%，外周血<1%，无 Auer 小体	任何核型，但不符合伴孤立 del(5q)MDS 标准
MDS 伴多系病态造血（MDS-MLD）	2 或 3	1～3	<15%或<5%[2]	骨髓<5%，外周血<1%，无 Auer 小体	任何核型，但不符合伴孤立 del(5q)MDS 标准
MDS 伴环形铁粒幼细胞（MDS-RS）					
MDS-RS-MLD	1	1 或 2	≥15%或≥5%[2]	骨髓<5%，外周血<1%，无 Auer 小体	任何核型，但不符合伴孤立 del(5q)MDS 标准
MDS-RS-MLD	2 或 3	1～3	≥15%或≥5%[2]	骨髓<5%，外周血<1%，无 Auer 小体	任何核型，但不符合伴孤立 del(5q)MDS 标准
MDS 伴孤立 del(5q)	1～3	1 或 2	任何比例	骨髓<5%，外周血<1%，无 Auer 小体	仅有 del(5q)，可以伴有 1 个其他异常[－7 或 del(7q)除外]
MDS 伴原始细胞增多（MDS-EB）					
MDS-EB－1	0～3	1～3	任何比例	骨髓 5%～9%或外周血 2%～4%，无 Auer 小体	任何核型
MDS-EB－2	0～3	1～3	任何比例	骨髓 10%～19%或外周血 5%～19%或有 Auer 小体	任何核型

(续表)

分型	病态造血	细胞减少系列[1]	环形铁粒幼细胞	骨髓和外周血原始细胞	常规核型分析
MDS－未分类(MDS-U)					
血中有1%的原始细胞	1～3	1～3	任何比例	骨髓<5%,外周血=1%[3],无 Auer 小体	任何核型
单系病态造血并全血细胞减少	1	3	任何比例	骨髓<5%,外周血<1%,无 Auer 小体	任何核型
根据定义 MDS 的细胞遗传学异常	0	1～3	<15%[4]	骨髓<5%,外周血<1%,无 Auer 小体	有定义 MDS 的核型异常
儿童难治性血细胞减少症	1～3	1～3	无	骨髓<5%,外周血<2%	

注：1—血细胞减少的定义：血红蛋白<100 g/L,血小板计数<100×10^9/L,中性粒细胞绝对计数<1.8×10^9/L,极少数情况下,MDS 可见这些水平以上的轻度贫血或血小板减少;外周血单核细胞必须<1×10^9/L。

2—如果存在 SF3B1 突变。

3—外周血1%的原始细胞必须有两次不同场合检查的记录。

4—若环形铁粒幼细胞≥15%的病例有红系明显病态造血,则归类为 MDS-RS-SLD。

3. MDS 的诊断与鉴别诊断

根据患者血细胞减少和相应的症状及病态造血、细胞遗传学异常、病理学改变,MDS 的诊断不难确立。虽然病态造血是 MDS 的特征,但有病态造血不等于就是 MDS。MDS 的诊断尚无“金标准”,是一个除外性诊断,常应与以下疾病鉴别。

(1) 慢性再生障碍性贫血(Chronic aplastic anemia,CAA):常需与 MDS-MLD 鉴别。MDS-MLD 的网织红细胞可正常或升高,外周血可见到有核红细胞,骨髓病态造血明显,早期细胞比例不低或增加,染色体异常,而 CAA 一般无上述异常。

(2) 阵发性睡眠性血红蛋白尿症(Paroxysmal nocturnal hemoglobinuria,PNH):也可出现全血细胞减少和病态造血,但 PNH 检测可发现外周血细胞表面锚链蛋白缺失,Ham 试验阳性及血管内溶血的改变。

(3) 巨幼细胞贫血:MDS 患者细胞病态造血可见巨幼样变,易与巨幼细胞贫血混淆,但后者是由于叶酸、维生素 B_{12} 缺乏所致,补充后可纠正贫血,而 MDS 的叶酸、维生素 B_{12} 水平不低,用叶酸、维生素 B_{12} 治疗无效。

(4) 慢性髓系白血病(Chronic myelocytic leukemia,CML):CML 的 Ph 染色体、BCR-ABL 融合基因检测为阳性,而 CMML 则无。

4. 骨髓穿刺术

(1) 定义:骨髓穿刺术(Bone marrow puncture)是一种常用诊疗技术,检查内容包括细胞学、原虫和细菌学等几个方面,以协助诊断血液病、传染病和寄生虫病;可了解骨髓造血情况,作为化疗和应用免疫抑制剂的参考。骨髓移植时经骨髓穿刺采集骨髓液。

(2) 骨髓穿刺术的适应证:协助诊断各种贫血、造血系统肿瘤、血小板或粒细胞减少症、疟疾或黑热病。

(3) 骨髓穿刺术的禁忌证:血友病等出血性疾病。

(4) 骨髓穿刺术的方法:①选择穿刺部位:可选择髂前上棘穿刺点、髂后上棘穿刺点、胸骨穿刺点、腰椎棘突穿刺点。以髂前上棘穿刺点最为常用。②消毒麻醉:常规消毒皮肤,戴无菌手套，铺无菌孔巾，用 2%利多卡因行局部皮肤、皮下及骨膜麻醉。③穿刺抽吸：将骨髓穿刺针固定器固定在一定长度，右手持针向骨面垂直刺入，当针尖接触骨质后则将穿刺针左右旋转，缓缓钻刺骨质，穿刺针进入骨髓腔后，拔出针芯，接上干燥的 5 mL 或 10 mL 注射器，用适当力量抽吸骨髓液 0.1～0.2 mL 滴于载玻片上，迅速送检做有核细胞计数、形态学及细胞化学染色检查，如需做骨髓液细菌检查，再抽取 1～2 mL。④拔针：抽吸完毕，重新插入针芯，用无菌纱布置于针孔处，拔出穿刺针，按压 1～2 min后，胶布固定纱布。

（2）骨髓穿刺术的护理：①解释：向患者解释本检查的目的、意义及操作过程，取得患者的配合。②查阅报告单：注意出血及凝血时间。③用物准备：治疗盘、骨髓穿刺包、棉签、2%利多卡因、无菌手套、玻片、胶布，需做骨髓培养时另备培养基、酒精灯等。④体位准备：根据穿刺部位协助患者采取适宜的体位，若于髂前上棘作穿刺者取仰卧位；若于髂后上棘穿刺者取侧卧位或俯卧位；棘突穿刺点则取坐位，尽量弯腰，头俯屈于胸前使棘突暴露。

（3）骨髓穿刺术的术后护理：①解释：向患者说明术后穿刺处疼痛是暂时的，不会对身体有影响。②观察：注意观察穿刺处有无出血，如果有渗血，立即换无菌纱块，压迫伤口直至无渗血为止。③保护穿刺处：指导患者 48～72 h 内保持穿刺处皮肤干燥，避免淋浴或盆浴；多卧床休息，避免剧烈活动，防止伤口感染。

第　三　幕

2021.5.25 张女士开始了 CAG 方案化疗，即阿扎胞苷 100 mg qd D1-D7，阿柔比星 20 mg D1，D3-D6，阿糖胞苷 20 mg q12h D1 - D14。化疗两周后，徐女士出现皮肤散在瘀点瘀斑，并伴有鼻衄及牙龈口腔出血。血常规示：白细胞 0.86×10^9/L，血红蛋白 41 g/L，血小板 4×10^9/L，遵医嘱予冰去甲肾上腺素溶液漱口，予棉球局部填塞出血鼻孔，予申请单采血小板。过了两天，出血情况仍未有明显好转，张女士的表情有些紧张了，责任护士小李注意到了张女士的变化，于是问道："张女士，你怎么了？是有什么地方不舒服吗？""我怎么出血还没有止住？我会不会失血过多而死？"护士小李面对张女士的疑虑，向其讲解了出血的原因以及化疗后的并发症。

问题导引

1. 化疗期间患者的病情观察及护理要点有哪些？
2. 本幕患者化疗期间出现了什么情况？应如何处理？
3. 作为责任护士，如何在化疗期间保证患者的心理状态良好，配合治疗？

教师注意事项

本幕主要讲的是患者化疗期间的情况，引导学生关注患者的心理变化，讨论和分析患者心理变化的原因，从而针对性地做好疾病宣教；化疗期间严密的病情观察和护理是确保患者康复的必要条件，引导学生学习 MDS 化疗期间的护理常规及心理护理。需引导学生掌握 MDS 患者的病情观察要点及并发症，当患者出现严重并发症时的抢救配合措施。

学习目标

1. 熟悉 MDS 的治疗方法。
2. 掌握 MDS 化疗期间的观察要点。
3. 掌握 MDS 化疗常见的并发症及处理。

提示用问题

1. 如果你是患者的责任护士,你如何为患者做好化疗期间的心理护理?
2. 你如何帮助患者度过化疗期间的不适感?
3. 对于患者的悲观情绪,你如何帮助她重拾战胜疾病的信心?
4. 化疗的并发症有哪些?如何早期发现?

教师参考资料

1. MDS 的治疗

修订的 MDS 国际预后积分系统(IPSS-R)依据患者血细胞减少的数量、骨髓中原始细胞比例及染色体核型来评价预后,指导治疗。极低危(Very low, VL)≤1.5 分,1.5 分<低危(Low, L)≤3 分,3 分<中危(Intermediate, Int)≤4.5 分,4.5 分<高危(High, H)≤6 分,极高危(Very high, VH)>6 分(表 6-34-4)。对于低危 MDS 的治疗主要是改善造血、提高生活质量,采用支持治疗、促造血、去甲基化药物和生物反应调节剂等治疗,而中高危 MDS 主要是改善自然病程,采用去甲基化药物、化疗和造血干细胞移植。

表 6-34-4　修订的 MDS 国际预后积分系统(IPSS-R)

	0	0.5	1	1.5	2	3	4
细胞遗传学*	极好		好		中等	差	极差
骨髓原始细胞	2%		2%~5%(不包括2%和5%)		5%~10%	>10%	
血红蛋白(g/L)	≥100		80~100(不包括100)	<80			
中性粒细胞绝对值($\times10^9$/L)	≥0.8	<0.8					
血小板($\times10^9$/L)	≥100	50~100(不包括100)	<50				

注:极好:del(11q),-Y;好:正常核型,de(20q),del(12p),del(5q)/del(5q)附加另一种异常;中等:+8,del(7q),i(17q),+19 及其他 1 个或 2 个独立克隆的染色体异常;差:-7,inv(3)/t(3q)/del(3q),-7/7q 附加另一种异常,复杂异常(3 个);极差:复杂异常(3 个以上)。

(1) 支持治疗:严重贫血和有出血症状者可输注红细胞和血小板,粒细胞减少和缺乏者应注意防治感染。长期输血致铁超负荷者应行祛铁治疗。

(2) 促造血治疗:可考虑使用促红细胞生成素(Erythropoietin,EPO)、雄激素等,能使部分患者造血功能改善。

(3) 生物反应调节剂:沙利度胺及来那度胺对伴单纯 $5q^-$ 的 MDS 有较好疗效。抗胸腺细胞球蛋白(Anti-human thymus globulin,ATG)和(或)环孢素可用于少部分极低危组 MDS。

(4) 去甲基化药物:阿扎胞苷和地西他滨能逆转 MDS 抑癌基因启动子 DNA 过甲基化,改变基因表达,减少输血量,并提高生活质量,延迟向 AML 转化。

(5) 联合化疗:对体能状况较好,原幼细胞偏高的 MDS 患者可考虑联合化疗,如蒽环类抗生素联合阿糖胞苷、预激化疗或联合去甲基化药物,部分患者能获一段缓解期。MDS

 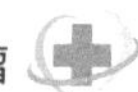

化疗后骨髓抑制期长，要注意加强支持治疗和隔离保护。

(6) 异基因造血干细胞移植：是目前唯一可能治愈 MDS 的疗法。IPSS-R 中相对高危组患者首先应考虑是否适合移植，尤其是年轻、原始细胞增多和伴有预后不良染色体核型者。相对低危组患者伴输血依赖且去甲基化药物治疗无效者，也可考虑在铁负荷降低后行移植。

2. MDS 常见的护理诊断

(1) 有出血的危险：与血小板减少有关。

(2) 有感染的危险：与正常粒细胞减少、化疗有关。

(3) 潜在并发症：化疗药物的不良反应。

(4) 悲伤：与 MDS 治疗效果差、死亡率高有关。

(5) 活动无耐力：与大量、长期化疗，代谢增高及贫血有关。

3. MDS 的护理措施

1) 有出血的危险

(1) 病情观察：注意观察患者出血的发生部位、主要表现形式、发展或消退情况；及时发现新的出血、重症出血及其先兆，并结合患者的基础疾病及相关实验室或其他辅助检查结果，做出正确的临床判断，以利于及时护理与抢救配合。当血小板计数低于 $20\times10^9/L$，可发生严重的自发性出血，特别是内脏出血，甚至是致命性的颅内出血。此外，高热、失眠、情绪波动等均可增加患者出血，甚至颅内出血的风险。

(2) 一般护理：为了避免增加出血的危险或加重出血，应做好患者的休息与饮食指导，保持大小便通畅。若出血仅局限于皮肤黏膜，无须太多限制；若血小板计数 $<20\times10^9/L$，应减少活动，增加卧床休息时间；严重出血或血小板计数 $<20\times10^9/L$ 者，必须绝对卧床休息，协助做好各种生活护理。鼓励患者进食高蛋白、高维生素、适量纤维、易消化的软食或半流质食物，禁食过硬、粗糙的食物。便秘者可酌情使用开塞露或缓泻药，以免排便时过于用力、腹压骤增而诱发内脏出血，尤其是颅内出血。

(3) 皮肤出血的预防与护理：重点在于避免人为的损伤而导致或加重出血。保持床单平整，衣着轻软、宽松；避免肢体的碰撞或外伤。沐浴或清洗时，避免水温过高和过于用力擦洗皮肤；勤剪指甲，以免抓伤皮肤。高热患者禁用酒精(温水)拭浴降温。各项护理操作动作轻柔；尽可能减少注射次数；静脉穿刺时，应避免用力拍打及揉擦局部，结扎压脉带不宜过紧和时间过长；注射或穿刺部位拔针后需适当延长按压时间，必要时局部加压包扎。此外，注射或穿刺部位应交替选择，以防局部血肿形成。

(4) 鼻出血的预防与护理：①防止鼻黏膜干燥而出血，保持室内相对湿度在 50%～60%，秋冬季节可局部使用液状石蜡或抗生素眼膏。②避免人为诱发出血，指导患者勿用力搓鼻，以防止鼻腔内压力增大而导致毛细血管破裂出血或渗血；避免用手抠鼻痂和外力撞击鼻部。③少量出血时，可用棉球或明胶海绵填塞，无效者可用 0.1% 肾上腺素棉球或凝血酶棉球填塞，并局部冷敷。出血严重时，尤其是后鼻腔出血，可用凡士林油纱条行后鼻腔填塞术，术后定时用无菌液状石蜡滴入，以保持黏膜湿润，3 天后可轻轻取出油纱条，若仍出血，需更换油纱条再予以重复填塞。由于行后鼻腔填塞术后，患者常被迫张口呼吸，应加强口腔护理，保持口腔湿润，增加患者舒适感，并可避免局部感染。

(5) 口腔、牙龈出血的预防与护理：为防止牙龈和口腔黏膜损伤而导致或加重局部出血，应指导患者用软毛牙刷刷牙，忌用牙签剔牙；尽量避免食用煎炸、带刺或含尖硬骨头的食物、带硬壳的坚果类食品以及质硬的水果(如甘蔗)等;进食时要细嚼慢咽,避免口腔黏膜的损伤。牙龈渗血时,可用凝血酶或0.1%肾上腺素棉球、明胶海绵片贴敷牙龈或局部压迫止血,并及时用生理盐水或1%过氧化氢清除口腔内陈旧血块,以免引起口臭而影响患者的食欲和情绪,预防可能继发的细菌感染。

(6) 关节腔出血或深部组织血肿的预防与护理:对局部深层组织血肿形成和关节腔出血患者,休息(制动)、局部压迫、冷敷及抬高患肢是最重要的非药物性治疗措施。可根据情况使用夹板、模具、拐杖或轮椅等,使患者出血的肌肉和关节处于休息位。局部予以冰敷或冷湿敷,20 min/次,每4～6 h 1次,直至局部肿胀或疼痛减轻。肌肉出血常为自限性,不主张进行血肿穿刺,以防感染。

(7) 消化道出血的护理:①病情观察:严密监测生命体征,定时记录患者的呼吸、脉搏、心率、血压、体温、血氧饱和度等。注意有无脉搏细速、呼吸急促、尿量减少等低血容量的表现。注意观察呕吐物的量及性质,行胃肠减压者,观察和记录引流量及性质。观察患者皮肤黏膜的色泽与弹性有无变化,判断失水程度。准确记录24 h出入量,作为补液的依据。定时留取标本,监测血淀粉酶、尿淀粉酶、血糖、电解质的变化,做好动脉血气分析的测定。②维持有效血容量:迅速建立有效静脉通路输入液体及电解质,禁食患者每天的液体入量常需在3 000 mL以上,以维持有效循环血容量。注意根据患者脱水程度、年龄和心肺功能调节输液速度,及时补充因呕吐、发热和禁食所丢失的液体和电解质,纠正酸碱平衡失调。③防治低血容量性休克:如患者出现神志改变、脉搏细弱、血压下降、尿量减少、皮肤黏膜苍白、冷汗等低血容量性休克的表现,应做好如下措施,积极配合医生进行抢救。a. 迅速准备好抢救用物如静脉切开包、人工呼吸器、气管切开包等。b. 患者取平卧位,注意保暖,给予氧气吸入。c. 尽快建立静脉通路,必要时静脉切开,按医嘱输注液体、血浆或全血,补充血容量。根据血压调整给药速度,必要时测定中心静脉压,以决定输液量和速度。d. 如循环衰竭持续存在,按医嘱给予升压药。注意患者血压、神志及尿量的变化。

(8) 眼底及颅内出血的预防与护理:保证充足睡眠,避免情绪激动、剧烈咳嗽和屏气用力等;伴高热患者需及时有效地降温;伴有高血压者需监测血压。若突发视野缺损或视力下降,常提示眼底出血。应尽量让患者卧床休息,减少活动,避免揉擦眼睛,以免加重出血。若患者突然出现头痛、视力模糊、呼吸急促、喷射性呕吐,甚至昏迷、双侧瞳孔变形不等大、对光反射迟钝,则提示有颅内出血。颅内出血是血液病患者死亡的主要原因之一。一旦发生,应及时与医生联系,并做好如下措施,积极配合抢救。①立即去枕平卧,头偏向一侧;②随时吸出呕吐物,保持呼吸道通畅;③吸氧;④迅速建立2条静脉通道,按医嘱快速静滴或静注20%甘露醇、50%葡萄糖液、地塞米松、呋塞米等,以降低颅内压,必要进行输血或成分输血;⑤停留尿管;⑥观察并记录患者的生命体征、意识状态、瞳孔、尿量的变化,做好重病交接班。

(9) 成分输血或输注血浆制品的护理:出血明显者,遵医嘱输注浓缩血小板悬液、新鲜血浆或抗血友病球蛋白浓缩剂等。输注前必须认真核对;血小板取回后,应尽快输入;新鲜血浆最好于采集后6 h内输完;抗血友病球蛋白浓缩剂用生理盐水稀释时,应沿瓶壁缓缓注入生理盐水,勿剧烈冲击或振荡,以免形成泡沫而影响注射。输注过程要注意观察患者有无输血反应,如溶血反应、过敏反应等。

2) 有感染的危险

对于粒细胞缺乏(成熟粒细胞绝对值小于0.5×10^9/L)的患者,应采取保护性隔离,条件允许宜住无菌层流病房(Laminar flow sterile ward)或消毒隔离病房。尽量减少探视以避免交叉感染。加强口腔、皮肤、肛门及外阴的卫生护理。若患者出现感染征象,应协助医生做好血液、咽部、尿液、粪便或伤口分泌物的细菌培养及药物敏感试验,并遵医嘱应用抗生素。

(1) 病情监测:密切观察患者体温。一旦出现发热,提示有感染存在时,应寻找常见感染灶的症状或体征,如咽痛、咳嗽、咳痰、尿路刺激征、肛周疼痛等,并配合医生做好实验室检查的标本采集工作,特别是血液、尿液、粪便与痰液的细菌培养及药敏试验。

(2) 预防感染:①呼吸道感染的预防:保持病室内空气清新、物品清洁,定期使用消毒液擦拭室内家具、地面,并用紫外线或臭氧照射消毒,每周2~3次,每次20~30 min。秋冬季节要注意保暖,防止受凉。限制探视人数及次数,避免到人群聚集的地方或与上呼吸道感染的患者接触。严格执行各项无菌操作。粒细胞绝对值$<0.5\times10^9/L$者,应给予保护性隔离,并向患者及家属解释其必要性,使其自觉配合。②口腔感染的预防:由于口腔黏膜和牙龈的出血、高热状态下唾液分泌减少以及长期应用广谱抗生素等原因,使细菌易在口腔内滋生、繁殖而继发感染,因此,必须加强口腔护理。督促患者养成进餐前、餐后、睡前、晨起用生理盐水等含漱。③皮肤感染的预防:保持皮肤清洁、干燥,勤沐浴、更衣和更换床上用品;勤剪指甲;蚊虫叮咬时应正确处理,避免抓伤皮肤。女患者尤其要注意会阴部的清洁卫生,适当增加对局部皮肤的清洗。④肛周感染的预防:睡前、便后用1∶5 000高锰酸钾溶液坐浴,每次15~20 min。保持大便通畅,避免用力排便诱发肛裂,减少局部感染的概率。⑤血源性感染的预防:肌内、静脉内等各种穿刺时,要严格遵守无菌操作规范。中心静脉置管应严格按照置管流程,并做好维护。⑥加强营养支持:鼓励患者多进食高蛋白、高热量、富含维生素的清淡食物,必要时遵医嘱静脉补充营养,以满足机体需要,提高患者的抗病能力。对已有感染或发热的患者,若病情允许,应鼓励其多饮水,补充机体丢失的水分和帮助细菌毒素排出。⑦治疗配合与护理:遵医嘱输注浓缩粒细胞悬液,增强机体抗感染能力。遵医嘱正确应用抗生素,注意药物疗效及不良反应的观察。

(3) 活动无耐力:①休息与运动:指导患者合理休息与活动,减少机体的耗氧量。应根据贫血的程度、发生发展的速度及原发疾病等,与患者一起制订休息与活动计划,逐步提高患者的活动耐力水平。轻度贫血者,无须太多限制,但要注意休息,避免过度疲劳。中度贫血者,增加卧床休息时间,若病情允许,应鼓励患者生活自理,活动量应以不加重症状为度;并指导患者于活动中进行自我监控,若活动中自测脉搏≥100次/分或出现明显心悸、气促时,应停止活动;必要时,在患者活动时给予协助,防止跌倒。重度贫血者多伴有贫血性心脏病,缺氧症状明显,应给予舒适体位(如半坐卧位)卧床休息,以达到减少回心血量、增加肺泡通气量的目的,从而缓解患者的呼吸困难或缺氧症状。待病情好转后可逐渐增加活动量。②给氧:严重贫血患者应予常规氧气吸入,以改善组织缺氧。

第 四 幕

又过了一周,张女士感觉好多了,四肢的瘀点瘀斑已经渐渐消退,鼻子牙龈都不再出血了,护士小李告诉她可以床边站立了,张女士问道:"可以下床了吗?我真的可以下床了吗?""真的,你的血常规显示你的白细胞已经升到了$3.6\times10^9/L$,血红蛋白66 g/L,血小板$40\times10^9/L$,可以适当地下床活动了,相信我,你可以的。"小李回答道。又过了两天,张女士顺利出院。出院的时候张女士问护士小李:"那我出院以后要注意些什么呢?"

问题导引

1. 如何指导患者出院以后的饮食?
2. 如何指导患者出院后的药物服用方法?

教师注意事项

本幕主要描述了患者病情稳定,逐渐好转的过程。学生在本幕应学习做好康复师的角色,做好健康宣教,帮助患者建立良好的生活习惯,指导患者做好疾病预后的康复指导。引导学生深入思考护理人员在疾病预后和康复中的作用。

学习目标

掌握 MDS 的健康宣教。

提示用问题

1. 你如何指导患者进行康复活动?
2. 患者在疾病恢复期该如何饮食?
3. 如何指导患者养成良好的生活习惯?
4. 患者出院回家后如何进行疾病自我监测?

教师参考资料

MDS 的健康教育

(1) 疾病预防指导：避免接触对造血系统有损害的各种理化因素,如电离辐射,亚硝胺类物质,染发剂、油漆等含苯物质,保泰松及其衍生物,氯霉素等药物。如应用某些细胞毒性药物如氮芥、环磷酰胺、丙卡巴肼、依托泊苷等,应定期检查血常规及骨髓细胞学检查。

(2) 疾病知识指导：指导患者饮食宜富含高蛋白、高热量、高维生素,清淡、易消化少渣软食,避免辛辣刺激,防止口腔黏膜损伤。多饮水,多食蔬菜、水果,以保持大便通畅。保证充足的休息和睡眠,适当进行健身活动,如散步、打太极拳、练剑等,以提高机体的抵抗力。避免损伤皮肤,沐浴时水温以 37～40℃为宜,以防水温过高促进血管扩张,加重皮肤出血。

(3) 用药指导：向患者说明 MDS 仍应坚持定期巩固强化治疗,以延长生存期。

(4) 预防感染和出血指导：注意保暖,避免受凉;讲究个人卫生,少去人群拥挤的地方;经常检查口腔、咽部有无感染,学会自测体温。勿用牙签剔牙,刷牙用软毛刷;勿用手挖鼻孔,天气干燥可涂金霉素眼膏或用薄荷油滴鼻;避免创伤。定期复查血常规,一旦出现新发出血、发热及骨、关节疼痛应及时就医。

(5) 心理指导：向患者及其家属说明 MDS 虽然难治,但近年来治疗已取得较大进展,疗效明显提高,帮助患者树立信心。家属应为患者创造一个安全、安静、舒适和愉悦宽松的环境,使患者保持良好的情绪状态,以利于疾病的康复。化疗间歇期,患者可做力所能及的家务,以增强自信心。

参考文献

[1] 尤黎明. 内科护理学[M]. 5 版. 北京：人民卫生出版社,2012.

第三十五节 急性淋巴细胞白血病的异体造血干细胞移植

教案摘要

徐女士，女，40岁，白领，平时工作特别积极，总是不知疲倦，半年前，家里重新装修，装修后1个月即入住新房，两个月前无明显诱因下出现胸前区隐痛，持续不缓解，于是来到血液内科就诊。通过询问、体格检查及辅助检查，高度怀疑急性淋巴细胞白血病，为行进一步诊治入血液内科病房继续治疗，入科后行骨髓穿刺，结果提示急性淋巴细胞性白血病。经化疗后，徐女士病情得到缓解，因本病预后不良，遂行异体造血干细胞移植，术后护士通过严密的观察与护理，及时对患者出现的并发症进行积极干预，后患者顺利出院。通过此案例，学生可以学到急性白血病的定义、分类、病因、临床表现、治疗、护理以及造血干细胞移植的过程及其护理，使护理专业四年级学生快速进入临床实践状态，同时通过对此案例患者全程、动态的健康照护问题的评估和分析，进行连续性照护，从而实现以患者为中心的整体护理。

关键词

白血病(Leukemia)；急性白血病(Acute leukemia)；急性淋巴细胞白血病(Acute lymphoblastic leukemia，ALL)；完全缓解(Complete remission，CR)；保护性隔离(Protective isolation)；无菌层流病房(Laminar flow sterile ward)；造血干细胞移植(Hematopoietic stem cell transplantation，HSCT)；自体HSCT(Auto-HSCT)；移植物抗宿主病(Graftversus host disease，GVHD)；骨髓移植(Bone marrow transplantation，BMT)；外周血干细胞移植(Peripheral blood stem cell transplantation，PBSCT)；脐血移植(Cord blood transplantation，CBT)；人白细胞抗原(Human leukocyte antigen，HLA)

主要学习目标

1. 掌握急性白血病的定义。
2. 掌握急性白血病的临床表现。
3. 掌握急性白血病的分类。
4. 掌握急性白血病的护理诊断及护理措施。
5. 掌握急性白血病的并发症及护理措施。
6. 掌握造血干细胞移植的护理。
7. 掌握移植后并发症的观察和护理。

次要学习目标

1. 了解急性白血病的病因。
2. 了解急性白血病的辅助检查及鉴别诊断。
3. 造血干细胞移植的定义。
4. 了解造血干细胞移植分类。
5. 了解造血干细胞移植适应证。
6. 了解供体的选择。
7. 了解供者的准备。
8. 了解造血干细胞的采集。

第一幕

徐女士，女，40 岁，白领，平时工作特别积极，总是不知疲倦，半年前，家里重新装修，装修后 1 个月即入住新房，两个月前无明显诱因下出现胸前区隐痛，持续不缓解，无肩背部放射痛，徐女士并未重视，半个月前患者前去口腔科拔牙，拔牙后出血不止，后予止血对症治疗及外科缝合治疗后并未有所缓解，口腔科医生建议患者去综合医院进一步检查。门诊预检台护士小张详细询问了徐女士的病情，并根据徐女士描述的症状进行了预检分诊。在血液科诊室，医生简要询问了病史，症状如上诉，无既往史，无药物过敏史，遂进行血常规检查。血常规提示：CRP 11 mg/L，白细胞 19.22×10^9/L，红细胞 3.66×10^{12}/L，血红蛋白 93 g/L，HCT 30%，MCH 25.4pg；MCHC 310 g/L，血小板 25×10^9/L，中性粒细胞 8.1%，淋巴细胞 85.5%。门诊医生根据患者情况，告知患者："你现在需要入院行进一步检查。"于是患者入血液科行进一步诊治。

问题导引

1. 根据这些信息，你认为患者最可能的诊断是什么？诊断依据有哪些？
2. 为确诊该诊断，最需要做哪些检查？
3. 你认为患者得此疾病的原因有哪些？
4. 血液科病房责任护士迎接患者的准备工作有哪些？

教师注意事项

本幕描述患者因胸前区隐痛、拔牙后出血不止入院就诊情况。医生根据患者的血常规指标判断出患者可能是血液系统疾病，并及时收治入血液内科病房。引导学生学习急性白血病的诊断思路：诱因＋症状（血常规特点、贫血、出血、伴随症状）确诊需要行骨髓穿刺术。重点掌握急性白血病的鉴别流程与其他表现为出血性贫血的疾病做快速而准确的判断。

学习目标

1. 掌握急性白血病的定义。

2. 掌握急性白血病的临床表现。
3. 掌握急性白血病的分类。
4. 了解急性白血病的病因。

提示用问题

1. 徐女士得了什么病?
2. 作为门诊护士,你想采集哪些信息来帮助你进一步诊断?
3. 血液系统哪些疾病会在血常规中出现大量幼稚细胞?
4. 你认为患者的血常规提示了什么?
5. 患者的出血不止跟白血病有关吗?是如何形成的?
6. 你认为徐女士入院后还需要做哪些辅助检查?

教师参考资料

1. 急性白血病的定义

急性白血病是造血干细胞的恶性克隆性疾病,发病时骨髓中异常的原始细胞及幼稚细胞(白血病细胞)大量增殖并广泛浸润肝、脾、淋巴结等脏器,抑制正常造血。临床上以进行性贫血、持续发热或反复感染、出血和组织器官的浸润等为主要表现,以骨髓和外周血中出现大量原始和(或)早期幼稚细胞为特征。

2. 急性白血病的分类

目前临床同时使用FAB分型(法、美、英白血病协作组,简称FAB)和WHO分型。FAB分型将急性白血病分为急性淋巴细胞白血病(Acute lymphoblastic leukemia, ALL,简称急淋)和急性非淋巴细胞白血病(Acute nonlymphoblastic leukemia, ANLL,简称急非淋)或急性髓系白血病(Acute myelogenous leukemia, AML)。成人以AML多见,儿童以ALL多见。

(1) 急淋:又分为3个亚型。L_1型,原始和幼淋巴细胞以小细胞为主(直径<12 pm);L_2型,原始和幼淋巴细胞以大细胞为主(直径>12 pm);L_3型,原始和幼淋巴细胞以大细胞为主,大小较一致,细胞内有明显空泡,胞质嗜碱性,染色深。

(2) 急非淋:又分为8个亚型。急性髓细胞白血病微分化型(M_0);急性粒细胞白血病未分化型(M_1);急性粒细胞白血病部分分化型(M_2);急性早幼粒细胞白血病(Acute promyelocytic leukemia, APL)(M_3);急性粒-单核细胞白血病(M_4);急性单核细胞白血病(M_5);急性红白血病(M_6);急性巨核细胞白血病(M_7)。

3. 急性白血病的临床表现

起病急缓不一,表现各异。急性起病者常表现为持续高热或严重出血,缓慢起病者则多表现为日趋明显的面色苍白、疲乏或轻度出血。部分患者因月经过多或拔牙后出血不止就医被发现。

1) 贫血

常为首发症状,呈进行性加重,半数患者就诊时已为重度贫血。贫血的原因主要是骨髓中白血病细胞极度增生与干扰,造成正常红细胞生成减少。此外,无效红细胞生成、溶血及出血也可导致贫血。

2) 发热

持续发热是急性白血病最常见的症状和就诊的主要原因之一,50%以上的患者以发热起病。大多数发热由继发感染所致，但白血病本身也能引起发热，即肿瘤性发热。

(1) 继发感染：是导致急性白血病患者死亡最常见的原因之一。主要表现为持续低热或高热，甚至超高热，可伴畏寒、寒战及出汗等。感染主要与下列因素有关。①正常粒细胞缺乏或功能缺陷；②化疗药物及激素的应用，促使机体的免疫功能进一步下降；③白血病细胞的浸润及化疗药物的应用，易造成消化道与呼吸道黏膜屏障受损；④各种穿刺或插管留置时间长。感染可以发生于机体的任何部位，但以口腔黏膜、牙龈、咽峡最常见，其次是呼吸道及肛周皮肤等。局部表现为炎症、溃疡、坏死或脓肿形成，严重者可致败血症或脓毒血症。最常见的致病菌是革兰阴性杆菌，如肺炎克雷伯杆菌、铜绿假单胞菌、大肠杆菌和产气杆菌等；近年来革兰阳性球菌感染的发生率有所上升，包括金黄色葡萄球菌、表皮葡萄球菌和粪链球菌等；随着长期化疗、激素和广谱抗生素的应用，可出现真菌感染。部分患者还会发生病毒(如带状疱疹)及原虫(如肺孢子)等的感染。

(2) 肿瘤性发热：与白血病细胞的高代谢状态及其内源性致热原类物质的产生等有关。主要表现为持续低至中度发热，可有高热。常规抗生素治疗无效，但化疗药物可使患者体温下降。

3) 出血

几乎所有的患者在整个病程中都有不同程度的出血。明显的出血倾向也是患者就医的主要原因之一。最主要原因为血小板减少，此外，血小板功能异常、凝血因子减少，以及白血病细胞的浸润和感染细菌毒素对血管的损伤等也有关系。出血可发生于全身任何部位，以皮肤瘀点、紫癜、瘀斑、鼻出血、牙龈出血、女性患者月经过多或持续阴道出血较常见。眼底出血可致视力障碍，严重时发生颅内出血而导致死亡。急性早幼粒细胞白血病易并发 DIC 而出现全身广泛性出血，是急性白血病亚型中出血倾向最明显的一种。

4) 器官和组织浸润的表现

(1) 肝、脾和淋巴结：急性白血病可有轻中度肝、脾肿大，但并非普遍存在。主要与白血病细胞的浸润及新陈代谢增高有关。约 50%患者在就诊时伴有淋巴结肿大(包括浅表淋巴结和纵隔、腹膜后等深部淋巴结)，多见于急淋。

(2) 骨骼和关节：骨骼、关节疼痛是白血病常见的症状，胸骨中下段局部压痛对白血病诊断有一定价值。急性粒细胞白血病患者由于骨膜受累，还可在眼眶、肋骨及其他扁平骨的骨面形成粒细胞肉瘤(绿色瘤)，其中以眼眶部位最常见，可引起眼球突出、复视或失明。

(3) 口腔和皮肤：可有牙龈增生、肿胀；皮肤出现蓝灰色斑丘疹(局部皮肤隆起、变硬、呈紫蓝色结节状)、皮下结节、多形红斑、结节性红斑等，多见于急非淋 M_4 和 M_5 型。

(4) 中枢神经系统白血病(Central nervous system leukemia, CNSL)：多数化疗药物难以通过血脑屏障，隐藏在中枢神经系统的白血病细胞不能被有效杀灭，因而引起 CNSL，成为白血病髓外复发的主要根源。CNSL 可发生在疾病的各个时期，但常发生在缓解期，以急淋最常见，儿童患者尤甚，其次为急非淋 M_4、M_5 和 M_2 型。轻者表现为头痛、头晕，重者可有呕吐、视乳头水肿、视力模糊、颈项强直、抽搐、昏迷等。

(5) 睾丸：睾丸出现无痛性肿大，多为一侧性，另一侧虽无肿大，但在活检时往往也发现有白血病细胞浸润；睾丸白血病多见于急淋化疗缓解后的幼儿和青年，是仅次于 CNSL 髓外复发的根源。

(6) 其他：白血病还可浸润其他组织器官，如肺、心、消化道、泌尿生殖系统等。

4. 病因与发病机制

白血病的病因迄今尚未明确，据国内外研究报道，白血病的发病与下列因素有关。

(1) 生物因素：主要包括病毒感染及自身免疫功能异常。目前已经证实，成人 T 细胞白血病是由人类 T 淋巴细胞病毒Ⅰ型(Human T lymphotropic virus-Ⅰ，HTEV-Ⅰ)引起的。相关研究中除可在这些患者的细胞培养株中分离出 HTIV-Ⅰ外，在患者的血清中均可发现 HTLV-Ⅰ抗体。该病毒具有传染性，可通过哺乳、性生活及输血而传播。此病毒在某些理化因素的诱发下或直接致病。此外，EB 病毒、HIV 病毒与淋巴系统恶性肿瘤相关。某些自身免疫性疾病也可致白血病的危险度增加。

(2) 化学因素：包括苯及其衍生物和某些药物。长期接触苯及含有苯的有机溶剂的人群白血病发生率高于一般人群。某些抗肿瘤的细胞毒药物如氮芥、环磷酰胺、丙卡巴肼、依托泊苷等，都公认有致白血病的作用。亚硝胺类物质、保泰松及其衍生物、氯霉素、亚乙胺类的衍生物乙双吗啉等可能诱发白血病。

(3) 放射因素：包括 X 射线、γ 射线及电离辐射等。其致白血病与否主要取决于人体吸收辐射的剂量。其中全身或部分躯体受到中等或大剂量辐射后都可诱发白血病，小剂量的辐射能否引起白血病，仍不确定。日本广岛、长崎发生原子弹爆炸后，受严重辐射地区白血病的发病率是未受辐射地区的 17～30 倍。

(4) 遗传因素：家族性白血病约占白血病的 7/1 000。当家庭中有一个成员发生白血病时，其近亲发生白血病的概率比一般人高 4 倍。单卵双生者中如一个患白血病，另一个发生率为 1/8～1/4，比双卵孪生者高 12 倍。此外，21-三体综合征、Bloom 综合征(面部红斑侏儒综合征)、Fanconi 贫血(先天性再生障碍性贫血)等患者白血病的患病率均较高，表明与遗传因素有关。

(5) 其他：某些血液病如骨髓增生异常综合征、淋巴瘤、多发性骨髓瘤等，最终均可能发展为白血病。

白血病的发病机制较复杂。上述各种因素均可促发基因的突变或染色体的畸变，而使白血病细胞株形成，联合人体免疫功能的缺陷，使已形成的肿瘤细胞不断增殖，最终导致白血病的发生。

第　二　幕

入院后责任护士小李给徐女士安排到重症病房，徐女士纳闷道："我怎么会被安排到重症病房？"护士小李给徐女士做入院指导并且告知："你现在血小板低，需要绝对卧床休息。"徐女士听后有些不以为意："我没事的！医生也跟我说住院再做个检查看看，做完检查就好了。"之后没多久，徐女士准备起身下床，小李发现后及时制止了，徐女士嘟囔道："上厕所也不行吗，大小便都要在床上解决，怎么会这么麻烦？"接着床位医生进一步完善了检查，骨穿提示小粒多见，有核细胞增生极度活跃。G＝3.5％，E＝3％，原始幼稚淋巴细胞占 88.5％，大小较均一，圆形，核浆比例大，核圆，可见凹陷，折叠切迹，浆量极少，色蓝。粒、红二系受抑制。POX 染色：阴性反应。PAS 染色阴性、弱阳性、强阳性，见粗大结块糖原颗粒。进一步诊断为：急性淋巴细胞性白血病。医生建议徐女士行化疗。一听要化疗，徐女顿时慌了手脚，“怎么还要化疗？这个病有这么严重吗？最近单位特别忙，我还想着过两天就回去上班呢。”小李笑着说：“徐女士，你先不要着急，这个病需要休息，上班的事先缓一缓。”徐女士一听，一下子沉默了。到了下午探视时见着老公，急忙拉着他的手：“你帮我去问问，这个病会不会影响到我以后的生活，我还能正常上班吗？”老公一时之间也找不着人问。徐女士愈发沉默、夜间睡不安稳。责任护士小李发现了徐女士的异常。

问题导引

1. 行骨髓穿刺术前，需要完善哪些术前准备？
2. 作为责任护士，骨髓穿刺术中的护理观察要点有哪些？
3. 骨髓穿刺术后的护理要点有哪些？

教师注意事项

在本幕，患者在疑似血液恶性肿瘤后行骨髓穿刺术，结果示急性淋巴细胞白血病。本幕主要引导学生掌握骨髓穿刺术前的准备工作，术中及术后的护理观察要点。

学习目标

1. 掌握急性白血病的护理诊断及护理措施。
2. 了解急性白血病的辅助检查及鉴别诊断。
3. 了解急性白血病的治疗。

提示用问题

1. 患者入院后现阶段存在的护理问题是什么？诊断的依据是什么？
2. 护士该如何对患者做好相关指导？
3. 骨穿的目的是什么？什么样的患者需行骨穿检查？
4. 骨穿前需准备什么？骨穿后如何护理？
5. 对于即将化疗的患者，护士需要做好哪些准备？
6. 患者再次出现情绪异常时，是什么原因导致的？护士如何应对？
7. 急淋的患者如何治疗？

教师参考资料

1. 急性白血病的辅助检查

(1) 血常规：白细胞多在$(10\sim50)\times10^9/L$，少部分低于$4\times10^9/L$或高于$100\times10^9/L$，白细胞过高或过低者预后较差。血涂片分类检查可见数量不等的原始和幼稚细胞，但白细胞不增多型患者的外周血很难找到原始细胞。患者常有不同程度的正细胞性贫血，可见红细胞大小不等，可找到幼红细胞。约50%的患者血小板低于$60\times10^9/L$，晚期血小板往往极度减少。

（2）骨髓象：骨髓穿刺检查是急性白血病的必查项目和确诊的主要依据，对临床分型、指导治疗和疗效判断、预后估计等意义重大。多数患者的骨髓象呈增生明显活跃或极度活跃，以有关系列的原始细胞、幼稚细胞为主。FAB分型将原始细胞占全部骨髓有核细胞的30%以上作为急性白血病的诊断标准，WHO分型则将这一标准下降至20%，并提出原始细胞比例低于20%但伴有t(15;17)(8;21)或inv(16)/t(16;16)者亦应诊断为AML。此外，正常的巨核细胞和幼红细胞减少。少数患者的骨髓呈增生低下。奥尔(Auer)小体仅见于急非淋，有独立诊断的意义。

（3）细胞化学检查：主要用于急性白血病分型诊断与鉴别诊断。常用方法有过氧化物酶染色、糖原染色、非特异性酯酶及中性粒细胞碱性磷酸酶测定等。

（4）免疫学检查：通过针对白血病细胞表达的特异性抗原的检测，分析细胞所属系列、分化程度和功能状态，以区分急淋与急非淋，以及其各自的亚型。

（5）染色体和基因检查：急性白血病常伴有特异的染色体和基因异常改变，并与疾病的发生、发展、诊断、治疗及预后关系密切。如99%的M_3有t(15;17)(q22;ql2)，即15号染色体上的PML(早幼粒白血病基因)与17号染色体上的RARA(维甲酸受体基因)形成PML/RARA融合基因，这正是M_3发病及使用全反式维甲酸治疗有效的分子学基础。某些急性白血病有N-ras癌基因点突变、活化，以及抑癌基因p53、Rb失活。

（6）其他：血清尿酸浓度增高，主要与大量细胞被破坏有关，尤其在化疗期间，甚至可形成尿酸结晶而影响肾功能。患者并发DIC时可出现凝血异常。血清和尿溶菌酶活性增高是M_4和M_5的特殊表现之一。CNSL患者脑脊液压力升高，脑脊液检查可见白细胞计数增加，蛋白质增多，而糖定量减少，涂片可找到白血病细胞。

2. 急性白血病的诊断要点

若患者有持续性发热或反复感染，进行性贫血，出血，骨骼关节疼痛，肝、脾和淋巴结肿大等临床特征；外周血中白细胞总数增加并出现原始或幼稚细胞；骨髓增生活跃，原始细胞占全部骨髓有核细胞的30%以上，一般可做出诊断。但需进一步做形态学、细胞化学、免疫学、染色体及基因等检查，以确定急性白血病的类型。

3. 急性白血病的治疗要点

根据患者的MICM分型结果及临床特点进行预后危险分层，综合患者的经济能力与意愿，选择并设计最佳治疗方案。

1）对症支持治疗

（1）高白细胞血症的紧急处理：高白细胞血症（$>100\times10^9/L$）不仅会增加患者的早期死亡率，而且会增加髓外白血病的发病率和复发率。当循环血液中白细胞极度增高（$>200\times10^9/L$）时还可发生白细胞淤滞症(Leukostasis)，表现为呼吸困难、低氧血症、头晕、言语不清、反应迟钝、颅内出血及阴茎异常勃起等。一旦出现可使用血细胞分离机，单采清除过高的白细胞，同时给予水化和化疗前短期预处理、碱化尿液等，并应有效预防大量白血病细胞溶解所诱发的高尿酸血症、酸中毒、电解质平衡紊乱和凝血异常等并发症。

（2）防治感染：是保证急性白血病患者争取有效化疗或骨髓移植，降低死亡率的关键措施之一。患者如出现发热，应及时查明感染部位，做细菌培养和药敏试验，使用有效抗生素。酌情使用细胞因子如粒细胞集落刺激因子(G-CSF)和粒细胞-巨噬细胞集落刺激因子(GM-CSF)可促进造血细胞增殖，可以减轻化疗所致粒细胞缺乏，缩短粒细胞恢复时间，提高患者对化疗的耐受性。

(3) 改善贫血：严重贫血可吸氧，输注浓缩红细胞，维持 Hb>80 g/L。但出现白细胞淤滞症则不宜立即输注红细胞，以免进一步加重血液黏稠度。

(4) 防治出血：血小板低者可输单采血小板悬液，保持血小板$>20\times10^9/L$。并发 DIC 时，则应做出相应处理。

(5) 防治高尿酸性肾病(Hyperuricemicnephropathy)：由于白血病细胞的大量破坏(尤其是化疗期间)，血清及尿液中尿酸水平可明显升高，尿酸结晶的析出可积聚于肾小管，导致少尿甚至急性肾损伤。因此，应嘱患者多饮水或给予 24 h 持续静脉补液，以保证每小时尿量在 150 mL/m^2 以上；充分碱化尿液；口服别嘌醇。

(6) 营养支持：白血病系严重消耗性疾病，尤其是化疗、放疗加重了消化道黏膜炎症及功能紊乱，患者易出现营养不良，严重者导致恶病质。应注意补充营养，监测及维持水、电解质平衡，给患者高蛋白、高热量、易消化食物，必要时经静脉补充营养。

2) 抗白血病治疗

(1) 诱导缓解治疗：是急性白血病治疗的第一阶段。主要是通过联合化疗，迅速、大量地杀灭白血病细胞，恢复机体正常造血，使患者尽可能在较短的时间内获得完全缓解(Complete remission, CR)，即白血病的症状和体征消失，外周血中性粒细胞绝对值$>1.5\times10^9/L$，血小板大于$100\times10^9/L$，白细胞分类中无白血病细胞；骨髓中原始粒Ⅰ型+Ⅱ型(原单+幼单或原淋+幼淋)≤5%，M3 型原粒+早幼粒≤5%，无 Auer 小体，红细胞及巨核细胞系正常；无髓外白血病。理想的 CR 为初诊时免疫学、细胞遗传学和分子生物学异常标志均消失。常用抗白血病药物见表 6-35-1，急性白血病常用诱导联合化疗方案见表 6-35-2。

表 6-35-1　　常用抗白血病药物

种类	药名	缩写	主要不良反应
抗代谢药	甲氨蝶呤	MTX	骨髓抑制，口腔及胃肠道黏膜炎症，肝损害
	巯嘌呤	6-MP	骨髓抑制，消化道反应，肝损害
	阿糖胞苷	Ara-C	骨髓抑制，消化道反应，肝损害，巨幼变，高尿酸血症
	环胞苷	Cγ	与阿糖胞苷相似但较轻
	氟达拉滨	FLU	骨骼抑制，神经毒性，自身免疫现象
	羟基脲	HU	骨髓抑制，消化道反应
烷化剂	环磷酰胺	CTX	骨髓抑制，消化道反应，出血性膀胱炎
	苯丁酸氮芥	CLB	骨髓抑制，免疫抑制
	白消安	BUS	骨骼抑制，皮肤色素沉着，精液缺乏，停经
植物类	长春新碱	VCR	末梢神经炎，共济失调
	高三尖杉酯碱	HHT	骨髓抑制，心脏损害，消化道反应，低血压
	依托泊苷	VP-16	骨髓抑制，消化道反应，脱发，过敏反应
	替尼泊苷	VM-26	骨骼抑制，消化道反应，肝损害
蒽环类抗生素	柔红霉素	DNR	骨髓抑制，心脏损害，消化道反应
	去甲氧柔红霉素	IDA	同上
	阿霉素	ADM	同上
	阿克拉霉素	ACLA	骨髓抑制，心脏损害，消化道反应
酶类	左旋门冬酰胺酶	L-ASP	肝损害，过敏反应，高尿酸血症，高血糖，胰腺炎，氮质血症
激素类	泼尼松	P	类库欣综合征，高血压，糖尿病

（续表）

种类	药名	缩写	主要不良反应
细胞分化诱导剂	维甲酸	ATRA	皮肤黏膜干燥，口角破裂，消化道反应，头晕，关节痛，肝损害
	三氧化二砷	ATO	疲劳，肝脏转氨酶异常，可逆性高血糖
酪氨酸激酶抑制剂	伊马替尼	IM	骨髓抑制，消化道反应，肌痉挛，肌肉骨骼痛，水肿，头痛，头晕
	尼洛替尼	—	骨髓抑制，一过性血间接胆红素升高症和皮疹
	达沙替尼	—	体液潴留（包括胸腔积液），消化道反应，头痛，皮疹，呼吸困难，出血，疲劳，肌肉骨骼疼痛，感染，咳嗽，腹痛和发热

表 6-35-2　急性白血病常用诱导联合化疗方案

类型	诱导联合化疗方案
ALL	DVLP 方案：柔红霉素＋长春新碱＋左旋门冬酰胺酶＋地塞米松
AML	DA/IA（“标准”方案）：柔红霉素＋阿糖胞苷或去甲氧柔红霉素＋阿糖胞苷 HA 方案：高三尖杉酯碱＋阿糖胞苷 HAD 方案：高三尖杉酯碱＋阿糖胞苷＋柔红霉素 HAA 方案：高三尖杉酯碱＋阿糖胞苷＋阿克拉霉素 DAE 方案：柔红霉素＋阿糖胞苷＋依托泊苷
M_3	双诱导方案：维甲酸＋三氧化二砷 维甲酸＋三氧化二砷＋蒽环类

(2) 缓解后治疗：是 CR 后患者治疗的第二阶段，主要方法为化疗和造血干细胞移植。由于急性白血病患者达到完全缓解后，体内尚有 10^8～10^9 左右的白血病细胞，这些残留的白血病细胞称为微小残留病灶（Minimal residual disease，MRD），是白血病复发的根源。必须进一步降低 MRD，以防止复发，争取长期无病生存（Disease free survival，DFS），甚至治愈（DFS 持续 10 年以上）。①ALL：目前化疗多数采用间歇重复原诱导方案，定期给予其他强化方案的治疗。强化治疗时化疗药物剂量宜大，不同种类的药物要交替轮换使用以避免药物毒性的蓄积，如高剂量甲氨蝶呤（HD MTX）、Ara-C、6－巯基嘌呤（6－MP）和 L-ASP。对于 ALL（除成熟 B-ALL 外），即使经过强烈诱导和巩固治疗，仍必须给予维持治疗。口服 6－MP 和 MTX 的同时间断给予 VP 方案的联合化疗，是目前普遍采用且有效的维持治疗方案。如未行异基因造血干细胞移植，ALL 在缓解后的巩固维持治疗一般需持续 2～3 年，需定期检测 MRD 并根据 ALL 亚型决定巩固和维持治疗的强度和时间。另外，Ph^+ ALL 在化疗时可以联用酪氨酸激酶抑制剂（TKIs，如伊马替尼或达沙替尼）进行靶向治疗。②AML：年龄小于 60 岁的 AML 患者，临床依据相关染色体及分子学的检测结果对预后进行危险度分组及选择相应的缓解后治疗方案。M_3 患者在获得分子学缓解后可采用化疗、维甲酸以及三氧化二砷等药物交替维持治疗 2 年。非 M_3 缓解后治疗方案主要包括大剂量 Ara-C 为基础的化疗，异体或自体造血干细胞移植。因年龄、并发症等原因无法采用上述治疗者，也可用常规剂量的不同化疗方案轮换巩固维持，但长期生存率低。③CNSL 的防治：ALL 患者需要预防 CNSL 的发生。目前防治措施多采用早期强化全身治疗和鞘内注射化疗药（如 MTX、Ara-C，糖皮质激素）和（或）高剂量的全身化疗药（如 HD MTX、Ara-C），CNSL 发生时可进行颅脊椎照射。④老年急性白血病的治疗：60 岁以上的急性白血病患者常由骨髓增生异常综合征转化而来或继发于某些理化因素，合并症多，耐药、并发重

要脏器功能不全、不良核型者较多见，更应强调个体化治疗。多数患者化疗需减量用药，以降低治疗相关死亡率，少数体质好又有较好支持条件的老年患者，可采用中年患者的化疗方案。

4. 骨髓穿刺术

参见第六章第三十四节第二幕。

第 三 幕

化疗一周后，徐女士出现皮肤散在瘀点瘀斑，并伴有鼻衄及牙龈口腔出血。血常规示：白细胞 1.71×10^9/L，红细胞 2.49×10^{12}/L，血红蛋白 62 g/L，HCT 19.7%，MCH 24.9 pg，MCHC 314 g/L，血小板 4×10^9/L，晚幼粒细胞 3%，杆状核细胞 9%，淋巴细胞 18%，单核细胞 2%，CRP9.42 mg/L。遵医嘱予冰去甲肾上腺素溶液漱口，予棉球局部填塞出血鼻孔，予申请单采血小板。过了两天，出血情况仍未有明显好转，徐女士有些紧张了，责任护士小李注意到了徐女士的变化，于是问道："徐女士，你怎么了？是有什么地方不舒服吗？""我怎么出血还没有止住？我会不会失血过多而死？"护士小李面对徐女士的疑虑，向其讲解了出血的原因以及化疗后的并发症。又过了一周，徐女士感觉好多了，四肢的瘀点瘀斑已经渐渐消退，鼻子牙龈都不再出血了，护士小李告诉他，她可以床边站立了，徐女士不可置信地问道："可以下床了吗？我真的可以下床了吗？""真的，你的血小板已经恢复到 20×10^9/L 以上了，可以适当下床活动了，过一会医生会来跟你谈造血干细胞移植的事情。"小李回答道。

问题导引

1. 化疗期间患者的病情观察及护理要点有哪些？
2. 本幕患者化疗期间出现了什么情况？应如何处理？
3. 作为责任护士，如何在化疗期间保证患者的心理状态良好，配合治疗？

教师注意事项

本幕主要讲的是患者化疗期间的情况，引导学生关注患者的心理变化，讨论和分析患者心理变化的原因，从而针对性地做好疾病宣教；化疗期间严密的病情观察和护理是确保患者康复的必要条件，引导学生学习急性白血病化疗期间的护理常规及心理护理。需引导学生掌握急性白血病患者的病情观察要点及并发症，当患者出现严重并发症时的抢救配合措施。

学习目标

1. 掌握急性白血病的并发症及护理措施。
2. 了解造血干细胞移植的定义。

提示用问题

1. 患者在这个阶段发生了什么？
2. 造血干细胞移植是什么？
3. 造血干细胞移植前需要做什么准备？
4. 如何准备无菌层流病房？

教师参考资料

1. 急性白血病常用护理诊断

(1) 有受伤的危险，出血：与血小板减少、白血病细胞浸润等有关。

(2) 有感染的危险：与正常粒细胞减少、化疗有关。

(3) 潜在并发症：化疗药物的不良反应。

(4) 悲伤：与急性白血病治疗效果差、死亡率高有关。

(5) 活动无耐力：与大量、长期化疗，白血病引起代谢增高及贫血有关。

2. 急性白血病的并发症及其护理

1) 有受伤的危险，出血

见第六章三十四节第三幕。

2) 有感染的危险

见第六章三十四节第三幕。

3) 化疗药物的不良反应

(1) 化学性静脉炎及组织坏死的防护：化学性静脉炎(Chemicalphlebitis)是由于长期大剂量输入化疗性药物或反复静脉穿刺等机械、物理、化学等因素造成的静脉血管壁纤维组织增生、内皮细胞破坏、血管壁不同程度的炎性改变，可分为 0～4 级。药物的 pH、渗透压及药液本身理化特性等因素影响静脉炎的发生。腐蚀性药物尤其是发疱性化疗药物外渗后可引起局部组织坏死。化学性静脉炎及组织坏死的防护措施如下：①合理选用静脉，首选中心静脉置管，如外周穿刺中心静脉导管、植入式静脉输液港。如果应用外周浅表静脉，尽量选择粗直的静脉。②输入刺激性药物前后，要用生理盐水冲管，以减轻药物对局部血管的刺激。③输入刺激性药物前，一定要证实针头在血管内(液体低置看回血)。④联合化疗时，先输注对血管刺激性小的药物，再输注刺激性发疱性药物。

发疱性化疗药物外渗的紧急处理：①停止。立即停止药物注入；②回抽。不要拔针，尽量回抽渗入皮下的药液；③评估。评估并记录外渗的穿刺部位、面积，外渗药液的量，皮肤的颜色、温度，疼痛的性质；④解毒。局部滴入生理盐水以稀释药液或用解毒剂(常用解毒剂：硫代硫酸钠用于氮芥、丝裂霉素、放线菌素 D 等；8.4%碳酸氢钠用于蒽环类；透明质酸用于植物碱类等)；⑤封闭。利多卡因局部封闭，由疼痛或肿胀区域多点注射，封闭范围要大于渗漏区，环形封闭，48 h 内间断局部封闭注射 2～3 次；⑥涂抹。可用 50%硫酸镁、中药“六合丹”、多磺酸黏多糖乳膏(喜疗妥)或赛肤润液体敷料等直接涂在患处并用棉签以旋转方式向周围涂抹，范围大于肿胀部位，每 2 h 涂 1 次；⑦冷敷与热敷。局部 24 h 冰袋间断冷敷，但植物碱类化疗药除外，例如长春新碱、长春碱、依托泊苷等化疗药不宜冰敷，宜局部间断热敷 24 h；⑧抬高：药液外渗 48 h 内，应抬高受累部位，以促进局部外渗药液的吸收。

静脉炎的处理：发生静脉炎的局部血管禁止静脉注射，患处勿受压，尽量避免患侧卧位。使用多磺酸黏多糖乳膏等药物外敷，鼓励患者多做肢体活动，或红外线仪理疗以促进血液循环。

(2) 骨髓抑制的防护：骨髓抑制是多种化疗药物共有的不良反应，主要表现为全血细胞的减少。对于急性白血病的治疗具有双重效应。首先是有助于彻底杀灭白血病细胞，但严重的骨髓抑制又可增加患者重症贫血、感染和出血的风险而危及生命。多数化疗药物骨髓抑制作用最强的时间为化疗后第 7～14 天，恢复时间多为之后的 5～10 天，但存在个体差异。因此，化疗期间要遵医嘱定期复查血常规，初期为每周 2 次，若出现骨髓抑制者还需根据病情随时进行或增加检查的次数；每次疗程结束后还要复查骨髓细胞学检查，以了解化疗效果和有无骨髓抑制及其严重程度。此外，化疗期间患者应避免应用其他抑制骨髓的药物。一旦出现骨髓抑制，需加强贫血、感染和出血的预防、观察和护理，协助医生正确用药。

(3) 胃肠道反应的防护：化疗相关的胃肠道反应主要表现为恶心、呕吐、纳差等，其出现的时间及反应程度除与化疗药物的种类有关外，常有较大的个体差异。患者一般在第 1 次用药时反应较强烈，之后逐渐减轻；症状多出现在用药后的 1～3 h，持续数小时到 24 h 不等，体弱者症状出现较早且较重。故化疗期间应注意以下事项。①良好的休息与进餐环境：为患者提供一个安静、舒适、通风良好的休息与进餐环境，避免不良刺激。②选择合适的进餐时间，减轻胃肠道反应：建议患者选择胃肠道症状最轻的时间进食，避免在治疗前后 2 h 内进食；当患者出现恶心、呕吐时，应暂缓或停止进食，及时清除呕吐物，保持口腔清洁。必要时，遵医嘱在治疗前 1～2 h 给予止吐药物，如 5 羟色胺抑制剂格拉司琼、托烷司琼等，并根据药物作用的半衰期，每 6～8 h 重复给药 1 次，维持 24 h 的有效血药浓度，以达减轻胃肠道反应的最好效果。③饮食指导：给予高热量、富含蛋白质与维生素、适量纤维素、清淡、易消化饮食，以半流质为主，少量多餐。避免进食高糖、高脂、产气过多和辛辣的食物，并尽可能满足患者的饮食习惯或对食物的要求，以增加食欲。进食后可依据病情适当活动，休息时取坐位和半卧位，避免饭后立即平卧。④其他：如减慢化疗药物的滴速。若胃肠道症状较严重，无法正常进食，应尽早遵医嘱给予静脉补充营养。

(4) 口腔溃疡的护理：化疗患者更易出现口腔溃疡，应加强口腔护理，主要目的是减少溃疡面感染的概率，促进溃疡愈合。①指导患者正确含漱漱口液及掌握局部溃疡用药的方法。一般情况下可选用生理盐水、复方硼砂含漱液(朵贝液)等交替漱口；若疑为厌氧菌感染可选用 1%～3%过氧化氢溶液；真菌感染可选用 1%～4%的碳酸氢钠溶液、制霉菌素溶液(制霉菌素片剂 250 万单位研磨至细粉加入无菌蒸馏水 250 mL)、1∶2 000 的氯己定溶液。每次含漱时间为 15～20 min，至少每天 3 次，溃疡疼痛严重者可在漱口液内加入 2%利多卡因止痛。②促进溃疡面愈合的用药：碘甘油 10 mL 加蒙脱石散剂(思密达)1 包与地塞米松 5 mg，调配成糊状；此外尚可选用溃疡贴膜、外用重组人表皮生长因子衍生物(金因肽)、锡类散、新霉素、金霉素甘油等；霉菌感染者可选用制霉菌素甘油。用药方法为三餐后及睡前用漱口液含漱后，将药涂于溃疡处。为保证药物疗效的正常发挥，涂药后 2～3 h 方可进食或饮水。此外，四氢叶酸钙(口服与含漱)对大剂量甲氨蝶呤化疗引起的口腔溃疡效果显著。

(5) 心脏毒性的预防与护理：柔红霉素、阿霉素、高三尖杉酯碱类药物可引起心肌及心脏传导损害，用药前、后应监测患者心率、心律及血压；用药时缓慢静滴，速率小于 40 滴/分；注意观察患者面色和心率。一旦出现胸闷、心悸、心动过速或心动过缓等表现，应立即报告医生并配合处理。

(6) 肝功能损害的预防与护理：甲氨蝶呤、门冬酰胺酶对肝功能有损害作用，用药期间应注意观察患者有无黄疸，并定期监测肝功能。

(7) 尿酸性肾病的预防与护理：①病情观察：化疗期间定期检查白细胞计数、血尿酸及尿液分析等。记录 24 h 出入量，注意观察有无少尿、血尿或腰痛发生。一旦出现上述症状，应及时通知医生，同时检查肾功能。②预防与用药护理：a. 鼓励患者多饮水，化疗期间每天饮水量宜达 3 000 mL 以上，保证足够多的尿量以利于尿酸和化疗药降解产物的稀释和排泄，减少对泌尿系统的化学刺激。必要时予以静脉补充。b. 遵医嘱口服别嘌醇，以抑制尿酸的形成。c. 在化疗给药前后遵医嘱给予利尿药，及时稀释并排泄降解的药物。一般情况下于注射化疗药后，嘱患者尽可能每半小时排尿 1 次，持续 8 h，就寝前排尿 1 次。

(8) 鞘内注射化疗药物的护理：协助患者采取头低抱膝侧卧位，协助医生做好穿刺点的定位和局部消毒与麻醉；推注药物速度宜慢；拔针后局部予消毒纱布覆盖、固定，嘱患者去枕平卧 4～6 h，注意观察有无头痛、呕吐、发热等化学性脑膜炎(Chemical meningitis)及其他神经系统的损害症状。

(9) 脱发的护理：①化疗前心理护理：向患者说明化疗的必要性及化疗可能导致脱发现象，但绝大多数患者在化疗结束后，头发会再生，使患者有充分的心理准备，坦然面对。②出现脱发后的心理护理：a. 评估患者对化疗所致落发、秃发的感受和认识，并鼓励其表达内心的感受如失落、挫折、愤怒。b. 指导患者使用假发或戴帽子，以降低患者身体意象障碍。c. 协助患者重视自身的能力和优点，并给予正向回馈。d. 鼓励亲友共同支持患者。e. 介绍有类似经验的患者共同分享经验。f. 鼓励患者参与正常的社交活动。

(10) 不良反应的预防与护理：长春新碱可引起末梢神经炎、手足麻木感，停药后可逐渐消失。左旋门冬酰胺酶可引起过敏反应，用药前应皮试。急性早幼粒细胞白血病应用维甲酸治疗可引起维甲酸综合征等，治疗期间要密切观察病情，以便及时发现、有效处理。

4) 悲伤

(1) 评估患者的心理反应：白血病患者的心理反应过程与其他类型的恶性肿瘤患者大致相同，常经历震惊否认期、震怒期、磋商期、抑郁期和接受期。患者的心理反应程度随年龄、文化背景等不同而有较大差异。未确诊的患者主要表现为由怀疑而引起的焦虑；一旦确诊白血病，多数患者会产生强烈的恐惧、忧伤、悲观、失望等负性情绪，甚至企图轻生。随着治疗的进展，病情好转，尤其是急性白血病缓解时，患者恐惧感会逐渐消失，此时可较坦然地正视自己的疾病。当白血病复发时，患者的恐惧感会再度出现，表现为神情紧张、抑郁、易激惹，常感孤独、绝望等。护士应了解白血病患者不同时期的心理反应，并进行针对性的护理。

(2) 心理支持：①护士应耐心倾听患者诉说，了解其苦恼，鼓励患者表达内心的悲伤情感。②向患者说明长期情绪低落、焦虑、抑郁等可造成内环境的失衡，并引起食欲下降、失眠、免疫功能低下，反过来加重病情，从而帮助患者认识到不良的心理状态对身体的康复不利。③向患者介绍已缓解的典型病例，或请一些长期生存的患者进行现身说法。④组织病友之间进行养病经验的交流。

(3) 建立良好生活方式：帮助患者建立良好生活方式，化疗间歇期坚持每天适当活动、散步、打太极拳，饮食起居规律，保证充足的休息、睡眠和营养，根据体力做些有益的事情，使患者感受到生命的价值，提高生存的信心。

(4) 社会支持：当患者确诊后，家属首先要能承受住这一打击，努力控制自己的情绪，同时关心、帮助患者，使患者感受到家人的爱与支持；护士尽力帮助患者寻求社会资源，建立社会支持网，增强患者战胜病魔的信心。

5) 活动无耐力

见第六章第三十四节第三幕。

3. 造血干细胞移植的定义

造血干细胞移植(Hematopoietic stem cell transplantation, HSCT)指对患者进行全身照射、化疗和免疫抑制预处理后，将正常供体或自体的造血细胞经血管输注给患者，使其重建正常的造血和免疫功能。造血细胞包括造血干细胞和祖细胞。造血干细胞具有增殖、多向分化及自我更新能力，维持终身持续造血。

4. 移植前准备

需对 HSCT 患者进行全环境保护，即居住在 100 级无菌层流病房、进无菌饮食、肠道消毒及皮肤消毒。

1) 无菌层流病房的准备

无菌层流病房的设置与应用，是有效预防造血干细胞移植术后患者继发感染的重要保障。在粒细胞缺乏期间，严重感染主要来自细菌和真菌，将患者置于 100 级无菌层流病房进行严密的保护性隔离，能有效地减少感染概率。使用前，室内一切物品及其空间均需经严格的清洁、消毒和灭菌处理，并在室内不同空间位置采样进行空气细菌学监测，完全达标后方可允许患者进入。

2) 患者入无菌层流病房前的护理

(1) 心理准备：接受造血干细胞移植的患者需单独居住于无菌层流病房内半个月至 1 个月时间。不但与外界隔离，而且多有较严重的治疗反应，患者极易产生各种负性情绪，如焦虑、恐惧、孤独、失望甚至绝望等。因此，需要帮助患者充分做好治疗前的心理准备。①评估。患者、家属对造血干细胞移植的目的、过程、可能的不良反应的了解程度，是否有充分的思想准备，患者的经济状况如何等。②帮助患者提前熟悉环境。让患者提前熟悉医护小组成员，了解无菌层流病房的基本环境、规章制度，有条件可在消毒灭菌前带患者进室观看，或对入室后的生活情景进行模拟训练，以解除其恐惧和陌生感。③对自体造血干细胞移植的患者，应详细介绍骨髓或外周血干细胞采集的方法、过程，对身体的影响等方面的知识，以消除患者的疑虑。

(2) 身体准备：①相关检查。包括心、肝、肾功能及人类巨细胞病毒检查；异体移植患者还需做组织配型、ABO 血型配型等。②清除潜在感染灶。请口腔科、眼科、耳鼻喉科和外科(肛肠专科)会诊，彻底治疗或清除已有的感染灶，如龋齿、疽肿、痔疮等；行胸片检查排除肺部感染、结核。③肠道及皮肤准备。入室前 3 天开始服用肠道不易吸收的抗生素；入室前 1 天剪指(趾)甲、剃毛发、洁脐；入室当天沐浴后用 0.05%醋酸氯己定药浴 30～40 min，再给予眼、外耳道、口腔和脐部的清洁，换穿无菌衣裤后进入层流室，即时针对患者皮肤进行多个部位(尤其是皱褶处)的细菌培养，以作移植前对照。

(3) 患者入无菌层流病房后的护理：患者经预处理后，全血细胞明显减少，免疫功能也受到抑制，极易发生严重感染、出血，而层流室是通过高效过滤器，使空气净化，但无灭菌功能，必须加强全环境的保护及消毒隔离措施，最大限度减少外源性感染。

(4) 无菌环境的保持及物品的消毒：①对工作人员入室的要求：医护人员入室前应淋浴，穿无菌衣裤，戴帽子、口罩，用快速皮肤消毒剂消毒双手，穿无菌袜套、换无菌拖鞋、穿无菌隔离衣、戴无菌手套后才可进入层流室，每进入 1 间室更换 1 次拖鞋。入室一般 1 次不超过 2 人，避免不必要的进出，有呼吸道疾病者不能入室，以免增加污染的概率。医务人员入室应根据患者病情和感染情况，先进无感染患者房间，最后进感染较重患者的房间，每进 1

 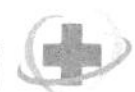

间室必须更换无菌手套、隔离衣、袜套、拖鞋，以免引起交叉感染。②对病室及物品要求：病室内桌面、墙壁、所有物品表面及地面每天用消毒液擦拭 2 次；患者被套、大单、枕套、衣裤隔天高压消毒；生活用品每天高压消毒。凡需递入层流室的所有物品、器材、药品等要根据物品的性状及耐受性，采用不同方法进行消毒灭菌，无菌包均用双层包布，需要时打开外层，按无菌方法递入。

(5) 患者护理：①生活护理：各种食物(如饭菜、点心、汤类等)需经微波炉消毒后食用。口腔护理，每天 3～4 次；进食前后用 0.05%氯已定、3%碳酸氢钠交替漱口。用 0.05%醋酸氯已定或 0.05%碘伏擦拭鼻前庭和外耳道，0.5%庆大霉素或卡那霉素、0.1%利福平、阿昔洛韦眼药水交替滴眼，每天 2～3 次。便后用 1%氯已定擦洗肛周或坐盆；每晚用 0.05%醋酸氯已定全身擦浴 1 次，女性患者每天冲洗会阴 1 次，以保持皮肤清洁。②观察与记录：严密观察患者的自觉症状和生命体征，注意口腔黏膜有无变化，皮肤黏膜及脏器有无出血倾向，有无并发症表现，准确记录 24 h 出入量。③成分输血的护理：为促进 HSCT 的造血重建，必要时可根据病情遵医嘱输注浓缩红细胞或血小板等成分血。为预防输血相关的 GVHD，全血及血制品在输入前必须先经 γ 照射，以灭活具有免疫活性的 T 淋巴细胞。④用药护理：注意观察药物的疗效及不良反应，如有异常及时报告医生，给予对症处理。⑤中心静脉导管的应用与护理：多采用 PICC 静脉置管、锁骨下静脉置管或颈内静脉置管；auto-HSCT 可选用单腔 PICC，allo-HSCT 可选用双腔 PICC。每次应用前均应常规检查局部伤口情况，严格遵守无菌操作和导管的使用原则，防止导管滑脱与堵塞；输液(正压)接头每周更换 1～2 次，持续输液者每 24 h 更换无菌输液器；导管局部换药每周 2～3 次；用肝素盐水或生理盐水 3～4 mL 封管。⑥心理护理：虽然患者及家属在治疗前已有一定的思想准备，但对治疗过程可能出现的并发症仍有恐惧心理，常造成失眠、多虑等。另外，由于无菌层流病房与外界基本隔绝，空间小，娱乐少，患者多有较强的孤独感。根据患者的兴趣和爱好提供经灭菌处理的书籍和音像设备，并利用对讲机让家属与患者适当对话，可以减轻患者的孤独感，提高患者的依从性。

第 四 幕

5 个月后，徐女士入血液移植舱行异体造血干细胞移植，回输当天输入外周血造血干细胞 232 mL(MNC 4.11×10^8/kg，CD34$^+$ 7.54×10^6/kg)，回输前使用碳酸氢钠、地塞米松、盐酸异丙嗪，回输时给予心电监护，密切观察生命体征及不良反应。回输过程顺利，患者无不适主诉。回输后复查尿常规，监测有无溶血反应。回输后 7 天，患者白细胞 0.04×10^9/L，徐女士出现严重的口腔溃疡，无法进食，予口腔护理每日三次，康复新、碳酸氢钠、氟康唑溶液交替漱口，德维可持续湿敷。2 周后，徐女士白细胞升至正常，口腔溃疡明显好转，符合出院标准。责任护士小赵来到床边，对徐女士说道："徐女士，恭喜你可以出院了，回家可要好好保养啊。"徐女士喜出望外，高兴地说道："太好啦，我终于自由啦，你可知道，在舱里的这二十几天简直度日如年啊，我还有多久可以去上班？我以后能痊愈吗？"

问题导引

1. 如何指导患者出院以后的饮食？
2. 如何指导患者出院后的药物服用方法？
3. 如何指导患者出院后的复查频率？

教师注意事项

本幕主要描述了患者病情稳定，逐渐好转的过程。学生在本幕应学习做好康复师的角色，做好健康宣教，帮助患者建立良好的生活习惯，指导患者做好疾病预后的康复指导。引导学生深入思考护理人员在疾病预后和康复中的作用。

学习目标

1. 掌握造血干细胞移植的护理。
2. 掌握移植后并发症的观察和护理。
3. 了解造血干细胞移植分类。
4. 了解造血干细胞移植适应证。
5. 了解供体的选择。
6. 了解供者的准备。
7. 了解造血干细胞的采集。

提示用问题

1. 徐女士选择了哪种干细胞移植方式？
2. 哪些疾病适合造血干细胞移植？
3. 如何采集外周血造血干细胞？
4. 在骨髓移植期间，如何护理好徐女士？
5. 患者出院后，如何进行康复指导？

教师参考资料

1. 造血干细胞移植的方法

(1) 自体外周血造血干细胞的回输：为减少因冷冻剂或细胞破坏引起的过敏反应，回输前 15～20 min 应用抗过敏药；冷冻保存的造血干细胞需在床旁以 38.5～40℃恒温水迅速复温融化。解冻融化后的干细胞应立即用无滤网输液器从静脉导管输入，同时另一路静脉输等量鱼精蛋白以中和肝素。回输过程中为防止外周血干细胞中混有红细胞而引起血红蛋白尿，需同时静滴 5%碳酸氢钠和 0.9%生理盐水、呋塞米和甘露醇，以维持足够的尿量，直至血红蛋白尿消失。此外，在患者能够耐受的情况下，应在 15 min 内回输 1 袋外周血干细胞，回输 2 袋外周血干细胞之间需用生理盐水冲管，以清洗输血管道。

(2) 异体外周血造血干细胞输注：异体外周血造血干细胞移植同异体骨髓移植一样，患者预处理后，再采集供者的外周血造血干细胞，采集后可立即输注给受者。但输注前先将造血干细胞 50～100 mL 加生理盐水稀释到 200 mL。其余与自体外周血造血干细胞回输相同。

(3) 脐带血造血干细胞输注：脐带血回输量较少，一般为 100 mL 左右，因此要十分注意回输过程中勿出现漏液现象，一般采用微量泵推注。同时密切注意患者心率变化，随时调整推注速度。

2. 移植后并发症的观察与护理

(1) 感染：感染是 HSCT 最常见的并发症之一，也是移植成败的关键。感染率高达 60%～80%。感染可发生于任何部位，病原体可包括各种细菌、真菌与病毒。一般情况下，移植早期(移植后第 1 个月)，以单纯疱疹病毒、细菌(包括革兰阴性菌与阳性菌)和真菌感染较常见；移植中期(移植后 2～3 个月)，巨细胞病毒和卡氏肺囊虫为多；移植后期(移植 3 个月后)，则要注意带状疱疹、水痘等病毒感染及移植后肝炎等。感染的主要原因如下。①移植前预处理中使用大剂量化疗，造成了皮肤、黏膜和器官等正常组织损害，使机体的天然保护屏障破坏；②大剂量化疗和放疗破坏了机体的免疫细胞，此时中性粒细胞可降至零，机体免疫力极度低下；③移植中使用免疫抑制剂降低了移植物抗宿主反应的强度，但也进一步抑制了免疫系统对入侵微生物的识别和杀伤的功能；④留置中心静脉导管；⑤移植物抗宿主病(Graft versus-host disease，GVHD)。移植期间应对患者进行全环境保护。

(2) 出血：预处理后血小板极度减少是导致患者出血的主要原因，且移植后血小板的恢复较慢。因此要每天监测血小板计数，观察有无出血倾向，必要时遵医嘱输注经 25 Gy 照射后或白细胞过滤器过滤后的单采血小板。

(3) GVHD：GVHD 是异基因 HSCT 后最严重的并发症，由供者 T 淋巴细胞攻击受者同种异型抗原所致。急性 GVHD 发生在移植后 100 天内，尤其是移植后的第 1～2 周，又称超急性 GVHD。主要表现为突发广泛性斑丘疹(最早出现在手掌、足掌、耳后、面部与颈部)、持续性厌食、腹泻(每天数次甚至数十次的水样便，严重者可出现血水样便)、黄疸与肝功能异常等。100 天后出现的则为慢性 GVHD，临床表现类似自身免疫性表现，如局限性或全身性硬皮病、皮肌炎、面部皮疹、干燥综合征、关节炎、闭塞性支气管炎、胆管变性和胆汁淤积等。发生 GVHD 后治疗常较困难，死亡率甚高。单独或联合应用免疫抑制剂(MTX、CSA、免疫球蛋白、ALG 等)和清除 T 淋巴细胞是目前预防 GVHD 最常用的两种方法。依 GVHD 发生的严重程度不同可采取局部用药或大剂量甲泼尼龙冲击治疗。护理配合中要注意以下事项。①遵医嘱正确应用各种治疗药物，如环孢素、甲氨蝶呤、糖皮质激素等，并要注意对各种药物不良反应的观察；②输注各种血液制品时，必须在常规照射等处理后执行；③密切观察病情变化，如自觉症状、生命体征、皮肤黏膜、大小便性质及其排泄情况，及早发现 GVHD 并配合做好各种救治工作；④严格执行无菌操作。

(4) 肝静脉闭塞病：亦称肝窦阻塞综合征。主要因预处理中大剂量的化疗及放疗，肝血管和窦状隙内皮的细胞毒性损伤并在局部呈现高凝状态所致。近年来因预处理方案的调整，发病率有明显下降，确诊需肝活检。一般在移植后 1 个月内发病，高峰发病时间为移植后 2 周，多以高胆红素血症为首发表现，伴有肝脏增大、右上腹压痛、腹水、体重增加等。危险因素包括高强度预处理、移植时肝功能异常、接受了 HBV 或 HCV 阳性供体等。临床证实低剂量肝素 100 U/(kg · d)持续静滴 30 天和前列腺素 E_2、熊去氧胆酸对预防肝静脉闭塞病有效。因此，移植后应注意观察患者有无黄疸等上述改变，并协助医生进行有关检查，如肝功能和凝血功能的检查。

(5) 神经系统并发症：HSCT 后中枢神经系统并发症及周围神经系统并发症发生率分别为 70%与 29%。前者包括中枢神经系统感染、脑血管病、癫痫发作、代谢性脑病及药物介导的中枢神经系统不良反应等。周围神经系统并发症最常见吉兰-巴雷综合征。应密切观察患者的神志，有无意识障碍、头痛、抽搐等表现。

（6）化疗药不良反应的预防与护理：见第六章三十五节第三幕。

3. 造血干细胞移植的分类

（1）按造血干细胞取自健康供体还是患者本身，HSCT 被分为异体 HSCT 和自体 HSCT（auto- HSCT）。异体 HSCT 又分为异基因移植（allo-HSCT）和同基因移植。后者指基因完全相同的同卵孪生间的移植，供受者间不存在移植物被排斥和 GVHD 等免疫学问题。

（2）按造血干细胞采集部位的不同可分为骨髓移植（Bone marrow transplantation，BMT）、外周血干细胞移植（Peripheral blood stem cell transplantation，PBSCT）和脐血移植（Cord blood transplantation，CBT）。其中 PBSCT 以采集 HSC 较简便、供体无须住院且痛苦少、受者 HSC 植入率高、造血重建快、住院时间短等特点，为目前临床上最常用的方法之一，逐步取代了骨髓移植。

（3）其他：按供受者有无血缘关系分为有血缘移植和无血缘移植。按人白细胞抗原（Human leukocyte antigen，HLA）配型相合的程度，分为 HLA 相合、部分相合和单倍型相合移植。

4. 造血干细胞移植的适应证

具体移植时机和类型的选择需参照治疗指南和实际病情权衡。

1）恶性疾病

（1）ALL：allo-HSCT 可使 40%～65%的 ALL 患者长期存活。主要适应证如下。①复发难治 ALL。②第 2 次完全缓解期（CR_2）ALL。③第 1 次完全缓解期 CR_1 高危 ALL。如细胞遗传学分析为 Ph^+、亚二倍体者；MLL 基因重排阳性者；WBC≥30×10^9/L 的前 B-ALL 和 WBC≥100×10^9/L 的 T-ALL；获 CR 时间＞4～6 周；CR 后在巩固维持治疗期间 MRD 持续存在或仍不断升高者。

（2）AML：预后不良组首选 allo-HSCT；预后良好组（非 M_3）首选大剂量 Ara-C 为基础的化疗，复发后再行 allo-HSCT；预后中等组，配型相合的 allo-HSCT 和大剂量 Ara-C 为主的化疗均可采用。无法行 allo-HSCT 的预后不良组、部分预后良好组以及预后中等组患者均可考虑行自体 HSCT。

（3）CML：新诊断的儿童和青年；依据年龄、脾脏大小、血小板计数和原始细胞数等综合的疾病进展风险预测可能性高者，并具有全相合供者的年轻患者；靶向治疗药物治疗失败或者不耐受的患者，如有移植意愿方考虑选择 allo-HSCT。

（4）CLL：对预后较差的年轻患者可作为二线治疗。在缓解期行 auto-HSCT，效果优于传统化疗，部分患者微小残留病灶可转阴，但易复发。allo-HSCT 可使部分患者长期存活甚至治愈。

（5）恶性淋巴瘤：化疗及放疗对恶性淋巴瘤有较好疗效。但对某些难治性、复发病例或具有高危复发倾向的淋巴瘤可行自体或异体造血干细胞移植。

（6）多发性骨髓瘤：auto-HSCT 可提高缓解率，改善患者总生存期和无事件生存率，是适合移植患者的标准治疗。清髓性 allo-HSCT 常用于难治复发年轻患者。

（7）其他：allo-HSCT 是目前唯一可能治愈 MDS 的疗法。其他对放、化疗敏感的实体肿瘤也可考虑做自体 HSCT。

2）非恶性疾病

(1) 重型再生障碍性贫血：对年龄<50 岁的重或极重型再障有 HLA 相合同胞者，宜首选 HSCT。

(2) 阵发性睡眠性血红蛋白尿症：尤其是合并再生障碍性贫血特征的患者。

(3) 其他疾病：从理论上讲，HSCT 能够治疗所有先天性造血系统疾病和酶缺乏所致的代谢性疾病，如 Fanconi 贫血、镰形细胞贫血、重型海洋性贫血、重型联合免疫缺陷病、戈谢病等；对严重获得性自身免疫病的治疗也在探索中。

5. 移植后健康教育

(1) 疾病预防指导：避免接触对造血系统有损害的各种理化因素，如电离辐射，亚硝胺类物质，染发剂、油漆等含苯物质，保泰松及其衍生物、氯霉素等药物。应用某些细胞毒性药物如氮芥、环磷酰胺、丙卡巴肼、依托泊苷等时，应定期检查血常规及骨髓细胞学检查。

(2) 疾病知识指导：指导患者宜进食高蛋白、高热量、高维生素、清淡、易消化少渣软食，避免辛辣刺激，防止口腔黏膜损伤。多饮水，多食蔬菜、水果，以保持大便通畅。保证充足的休息和睡眠，适当加强健身活动，如散步、打太极拳、练剑等，以提高机体的抵抗力。避免损伤皮肤，沐浴时水温以 37～40℃为宜，以防水温过高促进血管扩张，加重皮肤出血。

(3) 用药指导：向患者说明急性白血病缓解后仍应坚持定期巩固强化治疗，以延长疾病的缓解期和生存期。

(4) 预防感染和出血指导：注意保暖，避免受凉；讲究个人卫生，少去人群拥挤的地方；经常检查口腔、咽部有无感染，学会自测体温。勿用牙签剔牙，刷牙用软毛刷；勿用手挖鼻孔，天气干燥可涂金霉素眼膏或用薄荷油滴鼻；避免创伤。定期复查血常规，一旦出现新发出血、发热及骨、关节疼痛应及时就医。

(5) 心理指导：向患者及其家属说明白血病是造血系统肿瘤性疾病，虽然难治，但近年来白血病治疗已取得较大进展，疗效明显提高。家属应为患者创造一个安全、安静、舒适和愉悦宽松的环境，使患者保持良好的情绪状态，有利于疾病的康复。化疗间歇期，患者可做力所能及的家务，以增强自信心。

参考文献

[1] 尤黎明，吴瑛. 内科护理学[M]. 6 版. 北京：人民卫生出版社，2017.

第三十六节 多发性骨髓瘤的自体造血干细胞移植

教案摘要

患者，女，61 岁，整日在家打麻将，不喜欢运动，吸烟，喝酒无节制。在 2014 年确诊多发性骨髓瘤经过一疗程的化疗后，为了延长生命，提高生存质量，在医生劝说下来院血液移植病房进行自体造血干细胞移植的治疗。通过对此案例患者全程、动态健康问题的探索、评估、分析，学生可以学习到自体造血干细胞移植的预处理方案、并发症、护理等相关知识，从而思考该疾病的健康照护及预防策略，实现以患者为中心的整体护理。

关 键 词

造血干细胞移植(Hematopoietic stem cell transplantation，HSCT)；感染(Infect)；以患者为中心(Patient-centered)；健康指导(Health guidance)

主要学习目标

1. 掌握患者入无菌层流室前的准备工作和注意事项。
2. 掌握自体造血干细胞移植预处理方案执行期间的观察、护理要点。
3. 掌握自体造血干细胞移植患者的心理护理。
4. 掌握自体造血干细胞移植的并发症。
5. 掌握自体造血干细胞移植患者的健康宣教。

次要学习目标

1. 了解造血干细胞移植的分类。
2. 了解自体造血干细胞移植预处理方案。

第 一 幕

患者，女性，61 岁，2014 年确诊为多发性骨髓瘤，经过一个疗程的化疗后为了延长生命、提高生存质量至血液移植病房准备进行自体造血干细胞移植的治疗。治疗前责任护士告知了患者进入移植病房的准备工作和注意事项。

患者进入移植病房后每日各部位进行消毒。一周后主任医生告知她各项检查、化验指标均在正常范围内，可以进入预处理，进行大剂量的化疗，患者听后明显焦虑了起来，夜里失眠了，夜班护士看到后及时给予了心理疏导。第 2 天患者进行了预处理，责任护士密切观察了患者的生命体征及不适主诉。

问题导引

1. 患者进入移植病房准备工作分哪几方面?
2. 患者进入移植病房的注意事项有哪些?
3. 为什么患者要进行大剂量的化疗?在此期间如何做好患者的心理护理?

教师注意事项

本幕描述的是患者进入移植病房即将进行预处理治疗的情形,护士应学会移植病房的准入原则:物品的准备、消毒、病室环境要求、患者入室后的消毒隔离工作。患者往往明显表现出担心和焦虑,学生学习时应注意做好此类患者的心理护理。

学习目标

1. 掌握患者入无菌层流室前的准备工作和注意事项。
2. 了解自体造血干细胞移植预处理方案。
3. 掌握自体造血干细胞移植患者的心理护理。

提示用问题

1. 我们要如何准备无菌层流室?
2. 患者入无菌室有哪些方面的准备?
3. 什么是预处理治疗?患者的预处理治疗有什么需要注意的?
4. 患者存在什么心理问题,我们该如何护理?

教师参考资料

1. 造血干细胞移植概述

造血干细胞移植(Hematopoietic stem cell transplantation, HSCT)是指患者在接受一定的预处理后,将各种来源正常的造血干细胞通过中心静脉输注移植入受者体内,使其生长、繁殖,以取代原有缺陷的干细胞,重建造血及免疫功能的过程。

2. 造血干细胞移植分类

(1) 按来源分:骨髓移植、外周血干细胞移植(自体外周血干细胞移植、异体外周血干细胞移植)、胚胎干细胞移植、脐带血移植。

(2) 按供体与受体的关系分:自体造血干细胞移植、异体造血干细胞移植(血缘性、非血缘性)。

3. 适应证

(1) 血液系统恶性疾病:急淋、急非淋、慢粒、非霍奇金淋巴瘤、霍奇金淋巴瘤、骨髓增生异常综合征、多发性骨髓瘤等。

(2) 血液系统非恶性疾病:再生障碍性贫血、地中海贫血、骨髓纤维化、重型阵发性睡眠性血红蛋白尿。

(3) 其他实体瘤:乳腺癌、卵巢癌、睾丸癌、神经母细胞瘤、小细胞肺癌、尤文肉瘤、肾胚母细胞瘤、恶性胚细胞瘤等。

(4) 其他:重症联合免疫缺陷病、严重自身免疫性疾病、基因治疗等。

4. 自体造血干细胞移植步骤及护理

1) 外周血造血干细胞动员

化疗药物+造血细胞生长因子。

2）采集分装和冻存

干细胞采集时间：在白细胞从最低点回升到 5×10^9/L 时开始采集；有一些中心采取监测循环血液中 $CD34^+$ 细胞的浓度，细胞数一开始回升（$CD34^+$ 细胞只要超过 15 U/L）时采集。

3）准备

（1）患者准备：①身体准备：全面体检和实验室检查；处理局部感染病灶或潜在感染病灶；入室前 3 天给予口服肠道不吸收抗生素；入室前 1 天剪短指甲，剃毛发，清洁洗澡。当天以消毒液药浴后更换无菌衣裤，通过内走廊，进入层流病室；预处理前 1 天常规进行中心静脉插管并每日给予置管护理。②心理准备：移植患者大多数对治疗方法及过程缺乏了解，又因长期接受化疗，造成很大的痛苦，患者对移植既抱有希望，又有焦虑和恐惧的心理。因此，在移植前护理人员应主动与患者及家属交谈，尽可能做好心理安抚。

（2）物品准备：患者入舱前，舱内所有物品（包括药品、被服、纸张、卫生材料、医疗器械）都要经过灭菌处理后，由传递窗送入无菌舱内。患者在舱内的生活用品，经灭菌处理后入舱。

（3）环境准备：①无菌层流舱：患者舱（100 级）；护士站、治疗室等（1 000 级）；手消毒间、备无菌餐间（10 000 级）；更衣间、药浴间（100 000 级）。舱内压力递减。②患者入住前环境准备：a. 彻底卫生清洁；b. 熏蒸 24 h（每立方米用高锰酸钾 5 mg＋40%甲醛 10 mL，熏蒸 24 h，通风 24 h）；c. 入住前的全面消毒液擦拭；d. 空气培养达标（目前选用平皿沉降法检测）；e. 入室物品一律消毒灭菌（可以高压灭菌或适合环氧乙烷消毒的物品，一律灭菌后进舱，须浸泡消毒的物品要确保浸泡消毒的效果可靠）。③患者入住后无菌全环境的保持：a. 入住后患者要求：每日用氯已定消毒液洗头、洗脸、擦身、洗脚，早晚各一次（20 min）；每日用氯已定消毒液于晨起、睡前、便后坐浴一次（20 min）；睡前、饭前、饭后（进食任何饮食后）认真漱口；用 3%双氧水擦洗鼻前庭、外耳道，每日 3 次，然后用碘伏消毒液擦拭，再涂以红霉素软膏等；用抗菌及抗病毒的眼药水交替点眼，每日 3 次；经常用含洗必泰 8 消毒液棉球擦手（代替洗手）。b. 入住后环境要求：净化舱内地面、所有物品表面，每日消毒液擦拭 1 次，发现有污染随时擦拭消毒；室内墙壁隔天消毒液擦拭 1 次；被服高压消毒更换每日 1 次；空气喷雾消毒每日 1 次；坐便桶、污水桶每日更换消毒 1 次；c. 无菌饮食要求：食物新鲜，彻底洗净、煮熟、微波炉消毒 7 min；水果须做成水果羹后微波炉消毒，或须经消毒后用无菌刀削皮后方可食用；饼干、馒头放微波炉隔水蒸 7 min；饮水均须用开水经舱内电热水瓶二次沸腾后方可饮用；餐具严格消毒。d. 工作人员入室要求：严格控制入室人员。医护人员入室前先淋浴，更换清洁衣裤，戴清洁帽子。在缓冲间用肥皂洗手，清水冲净后，再用手快速消毒剂擦手，然后更换无菌拖鞋进入更衣间。戴一次性无菌手套，按无菌操作要求穿无菌分体式隔离衣，戴无菌口罩，进入消毒间再次消毒手，更换无菌拖鞋方可进入护士站。如果进入患者所在的百级层流病房，还需戴无菌手套，穿无菌隔离衣，更换无菌拖鞋方可进入。

4）预处理

定义：是指在输注造血干细胞前对患者进行的大剂量化疗或放疗。

目的：尽可能杀灭患者体内的异常细胞或肿瘤细胞，最大限度减少复发；破坏患者免疫系统，为造血干细胞的植入提供条件，防止移植物被排斥；为造血干细胞的植入、生长提供必要的空间。

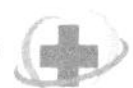

5）解冻回输

40℃水浴箱复温后，经无菌物品传递窗传入，75%酒精浸泡消毒后，用无菌治疗巾擦干，递入100级舱，两人核对后经深静脉快速输入。开始5 min后，嘱患者张口深呼吸，促进冷冻保护剂排出。

6）植活标志

自体外周血造血干细胞移植后受体循环血液中性粒细胞恢复到≥0.5×10^9/L和血小板≥20×10^9/L的中位数时间各为10天。

7）出舱

出舱时患者的造血功能恢复，但免疫功能尚未完全恢复，所以出舱后仍然需要注意保护性隔离，一般先住无菌层流帐，逐步过渡到出院。

5. 自体造血干细胞移植患者的心理护理

（1）移植开始阶段：①帮助患者尽快适应层流病房的环境，合理安排各项治疗、护理及休息时间；②建立探视对讲系统，通过家属的电话联系、书信等来调节患者的心理，使之处于最佳状态，来配合医疗和护理工作，度过最困难时期；③向患者讲解移植过程中可能出现的并发症、预防措施及应对方法，从而减轻患者紧张情绪，使患者保持平衡的心态配合治疗。

（2）造血干细胞移植恢复阶段：此阶段患者因疲乏无力及各种并发症的发生，产生了大幅度的心理波动，影响了睡眠和食欲，护士应抽出更多的时间陪伴患者，针对患者的心理变化及时做好心理疏导和心理支持，通过良好的语言、表情和行为去影响患者，以真挚的感情与患者交流，取得患者的信任，想方设法使患者理解治疗的意义，树立战胜疾病的信心。病情允许的情况下看电视、听音乐，分散注意力。与亲人通过电话联系，互相鼓励，共同渡过难关。

第　二　幕

患者进行预处理后病情平稳，无不适主诉，可以进行干细胞回输。患者在干细胞回输当天早早地醒来了，和责任护士共同等待脐带血库人员的到来。完善各项准备工作后责任护士严格执行三查七对，患者进行干细胞回输，回输期间加强巡视，密切观察患者生命体征变化，及时询问有无不适主诉。患者在回输后的第4天开始发热，T_{max}：38.9℃，口腔上腭有2个直径2 mm溃疡，白细胞0.04×10^9/L，她无力地躺在床上询问其他病友的情况，寻找着一丝安慰，责任护士遵医嘱给予患者对症处理同时加强心理护理，使患者理解治疗的意义，树立战胜疾病的信心。

问题导引

1. 患者进行干细胞回输前护士要做好哪些准备？
2. 患者进行干细胞回输的护理措施有哪些？
3. 患者回输第4天发生了什么？如何处理？

教师注意事项

本幕主要讲的是患者进行造血干细胞的输注过程、进入移植极期后发生了并发症以及期间的心理状况。我们将引导学生学习自体回输的观察、护理要点，同时掌握移植的相关并发症，若有并发症发生及时处理。

学习目标

1. 掌握自体造血干细胞移植预处理方案执行期间的观察、护理要点。
2. 掌握自体造血干细胞移植的并发症及处理。

提示用问题

1. 回输自体外周造血干细胞前要做哪些准备工作？
2. 回输自体外周造血干细胞与常规输血有何不同？
3. 回输自体外周造血干细胞的护理要点有哪些？
4. 自体干细胞移植的常见并发症有哪些？如何处理？

教师参考资料

1. 自体造血干细胞移植预处理方案执行期间的观察、护理要点

(1) 锁骨下静脉置管的护理：注意预防锁骨下静脉导管感染、防止空气栓塞、脱管、管腔堵塞。每日观察导管口有无渗血、渗液；在穿刺点周围5～10 cm每日安尔碘消毒，每日更换无菌敷料及肝素锁。注意输液器与导管衔接紧密，液体不能输空，每日检查导管有无裂痕；各种治疗及护理避免牵拉导管，静脉插管时导管插入深度作明确标记，并记录其长度数据。导管与皮肤的缝线要牢固，每日交接留置导管的情况；患者化疗反应恶心呕吐频繁时，特别注意局部固定，导管外脱禁止送回。输入血制品及采集血标本后，立即用生理盐水彻底冲洗导管。全天输液结束后用1∶1 000的肝素钠稀释液2～3 mL封管。

(2) 造血干细胞回输的护理：方法基本同密闭式输血，冰冻造血干细胞从－80℃的液氮里取出来后，立即放入37～40℃水浴箱中解冻，解冻的干细胞应轻拿轻放不能挤压，以免损伤造血干细胞。开始速度宜慢，无不良反应再加快速度，在15 min内回输完。每袋输完后，以生理盐水10～20 mL冲入袋中，使袋内干细胞完全输入。在回输过程中有专人守护，输完后保留血袋并送检。

(3) 五官及全身皮肤的护理：口腔黏膜、牙龈、眼结膜、鼻腔、肛周是造血干细胞移植过程中最易发生感染的部位，做好口腔、眼睛、鼻腔、肛周的护理至关重要。具体做法：①口腔。每日用1∶4朵贝氏液及4%碳酸氢钠液交替餐前、餐后漱口，之后每3 h含漱1次，每次含漱时间为5 min左右，特别注意在两颊部和咽部要充分接触。口腔护理2次/天。②眼睛、耳、鼻腔。每日用氯霉素和0.1%利福平眼药水交替点眼，4次/天，75%乙醇擦外耳道，4次/天，用1∶2 000洗必泰液擦鼻腔，4次/天。③会阴、肛周每天及每次便后用1∶2 000洗必泰溶液坐浴，并用红霉素软膏涂抹肛周。会阴抹洗2次/天。④每日用1∶2 000氯己定擦浴，饭前和便后用1∶1 000洗必泰液毛巾擦手。护理过程中注意口腔黏膜、眼结膜、鼻腔、肛周有无异常。注意全身皮肤有无瘀点、瘀斑。有无血尿、黑便等。

2. 自体造血干细胞移植的并发症及处理

(1) 出血性膀胱炎护理：出血性膀胱炎是预处理后常见的并发症，可于移植后早期或移植后数周发生。可出现肉眼血尿，患者经水化、碱化、抗病毒及前列腺等综合治疗可痊愈。

预防措施：预处理期间多饮水、水化、采用大剂量补液、碱化、定时排尿。

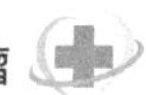

(2) 肝静脉闭塞病：亦称肝窦阻塞综合征。主要因预处理中大剂量的化疗及放疗，肝血管和窦状隙内皮的细胞毒损伤并在局部呈现高凝状态所致。近年来因预处理方案的调整，发病率有明显下降，确诊需肝活检。一般在移植后 1 个月内发病，高峰发病时间为移植后 2 周，多以高胆红素血症为首发表现，伴有肝脏增大、右上腹压痛、腹水、体重增加等。危险因素包括高强度预处理、移植时肝功能异常、接受了 HBV 或 HCV 阳性供体等。临床证实低剂量肝素 100 U/(kg·d)持续静滴 30 天和前列腺素 E_2、熊去氧胆酸对预防肝静脉闭塞病有效。因此，移植后应注意观察患者有无黄疸等上述改变，并协助医生进行有关检查，如肝功能和凝血功能的检查。

(3) 神经系统并发症：HSCT 后中枢神经系统并发症及周围神经系统并发症发生率分别为 70%与 29%。前者包括中枢神经系统感染、脑血管病、癫痫发作、代谢性脑病及药物介导的中枢神经系统不良反应等。周围神经系统并发症最常见吉兰-巴雷综合征。应密切观察患者的神志，有无意识障碍、头痛、抽搐等表现。

(4) 间质性肺炎的护理：间质性肺炎是外周血造血干细胞移植的重要并发症。病理上主要包括单个核细胞的肺间质浸润和液体潴留，肺泡空间相对减少。常见的症状包括气短、干咳，逐步发展为进行性呼吸困难、发绀，偶有胸痛。主要护理措施如下。①密切观察病情变化，监测患者呼吸、血压、体温、血氧饱和度和动脉血气分析等。②患者出现进行性低氧血症，不能单纯增加氧浓度加以纠正时，或者呼吸频率＞35 次/分，血氧分压＜60 mmHg 时，应及时进行气管插管或气管切开，通过吸气末正压给氧辅助通气纠正缺氧。③药物护理：遵医嘱进行抗病毒、抗感染治疗。

第　三　幕

患者在干细胞回输的第 10 天(白细胞 1.0×10^9/L，中性粒细胞 52%)被判断为植入成功。在移植后第 20 天患者各项指标稳定，医生告知其可以出舱，但由于免疫功能尚未完全恢复，所以出舱后患者需入住无菌层流帐，逐步过渡到出院。这时她的家属找到了责任护士询问如何在家护理好患者，责任护士详细解答了患者家属的疑问，做好相关的出院指导。

问题导引

1. 植入成功的标志是什么？
2. 患者出院后的注意事项有哪些？
3. 如何做好患者的出院指导工作？

教师注意事项

本幕主要描述了患者的康复过程及出院场景，完善的康复锻炼是确保患者康复必不可少的措施，引导学生站在患者的角度思考此时患者迫切需要得到哪些方面的护理，学习如何为患者提供专业出院指导、使患者快速康复并早日恢复正常生活。引导学生深入思考护理人员在疾病预防和患者康复中的作用。

学习目标

掌握自体造血干细胞移植患者的健康宣教。

提示用问题

患者出院后的注意事项有哪些？

教师参考资料

1. 植活标志

从骨髓移植日起，中性粒细胞多在 4 周内回升至>0.5×10^9/L，而血小板回升至≥50×10^9/L 的时间多长于 4 周。应用 G-CSF 5 ug/(kg·d)，可缩短粒细胞缺乏时间 5～8 天。外周血干细胞移植造血重建快，中性粒细胞和血小板恢复的时间分别为移植后 8～10 天和 10～12 天。脐血移植造血恢复慢，中性粒细胞恢复时间多大于一个月，血小板重建需时更长，约有 10%的脐血移植不能植活。而抗人白细胞抗原相合的骨髓移植或外周血干细胞移植，植活率高达 97%～99%。GVHD 的出现是临床植活证据；另可根据供、受者间性别，红细胞血型和人白细胞抗原的不同，分别通过细胞学和分子遗传学方法、红细胞及白细胞抗原转化的实验方法取得植活的实验室证据。

2. 自体造血干细胞移植后健康教育

(1) 保证充足的休息与睡眠，进行适宜的活动与锻炼，保持乐观和良好的情绪。

(2) 饮食富有营养，维持饮食平衡，保证足够的水分摄入。

(3) 注意自我防护，防止感染。

(4) 定期复查血常规和进行骨髓检查，若有不适，及时就医。

参考文献

[1] 王瑞静. 造血干细胞移植患者口腔黏膜炎的护理[J]. 中国社区医师(医学专业)，2012，14(29)：273-274.

[2] 曹智晖，孔秋焕，梁翠容. 自体外周造血干细胞移植患者口腔黏膜炎的观察及护理[J]. 中国实用护理杂志：上旬版，2012，28(19)：57-58.

[3] 余旻虹，刘逢辰，王丹，等. 41 例自体外周血造血干细胞移植治疗 POEMS 综合征的护理[J]. 中华护理杂志，2013，48(2)：116-118.

第七章　骨与软组织肉瘤

第三十七节　骨　肉　瘤

教案摘要

小刘，男，16 岁，4 个月前无明显诱因下出现右大腿下段肿痛，活动时下肢疼痛并出现避痛性跛行，约一月前发现右大腿下段外侧有一肿块并渐增大，且夜间疼痛加剧，遂来院就诊。行 MRI 后示右腿骨肉瘤，医生建议住院接受治疗。患者入院后经过化疗和完善的术前准备，在全麻下行“右大腿肿瘤切除术”。术后在医护人员的精心照护及康复指导下，患者如期化疗，顺利出院。通过本教案，学生可以学习骨肉瘤相关知识、病理生理、诊断治疗、护理要点、并发症的防治及健康教育等内容。

关键词

骨肉瘤（Osteogenic Sarcoma）；以患者为中心（Patient-centered）；围手术期护理（Perioperative Nursing）；康复锻炼（Rehabilitation Exercise）

主要学习目标

1. 掌握骨肉瘤疾病的临床表现。
2. 掌握骨肉瘤围手术期的护理。
3. 掌握术后及出院的健康宣教。
4. 掌握 PICC 置管的维护。

次要学习目标

1. 了解骨肉瘤的病因及流行病学特点。
2. 了解骨肉瘤的鉴别诊断。
3. 了解骨肉瘤的辅助检查。

4. 了解骨肉瘤的治疗方法。

第 一 幕

小刘是个活泼好动、个头远高于同龄人的学生，4 个月前刘妈妈突然发现他走路时出现跛行。小刘这才告诉妈妈，他不知道从什么时候开始活动时就会出现右大腿下段肿痛，认为没什么事情，怕去医院看病耽误学习，就这样拖拖拉拉地过了 3 个月。一个月前，发现右大腿下段外侧有一肿块并渐增大，夜间疼痛加剧，晚上睡不好觉，白天没有精神，严重影响了学习和生活。在家人的陪同下来到了我院门诊。门诊医生详细地询问了小刘的病史后为其做了详细的体格检查，然后安排他进行 CT、MRI、心电图等各项检查。

问题导引

1. 小刘的症状有几种可能的诊断？如何根据病史和体格检查确定或排除这些诊断？
2. 你认为以上的信息可以确诊了吗？还需要做哪些检查？

教师注意事项

本幕描述的是骨肉瘤患者初次就诊的情形。护士在接诊患者、询问病史时应仔细询问患者患病的经过、生活及习惯、伴随症状、既往史等。通过本幕主要引导学生学习骨肉瘤的鉴别诊断及临床表现。

学习目标

1. 掌握骨肉瘤的临床表现。
2. 了解骨肉瘤的鉴别诊断。
3. 了解骨肉瘤的病因及流行病学特点。
4. 了解骨肉瘤的辅助检查。

提示用问题

1. 你觉得小刘的诊断是什么？如何根据病史和体格检查确定或排除这些诊断？
2. 哪些辅助检查对此类疾病最具参考价值？

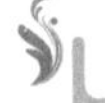 **教师参考资料**

1. 骨肉瘤的病因

骨肉瘤是骨恶性肿瘤中最常见的一种，是从间质细胞系发展而来，肿瘤迅速生长是由于肿瘤经软骨阶段直接或间接形成肿瘤骨样组织和骨组织。下肢负重骨在外界因素（如病毒）的作用下，使细胞突变，可能与骨肉瘤形成有关。典型的骨肉瘤源于骨内，另一与此完全不同类型的是与骨皮质并列的骨肉瘤，源于骨外膜和附近的结缔组织。后者较少见，预后稍好。

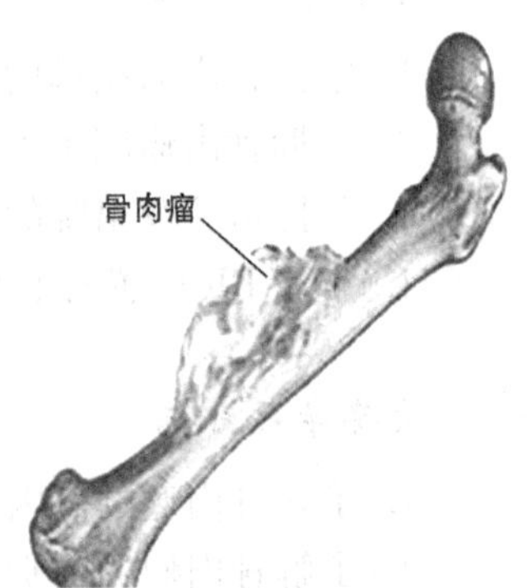

图 7-37-1　骨肉瘤示意图

2. 骨肉瘤的流行病学特点

骨肉瘤是最常见的恶性骨瘤。恶性程度高，预后差。多见于10～20岁青少年，男性居多，死亡率较高。

3. 骨肉瘤的临床表现

骨肉瘤的突出症状是肿瘤部位的疼痛，由肿瘤组织侵蚀和溶解骨皮质所致。

(1) 疼痛：肿瘤部位发生不同程度的疼痛是骨肉瘤常见和明显的症状，由膨胀的肿瘤组织破坏骨皮质，刺激骨膜神经末梢引起。疼痛可由早期的间歇性发展为数周后的持续性，疼痛的程度可有所增强。下肢疼痛可导致避痛性跛行。

(2) 肿块：随着病情发展，局部可出现肿胀，在肢体疼痛部位触及肿块，伴明显的压痛。肿块增长迅速者，可以从外观上发现肿块。肿块表面皮温增高和浅表静脉显露，肿块表面和附近软组织可有不同程度的压痛。因骨化程度的不同，肿块的硬度各异。肿块增大，造成关节活动受限和肌肉萎缩。

(3) 跛行：由肢体疼痛引发的避痛性跛行，随着病情的进展而加重，患病时间长者可以出现关节活动受限和肌肉萎缩。

(4) 全身状况：诊断明确时，全身状况一般较差，表现为发热、不适、体重下降、贫血以至衰竭。个别病例肿瘤增长很快，早期就发生肺部转移，致全身状况恶化。瘤体部位的病理骨折使症状更加明显。

4. 骨肉瘤的辅助检查

在成骨性骨肉瘤的病例中，可以在早期发现血液中骨源性碱性磷酸酶增高，这与该肿瘤的成骨作用有关。病理诊断是治疗的依据。当考虑到骨肉瘤的诊断时，进行活体组织检查，尽快得到病理学检查的确认，对明确诊断和治疗有重要的意义。

(1) X线摄片：典型的骨肉瘤的X线表现为骨组织同时具有新骨生成和骨破坏的特点。肿瘤多位于长管状骨的干骺端，边缘不清，骨小梁破坏，肿瘤组织密度增高，穿破骨皮质后，肿瘤将骨膜顶起，产生该病特征性的X线征象——Codman三角。这种现象在部分骨髓炎和尤文肉瘤患者中可见到，在骨肉瘤中则是非常典型的。晚期可看到肿瘤浸润软组织的阴影，可在部分病例中见到病理性骨折。

(2) CT扫描和MRI检查：CT扫描和MRI检查是判断骨肿瘤性质、范围和有无周围软组织浸润的有效手段，可早期发现肺部和其他脏器的转移病灶，是骨肉瘤临床检查的常规项目。

(3) 核素骨扫描：核素骨扫描是早期发现和晚期鉴别有无转移病灶的常用方法。

5. 骨肉瘤的鉴别诊断

骨肉瘤需与慢性化脓性骨髓炎、尤文氏肉瘤、转移性骨肿瘤鉴别。

(1) 慢性化脓性骨髓炎髓腔弥漫性密度增高，皮质增厚，但无骨质大块破坏或肿瘤骨形成，软组织肿胀亦不明显。若见死骨存在，骨髓炎的诊断更明确。

(2) 尤文氏肉瘤表现为髓腔内斑点状、鼠咬状溶骨破坏，范围较广，多见葱皮样骨膜反应。

(3) 转移性肿瘤较少侵犯膝关节附近的骨骼，好发于骨盆及脊柱等，骨质改变多为溶骨性，大多无骨膜反应和软组织肿块。

在诊断骨肉瘤时，应排除其他肿瘤，如骨母细胞瘤、软骨肉瘤、纤维肉瘤，以及转移性骨肿瘤等。骨干上的骨肉瘤有时会与Ewing肉瘤混淆。其他如Brodie脓肿、骨髓炎、骨结核，甚至骨痂，有时也会被误诊为骨肉瘤。术前结合临床表现与影像检查和穿刺活检是必要的鉴别诊断手段。

第 二 幕

医生根据检查结果为患者制定了一个比较合适的治疗方案。同时告知患者父母准备为患者行 PICC。“PICC 是什么？”患者父母问道。医生详细为他们解释了 PICC 的作用。当天患者就进行了 PICC 置管并积极地配合化疗。在完善各项身体检查后，医生准备为患者行手术治疗了。

问题导引

1. PICC 置管后的维护？
2. 骨肿瘤术前的护理要点有哪些？

教师注意事项

本幕主要描述的是骨肉瘤患者入院后完善术前准备的情况，通过本幕主要引导学生关注患者术前的心理变化，讨论和分析患者心理变化的原因，从而有针对性地为患者做好术前准备工作；同时引导学生学习掌握 PICC 的置管及维护要点。

学习目标

1. 掌握 PICC 置管的维护。
2. 掌握骨肿瘤术前护理要点。
3. 了解骨肉瘤的治疗方法。

提示用问题

1. 骨肉瘤患者的治疗方法是什么？
2. 护士如何做好 PICC 置管后的维护？
3. 如何做好患者的术前护理？

教师参考资料

1. 骨肉瘤的治疗

骨肉瘤目前仍是青少年恶性肿瘤死亡率很高的疾病之一，但早期发现和及时治疗可以极大地提高该病的生存率。

骨肉瘤经病理确诊后，即开始前期的化疗或放疗，切除肿瘤组织是骨肉瘤治疗中重要的步骤。随着肿瘤外科技术的提高和内置物研究的发展，肢体保存疗法显示了较好的治疗前景。肿瘤组织切除后的巩固性化疗或放疗对控制肿瘤转移，提高生存率非常重要。

治疗骨肉瘤应行根治性手术。有条件者可做局部广泛切除保留肢体。此外，截肢前要做活体组织检查。

2. 骨肉瘤的术前护理

深入了解患者心理活动，有针对性地做好心理护理，消除患者的焦虑和恐惧。特别是要对将行截肢术的患者解释手术的必然性，权衡利弊说明手术是挽救生命的治疗方法，使患者能面对现实，树立信心，尽快从心理上接受手术，主动配合治疗。

对下肢手术患者应于术前指导练习用拐活动。行植骨术患者应在术前教会患者做股四头肌锻炼。术后须卧床较长时间的患者也应于术前协助其练习床上排便。

应按骨科备皮法于术前1日剃毛后用肥皂水、清水清洗，然后75%酒精消毒，包以无菌巾。次日晨手术前再行消毒包扎一次。

3. PICC置管的护理常规

PICC是一种经外周静脉（通常是肘窝静脉）插入并开口于中心静脉的导管，它简化了中心静脉的穿刺过程，降低了中心静脉的穿刺风险和感染概率，延长了导管的留置时间，目前PICC导管已经成为发达国家和地区继中心静脉导管之后的又一种极其重要的输液途径和方式，为医护人员提供了更多种选择。

(1) PICC置管后24 h需更换一次敷贴，之后每周更换一次敷贴、肝素帽，如有潮湿或敷料卷边应及时更换。

(2) 输液前先抽回血确认导管位于静脉内，再予生理盐水10 mL或20 mL脉冲式冲管。

(3) 每次输液后用10 mL或20 mL生理盐水连续脉冲冲管并正压封管，禁止用静脉点滴或普通静脉推注的方式冲管和封管。

(4) 输血，输脂肪乳等黏滞性药物后立即用20 mL生理盐水脉冲冲管后再接其他输液。

(5) 妥善固定好导管，避免活动时牵动导管。皮肤、导管、贴膜三者合一，排尽贴膜下的气泡。

(6) 换药时观察并记录体外导管的刻度，妥善固定导管（S形或U形）。

(7) 由于过度活动牵动导管而致导管体外部分破损、断裂时应立即修复导管以防导管滑落到体内。

(8) 顺静脉回流方向除去旧有贴膜，避免牵拉导管。

(9) 如患者对贴膜过敏等原因而必须使用通透性更高的敷料时，应相应缩短更换敷料和消毒穿刺点的时间。发现穿刺点红肿时应及时处理。

(10) 使用PICC管输液时，应经常观察输液速度，若发现流速明显降低应及时查明原因并妥善处理。

(11) 换药过程严格遵守无菌操作，将透明贴膜贴到连接器翼形部分的一半处固定导管，使导管体外部分置于贴膜的无菌保护下。

(12) 勿使用暴力冲管，三向瓣膜式PICC导管承受最大输液压力是172 kPa，可用此导管进行常规加压输液或输液泵给药，严禁用高压注射泵推注造影剂。

(13) 进行维护后在使用/维护表格上登记并签字。

(14) 置管肢体避免测血压、提重物（不大于1热水瓶重量），避免引体向上、托举哑铃，避免游泳；可以淋浴，淋浴前用塑料保鲜膜缠绕2～3圈，上下边缘用胶布贴紧，如有进水，及时更换敷贴。

(15) 禁止使用小于10 mL的注射器冲管给药。禁止将胶布直接贴于导管上。禁止将导管体外部分人为地移入体内。禁止将连接器打开后重复安装使用。PICC导管（蓝色）部分不能使用酒精或含酒精消毒液消毒，请选择碘伏消毒。

第三幕

经过了6个多小时，患者顺利完成了在全麻下“右腿肿瘤切除术”，回到病房后责任护士为小刘进行心电监护，固定好导管，挂上术后补液，向家属解说了陪护时的注意事项。术后随着5天一疗程的化疗结束，医生告知患者可以出院了，患者和父母都非常高兴，但同时又对疾病的预后有所担忧，责任护士耐心安抚了他们并详细对其进行了健康宣教，更关照他一定要定期复查。

问题导引

1. 如何处理好术后患者的护理问题？
2. 患者出院后应该注意些什么？

教师注意事项

本幕主要描述了患者术后恢复过程及出院场景，引导学生站在患者的角度思考此时患者迫切需要得到哪些方面的护理，学习如何为患者提供专业的术后及出院指导，使患者快速康复并早日恢复正常生活。

学习目标

1. 掌握骨肿瘤术后的护理要点。
2. 掌握骨肿瘤术后及出院的健康宣教。

提示用问题

1. 术后该如何做好患者的护理，促进患者的健康？
2. 患者出院后有哪些注意事项？

教师参考资料

1. 骨肉瘤术后的护理要点

(1) 指导正确卧位：全麻未清醒患者应取平卧位6 h，头偏向一侧，防止胃内容物反流误吸，禁食水6 h。

(2) 观察要点：术后监测体温、脉搏、血压、呼吸及面色等情况，持续心电监护，每1 h记录一次，发现异常立即通知医生。注意观察伤口敷料及引流液的量、色、质等。

(3) 鼓励咳嗽：术后患者清醒后即鼓励其有效咳嗽、排痰。每2 h 1次。

(4) 疼痛：患者术后刀口处疼痛较剧者，遵医嘱应用止痛药物。对于截肢后出现的患肢疼痛，应对症处理并向患者解释疼痛的原因，告诉患者疼痛过一段时间后会自然消失，让其放心。

(5) 心理：仔细观察患者心理反应，对于截肢后情绪低落者，应给予安慰，开导患者，告诉患者活着是最重要的，失去了肢体，还可以装配义肢，照样可以生活。介绍同种疾病康复期患者，增强其对治疗的信心。

(6) 饮食指导：术后宜高热量、高蛋白、多维生素饮食，多食水果蔬菜多饮水，戒烟酒，禁饮浓茶、咖啡。

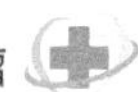

(7) 妥善固定引流管：告知患者翻身时注意勿牵拉、折叠、扭曲、压迫导管，保持引流管通畅。

2. 骨肉瘤患者出院指导

(1) 定期复查。嘱患者术后 2 年内每月复查一次，以后每 3 个月复查一次，发现异常及时就诊。

(2) 加强营养，继续院外用药，对需要继续化疗、放疗者，不要轻易中断疗程。

(3) 继续进行功能锻炼，防止肌肉萎缩、关节强直和静脉血栓形成。

参考文献

[1] 马月新，潘喜梅. 骨肉瘤化疗期间的护理对策[J]. 广西医科大学学报，2006，S2：112-113.

第三十八节　软组织肉瘤

教案摘要

罗女士，55 岁，因无明显诱因下出现左股骨远端疼痛，活动稍受限 3 月余，症状加重半月余来医院就诊，行 X 片、CT、MRI 检查提示"左股骨远端占位，伴骨质破坏"，行病灶处穿刺活检提示"左侧股骨远端梭形细胞肉瘤，髓内浸润性生长(宿主骨破坏)"，免疫组化结果"vimentin(+)，p53 部分(+)，ki-67(热点区 20%+)"，患者 8 年前因宫颈癌行子宫及双侧附件全切术，为进一步诊疗，门诊拟"股骨恶性肿瘤"收治入院。入院完善相关检查后，患者在全麻下行"左膝关节置换术"，术后在医护人员的精心照护及康复指导下，患者顺利出院。通过本教案，学生可以学习软组织肉瘤相关知识、病理生理、诊断治疗、围手术期护理及健康教育等内容，从而实现以患者为中心的整体护理。

关键词

软组织肉瘤(Soft tissue sarcoma)；以患者为中心(Patient-centered)；化疗(Chemotherapy)；围手术期护理(Perioperative nursing)；康复锻炼(Rehabilitation exercise)

主要学习目标

1. 掌握软组织肿瘤的概念。
2. 掌握软组织肉瘤的临床表现。
3. 掌握软组织肉瘤的护理评估。
4. 掌握人工膝关节置换术的术后护理。
5. 掌握软组织肉瘤术后的健康宣教。

6. 掌握下肢肌力的评定方式。

次要学习目标

1. 了解软组织肉瘤的辅助检查。
2. 了解软组织肉瘤的鉴别诊断。
3. 了解软组织肉瘤的流行病学特点。
4. 了解软组织肉瘤的治疗方式。
5. 了解软组织肉瘤常用的化疗药物。

第 一 幕

罗女士，55 岁，3 月前无明显诱因下出现左股骨远端疼痛，活动稍受限，上述症状反复发作，患者未行进一步治疗。半月余前患者自觉症状加重，遂来医院就诊，行 X 线、CT、MRI 检查提示“左股骨远端占位，伴骨质破坏”。行病灶处穿刺活检提示“左侧股骨远端梭形细胞肉瘤，髓内浸润性生长(宿主骨破坏)”，免疫组化结果“vimentin(+)，p53 部分(+)，ki－67(热点区 20%+)”，患者 8 年前因宫颈癌行子宫及双侧附件全切术，为进一步诊疗，现收治入院。责任护士小王为罗女士进行体格检查，其左股骨下段见大小约 3 cm×5 cm 肿块，有压痛，左膝关节屈伸活动稍弱，左下肢感觉可，血运可，左足背动脉搏动可，末梢循环可，余肢体无殊。

问题导引

1. 请分析本幕给出的有助于疾病诊断的信息。
2. 你从这些信息中能得到哪些诊断？
3. 如何排除这些诊断，你还需要哪些信息？

教师注意事项

本幕描述的是患者就医入院的过程。通过本幕提供的信息，引导学生根据患者的临床表现及辅助检查，判断患者发生了何种疾病，从而使学生掌握该种疾病的临床表现，了解其鉴别诊断以及该种疾病的流行病学特点。

学习目标

1. 掌握软组织肿瘤的概念。
2. 掌握软组织肉瘤的临床表现。
3. 了解软组织肉瘤的辅助检查。
4. 了解软组织肉瘤的鉴别诊断。

提示用问题

1. 结合患者的临床症状和目前的检查结果，你给患者的诊断结果是什么？
2. 该患者需要做哪些辅助检查？

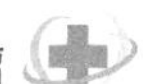

教师参考资料

1. 软组织肿瘤的概念

软组织肿瘤是指除骨骼、淋巴造血组织和神经组织以外的所有非上皮性组织，包括纤维组织、脂肪组织、平滑肌组织、横纹肌组织、脉管组织以及各种实质脏器支持组织的肿瘤。

根据肿瘤生物学潜能，WHO 将其分为四个类型。

(1) 良性：绝大多数不复发，即使复发也为非破坏性，局部完整切除几乎可治愈，罕见转移。

(2) 中间性局部侵袭性：常复发，可伴局部浸润和破坏，但几乎无转移，如韧带样纤维瘤、非典型脂肪性肿瘤/高分化脂肪肉瘤、卡波西型血管内皮细胞瘤等。

(3) 中间性偶见转移性：肿瘤呈侵袭性生长，远处转移概率＜2%，见于丛状纤维组织细胞肿瘤、血管瘤样纤维组织细胞瘤、孤立性纤维瘤、炎性肌纤维母细胞肿瘤等。

(4) 恶性：又称为软组织肉瘤。软组织肉瘤可发生于任何部位，75%发生于肢端(大腿最常见)，10%见于躯干，10%见于腹膜后。纤维肉瘤多见于四肢和躯干，脂肪肉瘤以下肢和腹膜后多见，恶性纤维组织细胞瘤好发于下肢大腿部，滑膜肉瘤好发于四肢。

2. 软组织肉瘤的临床表现

(1) 疼痛：高分级肉瘤因生长较快，常伴有钝痛。如果肿瘤累及邻近神经则疼痛为首要症状。肉瘤出现疼痛常预后不佳。

(2) 肿块：患者常以无痛性肿块就诊，可持续数月或一年以上。肿块大小不等，恶性肿瘤生长较快，体积较大。恶性肿瘤的直径多大于 5 cm。生长较速并位于深层组织的肿瘤边界多不清晰。

(3) 活动度：良性及低度恶性肿瘤，生长部位常表浅，活动度较大。生长部位较深或周围组织浸润的肿瘤，其活动度较小。腹膜后肿瘤因解剖关系多为固定型。

(4) 肿瘤温度：软组织肉瘤的血供丰富，新陈代谢旺盛，局部温度可高于周围正常组织。良性肿瘤局部温度正常。

(5) 其他：软组织肉瘤可沿淋巴转移。滑膜肉瘤、横纹肌肉瘤常有区域淋巴结肿大，有时融合成团。

3. 软组织肉瘤的辅助检查

(1) X 线摄片检查：X 线有助于了解软组织肿瘤的范围、透明度以及其与邻近骨质的关系。如边界清晰，常提示为良性肿瘤；如边界清楚并见有钙化，则提示为恶性肉瘤，多见于滑膜肉瘤、横纹肌肉瘤等。

(2) 超声显像检查：该法可检查肿瘤的体积范围、包膜边界和瘤体内部肿瘤组织的回声，从而区别良性还是恶性。恶性者体大而边界不清，回声模糊，如横纹肌肉瘤、滑膜肌肉瘤、恶性纤维组织细胞瘤等。超声检查还能引导深部肿瘤的细针穿刺细胞学检查，该检查方法确是一种经济、方便而又无损于人体的好方法。

(3) CT 检查：CT 具有对软组织肿瘤的密度分辨力和空间分辨力的特点，是近年常用的一种诊断软组织肿瘤的方法。软组织肿瘤表现为供血管增粗，包绕受侵，周围血管粗细不均，有狭窄或中断，有增生血管，可出现动静脉瘘。增强后造影剂在肿瘤内停留时间长。

(4) MRI 检查：用它诊断软组织肿瘤可以弥补 X 线、CT 的不足，它从纵切面把各种组织的层次同肿瘤的全部范围显示出来，对于腹膜后软组织肿瘤、盆腔向臀部或大腿根部伸展的肿瘤、腘窝部的肿瘤以及肿瘤对骨质或骨髓侵袭程度的图像更为清晰，是制订治疗计划的很好依据。

(5) 病理检查：针刺，脱落细胞，切取和切除活检。

(6) 免疫组化：能够对光镜下形态相似的肿瘤进行正确分类。用于免疫组化的标志物有很多，如一般标志物、内皮细胞标志物、肌细胞标志物等。

4. 软组织肉瘤的鉴别诊断

(1) 色素沉着性结节炎：生长缓慢，边界清楚，密度均匀，多呈长 T1、短 T2 信号，增强扫描较均匀强化，较少出现钙化和大块状边界模糊的溶骨性破坏区，需行病理活检以明确诊断。

(2) 恶性纤维组织细胞瘤：较常见于四肢深部软组织内，其次是躯干和头颈部，多见于 50～70 岁老年患者，增强后强化明显，需进一步病理检查明确诊断。

(3) 横纹肌肉瘤：多见于儿童，生长较快，表现为无痛性深部肿块，CT 下多数肿块呈等密度，MRI 表现为 T1 加权像中等信号和 T2 加权像中等度增高的信号，信号程度不均，形态学上病灶可以边界清或不清，但与其他软组织肿瘤较难区别。

第 二 幕

入院后的几天，罗女士边做着身体检查，边进行了输液治疗，使用药物为表柔比星＋右丙亚胺＋异环磷酰胺＋美司钠。第一天输液时，罗女士看着输液架上一袋袋的补液，问小王："我怎么一进医院就要挂这么多水啊？还有这一袋鲜红色的药水是什么，看上去怪吓人的！"小王解释说："阿姨，是这样的，这些药的作用是……"之后小王详细讲述了每一袋补液的作用。"我这样讲，您理解了吗？""哦哦！我知道了！"

问题导引

1. 本幕中患者正在接受何种方式的治疗？
2. 本幕中出现的药物作用分别是什么？

教师注意事项

本幕描述的是患者入院后进行化疗的场景。本幕中护士向患者讲解常用化疗药物的相关知识，使学生掌握软组织肉瘤的治疗方式之一化疗以及常用化疗药物的相关知识。

学习目标

1. 了解软组织肉瘤的流行病学特点。
2. 了解软组织肉瘤的治疗方式。
3. 了解软组织肉瘤常用的化疗药物。

提示用问题

1. 该种疾病有哪些治疗方式？
2. 该种疾病常用药物及其作用？

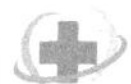

教师参考资料

1. 软组织肉瘤的流行病学特点

软组织肉瘤大约占人类所有恶性肿瘤的0.72%～1.05%，可发生于身体任何部位，50%～60%发生于肢体，其中15%～20%位于上肢，35%～40%位于下肢，20%～25%位于腹膜后或腹腔，15%～20%位于躯干的胸腹壁或背部，5%位于头颈部。

2. 软组织肉瘤的治疗方式

软组织肉瘤的治疗在过去以单纯手术治疗为主，术后的复发率及转移率往往较高，预后较差，目前结合放疗、化疗等综合治疗，综合治疗的原则：手术、放疗、化疗和生物治疗。

(1) 手术治疗：手术是治疗软组织肉瘤的主要手段。随着外科技术及治疗理念的进步，保肢术的手术指征已逐渐放宽，约只有5%的软组织肉瘤患者需接受截肢术。按肿瘤的部位、分级、生物学特性采用广泛切除或根治手术，依据具体的病例决定其切除范围。由于软组织肉瘤常常紧邻周围重要的神经、血管和骨组织等，根治性切除术在软组织肉瘤治疗中较少使用，最常用的手术方式是广泛切除。

(2) 放疗：放疗可缩小手术范围，消灭亚临床及微小的残余病灶，在提高保肢率的同时提高了肿瘤的局部控制率。有随机研究表明，辅助放疗能有效地减少局部复发但不影响总体生存率。放疗包括术前放疗及术后放疗。

(3) 化疗：在软组织肉瘤中的作用仍受争议，因为软组织肉瘤对化疗敏感性相对较低，且其作用多为控制肿瘤进展。软组织肉瘤化疗在早期以阿霉素、达卡巴嗪、异环磷酰胺等为主，多为联合治疗，而在最新的临床研究中，活性较强的蒽环类化疗药及异环磷酰胺则为更多人所选择。

3. 软组织肉瘤常用的化疗药物

(1) 表柔比星：注射用表柔比星目前认为是最有效的蒽环类抗肿瘤药物之一。与阿霉素相比较，其抗肿瘤谱和疗效相似，而心脏和骨髓抑制的不良反应明显降低。

(2) 右丙亚胺：右丙亚胺能减轻或减缓阿霉素产生的心脏毒性，显著降低心脏不良反应发生率，提高对蒽环类抗肿瘤药耐受剂量，增加患者继续治疗机会，且不增加不良反应，是一个很好的心脏保护剂。

(3) 异环磷酰胺：异环磷酰胺是一种烷化剂类抗肿瘤药物，主要用于治疗骨与软组织肉瘤等，但膀胱毒性较强。

(4) 美司钠：为泌尿道保护剂。美司钠对肿瘤无治疗作用，能与环磷酰胺及异环磷酰胺的毒性代谢产物丙烯醛结合成无毒化合物，通过尿液迅速排出体外，降低这两种药物的膀胱刺激症状，即仅限于对抗泌尿系统的损害。

第 三 幕

完善身体各项检查后，罗女士在全麻下行了"股骨病损切除术＋人工膝关节置换术"，术中透视见假体位置良好，手术顺利，安返病房。小王护士将罗女士妥善安置于病床上，并将患者置于合适体位，同时妥善固定负压引流管及导尿管。待罗女士麻醉清醒后，小王又向她宣教了一些术后注意事项。

问题导引

1. 作为责任护士，患者术后返回病房时你要做些什么？
2. 护士向患者的术后宣教有哪些内容？

教师注意事项

本幕描述的是患者术后返回病房护士行术后护理及术后宣教的场景。通过本幕的学习，使学生掌握该疾病的术后护理及术后的健康宣教。

学习目标

1. 掌握人工膝关节置换术的术后护理。
2. 掌握软组织肉瘤术后的健康宣教。

提示用问题

1. 患者的术后护理措施有哪些？
2. 患者的术后宣教有哪些？

教师参考资料

1. 人工膝关节置换术的术后护理

(1) 生命体征观察：予持续心电监护，低流量氧气吸入，密切监测血压、心率、血氧饱和度，注意神志、尿量、伤口渗血情况，认真对照基础血压，综合分析整体状况，准确判断病情。

(2) 患肢肢端血运的观察：密切观察患肢末梢血液循环、感觉及运动情况，若皮肤颜色发绀、皮肤温度低，足背动脉搏动减弱或感觉运动障碍时，应立即通知医生及时处理。

(3) 引流管的护理：密切观察伤口敷料的渗血情况和引流液的色、质、量并做好记录。术后常规放置引流管引流，在引流过程中要保持引流管的通畅，防止扭曲、折叠和堵塞，如发现引流液>100 mL/h 时，应通知医生，警惕活动性出血，当引流液<50 mL/d 时可拔除引流管。保持伤口敷料的清洁干燥，一旦污染及时更换，按医嘱正确及时使用抗生素，防止感染。

(4) 体位护理：术后予以去枕平卧 6 h，将患肢抬高略 15°～30°，垫枕放于小腿中下部，保持膝关节近伸直中立位，避免小腿腓肠肌和腓总神经过度受压，造成小腿腓肠肌静脉丛血栓的形成和腓总神经的损伤。

(5) 饮食护理：合理膳食，提倡高纤维素、高维生素、高钙、低脂肪、低胆固醇饮食，多进食新鲜蔬菜和水果等；宜少吃多餐，严格控制体重；不宜过度饮酒，忌辛辣、浓茶、咖啡等饮品。

(6) 疼痛护理：疼痛是术后最常见的症状，除造成患者痛苦不安外，还会影响患者血压、心率、饮食、睡眠和心理状态以及手术关节的功能恢复，应积极采取有效的镇痛措施，可根据疼痛笑脸评分法的表情，给予镇痛剂并配合分散其注意力（听轻音乐，多与患者交谈），以减轻患者的疼痛。

(7) 并发症护理：下肢深静脉血栓，术后应密切注意观察患肢有无异常肿胀，肢端皮肤颜色、温度及有无异常感觉、有无被动牵拉足趾痛，有无胸闷、呼吸困难，发现以上情况应警惕下肢深静脉血栓的形成或继发肺栓塞。对高龄、肥胖、心功能不全患者，可使用弹力绷带、弹力袜、下肢静脉泵、足底泵或使用阿司匹林、华法林、低分子右旋糖酐、肝素等药物预防。用药期间要注意观察皮肤黏膜的出血情况，定时检测凝血酶原时间，预防突发性出血。

 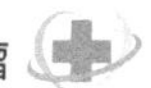

2. 软组织肉瘤术后的健康宣教

(1) 加强心理护理。

(2) 指导进行股四头肌的等长收缩运动及足趾背屈和趾屈。

(3) 加强化疗药物作用和毒性反应的宣教,观察抗癌药物对骨髓功能的损害程度,定期检查血常规。

第四幕

术后第1天,小王来到罗女士病床旁查看她的情况,发现罗女士精神不错,于是她测试了一下罗女士的患肢肌力,股四头肌肌力3级,胫骨前肌肌力5级。小王微笑着对罗女士说:"您恢复得不错呢,接下来要继续配合我们的治疗和康复工作,争取早日出院哦!""好的!"

问题导引

小王是怎样为患者测试患肢肌力的呢?

教师注意事项

本幕描述的是护士观察患者术后恢复情况的场景。通过本幕的学习,通过护士对患者患肢所做的肌力测试,使学生掌握下肢肌力评定的方法。

学习目标

掌握下肢肌力的评定方式。

提示用问题

怎样对下肢肌力进行评定?

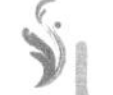

教师参考资料

1. 肌力的定义

肌力是指肌肉或肌群收缩的力量。

2. 肌力评定

肌力评定旨在评估肌力大小,确定肌力障碍程度、制定康复治疗方案、评定康复疗效,判断预后。

3. 评级标准

表 7-38-1　肌力评级标准

肌力	标　准
5级	能抗重力及最大阻力,完成全关节活动范围的运动
4级	能抗重力及轻度阻力,完成全关节活动范围的运动
3级	不施加阻力,能抗肢体重力,完成全关节活动范围的运动
2级	解除重力的影响,完成全关节活动范围的运动
1级	可触及肌肉的收缩,但不能引起关节的活动
0级	不能触及肌肉的收缩

4. 肌力评定的方法

徒手肌力评定：根据受检肌肉或肌群的功能，让患者处于不同的受检位置，嘱患者在减重、抗重力或抗阻力的状态下做一定的动作，并使动作达到最大的活动范围。根据肌肉活动能力及抗阻力的情况，按肌力分级标准来评定级别。

参考文献

[1] 李建民，黄勇兄，杨强. 软组织肉瘤的现状与研究进展[J/CD]. 中华临床医生杂志：电子版，2012，6(17)：4997-5000.

[2] Pervaiz N，Colterjohn N，Farrokhyar F，et al. A systematic metaanalysis of randomized controlled trials of adjuvant chemotherapy for localized resectable soft-tissue sarcoma[J]. Cancer，2008，113：573-581.

[3] 王有猛，付卫争，阚庆生，等. 右丙亚胺对表阿霉素所致心脏毒性保护作用的临床观察[J]. 临床医学，2012，37(9)：1100-1102.

第三十九节　骨软骨瘤

教案摘要

小刘，男性，15 岁，3 月前一次在洗澡时无意中发现左侧膝关节内侧有一肿块，质硬，约黄豆大小，膝关节活动自如，无明显疼痛不适，起初小刘以为是运动时碰伤了就并未在意，近来他发现肿块大小并无明显改变，局部略有疼痛不适，遂来医院就诊。门诊 X 线摄片示："左胫骨上端内侧见背关节生长的骨性突起，基底与骨体相连，边缘清晰。"拟"骨软骨瘤"收治入院。完善相关检查后，患者在全麻下行"左膝肿物切除术"，术后在医护人员的精心照护及康复指导下，患者顺利出院。通过本教案，学生可以学习骨软骨瘤相关知识、病理生理、诊断治疗、围手术期护理及健康教育等内容，从而实现以患者为中心的整体护理。

关键词

骨软骨瘤(Osteochondroma)；骨肿瘤(Bone tumor)；以患者为中心(Patient-centered)；围手术期护理(Perioperative nursing)；健康宣教(Health education)

主要学习目标

1. 掌握骨软骨瘤的临床表现。
2. 掌握骨肿瘤的分类。
3. 掌握骨软骨瘤的护理评估。
4. 掌握骨软骨瘤围手术期的护理。

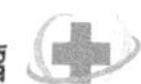

5. 掌握骨软骨瘤的健康宣教。

次要学习目标

1. 了解骨软骨瘤的病理改变。
2. 了解骨软骨瘤的影像学表现。
3. 了解骨软骨瘤的诊断分型。
4. 了解骨软骨瘤的处理原则。

第一幕

小刘，男性，15岁，3月前一次在洗澡时无意中发现左侧膝关节内侧有一肿块，质硬，约黄豆大小，膝关节活动自如，无明显疼痛不适，起初小刘以为是运动时碰伤了就并未在意，近来他发现肿块大小并无明显改变，局部略有疼痛不适，遂由家人陪同来院就诊。门诊X线摄片示：左胫骨上端内侧见背关节生长的骨性突起，基底与骨体相连，边缘清晰。为进一步治疗收治入院。入院后护士为其查体示：左膝内侧下方可触及一大小约4 cm×2 cm×1 cm硬质包块，边界清晰，皮肤表面无破溃，压痛轻微，左膝关节屈伸活动良好，左足趾感觉运动正常，既往体健。

问题导引

1. 请分析本幕给出的有助于疾病诊断的信息。
2. 从以上这些信息中你能得到哪些诊断？

教师注意事项

本幕描述的是患者就医入院的过程。通过本幕提供的信息，引导学生根据患者的临床表现及放射学表现，判断患者发生了何种疾病，从而使学生掌握该种疾病的临床表现、了解其影像学表现以及该疾病的病理改变。

学习目标

1. 掌握骨软骨瘤的临床表现。
2. 了解骨软骨瘤的病理改变。
3. 了解骨软骨瘤的影像学表现。

提示用问题

1. 你认为患者的诊断是什么？
2. 医生最主要是根据什么检查结果来确认患者的诊断？

教师参考资料

1. 骨软骨瘤的概念

骨软骨瘤又称外生骨疣，是一种多发于长骨干骺端的骨性隆起，起源于软骨生长板的外周，是骨与软骨生长过程中形成的发育畸形，还可见于具有软骨生长的任何骨上，多见于四肢长骨的干骺端和躯干的上下肢带骨，膝关节上下最为常见。

2. 骨软骨瘤的临床表现

(1) 局部有生长缓慢的骨性包块，轻微疼痛或完全无症状。

(2) 凡有软骨化骨的部位均可发生骨软骨瘤，但长管状骨比扁骨短骨更多见。其中股骨远端、胫骨近端最为多见，其次是肱骨近端、桡骨远端和腓骨两端。常在意外中摸到肿物或在 X 线上偶然发现异常。

(3) 局部可触及一硬性包块，无压痛，活动度差，边界清，表面光滑。若临近关节可引起关节活动受限，关节活动时引起疼痛或弹响。

(4) 病理性骨折少见。

(5) 年龄因素。在青春期前，单发骨软骨瘤的生长是正常的，几乎不可能产生四周型软骨肉瘤。假如单发骨软骨瘤在成人期重新开始生长，几乎肯定已转变成软骨肉瘤。

3. 骨软骨瘤的病理改变

(1) 肉眼见肿块 1～10 cm，表面光滑，灰蓝色软骨样，切面软骨帽厚度不超过 1 cm。

(2) 组织形态病变最表面为薄层纤维组织，下为软骨帽，软骨细胞小核深染，排列规则，再向下软骨细胞肥大、钙化和海绵状骨小梁形成，骨小梁之间是红骨髓和脂肪性骨髓。

4. 骨软骨瘤的影像学表现

(1) X 线：表现为骨性病损自干骺端突出，一般比临床所见的要小，可见骨小梁，并与母骨骨小梁相延续，发生长管状骨者多背离关节面生长，软骨帽一般不显影，但常有钙化和骨化。位于前臂、小腿的较大肿瘤可压迫邻近骨骼，产生压迫性骨缺损或畸形。多发性者往往合并骨骼畸形。

(2) CT：能清晰显示出肿瘤与受累骨皮质和松质骨相连，软骨部分呈软组织密度，有时可见不规则的钙化及骨化。

(3) MRI：骨性基底部信号特点与母骨相同。MRI 检查可以明确软骨帽的厚度，如超过 25 mm 者应考虑有恶变可能。

第 二 幕

来到病房后，责任护士小王前来向小刘自我介绍并进行入院宣教与护理评估，在交谈中小王发现小刘的妈妈眼眶红红的，情绪很是低落，于是她问道："阿姨您怎么啦？是有什么心事吗？"小刘妈妈偷偷地将她拉到一边，问："护士，医生说我儿子腿上长了个肿块，你老实跟我说，是不是骨癌啊？还有没有救啊？"小王拍了拍她的肩膀，安慰道："阿姨，哪有这么严重啊！"接下来小王详细地向家属解释了一番，终于使家属心中的大石落了地。

问题导引

1. 如果你是小王，你会如何向患者及家属解释？

2. 小王是如何对患者进行护理评估的？

教师注意事项

本幕描述的是护士在进行护理宣教及评估时发现了家属的情绪波动，随即进行疾病相关知识讲解安抚家属的过程。通过本幕的描写，引导学生根据护士为患者进行的健康评估，对家属进行的疾病相关知识的宣教，使学生掌握针对该种疾病的护理评估、了解该种疾病的分类及诊断分型。

学习目标

1. 掌握骨肿瘤的分类。
2. 掌握骨软骨瘤的护理评估。
3. 了解骨软骨瘤的诊断分型。

提示用问题

1. 骨肿瘤的分类？
2. 骨软骨瘤有哪些诊断分型？
3. 骨软骨瘤的护理评估有哪些内容？

教师参考资料

1. 骨肿瘤的分类

(1) 骨肿瘤可分为原发性和继发性，来自骨组织及其附属组织本身者称为原发性；来自其他器官或组织的恶性肿瘤，通过血液循环、淋巴转移或直接浸润到骨组织及其附属组织发生的肿瘤称为继发性。

(2) 按骨肿瘤的细胞来源可有骨性、软骨性、纤维性、骨髓性、脉管性、神经性等。

(3) 按肿瘤组织的形态、细胞的分化程度及细胞间质的类型，可分为良性、中间性和恶性三大类。恶性骨肿瘤以骨肉瘤占首位。

2. 骨软骨瘤的诊断分型

(1) 单发性及多发性。单发性多见，多发性较少见。

(2) 发生于关节附近骨端的叫作骺生骨软骨瘤，位于趾末节趾骨的叫作甲下骨疣。

(3) 约有 1%的单发性骨软骨瘤可恶变，但多发性骨软骨瘤恶变为软骨肉瘤者占10%～20%。

3. 骨软骨瘤的护理评估

(1) 健康史：患者基本情况、既往史、家族史等。

(2) 身体状况：多见于 10～20 岁青少年，男性多于女性。是一种常见的软骨源性的良性肿瘤，早期无症状，多见于生长活跃的干骺端，如股骨下端、胫骨上端和肱骨上端，骨骺线闭合后，骨软骨瘤也停止生长。骨性包块生长缓慢，当肿瘤生长到一定大时，也可压迫周围组织，如肌腱、神经、血管等感到隐痛而影响功能。大多数患者是在无意中发现骨性肿块而就诊的。

(3) 辅助检查：影像学检查、生化测定及病理检查。

(4) 心理—社会状况。

第 三 幕

在小刘和她妈妈的积极配合下，他们很快完成了所有术前检查及术前准备，紧接着医生为他进行了“左膝肿物切除术”，手术非常顺利。术后在小王的精心照护和健康宣教下，小刘恢复得很好，很快就出院了。

问题导引

1. 小王在术前为患者做了哪些准备？
2. 小王在术后为患者做了哪些护理？
3. 患者的术后宣教有哪些内容？

教师注意事项

本幕描述的是患者围手术期的场景。通过本幕的学习，引导学生根据护士实施的术前准备、术后护理措施及健康宣教内容，使学生掌握该疾病的处理原则、围手术期护理及健康宣教。

学习目标

1. 掌握骨软骨瘤围手术期护理。
2. 掌握骨软骨瘤的健康宣教。
3. 了解骨软骨瘤的处理原则。

提示用问题

1. 该疾病的处理原则是什么？
2. 该疾病的围手术期护理有哪些？
3. 对患者的健康宣教有哪些内容？

教师参考资料

1. 骨软骨瘤的处理原则

无症状者一般无需治疗，但应严密观察随访。若肿瘤过大、生长过快、出现压迫症状影响功能或可疑恶变者应考虑作切除术，切除范围应较广，要包括肿瘤基底四周部分正常骨组织，以免遗漏，引起复发。

2. 骨软骨瘤的围手术期护理

(1) 术前护理：①患肢局部避免热敷、按摩，防止肿瘤迅速生长；②测量患者的生命体征及血液检查，做好心肺肝肾功能及各类辅助检查；③指导患者床上排尿排便、翻身，术前禁烟酒、防止感冒，鼓励患者进食高蛋白，富含维生素、粗纤维的食物，保持大便通畅，预防便秘；④术前备皮、备血，协助患者做好个人卫生清洁；⑤准备好术中带药；⑥心理护理，患者大部分是独生子女，生病后父母长辈惶恐不安，担心手术是否成功及预后效果，而青少年心理活动复杂，易受外界环境干扰，表现为焦虑、恐惧、烦躁、悲观、失望等，因此医护人员要针对家属的担忧，青少年患者的心理变化，对于他们的疑问给予合理的回答与解释，以及诚恳、耐心的心理指导。

(2) 术后护理：①密切观察生命体征并做好记录；②观察患肢血运情况，包括患肢远端血运活动、肢体肿胀、疼痛、色泽、温度的改变，上肢手术观察桡动脉搏动，下肢手术观察足背动脉搏动情况；③做好各类导管护理，妥善固定各导管，防止折叠、扭曲及受压，记录引流液的色、质、量，注意无菌操作，防止感染；④饮食指导。

（3）并发症护理：①医源性神经损伤。肿瘤分离和切除时易损伤神经，麻醉清醒后密切观察神经症状和体征；下肢或脊柱手术，观察小腿处有无疼痛、麻木，嘱患者活动踝关节及足趾。观察排尿排便情况。上肢手术观察腕关节及手指的活动情况及有无麻木。②深静脉血栓。是下肢手术的常见并发症，术后要观察患者下肢皮肤颜色、温度、活动、感觉、肿胀、疼痛等情况，抬高患肢，指导患者进行股四头肌等长收缩及踝泵训练，保持大便通畅，避免因用力排便、腹压增高导致下肢静脉回流受阻，避免在患肢静脉穿刺。

3. 骨软骨瘤的健康宣教

早期进行功能锻炼是肢体恢复功能的关键。

（1）上肢手术患者，手术当日患者麻醉清醒后即可开始握拳、伸指运动，运动量视情况逐渐增加。

（2）下肢手术者，手术当日患者麻醉清醒后即可开始股四头肌等长收缩及踝关节背伸活动。术后一周，可指导患者主动伸屈各关节。

（3）脊柱手术患者在伤口疼痛减轻后可开始双下肢直腿抬高训练，以增强股四头肌及腰背力量。

参考文献

[1] 田伟. 实用骨科学[M]. 北京：人民卫生出版社，2016.
[2] 鞠盈洁. 青少年胸腰椎结核患者的护理[J]. 中国实用护理杂志，2014，30(27)：27-28.
[3] 曹丽，鞠盈洁，阎峰，等. 青少年胫骨骨软骨瘤手术患者的护理[J]. 中国医药指南，2019，17(23)：185-186.

第四十节　骨巨细胞瘤

教案摘要

张女士，30 岁，因右膝关节疼痛 10 个月来院就诊。查体示“右胫骨近端内侧肿胀，皮温较左侧高，皮下可触及一大小为 3 cm×4 cm 肿物，压痛阳性”，放射学表现为“右胫骨上端呈膨胀性骨质破坏，内有皂泡样改变，骨皮质变薄”，拟“骨巨细胞瘤”收治入院。完善相关检查后，患者在全麻下行“右膝肿物刮除术”，术后在医护人员的精心照护及康复指导下，患者顺利出院。通过本教案，学生可以学习骨巨细胞瘤相关知识、病理生理、诊断治疗、围手术期护理及健康教育等内容，从而实现以患者为中心的整体护理。

关 键 词

骨巨细胞瘤(Giant cell tumor of bone);以患者为中心(Patient-centered);围手术期护理(Perioperative nursing);康复锻炼(Rehabilitation exercise)

主要学习目标

1. 掌握骨巨细胞瘤的临床表现。
2. 掌握骨巨细胞瘤的护理评估。
3. 掌握骨巨细胞瘤围手术期的护理。
4. 掌握骨巨细胞瘤的术后康复锻炼。
5. 掌握骨巨细胞瘤的患者出院指导。

次要学习目标

1. 了解骨巨细胞瘤的流行病学特点。
2. 了解骨巨细胞瘤的发病机制。
3. 了解骨巨细胞瘤的辅助检查。
4. 了解骨巨细胞瘤的鉴别诊断。
5. 了解骨巨细胞瘤的治疗方式。

第 一 幕

张女士,30 岁,因右膝关节疼痛 10 个月来院就诊。查体示"右胫骨近端内侧肿胀,皮温较左侧高,皮下可触及一大小为 3 cm×4 cm 肿物,压痛阳性,质韧,无活动度,右膝关节伸屈活动正常,右足背动脉搏动可触及",放射学表现为"右胫骨上端呈膨胀性骨质破坏,内有皂泡样改变,骨皮质变薄",为进一步治疗,医生将她收治入院。

问题导引

1. 请分析本幕给出的有助于疾病诊断的信息。
2. 你从这些信息中能得到哪些诊断?
3. 如何排除这些诊断,你还需要哪些信息?

教师注意事项

本幕描述的是患者就医入院的过程。通过本幕提供的信息,引导学生根据患者的临床表现及放射学表现,判断患者发生了何种疾病,从而使学生掌握该种疾病的临床表现、了解其鉴别诊断以及该种疾病的流行病学特点。

学习目标

1. 掌握骨巨细胞瘤的临床表现。
2. 了解骨巨细胞瘤的发病机制。
3. 了解骨巨细胞瘤的鉴别诊断。

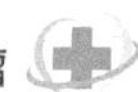

4. 了解骨巨细胞瘤的流行病学特点。

提示用问题

1. 结合患者的临床症状和目前的检查结果，你给患者的诊断结果是什么？
2. 医生最主要是根据什么检查结果来确认患者的诊断？

教师参考资料

1. 骨巨细胞瘤的概念

骨巨细胞瘤是一种交界性的、行为不确定的原发骨肿瘤，骨巨细胞瘤组织主要由大量的增殖性单核细胞及破骨细胞样多核巨细胞组成，常常侵犯长骨造成偏心性溶骨性破坏（图7-40-1）。在临床上，疾病具有局部侵袭性，存在恶变和肺转移风险。

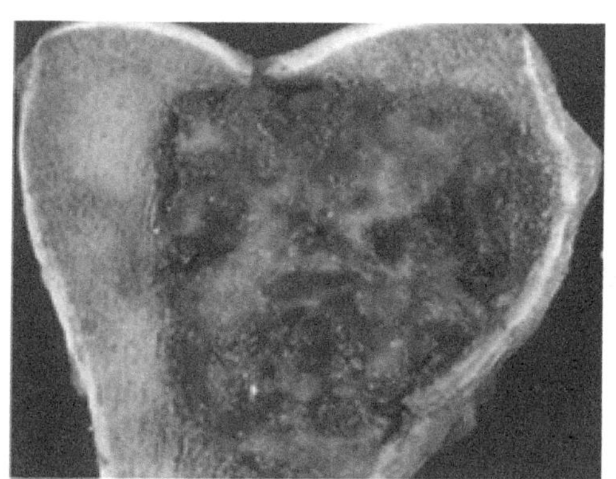
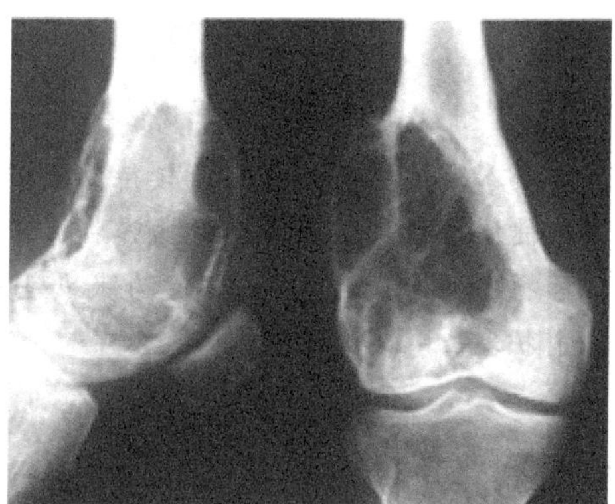

图 7-40-1　骨巨细胞瘤放射学表现

2. 骨巨细胞瘤的临床表现

主要表现为局部疼痛，随着病情进展，呈进行性加重，可有肿胀、压痛及局部皮温增高。①疼痛：多为酸痛或钝痛，偶有剧痛及夜间痛。②局部肿胀：多为骨性膨胀的结果。③皮温增高：疾病过程中普遍存在，也是判断术后复发的依据之一。

3. 骨巨细胞瘤的发病机制

骨巨细胞瘤的确切发病机制并不清楚。骨巨细胞瘤影像学表现为溶骨，研究认为，骨巨细胞瘤的溶骨过程是通过 RANK-RANKL 通路的激活诱发。骨巨细胞瘤在病理形态上主要有两种细胞：单核细胞和破骨细胞样多核巨细胞。其中，单核细胞又分两类，一类是梭形基质细胞，另一类是单核巨噬细胞样细胞。梭形基质细胞是骨巨细胞瘤的肿瘤细胞，具有增殖潜能。单核巨噬细胞样细胞是破骨细胞样细胞的前体，它们聚集融合成为破骨细胞样多核巨细胞。破骨细胞样巨细胞表达 RANK，而梭形基质细胞表达 RANKL，RANKL 与 RANK 结合，从而激活 RANK-RANKL 通路，导致溶骨过程。

4. 骨巨细胞瘤的鉴别诊断

（1）骨巨细胞瘤：好发于长骨端，X 线表现为密度减低的溶骨性改变，偏心性、膨胀性生长，无硬化边缘，与正常骨分界清楚。

（2）动脉瘤样骨囊肿：年龄偏小，90%发生于 20 岁以下青少年，多有外伤史，骨皮质变薄膨胀和骨壳膨胀更明显。发生于长骨者常位于骨干骺端，发生于扁骨或不规则骨者与巨细胞瘤鉴别比较困难，MRI 检查前者为含液囊腔，液-液平面多见，而巨细胞瘤为实性肿瘤，若瘤内出现液-液平面，尚见实质性肿瘤部分则骨巨并动脉瘤样骨囊肿更为可能。

(3) 软骨母细胞瘤：青少年多见，多发生于干骺愈合前的骨骺，轻度偏心性膨胀，少数呈分叶状或多房状，可突破骨端进入关节，一般直径不超过 5 cm，边缘有时可见骨膜反应（其他良性肿瘤不易见到），骨壳较厚，常有硬化边，且破坏区内可见钙化影。

(4) 溶骨型骨肉瘤：发病年龄较小，青年多见，好发于干骺端，溶骨型骨肉瘤无骨性间隔，骨皮质常破坏，一般不膨胀，常有骨膜增生。

5. 骨巨细胞瘤的流行病学特点

本病发病率占全部骨肿瘤的 5%，多见于 20～40 岁的患者，女性发病率高于男性，好发于股骨远端、胫骨近端、桡骨远端等部位。

第二幕

入院后责任护士小李接待了张女士，她为张女士做了详细的入院宣教以及健康评估，之后，小李遵医嘱指导张女士去做了一些进一步的检查，待完善各项身体检查后，医生决定为张女士进行手术治疗，小李遂对张女士做了术前护理。

问题导引

1. 对于该患者的健康评估包括哪些方面？
2. 进一步的检查包括哪些检查？
3. 对于该种疾病有哪些治疗方式？
4. 小李护士做了哪些术前护理？

教师注意事项

本幕描述的是患者从入院后到进行治疗前的过程。通过本幕提供的信息，引导学生根据入院后护士为患者进行的一系列健康评估，进一步的辅助检查以及医生为患者采取的治疗手段，使学生掌握针对该种疾病的护理评估、了解该种疾病的辅助检查及治疗方法。

学习目标

1. 掌握骨巨细胞瘤的护理评估。
2. 掌握骨巨细胞瘤的术前护理。
3. 了解骨巨细胞瘤的辅助检查。
4. 了解骨巨细胞瘤的治疗方式。

提示用问题

1. 如何对该患者进行护理评估？
2. 该患者还要进行哪些辅助检查？
3. 针对该患者将采取哪种治疗方式？
4. 对于该患者有哪些术前护理措施？

教师参考资料

1. 骨巨细胞瘤的护理评估

(1) 健康史：了解患者的年龄、性别、职业、工作环境，特别注意有无发生肿瘤的相关因素，如长期接触化学致癌物质、放射线等；有无外伤和骨折史；有无肿瘤病史或手术治疗史；家族中有无肿瘤患者。

(2) 身体状况：是较为常见的原发性骨肿瘤，是起源于松质骨的溶骨性肿瘤，属于潜在恶性或低度恶性肿瘤，发病年龄多在20～40岁，女性多于男性，好发部位为股骨远端及胫骨近端，其次是肱骨近端及桡骨远端。

(3) 心理-社会状况：肿瘤治疗过程持续时间长、损害较大，常造成身体外观的改变和遗留残疾，对患者的身心健康影响较大。尤其是恶性骨肿瘤，患者多较年轻，往往难以接受现实，对预后缺乏信心，出现焦虑。在治疗过程中，缺乏相关治疗知识。因此，需对上述问题进行全面评估，以判断患者和家属的心理承受能力和所需护理。

2. 骨巨细胞瘤的辅助检查

标准诊断步骤应包括：体检、原发病灶的影像学检查[X线、CT(平扫＋增强)/MRI(平扫＋增强)]、全身骨扫描(ECT Tc－99m)、胸部CT平扫，然后进行活检(首选穿刺活检)获得组织学诊断，完成诊断和分期。

(1) X线检查是首选，对骨巨细胞瘤的诊断有重要意义。X线检查包括病灶部位的正侧位片，可显示病灶的轮廓，肿瘤一般表现为偏心性溶骨破坏，可出现膨胀性改变。在长管状骨，肿瘤多位于干骺端。

(2) CT检查在确定肿瘤边界方面优于X线片，肿瘤呈实体性改变，CT值与肌肉相近，有时肿瘤内含有囊腔，但很少看到液体平面，反应性骨壳与正常骨皮质不同，较少钙化，CT检查对于明确与关节软骨及关节腔的关系和肿瘤侵犯周围软组织的程度很有帮助，新型的双螺旋CT通过静脉注射造影剂后，可进行各层面的重建显示肿瘤内的血管，可以替动脉造影。

(3) MRI是骨巨细胞瘤最好的检查方法，它具有高质量的对比度和分辨率。增强MRI对软组织包块显示清楚，便于术前计划，也可清晰显示骨髓腔内侵及范围，提供计划病灶切除或截骨长度的依据。

3. 骨巨细胞瘤的治疗方式

(1) 手术治疗：外科手术是骨巨细胞瘤最主要的治疗手段。对于可切除的骨巨细胞瘤，分为整块切除术和病灶内刮除术两种主要方式。

(2) 栓塞治疗：栓塞治疗是指选择性动脉栓塞(Selective arterial embolization, SAE)，指通过超声选择动脉导管和栓塞剂来实现，用以阻断肿瘤供血，达到缩小肿瘤的目的。选择性动脉栓塞分为临时选择性动脉栓塞治疗和永久选择性动脉栓塞治疗。

(3) 放射治疗：既往认为骨巨细胞瘤对放射线不敏感，并且骨骼变形等长期不良反应可高达24%。但是，越来越多的临床研究数据发现放疗对于骨巨细胞瘤是有效的。同时，在兆伏级光子照射的精准放疗年代，严重不良反应发生率仅不足1%。因此，根据现有研究证据，放疗对于骨巨细胞瘤较敏感并且安全，可用于以下情况：①因内科疾病无法进行外科手术的骨巨细胞瘤；②不切除的骨巨细胞瘤；③R1/R2切除术后的骨巨细胞瘤。

(4) 药物治疗：地舒单抗(Denosumab)是一种全人源化的抗RANKL (Receptor

activator of nuclear factor-K B ligand，NF-KB 受体活化因子配体）单克隆抗体。地舒单抗能竞争性结合基质细胞分泌的 RANKL，从而显著减少或消除破骨细胞样巨细胞，减少骨质溶解，增加新骨形成，从而延缓肿瘤进展。如果选择选择性动脉栓塞联合药物治疗，建议先应用药物治疗再进行选择性动脉栓塞。

4. 骨巨细胞瘤的术前护理

（1）心理护理：肿瘤患者常会产生恐惧、焦虑心理，这主要是由于患者对疾病相关知识的缺乏，如疾病本身的知识、手术的麻醉方式、手术方式及疾病的预后等。所以医护人员应在术前对患者实施相应的心理护理措施，包括骨巨细胞瘤的相关疾病知识、手术方式、预后效果，还可以介绍同病种患者或术后患者相互认识，分享经验，调动患者的情绪，增强信心，提高手术效果。同时要嘱咐家属多关心多鼓励患者，和医护人员相互配合，做好治疗与护理工作。

（2）常规准备：术前备皮、配血、注意患者有无药物过敏史、手术部位标记、指导患者床上大小便、禁食、禁水、测量生命征、认真与手术室接送人员做好双人核对工作。

第 三 幕

张女士在全麻下行“右膝肿物刮除＋骨水泥植入术”后安返病房，带回负压引流管、导尿管各一根，小李护士妥善安置了患者并积极落实各项术后护理措施。术后第 1 天，患者负压引流管引流出 140 mL 血性液体，第 2 天引流出 40 mL 血性液体，第 3 天遵医嘱予以停止负压引流，术后第 7 天，患者生命体征平稳，予以出院。

问题导引

1. 如果你是小李，患者术后返回病房时你该做些什么？
2. 患者的术后护理包括哪些？
3. 患者的出院宣教有哪些内容？

教师注意事项

本幕描述的是患者术后返回病房直至顺利出院的场景。通过本幕的学习，引导学生根据护士实施的术后护理措施、健康宣教以及出院宣教内容，使学生掌握该疾病的围手术期护理、术后及出院的健康宣教。

学习目标

1. 掌握骨巨细胞瘤的术后护理。
2. 掌握骨巨细胞瘤术后的康复锻炼。
3. 掌握骨巨细胞瘤患者的出院指导。

提示用问题

1. 患者的术后护理措施有哪些？
2. 患者的康复锻炼有哪些？
3. 患者的健康宣教有哪些？

教师参考资料

1. 骨巨细胞瘤的术后护理

(1) 密切观察生命体征：每 30～60 min 测量血压、脉搏、呼吸一次，连续 6 h，特殊情况根据医嘱增加次数；监测血氧饱和度，观察呼吸频率、节律、深度等；监测体温变化情况。

(2) 密切观察患肢皮肤颜色、温度、感觉、运动及末梢血运循环；观察引流液的颜色、量及性质；观察患者伤口有无渗血、渗液、红、肿、热、痛、切口处有无针刺样等异常情况；保护伤口敷料清洁干燥。

(3) 疼痛护理：做好疼痛评估，护士在与患者交流的过程中，通过语言沟通或观察患者的面色、体态及各项生命体征等客观表现，判断疼痛的部位、性质、程度并制定相应的护理措施。向患者讲解有关疼痛的原因和减轻疼痛的方法，如按摩、分散注意力、冰敷、使用止痛剂等，如使用止痛剂后注意观察用药后效果及有无药物不良反应。

2. 负压引流管的护理

(1) 妥善固定引流管，防止脱出。

(2) 保持引流通畅，避免引流管扭曲、折叠、受压，定时挤压引流管，防止引流管阻塞。

(3) 密切观察引流液的颜色、量及性质，如有异常及时通知医生。

(4) 引流袋应低于引流管口，防止引流液逆行感染，加强无菌操作。

3. 骨巨细胞瘤的术后康复锻炼

功能锻炼可以保持和恢复关节运动的幅度，防止关节僵硬、肌肉萎缩，增加肢体血液循环，预防下肢深静脉血栓。

(1) 下肢骨巨细胞瘤患者术后早期可做股四头肌收缩练习及踝泵运动。

(2) 待患肢肿胀消退，局部疼痛逐渐消失，软组织损伤已逐渐修复，此阶段除继续进行患肢的肌肉舒缩练习外，应逐步进行手术部位附近的关节功能锻炼，患者可进行直腿抬高和髋关节伸屈运动，并可进行攀扶站立，逐渐开始轻度负重活动。

(3) 待患处软组织恢复正常，肌肉有力，一般接近临床愈合，除不利于骨折愈合的某一方面的关节活动仍需限制外，其他的活动都可以进行，活动的次数及范围可扩大。

4. 骨巨细胞瘤患者的出院指导

(1) 保持良好心态及健康生活方式。

(2) 加强营养，遵医嘱服药。

(3) 继续进行功能锻炼，防止肌肉萎缩、关节僵硬和深静脉血栓形成。

(4) 定期复查。

参考文献

[1] 刘培英，魏晶. 24 例骨巨细胞瘤围手术期护理[J]. 中国中医药资讯，2011，3(9)：286-287.

[2] Balk E, Mauric E. Denosumab treatment of gaint cell tumor of bone[J]. Lancet Oncol, 2013, 14(9): 801-802.

第八章　中枢神经系统恶性肿瘤

第四十一节　颅内肿瘤(胶质瘤)

教案摘要

患者,54 岁,平时奔波忙碌于自己的生意,对待工作热情、细心。今年 7、8 月份左右出现头晕,记忆力下降,患者以为是过于劳累未引起重视。1 个月前又出现右侧肢体行走无力,言语不清,伴头痛,近两周症状有所加重,已经无法正常工作,最终在家人的陪同下来院就诊。门诊行 MRI 检查示"左颞占位,胶质母细胞瘤可能性大",为行手术治疗收入院。患者入院时神经系统检查和精神状态正常,右侧上下肢体肌力Ⅳ级,左侧肢体肌力正常。入院第五日在全麻下行"左额颞入路肿瘤切除术",术后康复良好,顺利出院。

通过本教案,学生可以学习胶质母细胞瘤相关知识、病理生理、鉴别诊断以及护理,从而思考该疾病的预防及健康促进策略;通过对胶质母细胞瘤患者全程、动态的健康照护问题的评估和分析,进行连续性照护,从而实现以患者为中心的整体护理。

关键词

胶质母细胞瘤细胞(Glioblastoma tumor cells);以患者为中心(Patient-centered);围手术期护理(Perioperative nursing)

主要学习目标

1. 掌握胶质瘤的临床表现。
2. 掌握胶质瘤的围手术期护理要点。
3. 掌握胶质瘤患者的人文关怀。
4. 掌握胶质瘤患者的出院宣教。
5. 掌握抗癫痫药物的使用。
6. 熟悉胶质瘤的鉴别诊断。

 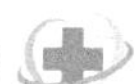

次要学习目标

1. 了解胶质瘤的相关辅助检查。
2. 了解胶质瘤的分型。
3. 了解胶质瘤的治疗方法。
4. 了解胶质瘤的流行病学特点。

第一幕

患者，54岁，平时奔波忙碌于自己的生意，对待工作热情、细心。今年7、8月份左右出现头晕，记忆力下降，患者以为是过于劳累未引起重视，1个月前又出现右侧肢体行走无力，言语不清，伴头痛，近两周症状有所加重，已经无法正常工作，最终在家人的陪同下来院就诊。

在门诊预检台，患者询问护士小姐，自己最近的头疼得厉害，而且有时候头还会晕，记忆力下降，走路没力气，应该去哪个科看病？门诊的责任护士详细询问了患者的病情，并根据患者描述的症状进行了预检分诊。门诊医生详细地询问了患者的病史后为其做了详细的体格检查，然后安排他进行CT、X线、心电图等各项检查。

问题导引

1. 分析本幕给出的有助于疾病诊断的信息。
2. 你从这些信息中能得到哪些诊断？
3. 患者还需要进行哪些检查来帮助你的诊断？

教师注意事项

本幕描述的是胶质瘤患者初次就诊的情形。门诊护士在询问病史时应仔细询问患者患病的经过、生活及工作习惯、伴随症状、既往史等。引导学生学习胶质瘤的临床表现及鉴别诊断。

学习目标

1. 掌握胶质瘤的临床表现。
2. 了解胶质瘤的鉴别诊断。
3. 了解胶质瘤的相关辅助检查。

提示用问题

1. 根据患者的临床表现，你认为对他的诊断是什么？
2. 你认为以上的信息可以确诊了吗？哪些辅助检查可以帮助确诊？

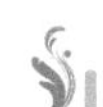

教师参考资料

1. 脑胶质瘤的定义

脑胶质瘤是由于大脑和脊髓胶质细胞癌变所产生的、最常见的原发性颅脑肿瘤。

2. 脑胶质瘤的鉴别诊断

(1) 肾上腺脑白质营养不良：为遗传性疾病，典型影像学表现为累及三角区周围白质的蝴蝶状异常密度及信号，增强扫描可见病变中带强化。

(2) 亚急性硬化性全脑炎：为麻疹病毒介导脑炎，病变对称累及顶叶与枕叶，T1WI 低信号，T2WI 弥漫性高信号，增强扫描无强化。

(3) 多发性硬化：病灶一般多发，但较局限，增强扫描可见开环状强化，临床特点为症状反复发作与进行性加重。

(4) 线粒体脑肌病：反复卒中样发作，但病变常为非血管性分布，磁共振检查显示血管正常或轻度异常，磁共振波谱分析检查显示 Lac 增高，肌肉活检可确诊。

(5) 脑缺血：常为某一动脉分布区异常，临床上为急性发病，磁共振弥散成像及 MRA 可见明显异常。

(6) 脑炎与本病鉴别困难，但脑炎可有前驱病毒感染，临床上有发热及脑脊液异常等。

3. 脑胶质瘤的分类

根据肿瘤细胞的形态学、肿瘤细胞的恶性程度以及肿瘤所处的部位进行分类。

(1) 按肿瘤细胞的形态学划分：星型细胞瘤——星形细胞；少枝细胞瘤——少枝细胞；混合胶质瘤；室管膜瘤——室管膜细胞。

(2) 按肿瘤细胞的恶性程度划分：①低级别胶质瘤(WHO 1～2 级)，为分化良好的胶质瘤；②高级别胶质瘤(WHO 3～4 级)，为低分化胶质瘤。

(3) 按肿瘤所处的位置划分：脑胶质瘤分为幕上胶质瘤和幕下胶质瘤。

4. 脑胶质瘤的临床表现

脑胶质瘤源于脑部神经胶质瘤，是最常见的颅内肿瘤，约占所有颅内肿瘤的 45%。

(1) 头痛。

(2) 呕吐：常在早上发生，或在疼痛剧烈时发生，多呈喷射状，多无恶心感，与饮食无关。

(3) 视觉障碍：因颅内压增高，乳头水肿所致。

(4) 精神症状：记忆力减退，反应迟钝，思维力、理解力、定向力下降。

(5) 抽搐或癫痫样发作，部分患者表现为运动障碍，一侧肢体功能障碍。

(6) 其他表现：头晕、走路不稳、耳鸣、听力下降、面部麻木、语音迟钝或失语，月经失调、肢体麻木、偏瘫及内分泌失调等。

脑胶质瘤早期的症状不明显，因为这个原因，大多数时候未能够引起足够重视，致使确诊的时候已经到达中晚期。另外，由于脑胶质瘤的发病部位是位于脑部，所以，传统的治疗方式(手术、放疗、化疗)效果都不够好，并且风险极大。

5. 脑胶质瘤的诊断与辅助检查

出现临床症状后，就诊时最常做的检查是头颅 CT 与 MRI。

(1) 脑脊液检查：做腰椎穿刺压力大多增高，有的肿瘤(如位于脑表面或脑室内者)脑脊液蛋白量可增高，白细胞数亦可增多，有的可查见瘤细胞。但颅内压显著增高者，腰椎穿刺有促进脑疝的危险，故一般仅在必要时进行，如需与炎症或出血相鉴别时。压力增高明显者，操作应慎重，勿多放脑脊液。术后给予甘露醇滴注，注意观察。

(2) 超声检查：可帮助定侧及观察有无脑积水。对婴儿可通过前囟进行 B 型超声扫描，可显示肿瘤影像及其他病理变化。

 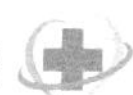

（3）脑电图检查：神经胶质瘤的脑电图改变一方面是局限于肿瘤部位脑电波的改变。另一方面是一般的广泛分布的频率和波幅的改变。这些受肿瘤大小、浸润性、脑水肿程度和颅内压增高等的影响，浅在的肿瘤易出现局限异常，而深部肿瘤则较少局限改变。

（4）放射性同位素扫描：生长较快血运丰富的肿瘤，其血脑屏障通透性高，同位素吸收率高。

（5）放射学检查：包括头颅平片、脑室造影、电子计算机断层扫描等。头颅平片可显示颅内压增高征、肿瘤钙化及松果体钙化移位等。脑室造影可显示脑血管移位及肿瘤血管情况等。这些异常改变，在不同部位不同类型的肿瘤有所不同，可帮助定位，有时甚至可定性。特别是CT扫描的诊断价值最大，静脉注射对比剂强化扫描，定位准确率几乎是100%，定性诊断正确率可达90%以上。它可显示肿瘤的部位、范围、形状、脑组织反应情况及脑室受压移位情况等。但仍需结合临床综合考虑，以便明确诊断。

（6）MRI：对脑瘤的诊断较CT更为准确，影像更为清楚，可发现CT所不能显示的微小肿瘤。

（7）正电子发射断层扫描：可得到与CT相似的图像，并能观察肿瘤的生长代谢情况，鉴别良恶性肿瘤。

第二幕

体格检查见患者双肺呼吸音清，心律齐，未闻及异常心音。神志清，查体合作，双侧瞳孔直径均为3 mm，等大等圆，对光反应灵敏。颈软，胸廓正，双肺呼吸音清，腹平软，肝脾肋下未及，双肾区叩击痛阴性，脊柱正直，肌张力正常，左侧肢体肌力5级，右侧肢体肌力4级，腱反射（+），颈软，克氏征（-），布氏征（-），共济可。门诊行MRI检查示："左颞占位，胶质母细胞瘤可能性大"。医生向患者本人及其家属告知了诊断结果，并建议患者进行手术治疗。

患者听后表现出焦虑及担忧："我怎么会得这个病，平时身体挺好的，这个疾病那么严重，以后会不会真瘫了，能治好吗？会不会影响今后的工作？"责任护士注意到了患者的焦虑，她耐心地疏导患者。患者听后表示很感谢，担忧、焦虑的情绪也好多了。

问题导引

1. 结合第一幕及第二幕，思考脑胶质瘤有哪些流行病学特点。
2. 目前脑胶质瘤有哪些治疗手段？
3. 本幕中患者为何情绪沮丧及懊悔？你如何帮助患者脱离此种情绪？

教师注意事项

在本幕，患者做好常规术前准备，随后行"左额颞入路肿瘤切除术"，因位于语言功能区，术后可能造成语言的缺失。因患者术前已有不全运动性失语，术后失语症状可能会进一步加重，护士应了解患者手术部位，在手术前做好充分的准备。根据术中肿瘤切除的情况及脑组织的损伤情况，患者术后可能出现颅内出血及脑水肿等颅内压增高症状。手术可能造成神经功能的缺失，需要护士有针对性地加强并发症的观察。

学习目标

1. 掌握脑胶质瘤手术患者的心理护理。
2. 了解脑胶质瘤流行病学特点。
3. 了解脑胶质瘤治疗方法。

提示用问题

1. 什么原因引起此类疾病，请试着分析？
2. 患者的治疗方式有哪些？
3. 针对患者现在的问题，作为责任护士，你该如何劝解他？

教师参考资料

1. 脑胶质瘤的流行病学特点

神经胶质瘤在颅内各种肿瘤中最为多见。在神经胶质瘤中以星形细胞瘤最为常见，其次为多形性胶质母细胞瘤，室管膜瘤占第三位。根据北京市宣武医院和天津医学院附属医院的统计，在 2 573 例神经胶质瘤中，分别占 39.1%、25.8%和 18.2%，性别以男性多见。特别在多形性胶质母细胞瘤、髓母细胞瘤，男性明显多于女性。年龄大多见于 20～50 岁，以 30～40 岁为最高峰，10 岁左右儿童亦较多见，为另一个小高峰。

各类型神经胶质瘤各有其好发年龄，如星形细胞瘤多见于壮年，多形性胶质母细胞瘤多见于中年，室管膜瘤多见于儿童及青年，髓母细胞瘤大多发生在儿童。各类型神经胶质瘤的好发部位亦不同，如星形细胞瘤多发生在成人大脑半球，在儿童则多发生在小脑；多形性胶质母细胞瘤几乎均发生于大脑半球；室管膜瘤多见于第四脑室；少枝胶质细胞瘤绝大多数发生于大脑半球，髓母细胞瘤几乎均发生于小脑蚓部。

2. 脑胶质瘤的治疗方法

目前国内外对于胶质瘤的治疗普遍为手术、放疗、化疗、X 刀、γ 刀等。

(1) 手术：手术治疗适用于新诊断恶性胶质瘤和复发恶性胶质瘤。治疗要注意以下 5 个方面：①明确病理诊断；②减少肿瘤体积降低肿瘤细胞数量；③改善症状，缓解高颅压症状；④延长生命并为随后的其他综合治疗创造时机；⑤获得肿瘤细胞动力学资料，为寻找有效治疗提供依据。

(2) 放疗：放疗几乎是各型胶质瘤的常规治疗，但疗效评价不一，除髓母细胞瘤对放疗高度敏感和室管膜瘤中度敏感外，其他类型对放疗均不敏感，有研究认为接受放疗与非放疗者预后相同。此外射线引起的放射性坏死对于脑功能的影响亦不可低估。

(3) 化疗：原则上用于恶性肿瘤，但化疗药物限于血脑屏障及药物的毒副作用，疗效尚不肯定，常用 BCNU、CCNU、VM-26 等，有效率均在 30%以下。

(4) X 刀、γ 刀：均属放疗范畴，因肿瘤的部位、瘤体大小(一般限于 3 厘米以下)及瘤体对射线的敏感程度，治疗范畴局限，目前认为胶质瘤，特别是性质恶性的星形Ⅲ—Ⅳ级或胶质母细胞瘤均不适合采用 γ 刀治疗。但随着对胶质瘤治疗的不断探索，治疗肿瘤直径超过 3 cm 的大的胶质瘤已在临床上取得了很好的结果。

3. 脑胶质瘤患者的心理护理

(1) 加强健康教育。责任护士对患者及家属进行疾病宣教，帮助患者及家属了解疾病

 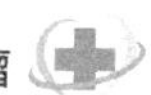

相关知识。

(2) 护士与患者建立良好的护患关系，及时评估心理问题及心理顾虑。通过自己的言语、表情、态度和行为去影响患者，彼此建立信任感，使患者产生安全感，增强疾病康复的信心。

(3) 护士注意促进病友间良好的交往，病友间的相互鼓励与安慰对于消除患者的不良情绪是极其有利的。

(4) 护士应重视家属、亲友的配合，他们的言语、举止和情绪能够直接影响患者，他们良好的情绪能使患者得到安慰和支持。

(5) 注重医护协作，对于采集来的心理问题，护士应及时向医生反映，针对性地对患者进行手术、康复、预后等知识的告知，缓解患者焦虑的情绪。

第三幕

入院后1周内，医生给患者做好了相关的术前检查工作，准备给患者在全麻下行"左额颞入路肿瘤切除术"。

傍晚，手术室的小李护士对患者进行术前访视，患者仍然不断询问有关手术的事情。晚上十点，夜班护士查房时，看到患者在病床上辗转反侧。上前询问："您怎么还不睡啊？明天就要手术了。"患者说："我心里害怕睡不着。"护士给予了耐心的疏导，患者放下了心中的负担，渐渐入睡了。

经过两个多小时的手术，医生、护士共同将患者搬运至病房，手术室小李护士与病房责任护士核对交接做好病情观察、生命体征监测。

问题导引

1. 作为一名病房护士，如何在术前保证患者处于最佳心理状态？
2. 心电监护仪的使用方法。

教师注意事项

本幕主要讲的是围手术期护理的情况，术前引导学生关注患者的心理变化，讨论和分析患者心理变化的原因、从而引出如何针对性地做好术前宣教；术后严密的病情观察和护理是确保患者康复的必要条件，引导学生学习如何做好病情观察，预防术后并发症的发生。

学习目标

1. 掌握患者胶质瘤手术前的护理问题。
2. 掌握心电监护仪的正确使用方法。

提示用问题

1. 患者术前出现了怎样的护理问题，作为护士，你应该如何为她解决问题？
2. 如何为患者进行心电监护？

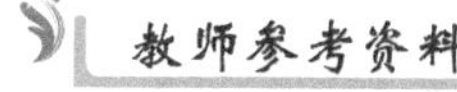

教师参考资料

1. 术前护理

(1) 解释手术的目的、意义、方法和预后，使患者对手术有比较全面的了解。

(2) 说明术前准备的目的、意义。

(3) 说明术前用药的目的、意义和时间。

(4) 向患者家属说明手术的目的、意义和预后，讲述手术中、手术后可能出现的意外情况和并发症，指导家属给患者以鼓励和支持，争取家属协助医护人员，给患者以良好的帮助和护理。

2. 心电监护仪的使用方法

(1) 心电监护仪的临床作用：①及时反映患者的瞬间电生理变化；②持续监测患者的生命体征；③帮助临床准确发现问题、处理问题，保证患者生命安全。

(2) 心电监护仪的监测项目：心搏的节律、频率及体温、脉搏、呼吸、血压、血氧饱和度。

(3) 心电监护仪使用前准备：①评估患者的年龄、病情、意识状态、皮肤情况；②对清醒患者，了解患者的心理状态及合作程度，解释监测目的、注意事项，取得患者的配合；③评估是否有使用监护仪的指征和适应证，以及需监测的项目；④评估周围环境、光照情况及有无电磁波干扰；⑤检查监护仪的性能。

(4) 心电监护仪的操作流程：①核对患者，解释目的；②安置舒适体位；③连接监护仪电源，打开主机开关；④无创血压监测，选择合适的部位，绑血压计袖带；有标志的箭头指向肱动脉搏动处。按测量键(NIBP-start)；根据病情设定测量间隔时间(Time intervel)；⑤心电监测，连接心电导联线暴露胸部，正确定位(必要时放置电极片处用5%乙醇清洁)，粘贴电极片；选择P、QRS、T波显示较清晰的导联；调节振幅；⑥监测 SpO_2，将 SpO_2 传感器安放在患者身体的合适部位。红点照指甲，与绑血压计袖带肢体相反；⑦其他监测，呼吸、体温等；⑧根据患者情况，设定各报警限(ALARM)，打开报警系统；⑨调至主屏。

第 四 幕

术后第1日，患者头晕、头痛的情况较前好转。

术后第3日，患者已经觉得好多了，头晕、伤口的疼痛已明显好转，责任护士告诉他，他可以下床走走了……但是患者问：我的腿还是觉得没有力气，可以下床吗？

术后第5日，医生在查房时详细地检查并询问了患者的情况。患者头晕、头痛的感觉已基本消失，但肌力还没有恢复到正常水平，术后复查的头颅CT情况稳定好转。

术后第6日，患者可进食普食，已下床活动，体温正常。病理：胶质母细胞瘤，伴有少枝胶质细胞瘤成分(WHO Ⅳ级)。患者于术后第14日康复出院，给予口服抗癫痫药预防癫痫，遵医嘱进行放疗，定期复查。

问题导引

1. 抗癫痫药物的用药指导有哪些？
2. 出院前，如何为患者做健康宣教？

教师注意事项

本幕主要引导学生思考如何向患者及家属宣教关于疾病观察、服药、康复、放疗等知识，便于出院后继续语言训练、预防癫痫、防范药物副作用，促进患者康复。

 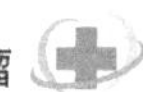

学习目标

1. 掌握胶质瘤手术的术后护理措施。
2. 掌握胶质瘤患者的健康宣教。
3. 掌握抗癫痫药物的使用。

提示用问题

1. 患者术后存在哪些护理问题，护理措施是什么？
2. 出院后应该注意哪些？
3. 如何进行抗癫痫药物的用药指导？

教师参考资料

1. 术后并发症护理

(1) 颅内压增高：①根据医嘱按时给予脱水药及激素静脉输入，降低颅内压；给予糖皮质激素减轻脑水肿。观察患者头痛的程度、持续时间，用药后头痛是否缓解。②严密观察患者意识、瞳孔变化。瞳孔的变化是脑危象出现的重要指标之一，对判断术后出血、血肿具有重要意义。③观察术后患者有无呕吐，颅内压增高时呕吐可为喷射性呕吐。

(2) 语言沟通障碍：①患者术后为混合性失语，护士对患者应更耐心、细心。②患者术后能发音，但不能说出字或词。③运用视觉逻辑法进行训练，采取说、看、听三结合的方法反复多次进行。

(3) 颅内感染：①护士应严格遵循引流管护理常规，监测体温及血常规结果，确认患者有无颅内感染。②引流管护理：a. 观察引流管是否流畅，引流液的颜色、性质、量；b. 注意保护引流管，避免牵拉、滑脱、扭曲、受压；c. 不可随意调节引流袋的高度和位置；d. 患者头枕无菌治疗巾，并定时更换；e. 要搬动患者时，通知医生夹闭引流管，待患者妥善安置后再由医生固定并开放引流；f. 谵妄、躁动等欠合作患者，给予有效约束，防止管路脱出，并告知家属，取得理解；g. 引流管夹闭期间应注意观察患者有无头痛、呕吐等颅内压增高症状，一般情况下 24 h 内患者未出现异常表现，CT 检查无异常即可拔管。

(4) 癫痫：①根据医嘱准时、准量地给予抗癫痫药物，以控制癫痫的发作。②癫痫大发作抢救：a. 立即让患者就地躺下，松开患者的衣领和裤带，头偏向一侧，及时清除呼吸道分泌物，防止因误吸引起窒息；b. 口腔内置牙垫或压舌板，以防咬破舌头；c. 发作时不可用手按压抽动的肢体，以免造成骨折或脱臼。

癫痫发作时，遵医嘱即刻肌注或静注苯巴比妥钠 0.1 mg 或地西泮 10 mg，必要时遵医嘱交替使用多种药物控制癫痫。

2. 抗癫痫药物用药指导

(1) 遵医嘱口服丙戊酸钠(德巴金)500 mg bid，服用 3 个月，复查时调整剂量。

(2) 叮嘱患者及家属按时服用抗癫痫药，不能私自停服、换药、减量，以有效预防癫痫。如有漏服，两次剂量不能同时服用，应按剂量顺延。

(3) 服用抗癫痫药期间每月查血药浓度、肝肾功能。

3. 出院健康宣教

(1) 饮食：补充营养，多食高蛋白、低脂肪、粗纤维、高维生素食物。

(2) 伤口：7～14 天拆线，不能用力擦切口处的皮肤。

(3) 用药：按照医嘱服用药物，注意药物的剂量、时间、用法、注意事项。

(4) 锻炼：术后坚持功能锻炼，促进疾病康复，防止疾病复发。

参考文献

[1] 杨育，徐燕，石卫琳. 室管膜胶质瘤术后放射治疗并发枕骨骨肉瘤患者的围手术期护理[J]. 中华护理杂志，2012，47(10)：943-944.

[2] 邹东奇，钟鸣谷，何杏勤. 颅内占位切除术联合卡莫司汀缓释植入剂治疗复发性脑胶质瘤的护理[J]. 中华护理杂志，2012，47(7)：664-665.

第四十二节　脑　膜　瘤

教案摘要

何女士，女，56 岁，约 1 周前无明显诱因下突发四肢抽搐 1 次，持续约 5 min，伴有意识丧失，既往无类似病史。遂来院就诊，头颅 MRI 检查示：左侧蝶骨嵴外侧小脑膜瘤，脑水肿明显。拟诊为“颅内占位，左蝶骨嵴外侧脑膜瘤可能”，收入院治疗，给予丙戊酸钠控制癫痫后病情稳定。最终在全麻下行颅内占位切除术，术后在医护人员的精心照护及康复指导下，何女士如期康复，顺利出院。通过本教案，学生可以学习脑膜瘤病理生理、诊断治疗、护理以及健康促进，从而思考该疾病的预防及健康促进策略；通过对脑膜瘤患者全程、动态的健康照护问题的评估和分析，进行连续性照护，从而实现以患者为中心的整体护理。

关键词

脑膜瘤(Meningiomas)；以患者为中心(Patient-centered)；围手术期护理(Perioperative nursing)；康复锻炼(Rehabilitation exercise)；健康促进(Health promotion)

主要学习目标

1. 掌握脑膜瘤的概述。
2. 掌握脑膜瘤的临床表现。
3. 掌握脑膜瘤手术治疗后并发症的护理。
4. 掌握脑膜瘤的健康指导。

次要教学目标

1. 了解脑膜瘤的病因。
2. 了解脑膜瘤的病理。

3. 了解脑膜瘤的辅助检查。
4. 了解脑膜瘤的治疗方法。

第 一 幕

56岁的何女士退休在家，最近几年一直有慢性头痛，眼睛偶尔会黑蒙，于1周前突发四肢抽搐1次，持续约5 min，伴有意识丧失，本来何女士觉得没什么，但是女儿担心，于是在女儿的陪同下到院就诊。

门诊护士小张详细询问了何女士的病情，并根据何女士的症状进行预检分诊，将其安排神经外科进行就诊。

门诊医生详细地询问了何女士的病史后为其做了详细的体格检查，然后安排她去做头颅CT、MRI检查。

问题导引

1. 请分析本幕给出的有助于疾病诊断的信息？
2. 你从这些信息中能得到哪些诊断？
3. 确定诊断，你还需要哪些信息？
4. 患者还需要进行哪些检查来帮助你的诊断？

教师注意事项

本幕描述的是脑膜瘤患者初次就诊的情形。门诊的护士应学会对疾病进行预检分诊。慢性头痛、晕厥、四肢抽搐、遗忘的疾病有很多，如脑卒中、脑膜瘤、癫痫等。因此，在询问病史时应仔细询问患者患病的经过、生活及工作习惯、伴随症状、既往史等。本例中的患者有慢性头痛、黑蒙等颅内压增高的症状，引导学生学习脑膜瘤的临床表现及鉴别诊断。

学习目标

1. 掌握脑膜瘤的概述。
2. 了解脑膜瘤的诊断方法。

提示用问题

1. 结合症状，采取什么方法进行初步诊断？
2. 还需采取什么方法进行确诊？

教师参考事项

1. 脑膜瘤的概述

脑膜瘤是起源于脑膜及脑膜间隙的衍生物，发病率占颅内肿瘤的19.2%，居第2位，女性与男性之比为2∶1，发病高峰年龄在45岁，儿童少见。颅内蛛网膜颗粒与蛛网膜绒毛之处是脑膜瘤的好发部位.

2. 脑膜瘤的诊断方法

(1) 磁共振成像(MRI)：是诊断脑膜瘤的重要依据，可提示肿瘤附着于脑膜并且沿着脑膜生长等情况，以及判断肿瘤是否将重要血管和神经包裹等情况。

（2）计算机断层扫描（CT）：CT 检查能够显示肿瘤是否存在钙化、有无颅骨增生或破坏，对 MRI 是一个良好的补充，有助于制定手术计划。

（3）活检：脑膜瘤通常主张尽可能全切除，如果患者全身情况差，不能耐受全麻手术，必要时还可进行肿瘤活检以明确肿瘤的病理分型。

（4）数字减影血管造影（DSA）：可显示肿瘤的血液供应状况。

（5）核医学检查：与生长抑素受体 2 结合的新型 PET 示踪剂可能在评估脑膜瘤和制定治疗计划方面发挥重要作用，例如，镓- 68 标记的生长抑素受体类似物（68-Ga-DOTATE）可以用来监测脑膜瘤复发和辅助诊断；与 MRI 相比，使用 18 -氟乙基酪氨酸（18-FET）PET 有助于颅底脑膜瘤的可视化；利用色氨酸代谢的 AMT-PET 有助于脑膜瘤分级。

3. 脑膜瘤的临床表现

（1）颅内压增高引起的症状：①头痛：任何部位的脑膜瘤都可引起头痛，这是由于肿瘤增大压迫或侵蚀周围脑组织或引起颅内压增高导致。②恶心、呕吐等颅内压升高的表现：随着肿瘤体积增大，最终会导致颅内压升高。③复视或瞳孔大小不等：颅内压增高压迫第三对脑神经动眼神经、第六对脑神经滑车神经，致其麻痹，影响眼球运动及瞳孔调节。

（2）局灶性神经功能缺损：①中枢神经受损：抽搐和进行性偏瘫。②脑神经功能障碍：表现为复视、面部麻木、饮水或进食呛咳、吞咽困难。③脑功能障碍：表现为头晕、记忆力减退、神态呆钝、反应迟缓、步态不稳、手足震颤等。④癫痫：运动皮层等功能区的脑膜瘤可刺激周围神经细胞导致全身性和部分性癫痫发作。⑤人格改变和意识水平的改变：可由脑膜瘤，尤其是前部（额部）或室旁脑膜瘤导致。⑥渐进性的腿部痉挛性无力和尿失禁：由肿瘤压迫额顶运动皮层引起。⑦运动、感觉异常及失语症：由运动区、感觉皮层区或语言功能区的脑膜瘤引起。⑧背痛：椎管内脑膜瘤可表现为逐渐加重的背痛。⑨听力下降、记忆力丧失、嗅觉丧失：肿瘤生长压迫听神经、嗅神经导致。

第 二 幕

通过体格检查，医生发现何女士神志清楚，精神尚可，双瞳孔等大等圆，直径 3 mm，对光反射灵敏，耳鼻无溢液，口角无歪斜，伸舌居中。颈软，气管居中，双侧甲状腺未及肿大，胸廓对称，呼吸运动正常，心肺听诊未见明显异常。腹平软，全腹无压痛及反跳痛，肝脾肋下未触及。脊柱四肢无畸形，双侧肢体肌力、肌张力均正常，头颅 MRI 示：左侧蝶骨嵴外侧小脑膜瘤，脑水肿明显，初步诊断为颅内占位：左侧蝶骨嵴外侧脑膜瘤。医生向何女士本人及其家属告知了诊断结果，并建议手术治疗。

何女士听后表现出前所未有的担忧："我怎么会得这个病，我的母亲以前就是脑膜瘤疾病去世的，现在又轮到我，我真的好害怕。我能治好吗？"小张护士注意到了何女士担忧的心情，她耐心地进行了疏导，讲解疾病知识及手术治疗的目的、方法。何女士听后表示理解很多，担忧的情绪也得到缓解。

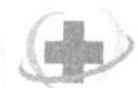

问题导引

1. 思考脑膜瘤的病因有哪些？
2. 脑膜瘤的病理分型有哪些？
3. 目前脑膜瘤有哪些治疗手段？
4. 本幕中何女士为何如此担忧？你如何帮助何女士缓解情绪？

教师注意事项

本幕描述患者经过体格检查以及CT、MRI等影像学辅助检查的方法，确诊为脑膜瘤，医生结合病情考虑采取手术治疗。护士应掌握脑膜瘤的分型、治疗方法、术前护理措施，以及术前心理护理。

学习目标

1. 了解脑膜瘤的病因。
2. 了解脑膜瘤的病理分型。
3. 了解脑膜瘤的治疗方法。
4. 掌握脑膜瘤患者术前的护理措施及心理护理。

提示用问题

1. 何女士为什么会患有脑膜瘤？其病因有哪些？
2. 脑膜瘤的病理分型有哪些？
3. 对于脑膜瘤的患者可采取哪些治疗方法？
4. 脑膜瘤手术治疗的术前护理有哪些？
5. 何女士存在什么心理问题，我们该如何进行护理？

教师参考资料

1. 脑膜瘤的病因

(1) 电离辐射：电离辐射会增加患脑膜瘤的风险，如核辐射会大大增加患脑膜瘤的风险，头部放射治疗及放射检查也可能增加脑膜瘤的风险。

(2) 雌激素：脑膜瘤的发病可能与雌激素的作用有关。脑膜瘤在女性的发病率更高，也提示脑膜瘤的发生可能与雌激素有关。

(3) 脑膜瘤家族史：脑膜瘤患者的一级亲属患脑膜瘤的风险是正常人的两倍。

(4) 神经系统的遗传性疾病：Ⅱ型神经纤维瘤病会增加脑膜瘤及其他脑肿瘤的发病风险。

(5) 乳腺癌病史：乳腺癌可增加脑膜瘤的发病风险，推测两者可能存在共同的危险因素(内源性和外源性激素)及共同的遗传倾向(包括DNA修复多态性的变异)。

(6) 头部创伤病史：脑外伤一直被认为是脑膜瘤的一个危险因素，头部创伤后，颅内细胞在修复损伤的过程中会增加突变的风险，从而导致脑膜瘤。

2. 脑膜瘤的病理分型

脑膜瘤可分为内皮型、成纤维型、血管型、砂粒型、混合型或移行型、恶性脑膜瘤、脑膜肉瘤，以血管型脑膜瘤最常发生恶变，多次复发者亦应考虑恶变可能。

3. 脑膜瘤的治疗方法

(1) 药物治疗：患者有头痛、失眠等症状，可以给予止痛、安眠等药物治疗。

（2）手术治疗：外科手术是脑膜瘤的标准治疗方案，绝大多数脑膜瘤患者仅靠手术切除即可治愈。检查提示脑膜瘤周围有水肿、肿瘤占位导致的头痛、神经压迫症状明显、患者甚至表现出智力下降时，医生会建议手术切除肿瘤，以消除或减轻症状。手术目的主要是完全切除脑膜瘤，包括受肿瘤侵犯的硬脑膜和颅骨。肿瘤切除得越彻底，复发的概率就越低，治愈的机会也就越大。手术与否需要详细评估患者的症状严重程度、病情发展速度、脑膜瘤的位置、手术切除肿瘤的可能性及术后可获得的益处等，最终治疗决策须由医生和患者及家属沟通后决定。

（3）激素治疗：黄体酮拮抗剂米非司酮是一种有效的抗妊娠药物，可通过复杂的机制抑制肿瘤活性，用于脑膜瘤的姑息治疗。

（4）抗新生血管疗法：一些脑膜瘤有显著的血管新生现象，许多研究表明，干扰素(Interferon，IFN)有抵抗脑膜瘤细胞增殖的作用，IFN 的抗肿瘤作用主要是通过抑制新生血管形成来发挥作用。IFN-α 对复发性、不可手术的脑膜瘤的进展和代谢有积极作用，可使患者病情趋于稳定。

4. 脑膜瘤手术治疗术前护理

（1）病情观察：密切观察有无生命体征、意识状态改变，有无颅内压增高及神经功能障碍等症状。注意有无脑疝的前驱症状和癫痫发作。

（2）体位护理：抬高床头 15°～30°，以利颅内静脉回流，降低颅内压。

（3）营养护理：给予营养丰富、易消化食物，对于不能进食或有呛咳者，应鼻饲流质，必要时输液补充营养。

（4）安全护理：肢体无力或偏瘫者拉起床栏，防止跌倒或坠床；在活动时应有专人陪同，若要行走时要搀扶固定物体；病区内布局合理，物品摆放整齐，无障碍物；保持病房地面干燥、无水迹，防止滑倒。

（5）健康教育：术前向患者及其家属进行术前宣教，告知手术当日的配合准备及术后体位、饮食、观察、休息等护理内容，帮助患者及家属了解疾病相关知识。

（6）心理护理：护士应及时评估其心理问题及心理顾虑，可通过言语、表情、态度和行为去鼓励患者，彼此建立信任感，使患者产生安全感。鼓励家属、亲友配合，他们良好的情绪能使患者得到安慰和支持，增强患者战胜疾病的信心。

第 三 幕

经过 6 个多小时的手术，何女士被送入监护病房，护士给予患者心电血压监护、吸氧。术后第 1 日，何女士神志清，双侧瞳孔等大等圆，直径 3 mm，对光反应(++)，四肢肌力 3 级，肌张力正常，头部有脑室引流管一根，引出血性液体，头部敷料干燥，生命体征平稳。夜间 1 点，患者突发四肢抽搐，神志模糊，双侧瞳孔等大等圆，直径 3 mm，对光反应灵敏，四肢肌张力高，BP 190/97 mmHg，P 150 次/分，R 30 次/分。护士小李立即给予患者平卧，头偏向一侧，调节吸氧流量至 8 L/min，汇报医生，遵医嘱给予鲁米那一支肌注，生理盐水 250 mL+丙戊酸钠 800 mg 慢滴维持，2 min 后患者症状缓解，意识恢复清醒，肢体活动正常，心率波动在110～120次/分，血压降至138～150/88～95 mmHg之间。

何女士得知自己刚发生抽搐很是害怕，护士小李进行解释，安慰患者已经没事了，现在最重要的就是静养，会慢慢恢复的。在小李悉心解释后，患者安心入睡。

问题导引

1. 脑膜瘤术后病情观察有哪些？
2. 脑膜瘤术后并发症有哪些？何女士发生了什么并发症？
3. 针对该并发症，护士应该怎么护理？
4. 患者此时存在什么心理问题？护士该如何进行干预？

教师注意事项

本幕主要描述患者术后病情进展，通过本幕提供的信息，引导学生学习脑膜瘤术后护理，以及并发症的观察和护理。同时需注意病情变化引起的患者心理问题，护士需及时发现问题并做好护理干预。

学习目标

1. 掌握脑膜瘤手术治疗后的术后护理。
2. 掌握脑膜瘤手术治疗后并发症的护理。

提示用问题

1. 何女士术后存在哪些护理问题？护理措施是什么？
2. 何女士发生了什么并发症？该如何护理？

教师参考资料

1. 脑膜瘤术后护理

(1) 病情观察：密切观察患者的意识、瞳孔、生命体征（体温、血压、脉搏、心率、脉氧）、疼痛及呼吸的变化。如有异常应立即报告医生处理。观察患者伤口情况，如有渗血渗液应及时通知医生。

(2) 体位护理：患者术后取健侧卧位，防止压迫伤口及引流管。清醒后若生命体征平稳，则抬高床头15°～30°，以利于脑脊液引流，减轻脑水肿。

(3) 气道护理：术后患者卧床，遵医嘱予以雾化吸入，指导患者有效咳嗽排痰，若不能自行咳出，必要时给予吸痰，吸痰前对患者进行叩背，促进痰液松动，有利于吸引。

(4) 脑室引流管护理：引流管开口应高于侧脑室平面10～15 cm，以维持正常颅内压力。术后早期应抬高引流袋，缓慢引流，每日引流量以不超过500 mL为宜，使颅内压平稳降低。观察引流液情况，术后1～2天为血性后逐渐转清。保持穿刺部位敷料干燥，穿刺点敷料和引流袋每日更换，如有污染随时更换。保持引流管通畅，防止引流管受压、扭曲、折叠或阻塞。持续引流时间通常不超过1周，结合病情及时拔管。

(5) 饮食护理：术后第2日可给予流食，之后逐渐过渡到半流食、普食。

(6) 心理护理：向患者解释病情变化的原因及对应治疗方法，列举既往成功案例，增加信心，消除患者恐惧焦虑情绪。

2. 脑膜瘤术后并发症的护理

(1) 颅内出血：密切观察生命体征、意识、肌力的变化情况。如患者出现瞳孔异常、头痛、呕吐等情况应警惕其颅内压升高。一旦发现患者出现异常情况，应及时联系医生进行处理。日常做好引流管的护理工作，确保引流管通畅，当出现引流液呈现鲜红色且量较多时，应及时应用止血药。如引流液量少于正常水平，且患者头痛、意识状态趋于恶化，伴有瞳孔散大等情况，提示其存在颅内出血，应及时应用脱水剂，以消除血肿。

(2) 癫痫：早期继发癫痫在开颅手术后 1 周内出现，是颅内肿瘤术后的严重并发症之一。继发癫痫发作会引起患者高热、昏迷、脑水肿甚至再出血等，使患者病情恶化甚至威胁生命。癫痫发作时，护士应立即轻扶患者四肢，保护患者安全，条件允许时将患者头偏向一侧，用压舌板垫在患者上下臼齿之间，以防出现舌咬伤。同时增大吸氧浓度，遵医嘱静脉给药，发作时切记不可口服给药以免误吸。随时观察患者意识情况及生命体征，及时记录。常用的抗癫痫药物为苯巴比妥钠、丙戊酸钠、咪达唑仑、地西泮等，均有镇静作用，使用时会造成患者呼吸抑制，因此使用时要密切观察患者的呼吸情况，静脉推注时切不可过快，要在医生监护下推注，以免造成患者呼吸停止，威胁患者生命。患者癫痫发作后会出现大汗、昏睡等现象，这是由于癫痫消耗大量能量所致。护士要准确记录 24 h 出入量，及时更换病号服，加强对患者的饮食护理，为患者提供高蛋白、高热量、高纤维素饮食。同时为患者提供良好的休息环境，避免光刺激，降低癫痫再次发生的可能。多数患者会因反复多次癫痫出现心理负担，产生自卑心理，在发作间歇期，要重视患者心理情况，及时与患者交流，鼓励患者，减少紧张情绪。

(3) 脑水肿：患者在手术过程中由于脑组织长时间受到牵拉，加之术后高热等情况，导致脑组织代谢增加，极易导致脑水肿的发生。通常情况下脑水肿主要发生在术后 3 天左右，以呕吐、头痛等为主要临床表现。一旦发现以上症状，应立即联系医生，给予其脱水药物和激素进行治疗。对于情况较为严重的患者，可行脑脊液引流，以降低颅内压，减轻脑水肿程度，保护脑组织。在术后输液过程中应严格控制输液的剂量和速度，避免加重脑水肿。还应定时对患者的身体状况进行评估，一旦发现其存在电解质紊乱等情况，应立即通知医生，进行处理。

(4) 电解质紊乱：脑膜瘤患者由于在术后一定时间内无法正常进食，且需长时间应用脱水剂等药物，导致其多存在酸碱平衡失调、水电解质紊乱等情况。故而在术后应及时对患者进行血气分析和电解质检查，确定患者是否存在酸碱平衡失调、水电解质紊乱的情况。对于无异常情况的患者可在术后 3 天开始给予流质食物，用于加强营养。同时帮助患者制订饮食计划，合理调整膳食结构。

第 四 幕

术后 2 周，何女士恢复良好，医生给予出院。小李护士也为她感到高兴："何女士，恭喜你呀，可以出院了！"但何女士心中仍有疑惑，询问道："这个病还会复发吗？我回去可以正常生活吗？什么时候复诊？"针对何女士的疑问，小李认真进行了回答。

 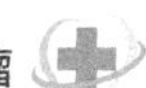

问题导引

1. 面对何女士提出的疑问，你如何进行出院指导？
2. 何女士出院后何时进行复诊？

教师注意事项

本幕描述了患者出院时的场景，指导学生学习为患者提供专业的出院指导，使患者早日恢复正常生活。

学习目标

掌握脑膜瘤术后出院指导。

提示用问题

1. 何女士出院后需要注意哪些问题？
2. 何女士什么时候进行复诊？

教师参考资料

1. 脑膜瘤健康指导

(1) 饮食：进食高热量、高蛋白、富含维生素和纤维素、低脂肪、低胆固醇饮食，少食动物脂肪和腌制品。忌浓茶、咖啡、烟酒等刺激性食物。遵医嘱按时按量服药，不可擅自停药、改药及增减药量，以免加重病情。

(2) 伤口：拆线后，伤口愈合后 2～3 周可以洗头，但动作应轻柔。

(3) 康复：适当休息 1～3 个月后，可恢复一般体力劳动。坚持体能锻炼，劳逸结合，行动不便时需要有人陪伴，防止跌倒。

(4) 预防癫痫：遵医嘱按时、定量口服抗癫痫药物，不可突然停药、改药、增减药量，以免病情加重。不宜单独外出、登高、游泳、驾车，随身携带疾病卡。

2. 脑膜瘤术后复诊指导

3～6 个月后门诊随访。如有头痛、恶心、呕吐、不明原因持续发热，肢体乏力，伤口渗血、渗液、发红及时就诊。

参考文献

[1] 魏乐，王彩虹. 巨大矢状窦旁脑膜瘤显微外科手术治疗的围术期护理[J]. 全科护理，2014，12(13)：1214-1215.

[2] 邱雷斌. 窦旁脑膜瘤术后复发的分析[J]. 现代临床学，2014，40(5)：354-355.

[3] 雷振海，党连铎，肖三潮，等. 窦镰旁脑膜瘤 37 例显微手术治疗体会[J]. 陕西医学杂志，2014，42(6)：673-674.

第四十三节 髓母细胞瘤

教案摘要

小夏，男性，9 岁，近 2 周常常感到头痛，父母以为是感冒引起的，便自行给他吃了感冒药，还是不见好转，小夏不仅头痛更加严重，还经常呕吐，最终小夏父母带他到医院检查，磁共振成像(MRI)检查示：四脑室髓母细胞瘤。入院后小夏接受髓母细胞瘤全切除术，手术顺利，术后恢复好。手术后 20 天接受放射治疗。髓母细胞瘤是中枢神经系统恶性程度最高的神经上皮肿瘤之一，大多数见于儿童，发病高峰在 10 岁之前。通过本教案，学生可以学习髓母细胞瘤的临床表现、常见诊疗手段、治疗方法与护理、康复护理等，实现以患者为中心的整体护理。

关键词

髓母细胞瘤(Medulloblastoma)；头痛(Headache)；放疗(Radiation oncology)

主要学习目标

1. 掌握髓母细胞瘤的概述。
2. 掌握髓母细胞瘤的临床表现。
3. 掌握髓母细胞瘤围手术期护理。
4. 掌握髓母细胞瘤手术治疗后并发症的护理。
5. 掌握髓母细胞瘤的健康指导。

次要教学目标

1. 了解髓母细胞瘤的病因。
2. 了解髓母细胞瘤的病理。
3. 了解髓母细胞瘤的辅助检查。
4. 了解髓母细胞瘤的治疗方法。

第一幕

小夏，9 岁，近 2 周时常感到头痛，父母以为感冒便自行给他服用感冒药物，但不见好转，小夏不仅头痛加重，还经常伴呕吐，最终小夏父母带他到医院检查。

颅脑磁共振成像检查结果提示：四脑室髓母细胞瘤。小夏父母听后十分害怕，母亲更是泣不成声，护士小李进行安慰。

问题导引

1. 小夏时常头痛，可能存在哪些病因？
2. 针对可能的病因需要完成哪些辅助检查进行初步诊断？
3. 结合辅助检查，小夏的头痛是否与检查结果相符？
4. 针对小夏父母的担忧，护士该如何进行安慰？

教师注意事项

本幕描述了患者发病后的就诊情形，引导学生结合患者病情及临床表现正确收集病史、进行疾病鉴别诊断，学习髓母细胞瘤的临床表现和诊断方法。针对患者家属得知结果后的担忧，引导学生掌握肿瘤患者及家属心理护理措施。

学习目标

1. 掌握髓母细胞瘤的概述。
2. 掌握髓母细胞瘤的临床表现。
3. 了解髓母细胞瘤的病因。
4. 了解髓母细胞瘤的病理。
5. 了解髓母细胞瘤的辅助检查。

提示用问题

1. 小夏经常头痛，考虑有哪些病因？
2. 我们可以采取什么方法进行初步诊断？
3. 我们该如何缓解小夏父母得知诊断后的担忧？

教师参考资料

1. 髓母细胞瘤的概述

髓母细胞瘤(Medulloblastoma)是一种儿童后颅窝恶性胶质瘤，主要发生于14岁以下的儿童。恶性表现在3个方面：①生长极其迅速；②手术不易全部切除；③肿瘤细胞有沿脑脊液产生播散性种植的倾向。

2. 髓母细胞瘤的临床表现

(1) 颅内压增高症状：由于肿瘤易阻塞第四脑室产生脑积水及颅内压增高，出现头痛、呕吐、视乳头水肿等症状和体征。在幼儿可致头颅增大，扣之有破罐声。晚期可出现强直性发作及枕大孔疝，呕吐的发生率最高。引起呕吐的原因除颅内压增高外，还可由肿瘤直接刺激第四脑室底的迷走神经核而产生。头痛部位多为枕部和额部，由颅内压增高引起。

(2) 小脑症状及脑神经症状：肿瘤破坏小脑蚓部，表现为身体平衡障碍，走路及站立不稳；肿瘤位于下蚓部时多向后倾倒；肿瘤发生在小脑蚓部，有肢体共济运动障碍；肿瘤位于小脑半球者可出现持物不稳、构音不良或眼球震颤；位于脑干有后组脑神经症状及长传导束征，如复视、视力减退、外展神经麻痹、面瘫等。

3. 髓母细胞瘤的病因

髓母细胞瘤起源于小脑颗粒神经元的祖细胞。当祖细胞因为某种原因发生基因突变，不受控制地增殖时，会进展成髓母细胞瘤。

4. 髓母细胞瘤的病理

髓母细胞瘤切面呈紫红或灰红色，镜检显示细胞极为丰富，体积小，胞膜不清。瘤细胞圆形、椭圆形、长椭圆形和胡萝卜形，排列密集。细胞质极少，胞核圆形或卵圆，大小不等，染色深，分裂相多。

5. 髓母细胞瘤的辅助检查

(1) 脑脊液检查：压力增高，蛋白量及白细胞数增多，易查见肿瘤细胞。

(2) 头颅 X 线检查：儿童骨缝分离、头颅增大、骨质变薄等。

(3) 脑血管造影检查：邻近肿瘤动脉不规则，显示有微细的肿瘤血管，亦可见静脉早期充盈。

(3) 脑室造影检查：可见导水管和第四脑室的充盈，对术前评估肿瘤的大小和部位有重要的价值。

(4) CT 扫描：CT 平扫肿瘤呈均匀一致的高或等密度病灶，边界较清楚。

(5) MRI 检查：是诊断颅内肿瘤的首选方法，髓母细胞瘤的实质部分表现为长 T1 和长 T2，正中矢状扫描图对诊断尤为重要，髓母细胞瘤一般信号强度均匀，发生坏死或囊变时，内部可见到比肿瘤更长 T1、更长 T2 的病灶区。

6. 颅内肿瘤患者家属心理指导

护士主动与家属进行交流，讲解疾病相关知识，减轻家属对肿瘤的惧怕心理。同时多讲解成功案例，增加对疾病治疗的信心，减轻家属焦虑、抑郁紧张等情绪，对家属提出的问题耐心给予解答。

第 二 幕

在父母陪同下小夏入院完成各项检查，并积极接受脱水、营养神经、激素等治疗，小夏头痛症状逐渐减轻。入院第 3 天医嘱拟次日行四脑室髓母细胞瘤切除术，小夏得知自己需要手术害怕得大哭起来，母亲急忙劝解。父亲担心手术后患儿的预后及生活质量，坐立不安。护士小李来到床前耐心地安慰小夏，稳定孩子情绪，并向父母认真解释手术目的、过程及预后效果，在护士细心讲解下，小夏父母也放宽了心。护士小李完成备皮，讲解了术前患儿准备事项，小夏父母对护士的耐心十分感动。

问题导引

1. 髓母细胞瘤的治疗方法有哪些？
2. 手术治疗的术前护理有哪些？
3. 如何做好患者和家属的心理护理？

教师注意事项

本幕描述患者首次入院后接受治疗的情景，结合病情手术治疗是髓母细胞瘤最直接、有效的治疗方法。护士应掌握髓母细胞瘤的治疗方法、采取手术治疗术前护理内容。同时由于患者年龄小，得知手术感到害怕，而病情严重使父母担心手术后患者的预后及生活质量，情绪十分焦虑。因此稳定患者情绪，消除家属顾虑，使患者与家属积极主动配合治疗与护理也是本幕的学习重点。

学习目标

1. 了解髓母细胞瘤的治疗方法。
2. 掌握髓母细胞瘤手术治疗的术前护理。

提示用问题

1. 结合患者疾病，最有效的治疗方法是什么？
2. 患者及家属可能存在哪些心理问题，护士该如何进行干预？
3. 髓母细胞瘤术前护理有哪些？

教师参考资料

1. 髓母细胞瘤的治疗方法

（1）手术治疗：是最直接、有效的治疗方法。若肿瘤不能完全切除，可行内减压术、外减压术等，以降低颅内压，延长生命。

（2）非手术治疗：①降低颅内压：缓解头痛，为手术治疗争取时间。常用治疗方法有脱水、激素治疗、脑脊液外引流等。②放射治疗：手术后1～2周内开始，对全中枢神经系统进行放疗，并局部增加放疗剂量。③化学治疗：采用亚硝基脲类药物与丙卡巴肼联用化疗。

2. 髓母细胞瘤手术治疗术前护理

（1）病情观察：密切观察有无生命体征、意识状态改变、有无颅内压增高及神经功能障碍等症状。注意有无脑疝的前驱症状和癫痫发作。

（2）体位护理：抬高床头15°～30°，以利颅内静脉回流，降低颅内压。

（3）营养护理：给予营养丰富、易消化食物，对于不能进食或有呛咳者，应鼻饲流质，必要时输液补充营养。

（4）安全护理：肢体无力或偏瘫者拉起床栏，防止跌倒或坠床；在活动时应有专人陪同，若要行走时要搀扶固定物体；病区内布局合理，物品摆放整齐，无障碍物；保持病房地面干燥、无水迹，防止滑倒。

（5）心理护理：护士向患者及家属讲解手术治疗目的、过程、预后等，以取得患者及家属的信任与配合。鼓励家属与护士多沟通，互相交流，提出对疾病的疑问，护士给予了耐心解答，稳定了患者及家属情绪。

第 三 幕

小夏术后放置脑室引流管、深静脉导管、导尿管，护士给予心电监护，氧气吸入。术后第2日，患者神志清，格拉斯哥昏迷评分(GCS)为13分，双侧瞳孔等大等圆，直径2.5 mm，对光反射灵敏，四肢肌力3级。生命体征：T 39℃，P 111次/分，R 25次/分，BP 108/62 mmHg，SPO_2 98%，护士根据医嘱给予亚低温治疗仪进行降温。小夏因高热感到恐惧，不停询问护士自己病情，什么时候康复，护士安慰小夏，列举以往成功出院的同龄人案例，使小夏更加坚强勇敢，配合治疗。

问题导引

1. 髓母细胞瘤术后护理措施有哪些？
2. 髓母细胞瘤术后并发症包括哪些？小夏发生了什么并发症？
3. 针对该并发症，护士应该怎么护理？
4. 患者此时存在什么心理问题？护士该如何干预？

教师注意事项

本幕主要描述患者术后病情进展，通过本幕提供的信息，引导学生学习髓母细胞瘤术后护理，以及并发症的观察和护理。同时需注意病情变化引起的患者心理问题，护士需及时发现问题并做好护理干预。

学习目标

1. 掌握髓母细胞瘤手术治疗后的术后护理。
2. 掌握髓母细胞瘤手术治疗后并发症的护理。

提示用问题

1. 髓母细胞瘤术后护士应该如何护理？
2. 根据患者生命体征，请判断该患者发生了什么术后并发症？
3. 针对该并发症，护士应该如何进行护理呢？

教师参考资料

1. 髓母细胞瘤术后护理

(1) 病情观察：严密观察患者生命体征的变化，观察意识、瞳孔、肢体活动情况及有无头痛、呕吐等颅内压增高的症状。如有异常应立即报告医生进行处理。

(2) 体位护理：患者术后取健侧卧位，防止压迫伤口及引流管。清醒后若生命体征平稳，则抬高床头 15°～30°，以利于脑脊液引流，减轻脑水肿。

(3) 气道护理：术后患者卧床，遵医嘱予以雾化吸入，指导患者有效咳嗽排痰，若不能自行咳出，必要时给予吸痰，吸痰前对患者进行叩背，促进痰液松动，有利于吸引。

(4) 脑室引流管护理：引流管开口应高于侧脑室平面 10～15 cm，以维持正常颅内压力。术后早期应抬高引流袋，缓慢引流，每日引流量以不超过 500 mL 为宜，使颅内压平稳降低。观察引流液情况，术后 1～2 天为血性后逐渐转清。保持穿刺部位敷料干燥，穿刺点敷料和引流袋每日更换，如有污染随时更换。保持引流管通畅，防止引流管受压、扭曲、折叠或阻塞。持续引流时间通常不超过 1 周，结合病情及时拔管。

(5) 饮食护理：术后第 2 天可给予流食，之后逐渐过渡到半流食、普食。

(6) 心理护理：向患者解释病情变化的原因及对应治疗方法，列举既往成功案例，消除患者恐惧焦虑情绪，增强信心。

2. 髓母细胞瘤术后并发症的护理

(1) 颅内出血：髓母细胞瘤中四脑室及小脑蚓部肿瘤手术后出血，易造成急性梗阻性脑积水或直接压迫延髓呼吸中枢，导致呼吸停止，是颅脑手术后最危险的并发症，多发生于术后 24～48 h。患者表现为意识清醒后逐渐嗜睡、反应迟钝甚至昏迷。术后应严密观察，一旦发现有颅内出血征象，及时报告医生，做好再次手术止血的准备。

（2）颅内压增高：主要原因是周围脑组织损伤、肿瘤切除后局部血流改变、术中牵拉所致脑水肿。术后应密切观察生命体征、意识、瞳孔、肢体功能和颅内压的变化，遵医嘱给予甘露醇、地塞米松等，以降低颅内压。

（3）脑积水：多因肿瘤切除不彻底，术后导水管粘连，手术区粘连、积液，术后感染，脑组织水肿等因素造成。观察患者有无头痛、恶心、呕吐、肢体活动障碍等变化，一经诊断，可针对引起脑积水的原因，采取措施，解除梗阻或行侧脑室-腹腔分流术。

（4）高热：当肿瘤侵犯下丘脑、脑干及上颈髓可使体温调节中枢功能紊乱，以高热多见。可采用温水擦浴、头枕冰袋、酒精擦浴、亚低温治疗仪等方法进行物理降温，并观察患者生命体征，记录降温效果。

第　四　幕

经过医护人员的悉心治疗和照护，小夏除了右侧上肢肌力 3 级外基本康复，术后 20 天需转入放射科接受放射治疗，临走前小夏父母询问后续康复内容及复诊时间，护士小李进行了详细指导。

问题导引

1. 小夏出院后应接受哪些康复训练？
2. 小夏出院后何时复诊？
3. 如何对患者进行出院指导？

教师注意事项

本幕描述了患者病情稳定，逐渐康复需转科继续治疗。通过本幕提供信息引导学生学习髓母细胞瘤的出院指导，深入思考髓母细胞瘤术后康复训练及复诊时间和内容。

学习目标

掌握髓母细胞瘤术后出院指导。

提示用问题

1. 你如何指导患者进行康复训练？
2. 患者出院后何时复诊？复诊内容包括哪些？

教师参考资料

1. 髓母细胞瘤健康指导

（1）休息与活动：适当休息，坚持锻炼，如散步、太极等，劳逸结合。

（2）心理指导：鼓励患者保持积极、乐观的心态。

（3）合理饮食：多食高蛋白、富含纤维素、低脂肪、低胆固醇饮食。

（4）康复锻炼：神经功能缺损或肢体活动障碍者，可进行辅助治疗（高压氧、针灸、理疗、按摩等），加强肢体功能锻炼与看护，避免意外伤害。肢体瘫痪：保持功能位，防止足下垂，瘫痪肢体各关节被动屈伸运动，练习行走，防止肌萎缩；感觉障碍：禁用热水袋以防烫伤；癫痫：不宜单独外出、登高、游泳、驾驶车辆及高空作业，随身携带疾病卡；听力障碍：尽量不单独外出，以免发生意外，必要时可配备助听器，或随身携带纸笔；视力障碍：注意防止烫伤、摔伤等；步态不稳：继续进行平衡功能训练，外出需有人陪同，以防摔伤；面瘫、声音嘶哑：注意口腔卫生，避免食用过硬、不易咬碎或易致误吸的食物，不要用吸管进食或饮水，以免误入气管引起呛咳、窒息；眼睑闭合不全者：遵医嘱按时滴眼药水，外出时需戴墨镜或眼罩保护，以防阳光和异物伤害，夜间睡觉时可用干净湿手帕覆盖或涂眼膏，以免眼睛干燥。

(5) 用药指导：遵医嘱按时、按量用药，不可突然停药、改药及增减药量，尤其是抗癫痫、抗感染、脱水剂、激素治疗，以免加重病情。

2. 髓母细胞瘤复诊指导

术后 3～6 个月后门诊复查 CT 或 MRI。若出现头痛、头晕、呕吐、抽搐、不明原因持续高热、肢体麻木、视力下降等应及时就医。

参考文献

[1] 李乐之，路潜. 外科护理学[M]. 5 版. 北京：人民卫生出版社，2012.

[2] 南彩转. 心理干预对减轻脑肿瘤患者及其家属焦虑抑郁情绪的作用[J]. 中国药物与临床，2021，21(2)：352-354.

[3] 郭立宇，陈年年. 第四脑室髓母细胞瘤患儿 1 例观察与护理[J]. 全科护理，2013，11(26)：2488-2489.

第四十四节 室管膜瘤

教案摘要

小左，男性，10 岁。1 年前出现颈部疼痛不适，卧位时明显，半年前出现无诱因下头晕，四肢无力伴二便困难。入院就诊，CT 及磁共振显示：延髓-胸 4 内有一巨大室管膜瘤。入院后行室管膜瘤切除术＋椎板复位术，术后患儿恢复良好，顺利出院。通过本教案，学生可学习室管膜瘤的病理生理、临床表现、诊断治疗、护理以及康复指导，完成对室管膜瘤患者全程、动态的健康照护，实现以患者为中心的整体护理。

关键词

室管膜瘤(Ependymoma)；头晕(Dizzy)；颅内压增高(Increased intracranial pressure)

主要学习目标

1. 掌握室管膜瘤的概述。
2. 掌握室管膜瘤的症状与体征。
3. 掌握室管膜瘤围手术期护理。

4. 掌握室管膜瘤手术治疗后并发症的护理。
5. 掌握室管膜瘤的健康指导。

次要教学目标

1. 了解室管膜瘤的病因。
2. 了解室管膜瘤的病理。
3. 了解室管膜瘤的辅助检查。
4. 了解室管膜瘤的治疗方法。

第一幕

小左，男性，10 岁。1 年前出现颈部疼痛不适，卧位时明显，半年前出现无诱因下头晕，四肢无力伴二便困难。入院查体：神志清，语言流利，咽反射迟钝，颈软。右侧肢体肌力 4 级，左上肢肌力 2 级，左下肢肌力 3 级，双上肢腱反射减弱，肌张力低，肌肉萎缩；双下肢腱反射活跃，肌张力增高，双足轻度内翻。四肢躯干深浅感觉减退，左侧明显，共济运动差。CT 及磁共振检查结果显示：延髓—胸 4 室管膜瘤。医生依据检查结果将小左收治神经外科病房继续治疗。小左得知自己需住院，害怕地躲在父母身后大哭起来。

问题导引

1. 小左主要的临床表现是什么？
2. 针对以上临床表现初步判断可能存在哪些病因？
3. 可以通过哪些辅助检查进行疾病诊断？
4. 护士该如何安抚小左的情绪？

教师注意事项

本幕描述患者发病后出现的症状，前往医院就诊情景，引导学生结合患者病情及临床表现正确收集病史、完成护理评估、初步进行疾病诊断，正确学习室管膜瘤的临床表现和诊断方法。针对患者恐惧情绪，引导学生掌握室管膜瘤患者心理护理。

学习目标

1. 掌握室管膜瘤的概述。
2. 掌握室管膜瘤的症状与体征。
3. 了解室管膜瘤的病因。
4. 了解室管膜的病理。
5. 了解室管膜瘤的辅助检查。

提示用问题

1. 结合情景，小左主要的临床表现有哪些？
2. 针对以上临床表现，思考可能存在哪些病因？
3. 我们可以通过哪些辅助检查进行疾病诊断？

4. 针对小左的恐惧情绪,护士该如何安抚?

教师参考事项

1. 室管膜瘤的概述

室管膜瘤起源于室管膜细胞,在中央管内上下生长,表面有细微假性包膜,质软,血运供应中等,归属于神经皮质组织肿瘤。

2. 室管膜瘤的症状与体征

幕下室管膜瘤主要症状:恶心、呕吐、头痛,逐渐可出现走路不稳、眩晕、言语障碍。主要体征:小脑性共济失调、视盘水肿、脑神经障碍与腱反射异常。第四脑室室管膜瘤最常见的症状:步态异常。幕上室管膜瘤主要症状:头痛、呕吐、嗜睡、厌食、复视,可有癫痫发作。小脑脑桥角的室管膜瘤主要症状:耳鸣、耳聋及后组脑神经症状。2 岁以下的儿童症状主要为激惹、嗜睡、食欲不振、头围增大、前囟饱满、颈项硬、发育迟缓及体重不增。肿瘤位于第四脑室及脊髓的主要症状:头痛、视物模糊、走路不稳、记忆力减退、脑神经症状、眼球震颤、眩晕及恶心、呕吐。

3. 室管膜瘤的病因

室管膜瘤源于室管膜细胞,当室管膜瘤细胞发生基因突变,发生不受控制的恶性增殖并癌变时,就会发生室管膜瘤,但确切病因尚不清楚。

4. 室管膜瘤的病理

(1) 脑室内室管膜瘤:肿瘤呈红色,分叶状,质地脆,血供一般较为丰富,边界清。幕上脑室内肿瘤基底较宽,呈灰红色,有时有囊变,光镜下室管膜瘤形态不完全一致,细胞中度增殖,核大,呈圆形或椭圆形,核分裂象少见,可有钙化或坏死。

(2) 间变性室管膜瘤又称恶性室管膜瘤:镜下可见肿瘤细胞增殖明显,形态多样,细胞核不典型,核内染色质丰富,分裂象多见。

(3) 室管膜下室管膜瘤:边界清楚,肿瘤细胞水肿,内含致密的纤维基质与胶质纤维。瘤细胞核为椭圆形,染色质点状分布,核分裂象极少。

5. 室管膜瘤的辅助检查

(1) 腰椎穿刺:腰椎穿刺压力增高。

(2) 脑脊液检查:蛋白增高,脑脊液白细胞数增高,易查见肿瘤细胞。

(3) 头颅 CT 与 MRI:对室管膜瘤有诊断价值。CT 平扫上呈边界清楚的稍高密度影,其中夹杂有低密度影,肿瘤内常有高密度钙化表现。肿瘤 MRI 表现 T1WI 为低信号,T2WI 与质子加权像上为高信号,肿瘤内信号不均一,可有坏死囊变。

6. 颅内肿瘤患儿心理指导

(1) 建立互信关系:患儿入院后,医护人员主动与患儿沟通,为其留下良好印象,为培养信任关系打好基础。护理人员保持亲和、温柔的态度与患儿交流,从患儿感兴趣的话题着手,以拉近与患儿的距离,取得患儿及家属的信任。为患儿提供装饰温馨的病房,减轻患儿对陌生环境的恐惧感。与患儿沟通交流的过程中,护理人员应留意患儿个性、思想及心理特点,并对患儿及家属进行疾病知识的宣教,为患儿家属做好充分的心理辅导,以获得支持与配合。

(2) 心理护理:护理人员多与患儿深度沟通,询问感受,以便更好地掌握患儿情绪变化

 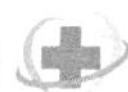

和心理活动。在与患儿交流时，护理人员应耐心、细心并具有爱心，同情体贴患儿。注意措辞，患儿哭闹、抵触治疗时，应尽力安抚，不可训斥患儿，务必要照顾患儿心理感受。以成功病例说服患儿及家属，树立战胜疾病的信心。当患儿表现良好时，应给予鼓励表扬，以此来引导患儿，使患儿意识到自己的配合行为对病情治疗与康复有积极影响。

(3) 情感护理：护理人员可透过患儿家属，了解患儿兴趣爱好，并允许在病房内通过手机或电视播放适合儿童观看的电视节目或动画片，播放轻柔舒缓的音乐帮助患儿保持愉悦心情，分散患儿注意力，减轻疼痛，使患儿以良好的身心状态接受治疗。把患儿当朋友，加强与患儿家属的联系，以便更全面地了解患儿心理变化。注意对患儿给予正面引导，通过鼓励、赞扬的方式，不断提高患儿的治疗依从性。

第　二　幕

入院后小左继续完成其他检查，运动诱发电位(MEP)示：中枢至外周运动传导障碍，体感诱发电位(SEP)示：T_{12} 以上中枢深感觉传导障碍，医生根据检查结果决定手术治疗，拟在全麻下行后正中入路延髓- T_4 室管膜瘤近全切除术+C_2～T_4 椎板复位术。小左父母看着年纪尚小的孩子需要做大手术，不禁感到焦虑，害怕术中风险。护士小王来到病房，积极为小左父母讲解疾病知识，让他们了解手术重要性及必要性，对小左父母进行了心理疏导，还认真指导小左在床上平卧、侧卧位进食水，练习深呼吸及有效咳嗽、咳痰，指导小左用深浅感觉较好的右手进行冷、热物品拿取，防止烫伤、冻伤，告知小左父母准备颈-胸联合支具、其佩戴方法和重要性，为手术后做好准备。在护士认真指导下，小左完成了术前准备，他的父母亲也不再焦虑，第 2 日，小左被顺利送入手术室。

问题导引

1. 室管膜瘤的治疗方法有哪些？
2. 手术治疗的术前护理有哪些？
3. 如何做好患者和家属的术前心理护理？

教师注意事项

本幕描述患者入院后进一步完善检查，结合结果医生给予手术治疗，家属得知患儿需要手术后表示焦虑，担忧手术风险，护士给予详细的疾病知识讲解，做好术前准备，消除家属担忧，使患儿顺利进入手术室。本幕不仅要求学生了解室管膜瘤的治疗方法，更要求掌握针对室管膜瘤的术前护理及术前患者和家属的心理护理。

学习目标

1. 了解室管膜瘤的治疗方法。
2. 掌握室管膜瘤手术治疗的术前护理。

提示用问题

1. 结合患者疾病，最有效的治疗方法是什么？

2. 室管膜瘤术前护理有哪些?

3. 患者家属可能存在哪些心理问题,护士该如何干预?

教师参考资料

1. 室管膜瘤的治疗方法

(1) 手术治疗:最大范围肿瘤切除,手术后,需进行组织病理学诊断,并通过磁共振检查评估切除的程度。如果磁共振发现存在残余肿瘤,并评估可能全切,可以考虑二次手术。

(2) 放射治疗:室管膜瘤治疗中推荐应用适形放疗。利用计算机对肿瘤进行三维成像,并使放射线束形状适合肿瘤的一种放疗方式,可以帮助减少放疗辐射对附近健康组织的损害。

(3) 化学治疗:通过化学药物来阻止癌细胞的生长、杀死癌细胞或阻止它们的分裂来治疗癌症。室管膜瘤的治疗中,比较常用的化疗药物有顺铂、卡铂、环磷酰胺和依托泊苷等。

2. 室管膜瘤手术治疗术前护理

(1) 病情观察:严密观察有无生命体征改变、意识状态改变、有无颅内压增高及神经功能障碍等症状,如有改变及时告知医生进行处理。

(2) 体位护理:卧床休息,抬高床头 15°~30°,以利颅内静脉回流,降低颅内压。

(3) 营养护理:给予营养丰富、高蛋白、易消化食物,对于不能进食或有呛咳者,应鼻饲流质,必要时输液补充营养。

(4) 安全护理:肢体无力或偏瘫者拉起床栏,防止跌倒或坠床;在活动时应有专人陪同,若要行走时要搀扶固定物体;病区内布局合理,物品摆放整齐,无障碍物;保持病房地面干燥、无水迹,防止滑倒。

(5) 深浅感觉障碍护理:衣服宜柔软,床褥宜轻软、平整;床上不可有锐器;肢体施行保暖时可提高环境温度、增加被褥,不可用热水袋局部加温,用热水擦浴和冷敷时先用健肢试水温。提供安全的活动环境,经常观察受压部位的皮肤有无红、肿、渗出、破溃。

(6) 术前指导:①咳嗽训练:为防止术后肺部感染,术前应指导患者合理运用身体各部肌肉提高排痰能力,掌握有效咳嗽。指导患者深吸一口气,屏气然后收腹,用力咳嗽。让患者反复练习,每 2 h练习 1 次。②正确使用颈-胸联合支具:为限制患者术后颈部、脊柱活动,缓解脊柱压力,利于术后神经根水肿消退,应指导患者正确使用颈-胸联合支具。腰背部支撑以包绕整个腰背部为宜,术前试戴半小时,以不产生不适感为宜。

(7) 心理护理:护士向患者及家属讲解疾病知识、治疗方法和目的,增加患者及家属信心,减轻焦虑、恐惧心理,使患者和家属积极配合治疗护理。

第 三 幕

术后小左带回气管插管、深静脉导管、尿管,护士给予心电监护,氧气吸入。神志嗜睡,格拉斯哥昏迷评分(GCS)为 11 分,双侧瞳孔等大等圆,直径 2.5 mm,对光反射灵敏,左上肢肌力 0 级,左下肢肌力 2 级,右上肢肌力 3 级,右下肢 2 级。双下肢肌张力明显增高。生命体征:T 37℃,P 101 次/分,R 8 次/分,BP 118/52 mmHg,SPO_2 98%。术后 6 小时护士发现患者神志烦躁,血氧饱和度下降至88%，查体左下肢肌力下降至0级，立即通知医生，遵医嘱给予甲泼尼龙激素冲击后病情继续加重，医生再次紧急手术，打开硬脊膜后发现脊髓背面肿胀明显，见瘤腔血凝块，立即清除血肿。术后安返病房，给予激素冲击、甘露醇脱水等治疗后，患者病情逐渐缓解。

问题导引

1. 室管膜瘤术后护理措施有哪些？
2. 室管膜瘤术后并发症有哪些？
3. 小左发生了什么并发症？
4. 针对该并发症，护士应该怎么护理？

教师注意事项

本幕描述的是患者术后的病程进展，引导学生学习室管膜瘤术后护理，掌握术后病情观察、护理措施以及并发症的观察和处理。

学习目标

1. 掌握室管膜瘤手术治疗后的术后护理。
2. 掌握室管膜瘤手术治疗后并发症的护理。

提示用问题

1. 室管膜瘤术后护士该如何护理？
2. 根据患者出现的症状，请判断该患者发生了什么术后并发症？
3. 针对该并发症，护士该如何护理呢？

教师参考资料

1. 室管膜瘤术后护理

(1) 病情观察：严密观察患者生命体征的变化，观察意识、瞳孔、肢体活动情况及有无头痛、呕吐等颅内压增高的症状。如有异常应立即报告医生进行处理。

(2) 体位护理：麻醉清醒前采取平卧位，麻醉清醒后可抬高床头30°以减少颅内压，利于静脉回流。颈髓手术者需戴颈托12～24 h，使头、颈、肩在同一水平位，保持脊柱稳定性，麻醉清醒后取平卧位或侧卧位，每1～2 h更换一次体位。

(3) 气道护理：保持气道通畅，指导患者有效咳嗽排痰，若不能自行咳出应定时吸痰，吸痰时动作轻柔，每次不超过15 s，痰液黏稠时，可使用雾化吸入稀释痰液，再给予吸痰。气管插管患者应定时监测气囊压力，正常气囊压力在20～30 cm H_2O。保持气管插管深度，正常成人女性导管插入长度为20～22 cm，男性导管插入长度为22～24 cm，儿童插管长度可运用公式：年龄乘以2加12 cm。

(4) 导管护理：导管妥善固定，保持通畅，防止扭曲、受压、堵塞、脱落。严格无菌操作，保持穿刺部位敷料干燥，穿刺点敷料和引流袋按日更换，如有污染则随时更换；更换引流袋时夹闭引流管，防止逆行感染。

(5) 饮食护理：术后第2天可给予流食，之后逐渐过渡到半流食、普食。吞咽障碍、饮水呛咳者，严禁经口进食，采用鼻饲供给营养，待吞咽功能恢复后逐渐练习进食。

(6) 安全护理：肢体无力或偏瘫者拉起床栏防止跌倒或坠床。

(7) 健康指导：病情平稳时，应尽早协助患者进行被动肢体运动，每天 2～3 次，轮流将患者的肢体进行伸屈、内收、外展、内旋、外旋等活动，并同时做按摩，以促进血液循环。肌力 3 级以上时即应鼓励患者进行主动活动，等速和渐进抗阻练习，从单关节到多关节，从单方向到多方向，从近端关节到远端小关节运动，不同幅度、速度地进行练习。一般每天 2～3 次，每次 15～30 min，逐渐增加患肢的活动次数，并逐步调整康复计划，根据患者病情进行后期的肌力和耐力的训练，鼓励其自主训练，帮助恢复功能。

2. 室管膜瘤术后并发症的护理

(1) 髓内术区血肿形成、脊髓水肿：术中切除肿瘤后一般需进行止血并间断缝合软脊膜，但患者翻身以及心率、血压等变化时均有可能导致瘤腔创面活动性出血并凝固成血凝块压迫脊髓。脊髓水肿和血肿会导致患者烦躁、感觉平面上升、肢体肌力下降等，肿瘤位置较高的患者甚至会出现呼吸困难等危及生命的情况，因此应严密观察生命体征的变化，当患者出现意识改变、肌力下降、呼吸困难时应立即通知医生及时处理。

(2) 感觉及运动功能障碍：室管膜瘤位于脊髓髓内时，手术切除会损伤部分脊髓，因此患者术后会出现不同程度的感觉功能障碍。部分患者及家属会出现疑虑及恐惧心理，术后护士需配合医生向患者及家属再次讲解手术中的细节及术后新发感觉障碍的原因，对症处理方法，解决患者顾虑。同时，患者术后需尽早请康复科会诊，并根据护理评估，尽早制定功能锻炼计划。在患者尚未能够下地活动前，指导患者及家属在病床上进行四肢及各关节的主动及被动运动，各项运动交替进行，活动幅度及活动量循序渐进。当病情允许后，鼓励患者佩戴护具，在家属或医护人员的保护下尽早下地活动。

(3) 呼吸衰竭：若患者术前出现憋闷，术中切除肿瘤过程中牵拉脊髓和术后脊髓水肿会导致患者术后呼吸功能障碍进一加重，严重时可发生呼吸衰竭。护理时应加强吸痰，每 30 min 观察 1 次痰液情况，发现有痰液则立即吸痰。加强雾化，稀释痰液，利于排痰。加强心理护理，多鼓励患者，增强患者信心，使其积极配合治疗。

(4) 脑脊液漏：因手术需打开硬脊膜及蛛网膜，术后有脑脊液漏的可能。护士应密切关注手术切口及引流管口处敷料是否有淡血性液体渗出，如发现引流管口敷料潮湿，需告知医生及时换药，若漏液较多则需进一步缝合加压。

(5) 感染：护士应监测患者体温，密切观察切口敷料有无渗血渗液。保持床单清洁、平整，翻身时避免压迫手术切口。如有发热，应及时查找病因，给予物理降温，必要时遵医嘱给予药物降温，并注意维持水及电解质平衡，观察患者出入量并记录。

第 四 幕

在医护人员悉心照料下，术后第 4 天小左神志清醒，咳嗽反射灵敏，呼吸平稳，给予拔除气管插管，少量饮水未见呛咳。术后 1 周肌力逐渐提高，左上肢肌力 2 级，左下肢肌力 3 级，右上肢肌力 4 级，右下肢肌力 3 级。见小左一天天恢复，他的父母也是激动不已。术后 3 周，小左复查 MRI 示：肿瘤全切除，脊髓形态良好，医生给予出院，护士小王来到病房，详细告知小左父母家庭康复指导，小左父母连连赞许护士专业、贴心，很是感动，第二天小左顺利出院。

 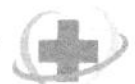

问题导引

1. 家庭康复指导包括哪些方面?
2. 出院指导包括哪些?

教师注意事项

本幕描述了患者逐渐康复顺利出院的情景，通过本幕提供的信息引导学生学习室管膜瘤家庭康复指导及出院指导。

学习目标

1. 掌握室管膜瘤康复指导。
2. 掌握室管膜瘤出院指导。

提示用问题

1. 你如何指导患者进行家庭康复训练?
2. 患者出院应注意哪些问题?

教师参考资料

1. 室管膜瘤家庭康复指导

肌力较差的肢体，指导其加强肢体被动活动和肢体按摩，逐步增加活动时间和活动量，根据患者肌力恢复程度，以重量稍大于肌力且易握持的物体让患者每天进行 20 min 的抓举抬高动作，循序渐进地增加重量及时间。后期则是进一步进行生活精细动作的训练，比如用筷子夹菜等，逐渐达到满意的家庭康复锻炼。

2. 室管膜瘤出院指导

(1) 用药指导：遵医嘱按时、按量用药，不可突然停药、改药及增减药量，尤其是抗癫痫、抗感染、脱水剂、激素治疗，以免加重病情。

(2) 饮食指导：多食高蛋白、富含纤维素、低脂肪、低胆固醇饮食。

(3) 安全指导：出院后颈托固定 3 个月，避免颈部屈伸和旋转活动，控制颈部活动。若患者感颈部疼痛或呼吸困难等，应立即就医。

(4) 复查指导：出院后一个月需要复查，依据患者病情出院三个月、半年、一年定期复查。当患者出院头痛、头晕、呕吐等颅内压升高症状需及时就诊。

参考文献

[1] 李乐之，路潜. 外科护理学[M]. 5 版. 北京：人民卫生出版社，2012.

[2] 周丽华，胡碧珠. 儿科住院肿瘤患儿的心理护理效果分析[J]. 中国卫生标准管理，2016，7(22)：217-219.

[3] 施海金，周跃，苏忠周，等. 延髓髓内室管膜瘤术后康复指导及家庭护理干预测评[J]. 浙江医学教育，2017，16(2)：41-43.

第九章　皮肤黏膜恶性肿瘤

第四十五节　恶性黑色素瘤

教案摘要

患者女，68 岁。五年前因右足部黑色肿物，于外院行足皮肤肿瘤根治术＋右腹股沟前哨淋巴结活检术，术后病理示：右足肢端雀斑样恶性黑色素瘤，右腹股沟未见肿瘤细胞。两年前，因右大腿根部肿物，于外院行右侧大腿根部肿物切除术，我院病理会诊示：右大腿根部转移性黑色素瘤。术后 PET-CT 示：右侧盆腔髂血管周围多发肿大淋巴结影，代谢增高，考虑转移性淋巴结；术后全腹 CT 示：右侧髂总动脉分叉处和右侧盆腔占位，考虑转移可能。排除治疗禁忌，治疗手段包括免疫治疗、免疫治疗联合靶向治疗、免疫治疗联合化疗。2 月后腹部 CT 结果显示：腹膜后右侧髂内和髂外血管旁肿块，考虑转移性淋巴结。之后行溶瘤病毒（安科瑞）联合免疫检查点抑制剂（程序性细胞死亡蛋白-1，PD-1）治疗。治疗具体方案为：右侧髂血管旁淋巴结瘤内注射溶瘤病毒安科瑞 2 支 d1＋特瑞普利单抗 200 mg（3 mg/kg）d2。治疗当晚患者体温升高至 38.7℃，对症处理后，体温降至正常；治疗期间无其他不适主诉，遵医嘱予以出院。通过本次典型案例学习，希望同学们能熟悉和掌握恶性黑色素瘤的定义、病因、临床表现、诊断及治疗要点以及恶性黑色素瘤的护理等知识，从而加深对恶性黑色素瘤的理解和认识。

关键词

恶性黑色素瘤（Malignant melanoma，MM）；溶瘤病毒（Oncolytic viruses，OV）；程序性细胞死亡受体 1（Programmed cell death - 1，PD - 1）；联合治疗（Combined treatment）

主要学习目标

1. 熟悉恶性黑色素瘤的定义和分类。

2. 熟悉恶性黑色素瘤的病因及发病机制。
3. 掌握恶性黑色素瘤的临床表现。
4. 熟悉恶性黑色素瘤的诊断及治疗要点。
5. 掌握恶性黑色素瘤的护理诊断及护理措施。

次要学习目标

1. 了解恶性黑色素瘤的转移途径有哪些。
2. 了解恶性黑色素瘤的预后。

第一幕

患者女,68岁。因右足部黑色肿物,于外院行足皮肤肿瘤根治术+右腹股沟前哨淋巴结活检术,术后病理示:右足肢端雀斑样恶性黑色素瘤,右腹股沟未见肿瘤细胞。常规随访复查。4个月后,因右大腿根部肿物,于外院行右侧大腿根部肿物切除术,转院后病理会诊示:右大腿根部转移性黑色素瘤。术后PET-CT示:右侧盆腔髂血管周围多发肿大淋巴结影,代谢增高,考虑转移性淋巴结;术后全腹CT示:右侧髂总动脉分叉处和右侧盆腔占位,考虑转移可能。

问题导引

1. 恶性黑色素瘤的临床表现?
2. 转移性恶性黑色素瘤患者的预后如何?

教师注意事项

恶性黑色素瘤在全球的发病率增长迅速,并且易于远处转移和扩散,是目前恶性程度最高的皮肤肿瘤。通过本幕重点学习恶性黑色素瘤的流行病学特征,预防患病、复发。

提示用问题

1. 如何确诊恶性黑色素瘤?
2. 恶性黑色素瘤的临床表现?

学习目标

1. 掌握恶性黑色素瘤的流行病学特征。
2. 了解恶性黑色素瘤的临床表现、诊断及治疗要点。

第二幕

在排除治疗禁忌后,先后行信迪利单抗治疗。2月14日行MRI示:腹膜后及右侧髂血管旁强化肿大淋巴结,较大者短径约18 mm,盆腔少量积液。5月27日行MRI示:腹膜后及右侧髂血管旁强化肿大淋巴结较前增大,较大者短径约37 mm,盆腔少量积液;胸部CT示:左肺下叶结节影,约11 mm×9 mm,不排除转移可能。开始行替莫唑胺联合帕博利珠单抗治疗3个疗程,末次治疗疗效评价进展。

问题导引

1. 恶性黑色素瘤常见的治疗方法有哪些？
2. 如何判断治疗效果？

教师注意事项

本幕中，恶性黑色素瘤患者考虑转移可能。患者目前的治疗方式主要为药物治疗，药物治疗的不良反应有哪些以及相对应的处理原则和方法是什么，教师应采取问题式引导教学法，从患者目前的用药方案着手，切入相关主题，以培养学生自主学习、独立思考及解决问题的能力。

提示用问题

1. 该患者为什么采用化疗＋靶向的治疗方案？
2. 针对恶性黑色素瘤患者在治疗期间的健康宣教有哪些？

学习目标

1. 掌握靶向治疗的病情观察及护理要点。
2. 掌握免疫治疗的不良反应及注意事项。

第 三 幕

再次复查时腹部 CT 结果显示：腹膜后右侧髂内和髂外血管旁肿块，考虑转移性淋巴结。排除治疗禁忌，于 11 月 26 日行右侧髂血管旁淋巴结瘤内注射溶瘤病毒安科瑞 2 支 d1＋特瑞普利单抗 200 mg(3 mg/kg)d2 免疫治疗。

21 时 15 分，患者体温升高至 39.1℃，对症处理后，体温降至正常；治疗期间无其他不适主诉，遵医嘱予以出院。

问题导引

1. 溶瘤病毒联合 PD－1 治疗与单药治疗的不良反应有无差异？
2. 体温升高的处理原则？
3. 溶瘤病毒治疗的安全剂量？

教师参考事项

近年来，恶性黑色素瘤相关的研究进展迅速，溶瘤病毒作为一种新兴的肿瘤免疫治疗药物，受到医学界以及学术界的广泛关注。但是，采取溶瘤病毒单一药物治疗的疗效是有限的。近期，溶瘤病毒联合免疫检查点抑制剂治疗恶性黑色素瘤已取得重大进展，有希望成为治疗恶性黑色素瘤的突破性疗法。本幕描述的是一名恶性黑色素瘤患者。患者目前的治疗方式是溶瘤病毒联合 PD－1 免疫治疗，在开始治疗当晚，患者出现了发热反应。教师应采取问题式引导教学法，从用药的不良反应着手，切入相关主题，以培养学生自主学习、独立思考及解决问题的能力。

提示用问题

1. 溶瘤病毒治疗的适应证和禁忌证？

2. 溶瘤病毒治疗恶性肿瘤的给药途径有哪些？

3. 溶瘤病毒治疗前，患者和医务人员需要做好哪些准备？

学习目标

1. 掌握溶瘤病毒治疗前后的观察和护理。

2. 了解恶性黑色素瘤的临床表现、诊断及治疗要点。

教师参考资料

1. 恶性黑色素瘤的概念

恶性黑色素瘤是源于神经外胚叶，产生于表皮基底部的黑色素细胞或者黑色素母细胞，由黑色素细胞恶变形成的恶性肿瘤。恶性黑色素瘤多发生于皮肤组织，也可发生于眼、鼻腔、咽喉、肛管直肠、中枢神经系统、淋巴结等皮肤外组织，恶性程度高，早期易发生淋巴和血行转移，预后差，晚期转移性恶性黑色素瘤的中位生存期为 7.5 个月，2 年生存率为 15%，5 年生存率为 5%。

2. 恶性黑色素瘤的病因和发病机制

导致黑色素瘤的因素众多，包括环境因素、获得性和遗传性危险因素、免疫因素等，这些因素共同决定了肿瘤的发生和发展。目前，过度日晒、紫外线照射是恶性黑色素瘤的危险因素已经得到广泛认可。

(1) 环境因素：紫外线照射是最主要的环境因素。此外，短时间内暴露于强日光的人和每天暴露于日光的人，诸如农民和水手，发生恶性黑色素瘤的风险较高。

(2) 解剖部位：在欧洲血缘人群中，恶性黑色素瘤常发生于男性的躯干和女性的下肢。同白人相比，黑人及亚洲人群的黑色素瘤多发生于足底。

(3) 非典型痣：主要指那些临床疑似发育不良的痣，与黑色素瘤的发病风险密切相关。

(4) 遗传因素：家族黑色素瘤病史(一名或多名一级亲属有黑色素瘤病史)是恶性黑色素瘤发病的高危因素。

(5) 皮肤表型和对日光的敏感：白色或浅肤色，雀斑，红色或浅色，蓝色眼睛是发生恶性黑色素瘤的高危因素。

(6) 雀斑：皮肤白皙的人更容易被晒伤和长雀斑，发生恶性黑色素瘤的风险更高。疼痛的、起水疱的晒伤，特别是儿童或者青少年期，也会导致发生恶性黑色素瘤的风险升高。

(7) 痣的数量：全身痣的数量多是已知的恶性黑色素瘤的最大危险因素。

3. 临床表现

恶性黑色素瘤的临床表现复杂多样。皮肤恶性黑色素瘤的早期临床表现为痣或色素斑迅速增大、隆起、破溃不愈、边缘不整或有切迹或锯齿、颜色改变、局部形成水疱、痒痛和刺痛，进而可出现卫星灶、局部淋巴结肿大和远处转移。

4. 临床特征及分期

(1) 浅表扩散型：浅表扩散型是最常见的黑色素瘤，主要特点是边界不整齐，皮损色泽多样，不规则且突出于皮肤表面。黑色素细胞沿皮肤表面横向扩散是一个特征，因而扩散范围的评价有些困难。该类型好发于背部和女性的下肢。通常由痣或皮肤的色素斑发展而来，一般外观不规则，颜色各异，可呈棕黑色、粉色、白色、灰色甚至脱色素，边缘可伴瘙痒，直径多大于 0.5 cm。

(2) 结节型：结节型是另一个常见类型，与浅表扩散型不同。结节型黑色素瘤的边缘较锐利，主要是纵向扩散而非横向扩散。

(3) 恶性雀斑样黑色素瘤：常发生于遭受日光照射部位的皮肤，如年龄较大者的头颈部皮肤。早期表现为深色不规则的皮肤斑点，可被误认为"老年斑"或"灼伤斑"。

(4) 肢端雀斑样黑色素瘤：肢端雀斑样黑色素瘤在白种人中罕见，多见于非洲人、亚洲人及太平洋群岛人群。好发于肢端，如手掌、足底、甲床和黏膜(鼻咽、口腔和女性生殖道)等。由于发病部位特殊且隐匿，容易被忽视，导致诊断延误。

5. 诊断和治疗

(1) 诊断方法：病理学检查是本病诊断的金标准，首先推荐切除活检，即对病灶的完整切除，送病理活检明确诊断。影像学诊断则有助于判断患者有无远处转移，通常首次筛查建议包括区域淋巴结超声、胸部 CT、腹盆部超声、增强 CT 或 MRI、全身骨扫描、头颅增强 CT 或增强 MRI，如有条件可行 PET-CT。除了协助分期之外，还有一些影像学检查可用于协助术前评估(包括 X 线、B 超等)，如原发灶侵犯较深，局部应行 CT、MRI 检查。此外，目前针对黑色素瘤的基因检测非常重要，较为成熟的治疗靶点包括 BRAF、CKIT 和 NRAS，如有条件建议完善 NGS 热点基因检测，有助于协助判断预后，寻找新的治疗手段。

(2) 治疗要点：恶性黑色素瘤的治疗方法主要包括手术治疗、化疗、免疫治疗和靶向治疗。

(3) 治疗方法：①手术治疗：早期手术治疗是恶性黑色素瘤最主要的治疗方法，手术方式为扩大切除，扩大切除的范围根据肿瘤的浸润深度和部位决定。浸润深度≥1 mm 或伴原发灶溃疡建议行前哨淋巴结活检。前哨淋巴结活检阳性或临床诊断为区域淋巴结转移的患者应行区域淋巴结清扫。②化疗：一线治疗推荐达卡巴嗪(Dacarbazine，DTIC)单药、替莫唑胺(Temozolomide，TMZ)或 TMZ/DTIC 单药为主的联合治疗(如联合顺铂或福莫斯汀)；二线治疗一般推荐紫杉醇联合卡铂方案。长期以来，DTIC 是晚期黑色素瘤内科治疗的"金标准"，目前其他化疗药物在总生存上均未超越 DTIC。新的化疗药物如 TMZ 和福莫斯汀，虽然在疗效上并未明显超越 DTIC，但两者能透过血脑屏障，治疗和预防脑转移，因此在欧洲和北美很多国家用于黑色素瘤的一线治疗。③免疫治疗：是目前肿瘤治疗领域很有前景的治疗策略，主要包括溶瘤病毒、肿瘤疫苗、过继性免疫细胞和免疫检查点抑制剂。但是，目前临床多采用联合治疗方案，因为单一治疗疗效有限。在免疫疗法中，溶瘤病毒是一类可靶向杀死癌细胞，刺激抗肿瘤免疫反应，但又不影响其他正常组织细胞的病毒。免疫检查点抑制剂则阻止肿瘤免疫逃逸并激活持续的抗肿瘤免疫。溶瘤病毒与免疫检查点抑制剂具有互补的抗肿瘤机制，临床前研究及临床试验通过将两种抗肿瘤机制联合，取得了较单一用药更加显著的疗效，明显改善了患者预后，且患者耐受性良好。溶瘤病毒与免疫检查点抑制剂这种相辅相成的联合治疗手段为恶性黑色素瘤患者带来了曙光。④靶向治疗：靶向治疗在晚期或转移性黑色素瘤患者的治疗中发挥着重要作用，主要包括 MAPK/ERK 信号通路抑制剂、C-KIT 抑制剂、PI3K/AKT/mTOR 信号通路抑制剂和 p16-cyclin D-CDK4/6-RB1 通路抑制剂，但原发性耐药或获得性耐药的产生，使其临床应用受到一定限制。

6. 疗效评价标准

(1) 完全缓解(Complete remission，CR)：所有肿瘤病变完全消失，疗效持续 4 周以上。

(2) 部分缓解(Partial remission, PR)：肿瘤病灶最大直径与其垂直径乘积之和缩小50%以上，无其他病灶出现，疗效持续4周以上。

(3) 稳定(Stable disease, SD)：肿瘤病灶最大直径与其垂直径乘积之和缩小不到50%，或增大不超过25%，无其他新病灶出现，疗效持续4周以上。

(4) 进展(Progression disease, PD)：肿瘤病灶最大直径与其垂直径乘积之和超过50%，或出现新病灶。

7. 预后

恶性黑色素瘤患者的预后受到多因素的影响，主要包括肿瘤厚度、溃疡、性别、生长部位等，其中肿瘤厚度被认为是决定恶性黑色素瘤患者预后最重要的因素之一。

(1) 肿瘤厚度：厚度是最重要的预后因素。肿瘤厚度≤1.00 mm的患者5年生存率接近92%，1.01～2.00 mm的患者5年生存率为80%，2.01～4.00 mm的患者5年生存率为63%，超过4.00 mm的患者5年生存率仅为50%。

(2) 溃疡：溃疡是影响预后的重要因素。有溃疡的恶性黑色素瘤患者术后的复发率明显高于无溃疡的患者。

(3) 有丝分裂率：有丝分裂率是原发黑色素瘤增殖的一个标志。患者的预后和有丝分裂率负相关。与生存相关的有丝分裂率的临界值是$1/mm^2$。

(4) 有无转移：有远处转移的黑色素瘤患者的预后较差。

(5) 其他：其他与生存相关的预后因素包括性别(男性较女性预后差)、年龄(年龄越大预后越差)、原发肿瘤的部位(位于皮肤、肢端的恶性黑色素瘤预后较好，位于外阴和阴道者次之，而位于眼、尿道、鼻腔、口腔、内脏、直肠-肛管等部位者预后较差)。

8. 护理评估

(1) 一般情况：包括性别、年龄、职业、民族，营养状况、睡眠质量、生活自理能力、大小便情况、有无肿瘤家族史、外伤史和日光暴晒及紫外线辐射史、过敏史、其他慢性病史等。

(2) 症状及体征：①皮肤恶性黑色素瘤的早期临床表现为痣或色素斑迅速增大、隆起、破溃不愈、边缘不整或有切迹或锯齿、颜色改变、局部形成水疱、痒痛和刺痛，进而可出现卫星灶、局部淋巴结肿大、移行转移和远处转移；②"ABCDE"标准可以作为肉眼分辨良性和早期恶性病变的指南。A＝形状不对称(Asymmetry in shape)；B＝边界不规则(Border irregularity)；C＝颜色变异(Color variation)；D＝直径大于6 mm(Diameter greater than 6 mm)；E＝不断进展(Evolving)。

(3) 心理社会评估：主要包括患者文化程度、生活背景、社会经历、个性特征、经济状况、社会支持水平、患者/家属对疾病的了解程度及其治疗依从性等。

(4) 给药前护理评估：①了解患者复发、转移情况；②患者病史，包括治疗史、合并症等；③以往用药是否发生不良反应；④最近实验室检查数据，比如血常规、肝肾功能等；⑤生理评估包括功能和/或表现、症状及生命体征等；⑥评估血管通路装置是否建立以及通畅；⑦患者和家属对治疗方案的理解程度。

9. 免疫治疗的护理

(1) 输液相关反应：免疫检查点抑制剂治疗过程中出现输液相关反应可表现为发热、寒战、荨麻疹、脸色潮红、头痛、血压过高或降低、呼吸困难、咳嗽、血氧下降、头晕、出汗和关节肌肉酸痛等症状。若发生轻度和中度的输液反应可暂停或减慢输液速度，在下次输液前可使用对乙酰氨基酚和苯海拉明预防反应的发生。出现重度输液反应的患者则应永久停用免疫治疗。护士在患者治疗期间应密切观察患者的生命体征以及患者的不适主诉，并及时告知医生进行相应处理。

(2) 皮肤毒性反应：免疫相关皮肤毒性反应是免疫治疗中常见的不良反应，尤其是在免疫检查点抑制剂治疗过程中，皮肤毒性是最常见也是最早发生的免疫相关不良事件。护理要点：①避免穿紧身衣裤和鞋袜，选择柔软宽松的棉质衣物，并保持皮肤清洁；②避免在无任何防护措施的情况下直接接触阳光，外出时可擦温和的防晒霜、戴遮阳帽或撑遮阳伞；③避免使用会导致皮肤干燥的产品(如含酒精的化妆品、热水)；④不蓄胡须，定期清理毛发，并使用剃毛工具、皮肤保护或保湿产品，保持皮肤湿润；⑤不使用脱毛膏，不直接拔毛发；⑥不留指甲和趾甲，并正确修剪；⑦定期使用温和含油无化学添加的护肤品滋润皮肤(如凡士林)；⑧限制使用化妆品并且使用温和的卸妆产品；⑨不用太热的水洗浴，洗完澡尽快涂抹润肤剂。

(3) 免疫相关胃肠道毒性反应：结肠炎是最常见的免疫相关胃肠道毒性症状，主要表现为腹泻、腹痛、大便带血和黏液、发热等，通常在用药后 5～10 周出现，部分患者发生于停药后 1 个月。腹泻发生率为 8%～19%，以轻中度为主，3～4 级腹泻多发生于联合伊匹木单抗治疗。及时干预对减少中、重度胃肠道不良反应事件、改善症状尤为重要。轻度胃肠道反应可选择密切观察、补液等支持治疗，可使用洛哌丁胺或阿托品减轻腹泻症状，必要时考虑暂停免疫治疗。对于中、重度胃肠道毒性反应均建议患者暂停免疫治疗，尤其是发生 4 级胃肠道反应患者建议永久停用免疫治疗。若出现 3 级胃肠道毒性反应，即使经过治疗恢复至 1 级，仅考虑恢复使用 PD-1/PD-L1 抑制剂免疫治疗，不建议联合用药。腹泻或结肠炎相关症状超过 3 日，排除感染因素后根据腹泻程度及时评估患者病情，并予以糖皮质激素治疗。

饮食方面指导患者食用质软、易消化、少纤维素、富含营养的食物，以利于吸收、减轻对肠黏膜的刺激并供给足够热量，维持机体代谢需要。避免食用冷饮、水果、多纤维素的蔬菜及其他刺激性食物，忌食牛乳和乳制品。密切观察患者的进食、排泄情况，定期测量患者的体重，监测血红蛋白、血清电解质等指标的变化。了解营养状况的变化。此外，做好肛周皮肤的护理，以免发生感染。

(4) 免疫相关肝脏毒性：常发生于初次免疫治疗后 6～12 周，主要表现为转氨酶水平升高伴有或不伴有胆红素水平轻度升高，临床上通常无明显症状，在确诊免疫相关肝脏毒性前需排除其他因素引起的肝功能损害。对于胆红素水平正常、转氨酶水平 1 级的患者，如果没有相关的临床症状，可继续免疫治疗，但需增加肝功能检测频率直至恢复正常。一旦病情恶化或出现发热、乏力等表现，应重新进行分级和治疗。对于转氨酶水平 2 级的患者，需暂停使用免疫治疗，每 3 日检测 1 次血清转氨酶和胆红素水平。2 级肝毒性反应出现临床症状或持续恶化，需使用类固醇皮质激素治疗，对于 3 级或 4 级转氨酶水平升高的患者，永久停用免疫治疗，并且使用类固醇皮质激素治疗。对于转氨酶水平升高伴胆红素水平 1 级的患者，应永久停用免疫治疗，并按照 4 级肝脏毒性的标准，开始给予泼尼松龙或其他等效药物治疗，且每天检测肝功能。患者肝功能恢复后仍需关注患者的临床表现和血清学检测结果。

患者在进行免疫治疗前应常规进行肝功能检查，及时发现肝功能受损。此外，还需注意观察是否有皮肤黄染或结膜苍白、严重的恶心或呕吐、右上腹疼、嗜睡、尿色加深、易出血或皮肤瘀斑等症状，若发生应及时告知医生并协助处理。

(5) 免疫相关内分泌毒性：免疫相关的内分泌系统不良反应包括垂体炎症、甲状腺功能障碍（甲状腺功能减退、甲状腺功能亢进）、肾上腺功能不全和 1 型糖尿病，中位发病时间约为 3 个月。其中常见的是垂体炎和甲状腺功能障碍。在甲状腺功能减退方面，1 级毒性反应患者每 4～6 周检测促甲状腺激素（TSH）和游离甲状腺素（FT4）水平，对于 TSH 水平仍升高而 FT4 水平正常的患者，在继续免疫治疗的同时考虑给予左旋甲状腺素治疗。2 级毒性反应在继续免疫治疗的同时给予甲状腺激素的补充治疗。对于 3～4 级毒性反应患者需暂停免疫治疗，并给予甲状腺激素的补充治疗。在甲状腺功能亢进方面，1 级毒性反应可继续应用免疫治疗，并规律检测 TSH 和 FT4 水平。2 级毒性反应可考虑暂停免疫治疗，并予以普萘洛尔或其他 β 受体阻滞剂治疗直至症状缓解。3～4 级毒性反应需要暂停免疫治疗，并予 β 受体阻滞剂治疗直至症状缓解。如果复查甲状腺功能仍存在 TSH 受抑制，FT4/总 T3 水平升高，需要行 4 h 或 24 h ^{123}I 甲状腺摄取检查，明确是否存在真正的甲状腺功能亢进如 Graves 病等。

下垂体炎多见于使用伊匹木单抗治疗的患者，临床可表现为头痛、畏光、头晕、恶心、呕吐、发热或厌食等急性症状，非急性症状可表现为疲劳和体重减轻。下垂体炎是少数几乎不可逆的免疫相关不良事件之一，通常需要长期激素替代治疗。对于怀疑下垂体炎的患者，需评估促肾上腺糖皮质激素、清晨皮质醇、卵泡生成激素、黄体生成素（LH）、TSH、FT4、睾酮（男性）、雌二醇水平，并行脑 MRI 平扫或增强扫描。一旦确诊为下垂体炎，则需暂停免疫治疗，予以甲泼尼松治疗，并且根据指征给予激素替代治疗。

出现免疫相关内分泌毒性的患者需给予高热量、高蛋白质、维生素和矿物质丰富的食物，每日摄入 2 000～3 000 mL 水；保证适当的活动与休息；遵医嘱按剂量、按疗程服药，不可随意减量和停药。并向患者解释出现症状的原因，避免引起患者的焦虑情绪。

(6) 免疫相关性肺炎：免疫相关性肺炎表现为肺实质局部或弥漫性的炎症，CT 典型表现为不透明的磨玻璃影，通常在治疗后的几个月开始发生，且多发生于之前接受过肺部放疗和有肺转移的患者，发生率约为 10%。肺炎的临床表现为干咳、进行性呼吸困难、发热、胸痛等症状。1 级肺炎可考虑暂停免疫治疗，1～2 周后重新评估静息状态和运动状态下的指尖血氧饱和度。2 级肺炎需暂停免疫治疗，请呼吸科会诊，并做好相关实验室检查，每 3～4 周复查 CT，使用糖皮质激素治疗，每 3～7 天监测静息状态和运动状态下的指尖血氧饱和度，若在 48～72 小时没有改善则需按 3 级肺炎标准治疗。3～4 级肺炎的患者需永久停用药物，患者需住院治疗，同 2 级肺炎一样需做相关实验室检查及糖皮质激素治疗，48 小时评估疗效，激素减量时间为 6 周以上。建议对于 3～4 级肺炎一定要在包括呼吸病专家、风湿免疫专家、重症急救专家在内的多学科团队的指导下选择治疗方案。

护士需根据患者病情做好健康指导，遵医嘱给予吸氧，嘱患者注意休息，避免剧烈运动，按时服药，做好指尖氧饱和度和体温的监控，若出现症状加重需及时告知医生做好相应治疗。

10. 恶性黑色素瘤的护理

1) 适当运动

鼓励患者适当运动，以恢复体力，还可以增进食欲。

2) 心理护理

加强与患者及家属的沟通，全面了解患者心理活动，有针对性地做好心理护理，消除不良心理反应。

3）饮食

鼓励患者多吃高维生素、高热量、高蛋白质的食物，同时注意饮食清淡，尽量不要食用辛辣刺激食物，以免引起胃肠道不适，平时多饮水，促进新陈代谢，促进机体功能恢复。告知其定期复查血生化，发现异常及时对症处置。

4）用药护理

严密观察患者用药不良反应，确保用药安全。研究表明，溶瘤病毒联合 PD-1 抑制剂与单药治疗导致的相关不良反应相似，无较大差别，其中发热是最常见的不良反应。

（1）特瑞普利单抗：首次静滴时间 60 min，如耐受良好，第二次可以静滴 30 min。不良反应包括皮疹、发热、皮肤色素脱失（肤色减退、白癜风等）、瘙痒、乏力、贫血、血小板减少、骨骼肌肉疼痛、高甘油三酯等。因可能干扰本品药效学活性，应避免在开始本品治疗前使用全身性皮质类固醇及其他免疫抑制剂。

（2）溶瘤病毒疗法：①简介：溶瘤病毒是一类天然的或经过基因改造的能特异性感染并杀死肿瘤细胞，而对正常细胞伤害较小的病毒，但是目前用于临床研究的溶瘤病毒多为经过基因改造的溶瘤病毒，如腺病毒、痘病毒、单纯疱疹病毒等。2005 年国家药品监督管理局批准了上海三维生物技术有限公司研发的第一个溶瘤腺病毒药物重组人 5 型腺病毒 H101（安柯瑞）联合化疗用于治疗晚期鼻咽癌患者。此后，安科瑞也相继用于治疗其他肿瘤患者，比如肺癌、宫颈癌、恶性黑色素瘤等。2015 年，美国食品药品监督管理局（Food and Drug Administration，FDA）和欧洲药品管理局相继批准了Ⅰ型单纯疱疹病毒（Herpes simplex virus type 1，HSV-1）T-VEC（Talimogene laherparepvec，ImLygic）治疗晚期黑色素瘤，进一步促进了溶瘤病毒疗法的发展和成熟。目前，溶瘤病毒正在成为癌症免疫治疗的重要手段之一。②作用机制：a. 溶瘤病毒可以在肿瘤细胞中复制、增殖并裂解肿瘤细胞，同时释放出新的感染性病毒颗粒来破坏其他肿瘤细胞，而对周围健康的组织损伤较小；b. 溶瘤病毒还可以通过释放肿瘤抗原来激活机体抗肿瘤免疫应答；c. 溶瘤病毒也可以通过感染肿瘤相关的血管内皮细胞，阻止肿瘤血管的生成，从而间接杀死肿瘤细胞。③适应证和禁忌证：a. 适用人群：经影像学、细胞学或病理组织学检查确诊的肿瘤患者；年龄 18～75 岁；当采用瘤内注射时，应有易于通过临床和（或）影像学方法测量的体表转移病灶；无严重的心、脑、肝、肾、肺等脏器功能损伤；体力状况 0～2 级（世界卫生组织分级）或卡氏评分≥70 分，且预计生存期>6 个月；无明显的骨髓抑制。b. 慎用或禁用人群：有同类药物过敏史者；有恶性血液系统疾病、中枢神经系统恶性肿瘤或合并其他恶性肿瘤者；哺乳、妊娠期妇女；有未经控制的活动性感染；人类免疫缺陷病毒（Human immunodeficiency virus，HIV）抗体阳性、患有获得性免疫缺陷病；重要脏器功能受损或有器官移植史；4 周内接受过抗肿瘤治疗或使用过免疫抑制剂和正在使用抗病毒药物者。④溶瘤病毒的给药途径和使用剂量：a. 给药途径：溶瘤病毒的给药途径通常因病毒类型、肿瘤部位和治疗目的不同而有所差异，主要包括瘤内注射和静脉内注射，可根据患者具体情况选择恰当的给药途径。b. 疗程：治疗周期和疗程可能因药物种类、肿瘤类型、病理分期和患者耐受程度等而有所不同。一般而言，T-VEC 在首次注射 3 周之后进行第二次注射，然后每两周注射一次持续至少 6 个月，在需要进行其他治疗方案或无可注射病灶时中止注射。安科瑞采取直接瘤内注射，每日 1 次，连续 5 天，21 天为 1 个周期，最多不超过 5 个周期。c. 给药剂量：根据肿瘤体积大小及病灶数量，参考相

 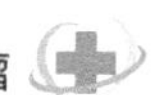

关产品的说明书和临床证据决定使用剂量。以安科瑞为例,病灶最大径≤5 cm,应用 1 支;病灶最大径≤10 cm,应用 2 支;病灶最大径>10 cm,应用 3 支。⑤溶瘤病毒治疗的护理：a. 注射前准备：治疗前,应向患者详细解释瘤内注射目的、方法以及注意事项,解除患者思想顾虑,提高患者配合程度;溶瘤病毒应低温冷藏,T-VEC 的储存温度为−70℃,安科瑞的储存温度为−20℃。在给药前 5 min,应先将溶瘤病毒类药物置于室温下解冻,但应避免反复冻融或室温下放置过久而导致药效下降,待其完全融化后用生理盐水稀释,然后轻轻摇匀,防止药液产生泡沫或飞溅出来。医护人员和密切接触者避免直接接触患者的注射性病灶、敷料和体液,在准备和注射时,医护人员应穿戴必要的个人防护装备(如工作服、护目镜、口罩和手套)。如不慎溅到眼睛或黏膜,应立即使用清水反复冲洗。如果接触皮肤,应立即用清水和(或)75%乙醇溶液彻底清洗污染区域。所有使用过的注射器等废弃物需经消毒处理后才可废弃。b. 注射时的配合与护理：协助患者取合适体位,充分暴露目标病灶。瘤内注射由有经验的医护人员进行,注射时以多点注射的方式将溶瘤病毒注入瘤内,避免针头刺入周围正常组织使药物外漏,影响药物疗效及损伤正常组织,每次注射后局部压迫至少 5 min。c. 注射后护理：瘤体表面皮肤观察及护理：注射后需密切观察注射局部有无水疱及瘤体表面皮肤有无破损、局部肿胀程度及消退情况,瘤体周围正常组织有无红肿破溃。告知患者衣着宽松柔软,避免摩擦导致皮肤损伤。同时,应提醒患者不可触摸或抓挠注射部位,每次注射后需用无菌敷料覆盖注射部位,如果敷料有液体渗出或者脱落,应及时予以更换,并且延长敷料覆盖时间。不良反应观察及护理：溶瘤病毒治疗一般耐受性较好,常见的不良反应是流感样症状和注射部位局部反应。其中流感样症状常表现为体温升高、肌痛、疲劳、恶心、腹泻、呕吐、头痛等,一般在停药一段时间后即可缓解,无需任何处理,个别患者可能无法耐受或体温升高较明显,经对症处理后,体温可恢复正常。局部反应常表现为疼痛、皮疹、红斑、外周水肿等,多数患者可自愈。在治疗前采取一些预防措施可防止患者发生严重不良反应,如治疗前大量饮水或灌注 0.9%氯化钠溶液可预防低血压。在治疗前给予醋氨酚可减少流感样症状的发生。如果患者出现持续的流感样症状或注射部位延迟愈合或其他严重不良反应,责任医生应权衡溶瘤病毒治疗的益处和风险,然后再考虑是否继续治疗。

5）高热护理

(1) 降低体温：遵医嘱给予吲哚美辛栓等退热药物,同时配合物理降温,最常用的方法为冰袋物理降温。实施降温措施后,应每隔 30 min 复测一次体温,直至体温降至正常,并做好记录和交班。

(2) 加强病情观察。

(3) 补充营养和水分。

(4) 促进患者舒适：保持病房内空气新鲜,温湿度适宜;高热时需卧床休息,出现谵妄时加床挡,防止坠床;加强口腔护理,预防口腔感染,保证患者舒适;加强皮肤护理,及时擦干汗液,勤换被服衣裤。

(5) 尽量解除高热给患者带来的身心方面的不适,满足患者的合理需求。

11. 健康指导

(1) 首先要提高患者对恶性黑色素瘤的认识,消除导致患者痛苦、绝望的消极因素,树立战胜肿瘤的信心。

(2) 保持健康良好的生活方式,力所能及地锻炼身体或适当做些家务活动。注意防止感冒，保持充足睡眠，避免过度劳累。

(3) 饮食多样化，多食易消化食物，并少食多餐。戒烟、戒酒，多吃新鲜水果、蔬菜，勿食寒凉、生冷、油腻、难消化、发霉、变质、辛辣等食物。

(4) 除了与遗传因素有关系外，理化因素刺激、过度紫外线照射、工作压力巨大、黑色素痣反复被摩擦等，均是黑色素瘤的诱发因素。因此，应指导患者及家属在以后的工作生活中，尽量避免这些不良因素的刺激。

(5) 鼓励患者正确对待疾病，定期随访。随访的主要目的是检查是否有复发、转移和新生肿瘤。每 3 个月随访一次，连续 2 年，第 3 年每 6 个月随访一次，之后每年随访一次，行免疫治疗的患者每周复查血常规及肝、肾功能，如有异常，及时处理。

参考文献

[1] 胡雁，陆箴琦. 实用肿瘤护理[M]. 上海：上海科学技术出版社，2020：44-120.

[2] 毛丽丽，斯璐，郭军. 2020 版 CSCO 黑色素瘤指南解读[J]. 中华转移性肿瘤杂志，2020，03(2)：81-82.

[3] 邢续扬，王孝春，何伟. 肿瘤免疫治疗及其药物研发进展[J]. 中国药科大学学报，2021，52(1)：10-19.

[4] 徐振宁，赵文浩，李辰，等. 溶瘤病毒联合免疫检查点抑制剂在妇科肿瘤中的应用[J]. 现代妇产科进展，2021，30(3)：236-238.

[5] 许青，陆舜，朱蕙燕，等. 溶瘤病毒治疗恶性肿瘤临床应用上海专家共识(2021 年版)[J]. 中国癌症杂志，2021，31(3)：231-240.

[6] 袁淑敏，张淼，王子兵. 免疫检查点抑制剂与其他方法联合治疗肿瘤的研究进展[J]. 医药导报，2020，39(8)：1073-1078.

[7] 张佳冉，齐忠慧，斯璐. 精准医疗背景下晚期恶性黑色素瘤治疗的现状与进展[J]. 中国肿瘤生物治疗杂志，2021，28(4)：317-324.

[8] 张晓，李幸，汪治宇. 溶瘤病毒联合免疫检查点抑制剂在恶性黑色素瘤中的应用[J]. 中国肿瘤生物治疗杂志，2019，26(2)：241-245.

[9] Ekenberg M, Wesslau H, Olofsson B R, et al. Patient experiences with isolated limb perfusion for malignant melanoma — a qualitative study[J]. Eur J Oncol Nurs, 2019, 43: 101672.

[10] Gujar S, Bell J, Diallo J S. SnapShot: cancer immunotherapy with oncolytic viruses[J]. Cell, 2019, 176(5): 1240-1242.

[11] Xie R, Bi X, Shang B, et al. Efficacy and safety of oncolytic viruses in advanced or metastatic cancer: a network meta-analysis[J]. Virol J, 2021, 18(1): 158-161.